新文京開發出版股份有限公司

NEW WCDP 新世紀‧新視野‧新文京—精選教科書‧考試用書‧專業參考書

New Wun Ching Developmental Publishing Co., Ltd.

New Age · New Choice · The Best Selected Educational Publications — NEW WCDP

生命科學
Life Sciences

第6版

病理學
PATHOLOGY

SIXTH EDITION

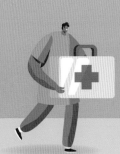
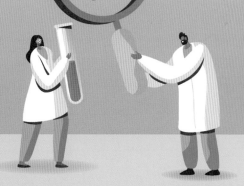
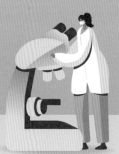

+ 總校閱　　朱旆億

+ 編著者　　王志生　朱旆億　宋明澤　林宏昱　彭瓊琿　廖美華
　　　　　　顏惠芷　溫小娟　黃純真　李正華　林秀玲　許麗芬
　　　　　　黃琬婷　邢福柳　潘競成　黃昭誠　盧聖芸　李進成
　　　　　　鄧宗瀚　賴宗鼎　黃玄贏　林瑞偉　高婷玉　施科念

本書
榮獲　　👑 醫事檢驗師國家考試參考用書　｜　👑 依考選部護理師命題大綱編寫

六版序
PREFACE

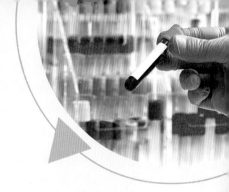

　　病理學是一門研究疾病的原因、發生機制、病理變化、病程及結果的一門科學。其作為連接基礎醫學與臨床醫學之間的重要橋樑，在臨床上往往是醫療處置及預後的重要依據，在教學上則是醫療照護健康產業及生物技術相關科系學生的必修或重要選修學科，甚至在研究上，病理學相關技術也是相關重要的工具。

　　本書內容可分為總論(general pathology)與系統各論(systemic pathology)兩大部分。總論主要介紹疾病的共通原理或原則，包括：細胞傷害、炎症與修復，體液與血液動力障礙，增生、腫瘤及癌症，遺傳疾病，環境傷害與營養疾病，感染性疾病，免疫疾病等。系統各論則具體說明發生於人體各系統的疾病，主要包括：心血管、呼吸、血液、消化、泌尿、生殖、神經、內分泌、骨骼、關節及肌肉、皮膚與眼睛等系統的疾病。經由深入淺出的安排，搭配了豐富的彩色圖片，希望使本書能成為一本內容完整且易於閱讀吸收的教材。在各章的章末安排有「學習評量」單元，精心選編了相關的國考題目，且於內文以粗體字標示國考重點，不僅可輔助讀者掌握各章的內容重點，亦可供讀者在準備考試時作為練習之用。

　　本書是由多位專業的病理醫師及病理學教師聯合編著而成，本書得以順利出版，必須感謝所有作者的熱心參與，在各自忙碌的臨床或教學工作之餘，為了達成提供莘莘學子們一本內容豐富且實用的病理學教科書這項使命，排除萬難挪出時間來完成撰稿及校稿的工作，其用心令人感佩。

　　此次改版主要針對各疾病最新資訊進行更新，和新增臨床常見疾病，如COVID-19等，以及增補大量精美照片和精修圖片，且於文中穿插「延伸閱讀」專欄，擴展知識。此外，依據最新國考試題，於內文中以粗體字加強呈現國考重點，同時亦更新了各章章末「學習評量」，有助於在研讀及準備考試時，能更輕鬆且迅速地掌握命題重點，達事半功倍之效。本書亦非常適合健康產業及生物技術相關科系及研究所學生閱讀吸收，以擴展各重要疾病之病理學相關背景知識。

　　本書雖多次校對、力求完善，惟疏漏或不周之處在所難免，尚祈讀者及各界先進不吝指正，以使本書能更臻完善。

朱旆億 謹識

編著者簡介 ABOUT THE AUTHORS

總校閱暨編著者 ▶

朱旆億　秀傳醫療社團法人秀傳紀念醫院教學研究副院長／病理科主任
　　　　國立中興大學學士後醫學系副系主任／病理學副教授
　　　　國立臺灣大學醫學系學士／獸醫學博士

編著者 ▶

王志生　曾任高雄榮民總醫院病理檢驗部主任
　　　　國立陽明大學臨床醫學研究所博士

宋明澤　高雄長庚紀念醫院解剖病理科主治醫師
　　　　長庚大學兼任助理教授
　　　　高雄醫學院醫學系學士

林宏昱　國立中興大學學士後醫學系助理教授
　　　　彰化秀傳紀念醫院研究輔佐中心博士級研究員
　　　　曾任高雄長庚紀念醫院博士後研究員
　　　　國立中山大學生物科學系博士

彭瓊琿　弘光科技大學教授
　　　　中山醫學大學生化博士
　　　　中山醫學大學醫學碩士
　　　　中山醫學大學牙醫學系學士

廖美華　元培醫事科技大學兼任助理教授
　　　　福濬生物醫學有限公司研究員
　　　　國立陽明大學生理學研究所博士

顏惠芷　新生學校財團法人新生醫護管理專科學校講師
　　　　國立陽明大學解剖學暨細胞生物學研究所碩士

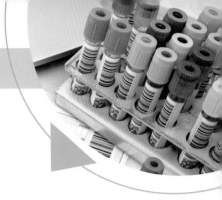

溫小娟　元培醫事科技大學寵物保健系教授
　　　　國立陽明大學生理學研究所博士

黃純真　高雄長庚紀念醫院解剖病理科主治醫師／教育部部定助理教授
　　　　中國醫藥大學醫學系學士

李正華　曾任高雄榮民總醫院病理檢驗部輸血醫學科主任
　　　　國防醫學院醫學系學士、病理研究所碩士
　　　　國立中山大學管理碩士、國立高雄大學法律系碩士

林秀玲　曾任高雄榮民總醫院外科病理科主任
　　　　國立陽明大學醫學系學士

許麗芬　長庚科技大學呼吸照護系副教授
　　　　國立清華大學生命科學所博士

黃琬婷　高雄長庚紀念醫院檢驗醫學科主任
　　　　中山醫學大學醫學系學士

邢福柳　高雄長庚紀念醫院解剖病理科顧問醫師／教育部部定教授
　　　　曾任高雄長庚紀念醫院病理科主任
　　　　國立臺灣大學醫學系學士

潘競成　臺北榮民總醫院病理檢驗部主任
　　　　國立陽明交通大學醫學系教授
　　　　國立陽明交通大學醫學系學士

黃昭誠　高雄長庚紀念醫院解剖病理科主治醫師／教育部部定教授
　　　　長庚大學病理學科專任教授
　　　　高雄醫學院醫學系學士

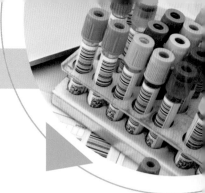

盧聖芸　　榮華病理中心主治醫師
　　　　　高雄醫學院醫學系學士

李進成　　新光醫院病理檢驗科主治醫師
　　　　　臺北醫學大學病理學科兼任副教授
　　　　　英國倫敦大學神經學研究所病理學博士

鄧宗瀚　　嘉義天主教聖馬爾定醫院病理科主任
　　　　　國立臺灣大學醫學系學士

賴宗鼎　　國立臺中科技大學護理學系副教授
　　　　　曾任國家衛生研究院癌症研究所
　　　　　臺灣大學醫學院病理學研究所博士

黃玄贏　　高雄長庚紀念醫院解剖病理科主任
　　　　　長庚大學病理學科兼任教授
　　　　　高雄醫學院醫學系學士

林瑞偉　　高雄長庚紀念醫院解剖病理科主治醫師／教育部部定助理教授
　　　　　高雄醫學院醫學系學士

高婷玉　　元培醫事科技大學醫學檢驗生物技術系副教授
　　　　　國立陽明大學生理學研究所博士

施科念　　元培醫事科技大學醫學影像暨放射技術系助理教授
　　　　　國立陽明大學微生物免疫學研究所博士

目 錄 CONTENTS

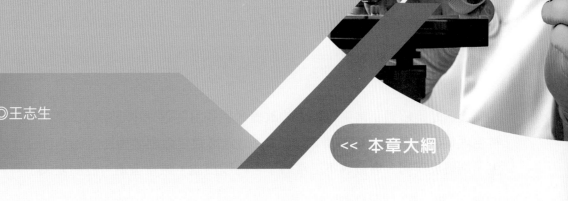

CHAPTER 01

緒 論

編著者◎王志生

<< 本章大綱

PATHOLOGY

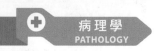

在病理學 "pathology" 一詞中，"pathos" 指疾病，"logos" 是學問，病理學乃是一門以科學方法研究疾病的學問。病理學研究的範圍包括：疾病的原因(etiology)、病理機轉(pathogenesis)、疾病所造成的細胞或組織之型態或功能上的改變、疾病對人體機能的影響及臨床表現，以及疾病所造成的後遺症。病理學是基礎醫學與臨床醫學之間的重要橋樑。病理診斷更是疾病治療最直接而重要的依據，所以病理學也是一門非常實用的學科。

1-1　疾病

疾病是指超過正常生理範圍的改變。例如月經週期中正常的子宮內膜增生屬於正常生理範圍；若因長期動情素(estrogen)分泌過量而刺激所造成的病理性子宮內膜增生，則屬於疾病，會造成不正常的子宮內膜出血，嚴重者還可能演變成子宮內膜癌。

疾病的原因

一、環境因素

(一) 生物性傷害及異常免疫反應

生物性傷害如病毒、細菌、黴菌、原蟲（例如瘧疾）及各種寄生蟲感染。這些生物性傷害有的是直接破壞人體組織，例如脊髓灰質炎病毒（poliovirus，又稱小兒麻痺病毒）感染破壞脊髓前角運動神經元而導致小兒麻痺症。有的則是透過它們所分泌的毒素使人致病，例如破傷風桿菌所分泌的神經毒素與人體神經細胞突觸接合，引起肌肉強直性痙攣。有些生物性傷害與個體的異常免疫反應有關。

異常免疫反應可引起局部病灶或全身性反應。局部病灶輕者如過敏性鼻炎，重者如氣喘；全身性反應輕者如蕁麻疹，重者如注射青黴素（Penicillin，又稱為盤尼西林）所引起的過敏性休克，可導致死亡。

(二) 化學性傷害

有些化學物質會影響特定的器官或系統，例如除草劑巴拉刈(paraquat)傷肺，四氯化碳等有機溶劑則傷肝、腎等。有些化學物質的影響則是全身性的，例如大量一氧化碳從肺部快速吸收後與血紅素結合，使血液攜氧量不足而導致全身性細胞缺氧，可造成死亡；又如酒精，不但傷肝、腦、心臟及胰臟等，還會造成人格的改變及社會問題。

(三) 物理性傷害

物理性傷害指因光、電、溫度、機械力及壓力等物理能量所造成的傷害，包括外傷、溫度過冷或過熱、氣壓或水壓改變、放射線以及電擊或觸電等。外傷者如刀傷、車禍撞擊等；過冷與過熱即凍傷與燒傷；氣壓的改變如飛機快速起降的壓力變化引起耳塞；水壓改變者例如由高壓的深海環境快速回到較低壓的海面時，原本於高壓深海環境時溶於血液中的氮氣游離出來，變成氣體栓塞塞住血管，導致肌肉及關節疼痛，甚至呼吸困難等，稱為潛水夫病；放射線傷害者如日曬引起的皮膚灼傷及皮膚癌，其他X光及放射性同位素的輻射可引起胎兒畸形及各種惡性腫瘤，如甲狀腺癌及白血病等；電擊或觸電會影響神經及心電傳導，也會因組織的電阻所產生的電熱能而導致電燒傷。

(四) 營養失衡

營養失衡包括食物攝取過量或供應不足。食物攝取過量普遍發生在西方國家及已開發國家，引起之肥胖與許多疾病有關，包括高血壓、糖尿病、乳癌、子宮內膜癌及膽結石等；而鈉鹽攝取過量則與水腫及高血壓有關。食物供應不足所造成的影響可以是全身性或是特定性傷害。全身性者例如蛋白質－能量營養不良(protein-energy malnutrition)所引起的消瘦症(marasmus)或紅孩病(kwashiorkor)，特定性傷害如缺碘所造成的甲狀腺腫(nodular goiter)、缺乏維生素B_{12}或葉酸而導致貧血等。

(五) 心理因素

心理因素與菸癮、酒精或藥物成癮等成癮性疾病關係密切，也與焦慮、憂鬱等精神官能症，或原發性高血壓及消化性潰瘍等心身疾病(psychosomatic disease)有關。從心身醫學(psychosomatic medicine)的角度來看，這類疾病的致病原因除了遺傳及其他生物學因素外，尚需考慮心理、社會及文化等因素對於不同病人、不同疾病和不同病程的影響。

二、遺傳因素

有些疾病與異常基因有直接關係。這些異常基因可以大致分為四類：

1. **只有單個鹼基突變**：例如α_1抗胰蛋白酶缺乏症(α_1-antitrypsin deficiency)只有單個鹼基突變(**GAG → AAG**)，使得蛋白質中原應為麩胺酸(glutamate)的位置變成離胺酸(lysine)，導致α_1抗胰蛋白酶堆積在細胞內，併發肺氣腫及肝硬化等病變。

2. **影響一個基因的大部分鹼基序列**：例如負責製造第八凝血因子(factor VIII)的基因異常，導致嚴重的A型血友病(hemophilia A)。

3. **染色體異常**：人類染色體正常是每對二條染色體，若第21對染色體有三條則導致唐氏症(Down's syndrome)；又如第13對染色體有三條時會導致先天性畸形，包括先天性心臟病、智能發展障礙及兔唇等，稱為帕陀氏症候群(Patau's syndrome)。

4. **多因子遺傳疾病**：完全由異常基因直接造成的疾病只占人類所有疾病的一小部分，但反過來說，許多疾病都與基因有些關聯。例如：高血壓、糖尿病、痛風等疾病，除了受環境及生活飲食習慣等因素影響外，也和多種基因有關。許多癌症原因不明，但也與異常基因或染色體有關。

疾病的分類

一、依疾病發生的原因分類

1. **發育性**(developmental)**疾病**：例如胎兒發育過程中，因遺傳或基因突變而產生畸形；或因碘缺乏導致甲狀腺機能低下，進而引起呆小症(cretinism)等。

2. **發炎性**(inflammatory)**疾病**：例如細菌引起的肺炎(pneumonia)，或因免疫複合體(immune complex)沉積於腎絲球及發炎細胞浸潤所造成的腎絲球腎炎(glomerulonephritis)等。

3. **腫瘤性**(neoplastic)**疾病**：包括各種良性及惡性腫瘤。

4. **退化性**(degenerative)**疾病**：如老年人的退化性關節炎及老年失智症等。

當然，許多疾病的發生是多種機轉造成的。例如肝癌是腫瘤性疾病，但與B型肝炎病毒感染以及不同個體對B型肝炎病毒感染有不同的免疫發炎反應有關。

二、依疾病的影響分類

(一) 構造性疾病

引起身體型態或構造改變的疾病稱為構造性疾病(structural disease)，或稱為器質性疾病(organic disease)，例如**生長激素**(growth hormone)**分泌過多**，引起**巨人症**(gigantism)或是**肢端肥大症**(acromegaly)。身體型態或構造發生改變的地方稱為病變或病灶(lesion)。

病灶大小不一，大者以肉眼或影像檢查即可辨認，小者需透過顯微鏡檢查才能辨認。病灶的性質，有些以肉眼即可分辨，但許多情況下仍需進一步檢驗才能確認。有的病灶甚至需要電子顯微鏡才看得到，例如遺傳性腎炎(hereditary nephritis)（又稱為

Alport氏症候群(Alport syndrome)）需透過電子顯微鏡才能觀察到腎絲球基底膜裂成網狀的病灶（圖1-1）。

(二) 機能性疾病

引起身體機能異常，但型態或構造上沒有改變的疾病，稱為機能性或功能性疾病(functional disease)。機能性疾病定義上無所謂的病灶產生。例如腸激躁症(irritable bowel syndrome)即屬於機能性疾病，患者會出現腹瀉、便祕及腹痛等症

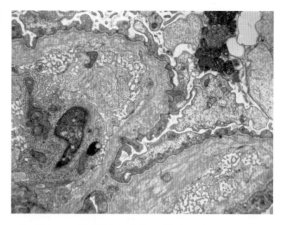

▶ 圖 1-1　遺傳性腎炎的腎絲球基底膜病灶，電子顯微鏡圖顯示腎絲球基底膜裂成網狀的病灶。

狀，但腸道構造正常，無組織型態或構造上的改變，肉眼或顯微鏡下觀察都找不到病灶；其病理機轉主要是腸道肌肉或神經比較敏感，容易產生不正常的痙攣。其他如功能性夜間遺尿症(nocturnal enuresis)、精神因素引起的厭食症(anorexia nervosa)等也屬於機能性疾病。

疾病的表現

病因造成對身體的傷害，及身體對病因所做出的反應兩者的總和，即疾病的表現。疾病的表現可分症狀、徵象及檢驗異常三大類：

1. **症狀**(symptom)：指病患主觀上對自己身體異常的感知，例如腰痠背痛、發冷、發燒、頭痛、腹瀉等。

2. **徵象**(sign)：指由他人（尤其是醫護人員）客觀上對病患身體或行為所察知到的疾病表現。例如以聽診器聽到心雜音或肺雜音，或以體溫計測得體溫39℃。

3. **檢驗異常**(laboratory abnormality)：指經由各種檢驗設備，包括尿液、糞便、抽血檢驗、各種影像檢查、細胞學及組織切片檢查、肺功能測定等，所檢查到的異常表現。

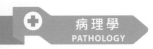

1-2 病理學的範圍及內涵

病理學的教學內容

　　病理學教學內容包括一般病理學與系統病理學兩大部分。一般病理學(general pathology)即所謂的通論，包括細胞傷害及細胞死亡、發炎及修復、免疫疾病、體液和血液動力學異常、腫瘤、遺傳疾病等。這些病變不限於某特定部位，任何部位皆可能發生。例如腦血管栓塞、肺動脈或是腸繫膜動脈血管栓塞，雖然發生部位、病因及臨床表現都不同，但基本病理改變都是因血液動力學異常而引起。

　　系統病理學(systemic pathology)又稱各論，乃分別具體敘述發生於特定器官或系統的病變，包括心臟血管系統、造血與淋巴系統、呼吸系統、口腔及胃腸道、肝、膽道、胰臟、內分泌系統、腎及泌尿系統、男性生殖系統、女性生殖系統及乳房、以及神經系統等。例如同樣是因血液動力學異常引起的血管栓塞，發生在腦則導致大腦梗塞（即所謂的腦中風），視大腦壞死的區域不同而有不同的臨床表現；腸繫膜動脈栓塞則導致腸壞死及腸阻塞的症狀。就腫瘤而言，基本上與抑癌或致癌基因有關，但每個器官腫瘤的病因、腫瘤特性以及臨床表現也都不同。

　　事實上，通論與各論相輔相成，通論的普遍原則有助於理解各論中的各種疾病，各論中各種疾病的具體描述又可加深對通論普遍原則的認識。

病理學的臨床工作內容

　　病理醫師及相關工作同仁在醫院的角色依工作性質的不同，可分為解剖病理學和臨床病理學兩大類。有些醫院另設有實驗病理，針對疾病原因及機轉作研究。

一、解剖病理學

　　解剖病理學(anatomical pathology)的工作是檢查從病人身上所取得的組織或細胞以及屍體解剖(autopsy)。值得注意的是一般人常誤認為解剖病理學只負責屍體解剖，事實上屍體解剖只是解剖病理學的一部分。解剖病理學又可再分為外科病理學、細胞病理學、超顯微病理學、一般病理學等。

(一) 外科病理學

外科病理學所負責的範圍並非限於外科醫師所切取的組織，還包括醫院其他所有各科，包括內科、婦產科、小兒科、眼科及皮膚科等所切取的組織，例如經由胃腸內視鏡、支氣管鏡、肝腎穿刺、皮膚及子宮頸切除等所取得的組織。因此外科病理學還可再細分出神經病理學、兒科病理學、婦科病理學、血液病理學、腎及泌尿病理學、口腔病理學等。此外，外科病理學亦提供外科醫師手術中的冷凍切片(frozen section)病理諮詢。

組織經迅速冷凍後可切成薄片並染色，通常20分鐘內就可獲得病理診斷。冷凍切片檢查可協助外科醫師於手術中辨認病灶是良性還是惡性，以決定手術方式，或是檢查病灶是否已完全切除。有些組織或器官不易從肉眼辨認，例如副甲狀腺外觀與淋巴結不易區別，可藉由冷凍切片檢查來確認。

(二) 細胞病理學

細胞病理學主要的工作項目包括婦科子宮頸抹片、胸腔科痰液抹片及泌尿科尿液抹片篩檢等。其中最廣為人知者即婦科子宮頸抹片。由於子宮頸抹片篩檢的普及化，使子宮頸癌所引起的死亡率顯著下降，因此子宮頸抹片篩檢被世界各國公認為有效防治子宮頸癌的一項檢查。除了以上的抹片篩檢項目外，近年來藉由細針抽取所獲得的細胞抹片檢查亦廣為臨床各科醫師所使用，主要原因是細針抽取操作簡便、風險低，病患易於接受，而且可以在短時間內獲得病理診斷結果。現在由於技術進步，幾乎身體各個部位的細胞皆可由細針技術取得。

(三) 超顯微病理學

超顯微病理學是指利用電子顯微鏡觀察細胞或組織的超顯微變化，作為病理診斷的依據或輔助。自從有了免疫組織化學染色(immunohistochemical stain)，電子顯微鏡在腫瘤的病理診斷上逐漸式微，但在非腫瘤性疾病的診斷仍扮演重要角色，如前述之遺傳性腎炎（Alport氏症候群），需電子顯微鏡才能看到腎絲球基底膜的病灶（見圖1-1）。

(四) 一般病理學

屍體解剖(autopsy)傳統上屬於一般病理學的範圍。屍體解剖的定義是對死後的身體作科學性的檢查，決定死亡原因，並藉以瞭解疾病發展過程以及臨床表現與組織病理變化的關係。一般而言，屍體解剖的目的包括：(1)決定死亡原因；(2)驗證臨床診

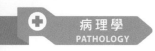
斷是否有誤；(3)評估臨床療效；(4)評估儀器診斷正確性；(5)發掘新的疾病或傳染病病原；(6)提供遺傳諮詢參考；(7)提供正確的公共衛生統計資料。屍體解剖因具有以上重要的價值，所以是教學醫院不可缺少的一項業務。醫院中常以屍體解剖病例作為臨床病理討論會(clinicopathological conference)的教材，先由臨床醫師針對死亡病例作整體分析，再由病理醫師作綜合及結論，有助於提升臨床醫學教育及醫療品質。

二、臨床病理學

臨床病理學(clinical pathology)以檢查非組織的檢體為主，例如血液、體液及尿液等。依檢查範圍的不同又可分為生物化學科、一般檢驗科、微生物科及血庫等。臨床病理的內容諸如各種血液、體液及尿液的檢驗或細菌培養，血液電解質、肝、腎功能、各種腫瘤標誌檢驗，以及糞便潛血反應或寄生蟲檢查等。

多數情況下，經由外科病理的組織或細胞檢查就能作決定性的病理診斷，但也有許多情況需要整合外科病理學及臨床病理學的檢驗結果，才能提供臨床醫師有用的病理診斷。例如，肝臟切片若要診斷為慢性C型肝炎，除了觀察肝臟組織的變化，還要結合血液C型肝炎病毒的檢驗。

病理檢查

一、肉眼檢查

肉眼觀察(gross examination)是病理診斷的第一步，必須能區分正常與異常，才能找出病灶。有經驗的醫護人員依據病灶的所在部位、大小、色澤、質地及形狀等，即可作初步的肉眼診斷。但只憑肉眼並不能作最後結論，通常還需靠顯微鏡檢查組織切片才能確認診斷。例如中年女性乳頭病灶肉眼看起來是過敏性濕疹，但須做活體切片在顯微鏡下觀察，才能排除乳癌引起的Paget氏病(Paget's disease)，因兩者外觀上頗為相似。

二、常規組織切片

組織切片的顯微鏡檢查，在確定腫瘤的良惡性、腫瘤的診斷、非腫瘤性疾病的診斷、治療方式及預後評估上，都有舉足輕重的貢獻。

(一) 檢體的固定

　　從病人身上所取得的細胞或組織檢體離開人體後，會產生自溶現象，破壞細胞結構，所以必須將檢體放在固定液中固定，以維持細胞或組織的結構。最常用的組織固定液是10%緩衝福馬林(neutral formalin)，相當於4%甲醛溶液(formaldehyde)。甲醛固定液除了固定細胞及組織結構外，還可以保存細胞的抗原性，並可藉由免疫組織化學染色顯現。

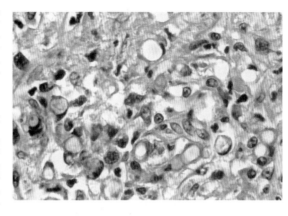

▶ 圖 1-2　蘇木精及伊紅染色，胃戒環細胞癌 (signet ring cell carcinoma)。

　　固定後的檢體必須經過脫水、石蠟浸潤及石蠟包埋，經石蠟包埋的組織以切片機切成薄片後置於玻片上，再經染色後在顯微鏡下觀察。

(二) 常規染色

　　常規的組織切片染色方法為**蘇木精及伊紅染色**(hematoxylin & eosin stain, **HE stain**)，hematoxylin為一種鹼性染料(basic dye)，主要可以把**細胞核染成藍色**。Eosin為一種酸性染料(acid dye)，主要可以把**細胞質染成紅色**（圖1-2）。大多數的檢體只需要蘇木精及伊紅染色即可診斷，但常常也需要做其他的特殊染色或是免疫組織化學染色來幫助確定病理診斷。

三、冷凍切片法

　　手術中若是發現欲切除的組織有惡性的可能，或是欲評估癌症手術切除的邊緣是否無殘留腫瘤，抑或是判斷腫瘤是否有淋巴結轉移時，通常會在手術中送檢體組織給病理科進行**冷凍切片診斷**(frozen section diagnosis)，以決定後續的處理步驟，但由於檢體組織在冰凍處理過程中，並未經過福馬林固定之步驟，較難辨識其細部構造，雖然可以較一般永久切片診斷(permanent section diagnosis)為快速，但僅應用於術中快速決定其良惡性及手術邊緣，較少應用於詳細及確定之病理診斷。

四、特殊染色

(一) 組織化學染色

組織化學染色(histochemical stain)，即利用某些化學試劑與細胞或組織內的特定物質結合而呈色的特性，來檢查細胞或組織內的特定物質，例如黏液、肝醣、類澱粉、嗜銀顆粒、鐵質、黑色素、鈣、脂肪（圖1-3）等；或辨認各種微生物感染原，例如細菌、黴菌及肺結核菌。

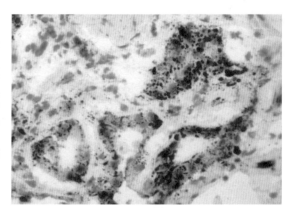

▶ 圖 1-3　Oil red-O 脂肪染色。

1. 過碘酸－雪夫反應，又稱為PAS反應，或是PAS染色法(Periodic Acid-Schiff stain)，主要用來染肝醣(glycogen)。

2. **分枝桿菌可經由抗酸染色**(acid-fast stain, AFS)**染成紅色。**

3. **類澱粉沉積症**(amyloidosis)中的類澱粉(amyloid)以**剛果紅**(Congo red)染色後，須在偏光顯微鏡(polarized microscope)下觀察，才能顯示出類澱粉的黃綠色雙折光特性（圖1-4）；偏光顯微鏡在辨識異物或結晶物等也很有用。

4. 革蘭氏染色(Gram's stain)主要用來染細菌，其中**革蘭氏陽性**細菌為革蘭氏染色呈現**藍色**，**革蘭氏陰性**細菌為革蘭氏染色呈現**紅色**。

5. Potassium ferrocyanide（普魯士藍）主要用來染**鐵質**(iron)。

6. GMS染色 (Gomori's methenamide silver stain)可以幫忙染出黴菌(fungus)。

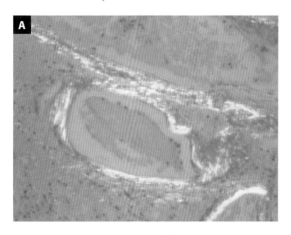
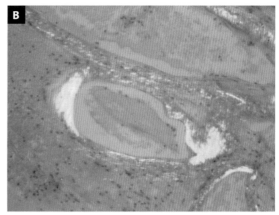

▶ 圖 1-4　腦內血管類澱粉沉積。以剛果紅染色後在偏光顯微鏡下觀察，可見黃綠色雙折光，A 圖與 B 圖黃綠兩種顏色互變。

(二) 免疫組織化學染色

免疫組織化學染色是藉由抗體的特異性，將抗體與細胞或組織內的特殊抗原蛋白接合，再經呈色劑的化學反應而顯示抗原的所在位置，在病理診斷上扮演極重要的角色。其用途包括：

1. 辨認病灶內細胞的特性或腫瘤的細胞來源。例如分辨腫瘤細胞是屬於上皮細胞、間質細胞或淋巴細胞等。

2. 辨認病毒感染。例如B型肝炎病毒、巨細胞病毒(cytomegalovirus)（圖1-5），或其他微生物感染。

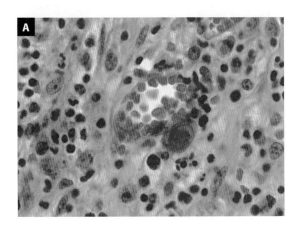 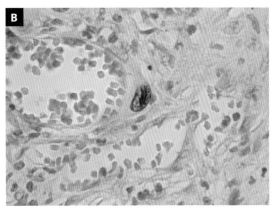

▶ **圖 1-5** AIDS 患者腸道巨細胞病毒感染。(A) 蘇木精及伊紅染色；(B) 免疫組織化學染色。

3. 偵測腫瘤細胞是否分泌某特殊蛋白，作為輔助診斷的依據。例如**α胎兒蛋白**(alpha fetal protein, AFP)可見於**肝細胞癌**(hepatocellular carcinoma)、**卵黃囊腫瘤**(yolk sac tomor)等；甲狀腺球蛋白(thyroglobulin)見於甲狀腺癌；**前列腺特異性抗原**(prostate specific antigen, PSA)**見於前列腺癌**等。

4. 偵測各種荷爾蒙接受器，可供治療參考。例如乳癌細胞表現動情素接受器(estrogen receptor, ER)陽性者對激素治療反應較佳。

5. 偵測各種致癌基因及抑癌基因的蛋白質產物，有助於評估疾病的預後或治療方

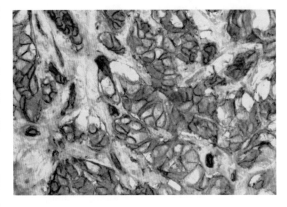

▶ **圖 1-6** 免疫組織化學染色顯示乳癌細胞有明顯的 *HER2/neu* 表現。

式的選擇。例如針對*HER2/neu*過度表現的乳癌（圖1-6），可選擇用對抗*HER2/neu*的抗體來治療。

(三) 免疫螢光染色

免疫螢光染色(immunofluorescent stain)也是藉由抗體的特異性與細胞或組織內的特殊抗原蛋白接合，但其呈色劑為螢光劑，在螢光顯微鏡下呈螢光反應而顯示抗原所在位置（圖1-7）。此法最常用於腎臟相關疾病的診斷，可偵測腎絲球內是否有免疫球蛋白或補體等沉積。

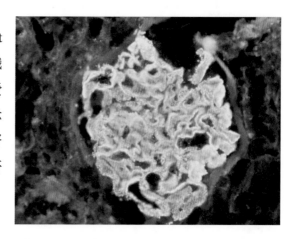

▶ 圖 1-7　膜性腎絲球腎炎(membranous glome-rulonephritis) 之免疫螢光染色顯示顆粒狀 IgG 沉積於腎絲球微血管壁上。

五、細胞學檢查

細胞學抹片的檢體是直接塗抹或沾印於玻片上，可直接風乾(air dry)或以95%酒精溶液加以固定。細胞學抹片檢查最常使用的染色則為帕氏染色(Papanicolaou stain)（圖1-8）。

六、分子生物學

包括原位雜交(*in situ* hybridization)（圖1-9）、聚合酶連鎖反應(polymerase chain reaction)、細胞遺傳學分析(cytogenetic analysis)、染色體分析、DNA或RNA定序等。

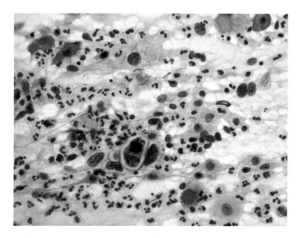

▶ 圖 1-8　帕氏染色，子宮頸原位癌之細胞學抹片檢查。

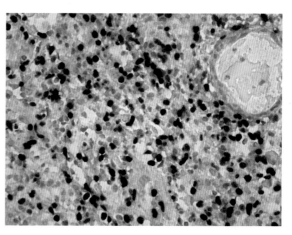

▶ 圖 1-9　原位雜交顯示 AIDS 患者的淋巴瘤細胞核內有 EB 病毒感染。（圖片由董俊良醫師提供）

　　由分子生物學衍生的分子病理學是一門新興的學科，與解剖病理學、臨床病理學、遺傳學、分子生物學被視為「交叉」學科，有其一定的共通點。分子病理學主要結合分子生物學的工具用於鑑定病原體；分析遺傳疾病及腫瘤的基因組成：乳腺癌、小兒癌症等。

　　分子遺傳學技術(fluorescence in situ hybridization, FISH)可分析像是亨汀頓氏舞蹈症、溶酶體貯積疾病、白血病等遺傳疾病的異常或未被發現的染色體。腫瘤分子病理學也常被應用於腫瘤診斷，因為許多的腫瘤都被發現有特異的染色體異常，研究者轉譯這些染色體的異常變化，可更精確的診斷、定義疾病、及預測腫瘤的預後，用以提供病患更個別化的治療。部分學者也朝向DNA損傷修復研究，未來將有可能對腫瘤的預防及治療重大的變革。

延伸閱讀

　　病理科醫師的診斷對臨床治療有非常重要的影響，雖然沒有直接接觸病人，但在治療過程中占有舉足輕重的地位，讓我們一起來看看病理科醫師的一天。

病理科醫師的
一天

參考資料 ▶ REFERENCE

王恩華主編(2005)・*病理學*・新文京。

朱旆億、李進成、郭雅雯(2023)・*全方位護理應考e寶典-病理學*（十五版）・新文京。

吳毅穎、王宗熙、劉之怡、彭瓊琿、劉佳宜、黃子豪、高久理、張慶宏(2021)・*病理學*・永大。

Kumar, V., Abbas, A. K., Fausto, N., & Aster, J. C.(2014). *Robbins and Cotran pathologic basis of disease* (9th ed.). Elsevier Saunders.

Macfarlane, P. S., Callander, R., & Reid, R. (2011). *Pathology illustrated* (7th ed.). Churchill Livingstone.

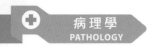
學習評量 REVIEW ACTIVITIES

( ) 1. 腫瘤的冷凍切片診斷(frozen section biopsy)是在何時進行？ (A)手術前 (B)手術中 (C)手術後 (D)任何時間均可

( ) 2. 在一剖腹探查之手術進行中，發現主動脈附近之淋巴結腫大，欲立刻得知是否為大腸癌之轉移，以決定手術範圍之大小，應做下列何種處理？ (A)冷凍組織切片 (B)正子攝影 (C)電腦斷層攝影 (D)血管注射(toluidine blue)

( ) 3. 下列何者最常用來作結核桿菌的染色？ (A)蘇木紫和伊紅(hematoxylin and eosin)染色 (B)抗酸性(acid fast)染色 (C)蘇丹III (Sudan III)染色 (D)剛果紅(Congo red)染色

學習評量
解答請掃描
QR Code

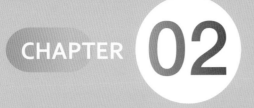

CHAPTER 02

細胞傷害、炎症與修復

編著者◎宋明澤、王志生、朱旆億
修訂者◎朱旆億、林宏昱

<< 本章大綱

🦠 2-1　細胞的構造

宋明澤

　　人體由具有各種不同功能的器官所構成，這些器官依靠特性迥異的組織結合才得以運作。人體的基本組成單位，則是彼此結合構成組織的細胞。要瞭解人體的構造與特性，必須先瞭解人體的基本結構─細胞！

　　人體有各種型式的細胞存在，但它們都具有一些共同的架構：細胞中心有一個由核膜(nuclear envelope)包圍的細胞核(nucleus)，在核膜外則為含有胞器(organelle)的細胞質(cytoplasm)，而最外層則有細胞膜包裹著細胞質（圖2-1）。

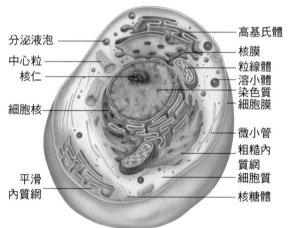

分泌液泡　中心粒　核仁　細胞核　平滑內質網　高基氏體　核膜　粒線體　溶小體　染色質　細胞膜　微小管　粗糙內質網　細胞質　核糖體

▶ **圖 2-1**　細胞的結構。（圖片引用自：Fox, S. I.(2006)·*人體生理學*（于家城等譯；四版）·麥格羅·希爾國際出版公司。）

🦠 2-2　細胞適應

朱旆億

　　細胞為了適應外在環境或是人體體內狀態的改變所產生的變化，稱為細胞適應(cellular adaptation)。細胞適應包括：肥大、萎縮、增生、發育不良及化生等。

肥大 🔬

　　肥大(hypertrophy)意指細胞之體積**因內容物（尤其是粒線體）的增加而變大，器官或組織也隨著腫大**；細胞數目並不會增加。肥大可以分為**生理性肥大**(phisiological hypertrophy)及**病理性肥大**(pathological hypertrophy)。

1. 生理性肥大：包括懷孕時因動情素(estrogen)不斷刺激所造成的子宮變大及健美先生因不斷地體能訓練而使全身肌肉發達等。

2. 病理性肥大：包括慢性心臟病病人心臟的代償性變大，造成心臟體積、重量增加，心肌細胞的體積也呈現增大的變化，肥大現象有時候是**可逆**的，一旦**刺激消失**後，**細胞有可能會回復到原來的大小**。

肥大雖然不會變成惡性腫瘤，但可能會使器官的功能產生異常。例如心臟衰竭的病人因心肌肥大致使心臟無法正常收縮時，就會引起身體各器官灌流量的不足而導致多重器官衰竭(multiple organ failure)而死亡。

萎縮

萎縮(atrophy)和肥大是相反的現象，細胞因內容物的減少而變小，器官或是組織之大小亦隨之變小。萎縮的細胞並沒有因此而死亡，但其功能可能會發生變化及失去部分功能。

1. **生理性萎縮**(physiological atrophy)：常見的原因有老化而使腦細胞萎縮造成某些運動及智力障礙；或停經後雌激素的刺激減少，而造成女性性器官如乳房的萎縮等。

2. **病理性萎縮**(pathological atrophy)：例如營養不良造成骨瘦如柴，或因神經受損（如小兒麻痺）造成其受支配的肌肉部分萎縮。

心臟受損導致心臟體積、重量減少，形成心臟萎縮(atrophy of the heart)，心肌細胞也呈現變小的現象。另外，長期因為腦水腫(brain edema)或是腦腫瘤(brain tumor)的壓迫，會造成所謂的腦壓迫性萎縮(pressure atrophy of brain)，腦室(ventricles)變寬，但是大腦皮質(cerebral cortex)卻因受壓迫而變小。腎臟因為腎結石或是腎臟腫瘤長期阻塞尿液排出，會形成所謂的腎壓迫性萎縮(pressure atrophy of kidney)，腎盂(renal pelvis)擴張，但是腎實質卻受壓迫而變薄變小。所謂的「用進廢退」理論即是肥大及萎縮的最佳形容詞。

增生

增生(hyperplasia)和肥大意義不同。增生是指細胞的數目增加，此時非但細胞數目增加，細胞大小亦常增加。增生亦可以分為**生理性增生**(physiological hyperplasia)及**病理性增生**(pathological hyperplasia)。

1. 生理性增生：包括青春期少女受雌激素之刺激的關係，使得乳房腺體的數量增加，乳房外觀因而變大。長期居住在高山上的人因為高山上氧氣較為稀薄，身體為取得足夠的氧氣，所以紅血球數目自然而然的增加以便於攜帶足夠的氧氣等皆屬於生理性的增生。

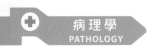
2. 病理性增生：例如較常發生於黑人或女性的**蟹足腫**(keloid)，乃一種**不正常增生的疤痕組織**。

　　增生是良性的現象，但由於細胞數目增加，細胞汰換速度快，所以有可能有少數的不正常細胞產生，此時就有可能會形成不正常增生(atypical hyperplasia)，甚至少數還會進而轉變成惡性腫瘤，如長期使用動情素的婦女，因子宮內膜持續受刺激，造成子宮內膜增生，甚至產生子宮內膜癌。

發育不全

　　發育不全(hypoplasia)和增生是相反的意思，發育不全是指細胞數量的減少，因而造成縮小的器官或是組織。發育不全可分為**生理性發育不全**(physiological hypoplasia)及**病理性發育不全**(pathological hypoplasia)。

1. 生理性的發育不全：例如長期用鼻胃管灌食營養的病人，因為灌食的流體食物對於小腸的刺激遠較一般正常食入的固體食物少，造成小腸絨毛發育不全。

2. 病理性的發育不全：例如因為分泌生長激素(growth hormone)的腦下垂體發育不良所導致的侏儒症(dwarfism)。

　　發生發育不全的原因常為先天性的，如果某一器官或組織胚胎發育時就沒有形成，稱之為不發育(aplasia)。

化生

　　化生(metaplasia)是一種**正常細胞為了適應長期環境的變化和刺激而轉變成另一種型態且類似正常的組織細胞**。例如吸菸者或居住於空氣汙染嚴重地區的人，在長期的刺激下其原有的呼吸道偽複層纖毛柱狀上皮(respiratory pseudostratified ciliated columnar epithelium)會漸漸被複層鱗狀上皮(stratified squamous epithelium)所取代，此時雖然鱗狀上皮細胞對刺激的抵抗性較佳，但是同時亦失去原先柱狀上皮的纖毛運動，使得其排除異物的功能喪失。這種原來的細胞被鱗狀上皮細胞所取代的現象，稱之為**鱗狀上皮化生**(squamous metaplasia)。另外，正常的食道黏膜為鱗狀上皮覆蓋，胃則是**腺狀上皮**(glandular epithelium)，但在長期有胃酸逆流的情形下，食道末端之鱗狀上皮漸漸被腺狀上皮所取代，並出現腸黏膜中的杯狀細胞，稱為**腸腺狀上皮化生**(glandular intestinal metaplasia)，臨床上又稱為**巴瑞氏食道**(Barrett's esophagus)。另外，在慢性胃炎中，常常在胃的黏膜腺體中，出現腸黏膜中的杯狀細胞，這種現象稱

為腸道化生(intestinal metaplasia)（圖2-2）。另外，有些長期的慢性發炎反應，使得發炎組織中的纖維組織會有軟骨的形成，稱為**軟骨化生**(chondral metaplasia)。

化生現象是可逆的，一旦刺激原消失後，其細胞可能會轉化為原先的正常細胞。一般而言，發生化生之處，雖然仍為良性變化，但有較高的機會發生癌變，值得密切追蹤檢查。

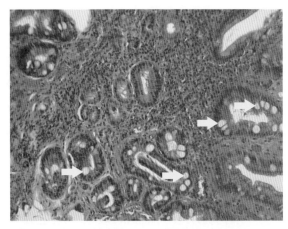

▶ **圖 2-2** 腸道細胞化生。指正常的胃黏膜上皮經過刺激之後，演變為具有杯狀細胞的腸道細胞。圖中四個黃色箭頭所指為杯狀細胞。

✷ 2-3 細胞傷害的原因及機制　　　　宋明澤

人體各種不同的細胞各司其職，維持人體的運作與恆定。一旦人體遭遇劇烈變化或是刺激，細胞會針對這些外來或內因性的刺激，啟動反應措施，來保護人體組織結構；如果刺激超出細胞反應的容許程度，則會誘發一連串的防衛機制來避免人體進一步的傷害。而對於受傷缺損的組織，人體也會進行修補的動作，來修補受損的組織。這一連串精密複雜的反應，即是本章的討論重點。

細胞受到傷害後，會造成型態上的改變。受損程度輕者，當傷害原因去除後，細胞依舊可以存活，回復到正常，這種傷害稱為可逆性傷害(reversible injury)。但如果傷害嚴重度超過一個臨界點，造成細胞永久性的改變，無法復原，則稱為不可逆性傷害(irreversible injury)。

➲ 可逆性傷害

最明顯的改變是細胞會發生腫脹(swelling)或是脂肪變性(fatty change)。此時代謝會轉為無氧呼吸，蛋白質製造也會下降。而傷害移除後，細胞也會恢復正常。但如果傷害一直持續或是強度過大，細胞則會進入下一個階段。

➔ 不可逆性傷害

在不可逆性傷害中，首先粒線體會喪失功能，因而失去能量製造的來源。其次膜的完整性會被破壞，造成鈣離子大量流入，使得細胞產生永久性改變。這時候細胞核會出現凝縮(pyknosis)、溶解(karyolysis)或是崩裂(karyorrhexis)的情況。所以不可逆性傷害，意即細胞已經死亡，縱使去除引起細胞傷害的因素，細胞仍無法恢復，包括：

1. **細胞壞死**(necrosis)：是細胞因為自身溶解酵素產生自體溶解(autolysis)，或是受到外來物質或發炎細胞的破壞，產生異體溶解(heterolysis)，造成細胞死亡。

2. **細胞凋亡**(apoptosis)：是指細胞有計畫性的死亡(programmed cell death)，並不會引起發炎反應。

傷害的原因

造成傷害的原因種類繁多，從車禍外傷到基因缺損都有，不過大致可以分成下列幾項：

➔ 氧氣供應減少

這是一個相當常見的傷害原因，而造成**缺氧**(hypoxia)的情況通常源自：

1. **缺血**(ischemia)：動脈血流不足或靜脈回流受阻，造成沒有足夠的新鮮氧氣交換。**缺血經常是導致缺氧的原因**，例如心臟衰竭的病人，**體內血液對於周邊組織的灌流量減少**，進而導致缺氧。

2. 氧化作用不足(inadequate oxygenation)：心肺衰竭時造成氧化不足。

3. 血液攜氧容量下降：如一氧化碳中毒時，一氧化碳很容易與紅血球結合，因而使紅血球與氧氣結合量下降，造成氧氣交換不足。

➔ 感染原(pathogens)

各式各樣的微生物，包含細菌、病毒、寄生蟲都可能入侵人體，造成傷害，如人類免疫缺乏病毒(HIV)攻擊CD_4^+T淋巴球。

➔ 化學藥劑

各種工業廢棄物、毒物、藥物，在一定濃度下都有可能對人體細胞造成傷害。

◉ 物理因子

機械傷害、冷、熱、輻射及電擊等物理因子都可能造成細胞的傷害。例如燒傷(burn)、凍傷(frostbite)、壓力性創傷(barotrauma)等。

◉ 免疫反應

免疫系統是人體對抗外來微生物的防衛機轉，但也可能造成人體自身遭受攻擊。**自體免疫疾病**就是體內抗體(antibody)傷害自己的細胞，進而造成各種不同的疾病，例如全身性紅斑性狼瘡(systemic lupus erythematosus, SLE)、類風濕性關節炎(rheumatoid arthritis, RA)等疾病。

◉ 營養失衡

人體必須吸收均衡的營養素才能維持正常的生理作用，一旦過與不及，都會造成傷害。

◉ 基因缺陷

基因缺損會造成人體肢體異常或代謝酵素不足，形成傷害。例如鐮刀型貧血(sickle cell anemia)，患者因為基因缺陷使其紅血球呈現鐮刀狀，紅血球易破，因而引起貧血的現象。

傷害的機制

造成傷害的原因很多，而它們對人體造成的損害也不盡相同。一般說來，傷害對細胞的影響程度取決於傷害的種類、強度、持續時間以及細胞本身的特性。例如食用大量毒物會比接觸微量毒物造成更大的傷害；而同樣的缺氧時間，腦細胞所受到的損害也會大於骨細胞。

而細胞中最容易在傷害中受損的，通常包括下列幾個地方：

1. 破壞細胞膜，影響細胞膜的完整性。
2. 影響粒線體生產能量的機制。
3. 破壞細胞內蛋白質的合成與代謝。
4. 破壞基因。

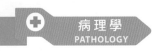

一些實驗室檢驗項目可用以觀察特定器官組織的損傷，如：**(1) CK-MB, troponin：心臟肌肉細胞損傷；(2) ALT, AST：肝臟細胞損傷；(3) amylase, lipase：胰臟細胞損傷。**

✳ 2-4 變性及細胞死亡

王志生

細胞或組織受損所引起的型態變化包括變性及死亡。**變性**(degeneration)指細胞或間質組織內的正常物質堆積或異常物質沉積，並伴有不同程度的功能障礙。變性的種類主要包括下列幾種：水樣變性(hydropic degeneration)、脂肪變性或脂肪沉積(fatty change or fatty degeneration)、玻璃樣變性(hyalinized change)、黏液樣變性(myxoid change)、類澱粉變性(amyloid change)、細胞內肝醣沉積(glycogen deposition)、病理性色素沉積(pathologic pigment deposition)及病理性鈣化(pathologic calcification)。

細胞死亡(cell death)一般是以壞死(necrosis)及凋亡(apoptosis)兩種方式表現（參考圖2-31）。壞死以凝固性壞死(coagulative necrosis)及液化性壞死(liquefactive necrosis)兩種類型為主。其他較常見的特殊類型包括：乾酪樣壞死(caseous necrosis)、脂肪壞死(fat necrosis)、壞疽(gangrene)以及纖維蛋白樣壞死(fibrinoid necrosis)等。凋亡則以另外一種截然不同的方式表現。

變 性

一、水樣變性

當細胞缺氧或因有害物質損及粒線體時，粒線體無法提供足夠的能量來維持細胞膜上的鈉離子幫浦功能，導致鈉離子幫浦功能降低，無法將鈉離子運出細胞外，使鈉離子及水鬱積在細胞內而造成**細胞水腫**，細胞水腫嚴重時就稱為水樣變性。

光學顯微鏡下，水樣變性的細胞體積變大，細胞質染色較淡（圖2-3）。肉眼觀察，可見受影響的臟器腫脹，切面顏色因而較為蒼白。若傷害原因去除，細胞水樣變性是可恢復的，屬於可逆性傷害；但如果傷害持續，水腫加劇可進展成細胞死亡（圖2-4），造成不可逆性傷害。

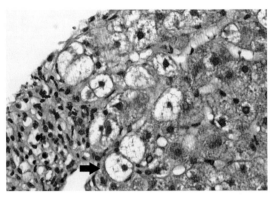

▶ 圖 2-3　B 型肝炎患者的肝細胞水樣變性（➡），肝細胞腫脹，細胞質透亮。

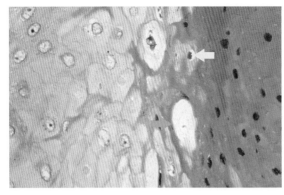

▶ 圖 2-4　鱗狀上皮細胞因嚴重水腫導致細胞死亡，可見核濃縮（　）及核溶解（➡）。核濃縮及核溶解乃細胞死亡的徵象。

二、脂肪變性

脂肪變性是指非脂肪細胞的其他實質細胞細胞質內有脂滴(fat droplet)堆積，屬**可逆性損傷**。脂肪變性的病因包括缺氧、糖尿病、肥胖、微生物感染、酒精、其他化學物質傷害等。脂肪變性**常見於肝細胞**，形成**脂肪肝**(fatty liver)（圖2-5）及**心臟肌肉細胞**脂肪變性等。脂肪變性的細胞體積變大，在肝臟則以肝腫大表現，但如果只是單純的脂肪變性，通常不影響肝功能。

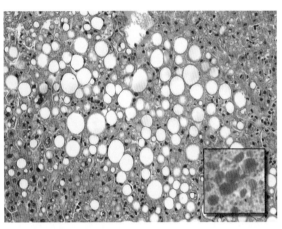

▶ 圖 2-5　C 型肝炎患者的脂肪肝。肝細胞內的脂肪在石蠟切片中因被溶解而呈空泡狀。右下角附圖為冰凍切片上以 oil red-O 染色證實為脂滴。

以下舉例說明幾種脂肪變性發病原理：

1. 酒精或缺氧：導致肝細胞內脂肪酸氧化作用減少，使得脂肪酸堆積於細胞內，形成脂肪肝。

2. 腎脂肪變性：嚴重蛋白尿患者，因腎絲球微血管基底膜受損，通透性增加，大量血漿脂蛋白隨尿液從受損的腎絲球漏出，被腎小管上皮細胞吸收後分解成脂滴，堆積於腎小管上皮細胞內，稱為腎脂肪變性。

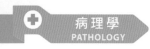
三、玻璃樣變性

玻璃樣變性又稱**透明變性**，是指切片在HE染色後，間質或細胞內出現紅染、均質、半透明的玻璃樣物質。玻璃樣變性是形態學上的描述，不同部位有不同的成分及不同的形成原因，並非某種特定的變性。

(一) 結締組織玻璃樣變性

常見於纖維瘢痕內，最明顯的例子就是臨床上稱為蟹足腫(keloid)的瘢痕疙瘩（圖2-6）。瘢痕疙瘩形成原因不明，可能與個人體質有關。光學顯微鏡下，膠原纖維粗而紅染（圖2-7）。結締組織之玻璃樣變性亦可見於發炎引起的陳舊病灶（例如陳舊的結核病病灶）以及腫瘤組織內（例如子宮體的平滑肌瘤(leiomyoma)及陳舊的乳房纖維腺瘤(fibroadenoma)）。

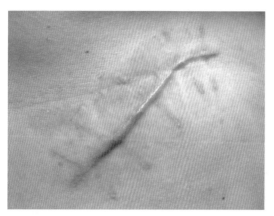

▶ 圖 2-6　腹部手術後形成的蟹足腫，瘢痕疙瘩凸出表皮並呈紅色。

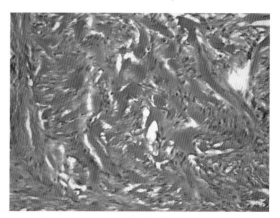

▶ 圖 2-7　瘢痕疙瘩，膠原纖維變粗而染色深紅。

(二) 血管壁玻璃樣變性

常見於高血壓及糖尿病患者的血管壁，其機轉主要是因血管內膜受損導致通透性增加，**血漿蛋白**滲入內膜下，堆積成嗜伊紅性（紅染）均勻物質。可造成管壁增厚及管腔阻塞，使相對應的組織或器官缺血（圖2-8）。玻璃樣變性也常見於老化或萎縮器官的血管或基底膜。例如腎絲球因基底膜及其他基質堆積而硬化，腎小管萎縮時基底膜增厚，以及睪丸萎縮時曲細精管(seminiferous tubule)基底膜增厚等。

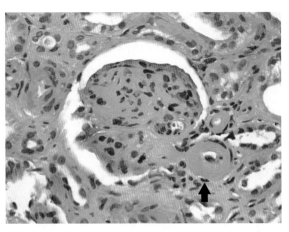

● 圖2-8　糖尿病腎病變的小動脈血管壁呈明顯玻璃樣變性（➡），並有腎小球硬化。

(三) 細胞內玻璃樣變性

　　指過多蛋白質沉積細胞內所造成的型態變化，又稱為**細胞內蛋白質沉積**。光學顯微鏡下呈嗜伊紅性（紅染）圓形玻璃樣小體或團塊。細胞內玻璃樣變性只是形態學上的描述，不同部位有不同的蛋白質成分，形成原因也不一樣。例如：

1. 慢性炎症時，漿細胞(plasma cell)細胞質內出現的嗜伊紅性圓形小體是**免疫球蛋白**堆積的結果，稱為**羅素小體**(Russell body)（圖2-9）。

2. 酒精性肝病時，肝切片內出現的嗜伊紅性團塊是**細胞內角蛋白**(intracellular cytokeration)聚集而成，稱為**馬洛里小體**(Mallory body)（圖2-10）。

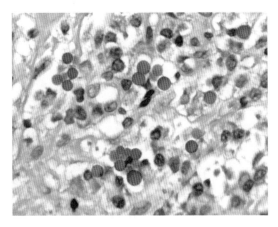

● 圖 2-9　細胞內玻璃樣變性，漿細胞細胞質內免疫球蛋白堆積形成大小不等的嗜伊紅性圓形羅素小體。

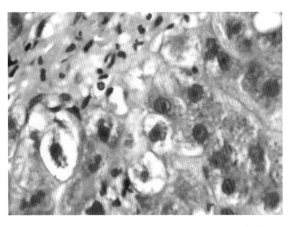

● 圖 2-10 肝細胞內角蛋白聚集而成的馬洛里小體。

3. 巴金森氏症(Parkinson's disease)屬中樞神經系統退化性疾病，其腦部基底核(basal ganglia)－黑質(substantia nigra)的色素神經元大量減少，而殘餘的色素神經元細胞質內出現**路易氏小體**(Lewy body)，乃神經絲(neurofilament)等物質聚集而成。

四、黏液樣變性

黏液樣變性是指類黏液物質聚集於組織間質。黏液樣變性明顯者，肉眼觀之，組織腫脹，切面呈透明膠凍狀。石蠟切片HE染色下，間質因淡藍色黏液樣物質堆積而變得疏鬆。可見於各種不同病灶，乃是一種非特異性之病變。

1. 結締組織黏液樣變性：常見於子宮體平滑肌瘤、乳房纖維腺瘤（圖2-11）及其他各種良性或惡性腫瘤等。

2. 血管壁黏液樣變性：常見於高血壓症，尤其是惡性高血壓症(malignant hypertension)患者，可導致血管管腔狹窄，使相對應的器官缺血加劇（圖2-12）。

3. **黏液水腫**(myxedema)：指**甲狀腺機能低下**(hypothyroidism)引起的全身性真皮及皮下組織類黏液物質沉著。其病理機轉可能與甲狀腺素分泌減少，因而導致類黏液物質之分解減弱有關。

一般而言，黏液樣變性屬於可逆性反應，病因去除後可逐漸恢復，但若病因無法去除，嚴重而持久的黏液樣變性可引起纖維組織增生，導致結締組織或血管硬化。

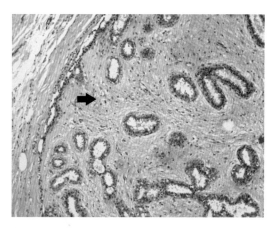

● 圖 2-11　乳房纖維腺瘤，纖維組織部分呈明顯黏液樣變性（➡）。

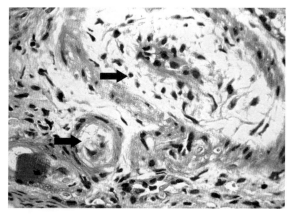

● 圖 2-12　惡性高血壓症，腎小葉間動脈及小動脈管腔因嚴重黏液樣沉積（➡）而阻塞。

五、類澱粉變性

類澱粉變性指**無定形、嗜酸性的細胞外類澱粉物質**(amyloid)沉積於組織內，又稱為類澱粉物質沉著症(amyloidosis)，**可以用剛果紅染出**。類澱粉物質是以蛋白樣物質為主的一種蠟狀物質，常堆積在細胞外結締組織，尤其是**血管壁**及**基底膜處**（圖2-13）。因為可被碘液染成棕褐色，與澱粉遇碘時的反應相似，故稱之為類澱粉變性。

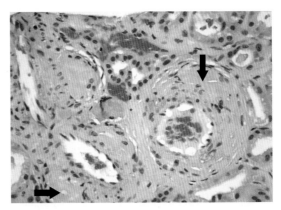

▶ **圖 2-13** 腎臟小葉間動脈血管壁類澱粉變性，HE 染色呈淡粉紅、均質霧狀沉積（➡）。

類澱粉一旦沉積在組織中就不易被分解，常造成進行性破壞，導致附近細胞萎縮，血管管腔狹窄使相對應的器官缺血，以及血管通透性增加而使得血中蛋白漏出血管壁外等併發症。例如腎絲球類澱粉沉積造成嚴重蛋白尿，甚至腎衰竭。

常發生類澱粉變性的疾病有：

1. 與免疫系統有關的疾病，5~15%為**多發性骨髓瘤**。除完整免疫球蛋白外，出現類澱粉輕鏈(AL)。

2. 反應性全身性類澱粉變性為全身性AA蛋白沉積，其中結核病、支氣管擴張和慢性骨髓炎為最常見的原因。

3. 血液透析相關性類澱粉變性：長期血液透析的病人可因β_2-微球蛋白沉積而出現類澱粉變性。

4. 局部性類澱粉變性可僅限於某個單個器官或組織，常見於肺、皮膚、膀胱、舌和眼上區。

5. 內分泌性類澱粉變性，如甲狀腺髓樣癌、胰島腫瘤、嗜鉻細胞瘤、胃的未分化癌和**第II型糖尿病**時的胰島。

6. 脾類澱粉變性是類澱粉物質沉積在脾小體，大體上出現木薯樣的顆粒，稱為**西米脾**(sago spleen)。

7. 神經系統的類澱粉變性中，**阿茲海默氏病**(Alzheimer's disease)病人腦中的類澱粉物質沉積為一種特殊類型的β_2類澱粉蛋白。

六、病理性色素沉積

色素沉積(pigmentation)可分外源性色素沉積及內源性色素沉積。

(一) 外源性色素沉積

外源性色素沉積可經由吸入、紋身或食入途徑引起。例如：

1. 碳末吸入：是最常見的吸入性色素沉積，從事煤炭職業及過度吸菸者尤為嚴重。碳末被吸入後沉積於肺，可被肺泡內的**巨噬細胞**吞噬，隨淋巴管引流而沉積在肺間質與肺附近淋巴結。肉眼觀之，有明顯碳末沉積的肺及淋巴結呈黑色。單純碳末沉積通常不影響肺功能，但若連矽等其他塵埃吸入則可能造成嚴重的肺損傷。

2. 礦物吸入：由於大量二氧化矽(SiO_2)沉積造成肺廣泛纖維化的塵肺病(pneumoconiosis)叫做**矽肺病**(silicosis)，發生於採石、開礦、玻璃廠及陶瓷廠工作的工人。肉眼觀之，矽結節為堅實灰白色，若與碳末混合則為黑色。

3. 紋身：注入的色素沉積在表皮下，被**真皮**的吞噬細胞吞噬後永遠存留在吞噬細胞內（圖2-14）。

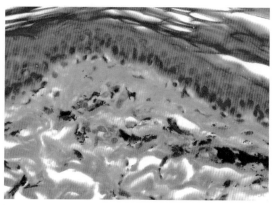

▶ 圖 2-14 紋身與注入真皮層的黑色紋身用色素。

4. 食入引起的慢性鉛中毒，硫化鉛(lead sulfide)沉積在**牙齦**形成一條變色線，稱為**鉛線**(lead line)，乃**鉛中毒**的特徵。

5. 食用含大量胡蘿蔔素的食品，導致皮膚變黃。

(二) 內源性色素沉積

內源性色素主要由個體的細胞合成，包括脂褐質、黑色素及血紅素衍生性色素等。

1. **脂褐質**(lipofuscin)：**細胞內受到自由基傷害後的產物**，為富含脂質的黃褐色色素顆粒，因為常出現於老化及消耗性萎縮的細胞，如心肌、肝、腎細胞內，故又稱為磨損色素。細胞內的溶酶體負責清理細胞內受損的胞器，胞器中的蛋白質及碳水化合物可被溶酶體分解，但脂質無法被分解而沉積在殘餘體(residual body)內，形成脂褐質。

2. **黑色素**(melanin)：由黑色素細胞 (melanocyte)產生，呈棕褐或深褐色，形狀、大小不一（圖2-15）。黑色素細胞內有酪胺酸酶(tyrosinase)，可促進酪胺酸(tyrosine)氧化為3,4-二羥苯丙胺酸（多巴）(dihydroxyphenylalanine, DOPA)，多巴再經轉化而形成非溶性聚合物，即為黑色素。

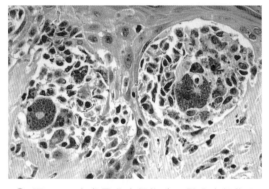

▶ 圖 2-15 皮膚黑色素細胞痣，黑色素細胞內含大量黑色素。

3. 紅血球崩解產物：包括血鐵質 (hemosiderin)、膽紅素(bilirubin)等。血鐵質又稱含鐵血黃素，當紅血球崩解或鐵質代謝不平衡，導致細胞內鐵的含量過多時，鐵便以血鐵質的形式沉積。此外，紅血球崩解尚可產生膽紅素，引起溶血性黃疸(hemolytic jaundice)。

(1) 局部血鐵質沉積：由局部出血所致。例如皮下出血時，病灶從瘀青轉變成黃色，即紅血球被吞噬細胞代謝成**血鐵質**（含鐵血黃素）的結果。而左心衰竭造成慢性肺瘀血時，漏入肺泡內的紅血球被巨噬細胞吞噬，形成血鐵質堆積在巨噬細胞內，因與心臟衰竭有關，故又稱**心臟衰竭細胞**(heart failure cell)（圖2-16）。

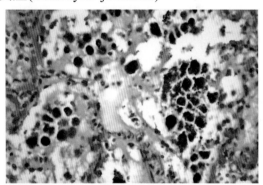

▶ 圖 2-16 左心衰竭引起的慢性肺瘀血，肺泡內含大量血鐵質的心臟衰竭細胞。

(2) 全身性血鐵質沉積：可見於溶血性貧血(hemolytic anemia)及需要經常輸血的病人，或是從食物中攝取過量的鐵質，導致血鐵質沉積於肝、脾及腎臟，但器官受損罕見，稱為血鐵質沉著症(hemosiderosis)。而血色素沉積症(hemochromatosis)患者因遺傳性第6對染色體有缺陷，無法調控鐵質的吸收，導致大量血鐵質沉積並造成器官受損，例如肝臟受損進而導致**肝硬化**，或產生胰島素的胰島被破壞則導致**糖尿病**等。

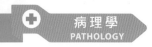
七、病理性鈣化

病理性鈣化指不正常的鈣鹽沉積。沉積的鈣鹽主要成分是磷酸鈣，其次為碳酸鈣。可分為失養性鈣化(dystrophic calcification)及轉移性鈣化(metastatic calcification)兩種。

（一）失養性鈣化

失養性鈣化指鈣鹽沉積於變性、壞死的組織或異物上，個體本身血中鈣濃度正常，無全身性鈣、磷代謝障礙。壞死的組織沒有被吸收就會產生鈣鹽沉積，例如陳舊的肺結核病灶、乳癌細胞壞死（圖2-17）、脂肪壞死以及死亡的寄生蟲或蟲卵等（圖2-18）。逐漸進行的變性組織也會產生失養性鈣化，例如良性乳腺腫瘤的玻璃樣變性區、老年人動脈粥狀變性區、陳舊的血栓以及異常或變性的**心臟瓣膜**等，逐漸形成失養性鈣化。鈣化有時會進一步發展成骨化(ossification)，形成骨骼。

失養性鈣化的機制未明，一般認為，變性及壞死的組織釋放磷酸酶，分解有機磷，改變酸鹼值，使局部環境有利於鈣鹽沉積。

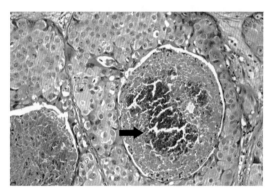

● 圖 2-17 乳癌壞死區發生失養性鈣化（➡）。

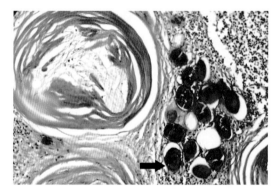

● 圖 2-18 腸繫膜淋巴腺內鈣化的血吸蟲蟲卵（➡）。左方圓形病灶為玻璃樣變性。

（二）轉移性鈣化

轉移性鈣化指個體本身血中鈣或磷的濃度過高，通常是**血鈣濃度過高**，導致鈣鹽沉積於未受損的組織。常見的鈣化部位包括**腎小管、肺泡**及**動脈**等。

轉移性鈣化較少見，機轉也很複雜。常見的機轉包括：

1. 副甲狀腺機能亢進(hyperparathyroidism)，例如副甲狀腺腺瘤(parathyroid adenoma)分泌過多副甲狀腺激素(parathyroid hormone, PTH)，或是因慢性腎衰竭

導致血中磷濃度過高，刺激副甲狀腺增生，副甲狀腺激素促使骨鈣流入血液中，使血中鈣濃度增高，進而產生轉移性鈣化。

2. 維生素D攝取過量，促進腸道吸收鈣離子，使血中鈣濃度增高。

3. 少數惡性腫瘤，尤其是乳癌和肺癌，可能會產生類似副甲狀腺激素的蛋白質而導致高血鈣症。轉移性鈣化可導致原本正常的器官受損，使其功能下降或喪失，但絕大多數癌症患者無法存活到產生有臨床意義的轉移性鈣化。

八、其他物質沉積

1. 在免疫系統中扮演重要角色的漿細胞，其產生的免疫球蛋白堆積形成的構造，稱為羅素小體(Russell body)。

2. 巨噬細胞吞噬膽固醇並且堆積在細胞質中，這種巨噬細胞稱為**泡沫細胞**(foam cells)。而大量的泡沫細胞聚集成團，其外觀呈現黃色，稱為**黃色瘤**(xanthoma)。

壞死 🔬

一、壞死的型態變化

顯微鏡下，死亡的細胞型態變化包括：

1. **細胞質**嗜酸性增加，即伊紅染色較深，或因自溶(autolysis)或他溶(heterolysis)作用而崩解（圖2-19）。**自溶作用**指由細胞本身的溶酶體所釋放出來的溶解酶造成細胞的崩解，**他溶作用**則是指由發炎細胞的溶酶體所釋放出來的溶解酶造成細胞的崩解。

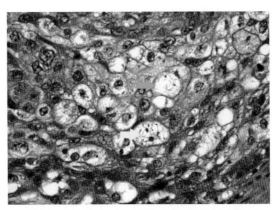

▶ **圖 2-19**　鱗狀上皮細胞細胞質水腫與溶解，以及核碎裂（　）與核溶解消失（⇒）。

2. **細胞核**則濃縮、碎裂、溶解或消失（圖2-19）。在顯微鏡下判斷細胞死亡主要是依據細胞核的型態變化，若出現核濃縮、碎裂、溶解或消失即代表細胞死亡（圖2-20）。

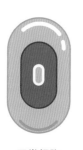 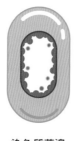 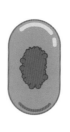 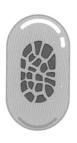 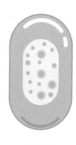

| 正常細胞 | 染色質著邊 | 核濃縮 | 核碎裂 | 核溶解 |

▶ 圖 2-20　細胞壞死的型態變化示意圖。

二、壞死的類型

(一) 凝固性壞死

　　凝固性壞死(coagulative necrosis)**常發生在實體器官**，是細胞壞死中**最常見的型態**，其特徵是**雖然細胞已壞死但仍然保存細胞或組織的外形**，可辨識出壞死細胞或組織的輪廓。凝固性壞死多為細胞或組織**缺血**或**缺氧**所引起。壞死的細胞其細胞質因**蛋白質凝固**而染色較紅，細胞核則濃縮或消失（圖2-21）。之所以能維持細胞或組織的結構輪廓，可能原因之一是因為蛋白質凝固，使細胞內溶酶體的消化酶無法發揮作用，細胞沒有被消化酶溶解，故能維持細胞的輪廓。

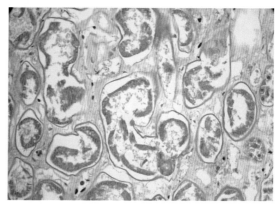

▶ 圖 2-21　因血管阻塞引起的腎小管凝固性壞死。腎小管細胞自腎小管基底膜剝落，細胞質紅染，核溶解消失，但仍維持腎小管管狀輪廓。

　　凝固性壞死多因血管阻塞導致缺血而引起，臨床上相當常見。例如冠狀動脈阻塞引起的心肌梗塞、脾臟動脈阻塞引起的脾臟梗塞以及腎動脈阻塞引起的腎梗塞等。

(二) 液化性壞死

　　液化性壞死(liquefactive necrosis)多發生在脂質及蛋白酶含量多的組織（例如**腦**及**胰臟**），以及化膿性炎症病灶。如前所述，動脈阻塞引起的缺血性壞死通常是凝固性壞死，但腦組織例外；**在腦組織，動脈阻塞引起的缺血性壞死是液化性壞死**，而非凝固性壞死。液化性壞死的腦組織會變軟，軟化的壞死組織被吸收後可形成空洞（圖

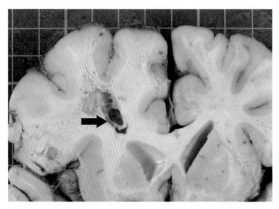

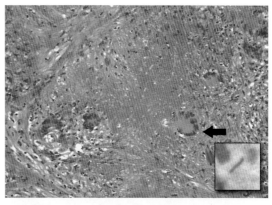

▶ 圖 2-22　腦組織液化性壞死，吸收後形成空洞（➡）。

▶ 圖 2-23　肺結核桿菌引起的乾酪樣壞死，外圍可見蘭氏巨細胞（➡）。

2-22）。化膿性炎症時，滲出的嗜中性球能產生大量蛋白水解酶，將細胞或組織消化溶解，形成膿瘍(abscess)。例如急性闌尾炎時，化膿性炎症將組織消化溶解，嚴重者可導致闌尾穿孔而進展成腹膜炎(peritonitis)。

(三) 乾酪樣壞死

乾酪樣壞死(caseous necrosis)**於類上皮細胞易出現**，常見於**結核桿菌感染**。肉眼觀察時，壞死病灶質軟，脂質較多，故略帶黃色，狀似乾酪，故稱乾酪樣壞死。光學顯微鏡下，HE染色呈嗜伊紅無結構顆粒狀，像凝固性壞死，但組織分解較為徹底，可視為凝固性壞死與液化性壞死的混合型態（圖2-23）。

乾酪樣壞死不易被吸收，可能與脂質含量較多有關，常可見陳舊的結核病灶呈明顯玻璃樣變性，但中心仍保留乾酪樣壞死。

(四) 脂肪壞死

脂肪壞死(fat necrosis)可分為酶解性及外傷性兩種。

1. 酶解性(enzymatic)脂肪壞死：又稱酵素性脂肪壞死，常見於**急性胰臟炎**附近的脂肪，乃胰臟被炎症破壞後，溢出的胰臟消化酶將附近的脂肪分解為脂肪酸與甘油，其中脂肪酸與鈣結合形成**鈣皂**，肉眼觀察呈現似**粉筆樣的灰白色斑點或斑塊**。光學顯微鏡下，壞死的脂肪細胞核**溶解消失**，只留下模糊的脂肪組織輪廓。

2. 外傷性(traumatic)脂肪壞死：常見於乳房，以及臀、腹部皮下脂肪等，可形成腫塊，臨床上要與腫瘤作區別。肉眼觀察，切面亦呈灰白色斑塊（圖2-24）。光學

顯微鏡下，脂肪細胞破裂，融為大小不一的脂滴，其間有大量**巨噬細胞**浸潤，巨噬細胞內吞噬許多小脂滴使其細胞質呈泡沫狀，故又稱為**泡沫細胞**(foam cell)（圖2-25）。

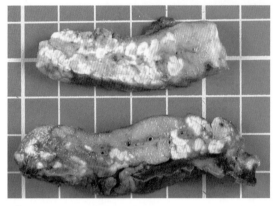

▶ 圖 2-24　外傷性脂肪壞死，呈灰白色斑塊狀。

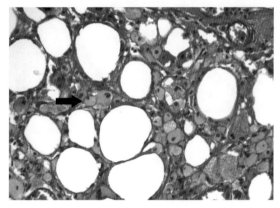

▶ 圖 2-25　外傷性脂肪壞死，大小不等的脂滴在組織處理過程被溶解成空洞狀，其間有大量泡沫細胞（➡）浸潤。

（五）壞疽

　　壞疽性壞死(gangrenous necrosis)並非特定的一種細胞壞死，而是泛指壞死組織併發腐敗菌感染或其他因素，而變暗綠色或黑色，又稱為壞疽(gangrene)。壞死組織經腐敗菌分解而產生硫化氫，硫化氫與血紅素(hemoglobin)分解出來的鐵結合成硫化鐵，使壞死組織變黑（圖2-26）。

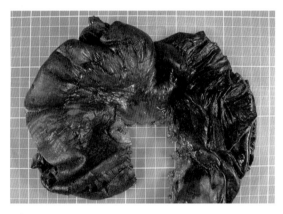

▶ 圖 2-26　腸繫膜阻塞引起的小腸壞疽，又稱出血性梗塞。

　　壞疽常見於糖尿病患者的下肢，糖尿病患者全身動脈血管因粥狀硬化嚴重而阻塞，若下肢動脈阻塞則導致下肢（尤其是腳趾）發生凝固性壞死，加上瘀血及併發腐敗菌感染而使腳趾變黑（圖2-27）。

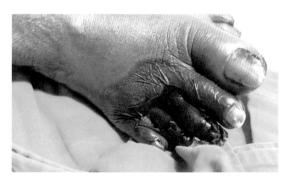

▶ 圖 2-27　下肢動脈阻塞造成的足部壞疽。

若壞死組織水分因蒸發而變少，且靜脈回流通暢，使病灶較為乾燥，稱為**乾性壞疽**(dry gangrene)。反之，若壞死組織瘀血及水腫明顯，腐敗菌感染嚴重，稱為**濕性壞疽**(wet gangrene)（圖2-28）。濕性壞疽常有惡臭，乃因腐敗菌分解蛋白質所造成。此外，細菌及組織腐敗所產生的毒素，被個體吸收後產生毒血症(toxemia)，可引起全身中毒症狀，嚴重者甚至出現中毒性休克(toxic shock)而死亡。

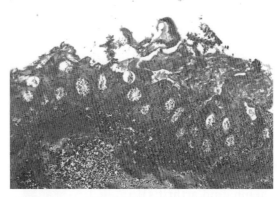

▶ **圖 2-28** 腸繫膜阻塞引起的小腸壞疽（出血性梗塞），光鏡下，可見凝固性壞死（小腸黏膜輪廓仍保留）、出血及白血球浸潤。

另外一種特殊形式的壞疽為**氣性壞疽**(gas gangrene)，發生於深層受感染的傷口，尤其是深達肌肉的開放性創傷或骨折，是戰場上嚴重的併發症。創傷處局部缺血的環境及壞死組織，促使厭氧菌，尤其是產氣莢膜梭菌(*Clostridium perfringens*)大量繁殖，壞死組織被細菌分解並產生許多氣泡，使組織壞死範圍更加擴大。氣性壞疽病變進展快速，常合併毒血症，後果嚴重，必須緊急處理。

(六) 纖維蛋白樣壞死

纖維蛋白樣壞死(fibrinoid necrosis)發生於血管壁、腎絲球及結締組織內。在光學顯微鏡下呈嗜伊紅性、糊狀或模糊的顆粒及纖維樣結構，壞死病灶內有纖維蛋白沉積，相較於附近組織染色較紅。

血管壁的纖維蛋白樣壞死代表急性或活動性(active)病灶，例如惡性高血壓、活動性紅斑性狼瘡性腎炎（圖2-29）、血管炎(vasculitis)等。血管壁及腎絲球纖維蛋白樣壞死的發生，與血管內皮細胞受

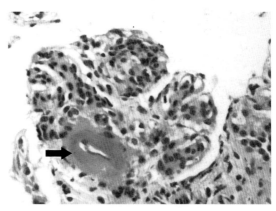

▶ **圖 2-29** 紅斑性狼瘡性腎炎入球小動脈血管纖維蛋白樣壞死（➡），呈紅染及糊狀。

損、感染、放射線傷害、免疫複合體(immune complex)沉積及抗嗜中性球細胞質抗體(antineutrophil cytoplasmic antibody, ANCA)等免疫疾病有關。血管纖維蛋白樣壞死嚴重時會造成血管阻塞，導致相對應器官缺血甚至梗塞。此外，血管纖維蛋白樣壞死

亦常見於消化性潰瘍以及黏膜或皮膚潰瘍處的小血管壁，甚至於正常胎盤絨毛的小血管壁，但不一定造成組織壞死。

結締組織的纖維蛋白樣壞死病因也很多，其中類風濕性結節(rheumatoid nodule)是一個典型例子（圖2-30）。類風濕性結節發生於類風濕性關節炎(rheumatoid arthritis)病人皮下結締組織，與自體免疫有關。

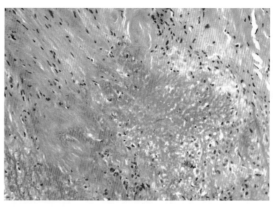

▶ 圖 2-30　皮下結締組織纖維蛋白樣壞死形成的類風濕性結節，呈紅染、糊狀及纖維樣。

細胞凋亡

細胞凋亡(apoptosis)又稱為計畫性細胞死亡(programmed cell death)，乃經由啟動細胞內基因，透過基因的產物來調控。細胞凋亡過程快速，通常分布於眾多健康細胞群之間，其過程可分三個步驟簡述（圖2-31）：

1. 細胞內發生活躍的新陳代謝，使細胞質及細胞核濃縮並斷裂成大小不等的片段。

2. 細胞出芽脫落，形成數個凋亡小體(apoptotic body)。

3. 凋亡小體表面有標誌分子，有利於巨噬細胞及其他鄰近細胞識別、吞噬及消化而清除。

由於細胞凋亡的整個過程中仍保持細胞膜的完整性，細胞內容物沒有外溢，所以不會引起炎症反應。反之，一般細胞壞死多呈現細胞腫脹、細胞膜破損、細胞內容物外溢並常伴有炎症反應。

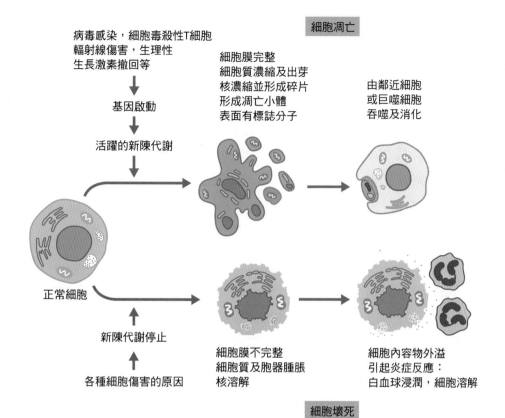

病毒感染,細胞毒殺性T細胞
輻射線傷害,生理性
生長激素撤回等

細胞凋亡

細胞膜完整
細胞質濃縮及出芽
核濃縮並形成碎片
形成凋亡小體
表面有標誌分子

由鄰近細胞
或巨噬細胞
吞噬及消化

基因啟動

活躍的新陳代謝

正常細胞

新陳代謝停止

各種細胞傷害的原因

細胞膜不完整
細胞質及胞器腫脹
核溶解

細胞內容物外溢
引起炎症反應:
白血球浸潤,細胞溶解

細胞壞死

▶ 圖 2-31　細胞凋亡與細胞壞死模式圖。

　　細胞凋亡普遍發生於各種生理及病理的狀態,生理狀態的例子,例如胸腺把會攻擊自己細胞的T淋巴球移除以防止自體免疫攻擊、器官萎縮老化,以及月經等,都是透過細胞凋亡的方式進行。細胞凋亡也在許多病理狀態中扮演重要角色,例如:缺血－再灌注傷害(ischemia-reperfusion injury),導致腎臟、心臟及神經細胞凋亡;腎絲球炎,尤其是活動性紅斑性狼瘡性腎炎(lupus nephritis)(圖2-32);以及腫瘤的形成與生長等。

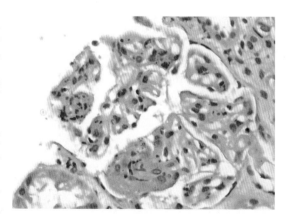

▶ 圖 2-32　紅斑性狼瘡性腎炎之腎絲球,出現核碎片及凋亡小體,代表活動性腎絲球炎。

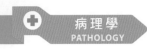

✿ 2-5　　炎　症

宋明澤

　　人體遭受傷害後，會採取一些防衛措施，來避免傷害的擴大。而炎症則是活體組織對外來傷害的防禦反應。它可以摧毀入侵的微生物，中和外來的毒性物質，清除受損的壞死組織以利修復(repair)進行。不過炎症就像一柄利刃，正常的組織也可能遭到池魚之殃。像過敏反應(allergic reactions)就是透過炎症造成人體的傷害。而炎症主要透過血管組織來進行，其中，嗜中性球(neutrophils)、淋巴球(lymphocytes)、巨噬細胞(macrophages)等各種血球細胞也扮演了重要的角色。

　　根據炎症的反應時間，炎症反應可以分為急性發炎(acute inflammation)和慢性發炎(chronic inflammation)。急性發炎是早期的炎症反應，**在傷害之後就會產生**，通常持續幾分鐘、幾小時或幾天。主要特徵為蛋白及液體的滲出以及以**嗜中性球**為主的白血球反應。而慢性發炎則屬於晚期的炎症反應，可能會持續數週到數月。反應細胞以**淋巴球**和**巨噬細胞**為主，會合併血管增生(vascular proliferation)以及纖維化(fibrosis)的情形。

急性發炎 🔬

　　急性發炎是炎症的早期反應，它主要透過血管性和細胞性兩種反應機制來作用。臨床上我們可以發覺在發炎的地方出現幾個典型特徵－**紅、腫、熱、痛**及功能喪失(loss of function)。而這些巨觀的改變，事實上是由於下述急性發炎的微觀反應機制所造成。

一、充血 (Hyperemia)

　　在組織受傷後，該處的小血管會擴張。而血管管徑增大，血流量也會隨之增多。血流增多後，受傷的地方就會變紅、發熱。所以我們會在發炎的患處，發現紅、腫的現象。而造成血管擴張的原因可以是化學介質的作用或是神經的反應作用。

二、滲出作用 (Exudation)

　　在介紹滲出作用的機轉前，我們先來瞭解漏出液(transudate)和滲出液(exudate)的定義。**漏出液**是由血管內外壓力差造成血漿液體成分被濾過而形成。所以它的蛋白質及細胞含量都少，因而比重也較低。**滲出液**則是富含蛋白質及白血球的發炎性液體，

所以它的比重較大。而滲出作用則是指這種富含蛋白質及血球的液體，從血管移動到間質組織或體腔。

在正常狀況下，血管內外的液體是彼此交換互通的。而決定液體從血管內跑到血管外的細胞間質或是從外面組織進入血管內，則是取決於兩種壓力－靜水壓(hydrostatic pressure)和滲透壓(osmotic pressure)。其中靜水壓會使液體從血管內向外移動，而滲透壓剛好相反。在發炎情況下，由於血管擴張，會造成靜水壓升高；此外，發炎時血管內皮細胞會收縮造成內外交換通道擴大，所以富含蛋白質的液體容易外流，造成血管內滲透壓下降。這兩個因素造成液體由血管大量外移到組織間質，造成水腫。

而這個結果，可以幫助抵抗外界的傷害。舉例來說，由於局部水腫造成該處液體增加可以稀釋毒性物質；另外，外滲的纖維蛋白(fibrin)可以限制細菌擴散而球蛋白則可扮演抗體的角色。

三、白血球外滲 (Leukocyte Extravasation)

負責防禦人體的白血球，通常存在於血液中。而當外界傷害誘發炎症反應時，白血球會離開血管移動到受傷的組織，這個過程稱為外滲。而外滲作用則是透過下列的步驟來達成：

1. 在急性發炎時由於滲液作用使得血液黏稠而流速下降，白血球會向血管的周邊移動，在血管內皮細胞的表面聚集，稱為**著邊**(margination)，是**最先發生的步驟**。
2. 接著它們會滾動，一排排附著在內皮細胞上，稱之為鋪道(pavement)。
3. 然後白血球會利用變形運動穿越(transmigration)內皮細胞的間隙，移動到受傷發炎的組織。

四、趨化性 (Chemotaxis)

白血球離開血管後，使得它們移向受傷組織的特性稱為**趨化性**。而趨化性通常是化學物質的濃度差所造成。而這些化學物質可以是外來物像細菌的產物，或者是人體本身的產物像補體或細胞激素(cytokine)。而白血球就會循著這些物質的濃度差來到受傷發炎的地方。

五、吞噬作用 (Phagocytosis)

當白血球抵達發炎組織時，它們會負責抵抗並消滅有害的物體。而**嗜中性球和巨噬細胞則會行吞噬作用**，來清除敵人。而吞噬作用也是一連串複雜的機制：

1. 首先，白血球先得確認它的目標，然後附著在它們上面。而這個過程必須透過調理素(opsonin)的協助。附著在有害物質上的調理素可以和白血球表面的接受器相結合，使得白血球可以附著在目標上。

2. 接著白血球會變形將目標包入細胞中，稱為吞入(engulfment)。

3. 當吞入這些有害物質後，白血球會將溶酶體中的酵素釋出，來分解這些東西。

4. 白血球不止分泌這些酵素到細胞質內攻擊被吞噬的東西。它們也會分泌一些物質到細胞外的鄰近組織，來攻擊敵人或協助整個發炎反應的進行。

六、化學介質 (Chemical Mediator)

我們知道發炎反應是由許多複雜的機轉所構成，而它們之間必須憑藉一些介質來協調彼此的反應。而這些物質有的來自血漿，有的來自細胞。這些各式各樣的物質可以分成幾大類：

1. 血管活性胺(vasoactive amine)：包含組織胺(histamine)和血清素(serotonin)，與血管擴張及通透性改變有關。

2. 激肽系統(kinin system)：炎症刺激會使之釋出緩激肽，引起疼痛。

3. 補體系統(complement system)。

4. 凝血系統(clotting system)。

七、急性發炎的結果

急性發炎的結果除了與傷害本質及強度有關外，跟人體的反應以及受傷的位置也有關係。而一個急性發炎通常會跟隨著下列幾個反應：

1. 炎症完全消退，受損細胞會再生回復到受傷之前的正常組織。

2. 炎症消退，受損細胞無法再生，只能靠著增生的結締組織來修補受損的地方。

3. 形成膿瘍(abscess)。在一些化膿性細菌感染時，感染處可能會被破壞，形成一個充滿壞死組織、細菌及白血球的空腔，周邊則被纖維化的膜包起來。

4. 發炎並不消退，但作用機制改變，進入到慢性發炎的階段。

慢性發炎

慢性發炎是一個持續性的炎症反應，常常長達數週或數月之久。而除了炎症反應外，組織損毀和修復的動作也常合併發生。而慢性發炎除了是急性發炎的下個階段外，它也常常獨立發生。其起因通常為一些低毒性的微生物感染，強度較低的持續性傷害，或是人體的免疫反應。

慢性發炎的作用機轉如下：

1. 慢性發炎不同於以嗜中性球為主的急性發炎，它的作用細胞以**巨噬細胞**為主。巨噬細胞被活化後可以移動到受損的組織，分泌多種物質，清除受損組織，誘發纖維母細胞(fibroblast)增生和纖維生成，以及促進新生血管生成(angiogenesis)。而這些現象正是慢性發炎的特徵。

2. 除了巨噬細胞，另外還有一些細胞在慢性發炎扮演了某種角色。包括了淋巴球、漿細胞(plasma cell)、嗜酸性球(eosinophil)和肥大細胞(mast cell)。

3. 除了炎症細胞不同外，慢性發炎還有一個特點就是**纖維組織的增生**。新生的纖維組織除了可以隔離受傷部位外，也負責了部分受損組織的修補。

各種發炎型態

由於傷害原因、強度的不同，以及受損部位的差異，發炎反應會在人體形成各式不同的表現。在這裡我們介紹一些常見的發炎反應。

1. **漿液性發炎**(serous inflammation)：在患處含有大量的液體。這些液體可能來自血漿或者人體細胞的分泌液。而其成分以水分為主，僅含有少量的蛋白質。**典型的漿液性發炎包括皮膚燒傷的水泡**(blister)或感染造成的肋膜滲液(pleural effusion)。

2. **纖維性發炎**(fibrinous inflammation)：在患處同樣含有液體，但與漿液性發炎不同的是它不是以水分為主的清澈液體，它含有纖維(fibrin)的大分子。一般來說，纖維性發炎在人體受到**比較嚴重的傷害**時發生。這時血管產生較大的裂縫，使得一些大型的分子會外滲到體腔中。而這些纖維分子會彼此鍵結，形成纖維性沉積。

人體可以藉由巨噬細胞去溶解這些纖維質，回復人體原本正常的結構，這個過程稱之為消退(resolution)。但是纖維質如果無法完全移除，它可能會誘發纖維母細胞的增生，形成瘢痕(scar)，這個過程稱為機化(organization)。

3. **肉芽腫性發炎**(granulomatous inflammation)：是一種特殊型態的慢性發炎，由一些活化的巨噬細胞聚集成肉芽腫(granuloma)而得名。主要見於一些慢性感染或免疫疾病，常見包含有**結核病**(tuberculosis)、痲瘋(leprosy)、梅毒(syphilis)、貓抓病(cat-scratch disease)、類肉瘤病(sarcoidosis)等。在顯微鏡下，這些肉芽腫由類似上皮的巨噬細胞(epithelioid macrophages)聚集而成，周圍有淋巴球和漿細胞環繞，有時最外層會有纖維母細胞包圍。巨噬細胞也會彼此融合形成多核巨細胞(multinucleated giant cells)。在結核病造成的肉芽腫性發炎，會出現特殊的壞死部分，稱為乾酪樣壞死(caseous necrosis)（圖2-33）。在臨床上確認肉芽腫性發炎是很重要的，因為我們可以針對其背後真正的病因採取不同的治療方針。

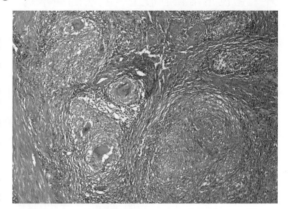

▶ **圖 2-33** 乾酪樣壞死。

4. **化膿性發炎**(suppurative inflammation)：在患處會出現大量的膿液(pus)，故稱為化膿性發炎。在顯微鏡下膿液中含有大量的嗜中性球、壞死細胞和一些液體。通常化膿性發炎是由細菌感染所造成。常見的例子像肝膿瘍(liver abscess)或是急性盲腸炎(acute appendicitis)。

5. **潰瘍**(ulcer)：是由於發炎壞死組織剝落造成表面的組織缺損或凹陷。常見的例子有胃酸侵蝕造成的胃潰瘍(peptic ulcer)。

6. 出血性發炎(hemorrhagic inflammation)：在組織受損時合併有血管破裂，血液和發炎的液體混雜在一起，稱之為出血性發炎。例如嚴重呼吸道感染造成的出血性肺炎(hemorrhagic pneumonia)。

✷ 2-6　修復

宋明澤

　　身體受到傷害後，炎症反應會負責抵抗外界傷害，而在傷害去除後，人體會設法修復受傷的組織，盡量回復到正常的結構，以維持人體正常的功能。

　　修復(repair)的方式有兩大類型，如果受傷的組織可以重新長出該處原有的正常細胞，執行原有細胞的生理功能，這個方式稱為**再生**(regeneration)。再生是最理想的修復方式，因為新生的組織跟受傷前相同，也具有同樣的結構、功能。像皮膚因擦傷使表皮組織受損後，該處會重新生成表皮細胞來取代受傷死亡的部分。而新的表皮細胞具有原先細胞相同的構造和功能。

　　另一個方法則是**纖維化**(fibrosis)。如果受傷的地方沒有辦法長出相同的細胞，那麼間質細胞就會利用增生的纖維來填補受傷缺損的組織。但是新生的纖維並不具有原來細胞的特性和功能，所以受傷的部位就無法回復到原本的樣子。就像如果因創傷使得骨骼肌受損，由於骨骼肌無法再生，只能用纖維化的方式來修補受傷的部位，而修復的部分不具有肌肉細胞收縮的能力，使得受傷肌肉的力量就得大打折扣。

再生 🔬

　　再生是最完美的修復方式，因為新生的細胞具有受傷細胞的相同功能。但是並不是人體所有細胞都具有再生的能力。依照再生能力的強弱，人體細胞可分成下列三種：

1. 易變細胞(liable cell)：易變細胞平時就不斷地分裂、增生，來取代老舊受損的細胞，所以它們**具有最強的再生能力**，而受傷後順利再生的機率也最高。這類細胞包括**骨髓**造血細胞、淋巴細胞，還有覆蓋人體表面、**腸胃道**、呼吸道的上皮細胞、**口腔黏膜上皮**。

2. 安定細胞(stable cell)：在正常生理情況下，安定細胞並不會像易變細胞一樣積極進行細胞分裂和複製，但當細胞受損後，它們可以展現再生的能力，以新生細胞來取代死亡部分。這類細胞包含了肝臟、腎臟、軟骨、骨和內分泌細胞。

3. 永久細胞(permanent cell)：在人類出生後，永久細胞的數目就已經固定，不會再增加，所以**永久細胞並不具備再生的能力**。一旦永久細胞受損，只能藉由纖維化來修補，無法回復細胞原有的正常功能。這類細胞包括有**心肌**、**骨骼肌**和**神經細胞**。

纖維化

當受損的組織無法藉由再生來回復時，纖維化就負起了修復的重責大任。纖維化最後的結果是以膠質纖維來填補受損的組織，所以原本正常細胞的生理功能並沒有辦法回復。而纖維化修復包含了兩個階段：

1. 機化(organization)：第一個階段稱為機化，此時會有大量的血管內皮細胞 (endothelial cells)增生形成新生血管網路，負責運送修補所需養分及代謝物質，而接著纖維母細胞也會增生，為下一步纖維化作準備。而這些增生的小血管和纖維母細胞就合稱肉芽組織（圖2-34）。

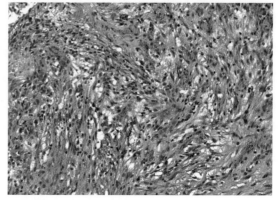

▶ 圖 2-34　肉芽組織。

2. 纖維化：**纖維母細胞**(fibroblast)會生成**纖維細胞**，而纖維細胞會產生**膠質** (collagen)，最後大量的膠質會彼此連結交織形成纖維化的修補組織。

➔ 組織重塑 (tissue remodeling)

在修復的地方不僅會生成膠質，也會分泌酵素來分解膠質。透過分解、生成的過程，可以重新塑造新生組織的形狀，以達成完整修補受損組織的目的。而這些修補組織在肉眼看來像是硬度較高的新成分，我們稱之為瘢痕(scar)。

傷口的癒合

傷口的癒合(healing)是一個複雜的過程，主要包括：**發炎反應、基質細胞的再生、纖維母細胞的再生、傷口的癒合**等。在不同的位置受到不等程度的傷害，就會有不同的癒合模式。而在癒合的過程中，有許多因素也會影響到癒合的速度和成果。

一、皮膚傷口的癒合

皮膚傷口的癒合模式根據受傷程度的不同，可以分成初級癒合(primary healing)和次級癒合(secondary healing)（圖2-35）。

(一) 初級癒合

當傷口平整，缺陷不大且沒有併發感染時（就如同外科手術的傷口），此時的癒合稱為初級癒合。在受傷後立刻會有血液充滿傷口的空腔，在24小時內，上皮的基底細胞就會長入受傷的區域。三天後，肉芽組織會出現，而上皮細胞會繼續增生，將傷口封閉起來。接著血管新生的現象會很明顯，而增生的纖維細胞也持續製造膠質。大概兩週後，原本發炎時產生的水腫、淋巴球浸潤都會慢慢消失，而以膠質形成為主。一個月後，瘢痕會逐漸形成，上皮也會回復到原來的厚度。而該處的皮膚張力強度會慢慢回復，但是無法達到原有的強度。此外，真皮層的皮膚附屬器沒有辦法再生，該處會以纖維組織代之。

A 初級癒合

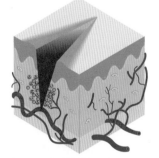 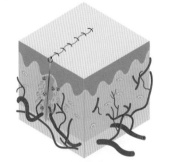 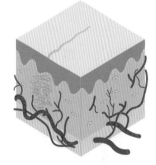

1. 創傷邊緣整齊，組織破壞少

2. 經縫合，創傷邊緣對齊，炎症反應輕

3. 表皮再生，癒合後少量瘢痕形成

B 次級癒合

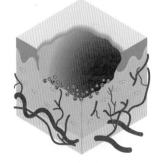 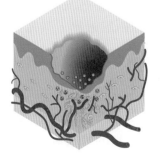 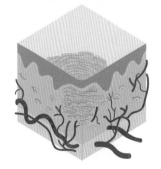

1. 創傷傷口大，邊緣不整齊，組織破壞多

2. 創傷傷口收縮，炎症反應較嚴重

3. 表皮再生，癒合後形成瘢痕大

▶ **圖 2-35** 初級癒合與次級癒合模式圖。

（二）次級癒合

如果因為嚴重傷害，或合併**感染**、**潰瘍**時，會使**傷口的缺損過大**，此時癒合的模式稱為次級癒合。在次級癒合中，由於傷害的程度比較嚴重，所誘發的發炎反應也比較強烈，而後產生的肉芽組織也多於初級癒合。由於大量的肉芽組織去修補較大的缺損傷口，之後纖維化的情形也比較明顯。最後會出現**傷口收縮**(wound contraction)的現象，這也是次級癒合與初級癒合最大的差異。

二、影響癒合的因素

會影響傷口癒合的原因很多，大致上可以分成全身性的系統因素和局部性的影響因子。

（一）系統性因素

1. 血液循環狀況：傷口癒合時需要靠血液帶來重建的物質並移走受損的廢物，所以血液循環不佳的人，像動脈粥狀硬化(atherosclerosis)的病人，傷口癒合的情形就比較差。

2. 營養狀況：傷口癒合重建需要比平時更大量的營養物質，例如與膠質合成相關的維生素C。一旦缺少必需的營養素，傷口的修復就會受到影響。

3. 代謝狀態：傷口的重建跟人體的代謝息息相關。代謝異常者，例如糖尿病的病人，傷口癒合的情形就會比較差。

4. 藥物的影響：有些藥物像**類固醇**(steroids)**會抑制發炎反應並抑制膠質合成**，所以服用類固醇的病人其傷口癒合的速度也比較差。

（二）局部性因素

1. 傷口的大小：傷口越大，組織缺損越嚴重，其癒合的時間就要越長。

2. 傷口的位置：傷口在血液循環良好的地方，癒合情況也越好。反之，若在循環不好的地方，癒合的時間性會變長。

3. 傷口感染：這是影響癒合相當重要的因子。一旦傷口被感染，組織就持續處在破壞、發炎的狀況，無法進行下一步的修復動作。而且持續性的破壞，會使組織缺損擴大，修補也益加困難。

4. 傷口異物：常見像受傷時捲入傷口的砂礫、雜質，都會對傷口癒合產生影響。所以在處理傷口時必須徹底做好清創的工作，移除所有異物。這樣傷口的癒合情形才會理想。

5. 傷口固定不良：一個固定不良的傷口，持續遭受拉扯破壞，修復組織無法正確地
鍵結，導致癒合情況不良。

三、傷口癒合的併發症

在傷口癒合時，可能會因為各種原因產生不同的併發症。在此，我們簡單介紹一
些常見的併發症。

(一) 修補組織過多

傷口癒合後通常都會因為纖維質堆積造成瘢痕出現。但如果在修復過程中出現
過多的纖維質，就會形成**肥厚性瘢痕**(hypertrophic scar)或是**蟹足腫**(keloid)（見圖
2-6）。這些增生的瘢痕組織常會突出於身體表面造成美觀上的問題，也有可能影響
該處正常的機能運作。另外，如果在修補過程中製造了過多的肉芽組織，稱為贅餘肉
芽(exuberant granulation)。這些多餘的肉芽組織會妨礙上皮組織的增生，造成傷口的
上皮無法癒合。所以當贅餘肉芽產生時，必須用外科方法去除這些多餘的肉芽組織。

(二) 修補組織過少

傷口癒合時，如果修補的肉芽組織或纖維質製造過少時，可能會出現傷口裂開
(dehiscence)或是潰瘍的情況。比如手術後的傷口如果缺乏足夠的修補組織來維持該
處的張力強度，傷口可能會裂開。或是肉芽組織新生血管不足，導致該處缺少足夠血
流供應，就會使該處出現壞死潰瘍的情形。

(三) 攣縮

一般傷口癒合時，都會有收縮的情形出現來達成癒合的目的。一旦有過量的收縮
情況產生時，就會造成**攣縮**(contracture)，使得傷口與其周邊組織產生變形。這個情
況出現時，可能會造成關節或肌肉活動受限。

參考資料 ▶ REFERENCE

王恩華主編(2005)・*病理學*・新文京。

朱旆億、李進成、郭雅雯(2023)・*全方位護理應考e寶典－病理學*（十五版）・新文京。

吳毅穎、王宗熙、劉之怡、彭瓊琿、劉佳宜、黃子豪、高久理、張慶宏(2021)・*病理學*・永大。

Fox, S. I.(2006)・*人體生理學*（于家城等譯；四版）・麥格羅・希爾國際出版公司。

Kumar, V., Abbas, A. K., Fausto, N., & Aster, J. C.(2014). *Robbins and Cotran pathologic basis of disease* (9th ed.). Elsevier Saunders.

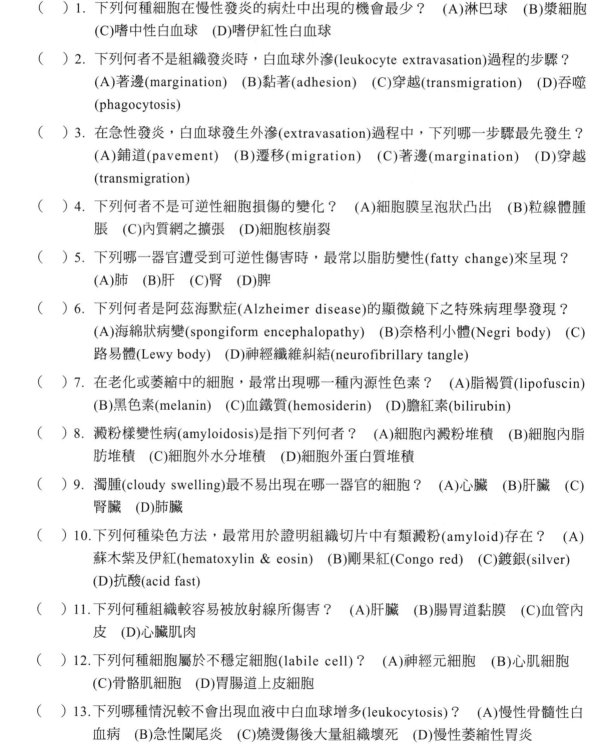

學習評量　REVIEW ACTIVITIES

（　）1. 下列何種細胞在慢性發炎的病灶中出現的機會最少？　(A)淋巴球　(B)漿細胞　(C)嗜中性白血球　(D)嗜伊紅性白血球

（　）2. 下列何者不是組織發炎時，白血球外滲(leukocyte extravasation)過程的步驟？　(A)著邊(margination)　(B)黏著(adhesion)　(C)穿越(transmigration)　(D)吞噬(phagocytosis)

（　）3. 在急性發炎，白血球發生外滲(extravasation)過程中，下列哪一步驟最先發生？　(A)鋪道(pavement)　(B)遷移(migration)　(C)著邊(margination)　(D)穿越(transmigration)

（　）4. 下列何者不是可逆性細胞損傷的變化？　(A)細胞膜呈泡狀凸出　(B)粒線體腫脹　(C)內質網之擴張　(D)細胞核崩裂

（　）5. 下列哪一器官遭受到可逆性傷害時，最常以脂肪變性(fatty change)來呈現？　(A)肺　(B)肝　(C)腎　(D)脾

（　）6. 下列何者是阿茲海默症(Alzheimer disease)的顯微鏡下之特殊病理學發現？　(A)海綿狀病變(spongiform encephalopathy)　(B)奈格利小體(Negri body)　(C)路易體(Lewy body)　(D)神經纖維糾結(neurofibrillary tangle)

（　）7. 在老化或萎縮中的細胞，最常出現哪一種內源性色素？　(A)脂褐質(lipofuscin)　(B)黑色素(melanin)　(C)血鐵質(hemosiderin)　(D)膽紅素(bilirubin)

（　）8. 澱粉樣變性病(amyloidosis)是指下列何者？　(A)細胞內澱粉堆積　(B)細胞內脂肪堆積　(C)細胞外水分堆積　(D)細胞外蛋白質堆積

（　）9. 濁腫(cloudy swelling)最不易出現在哪一器官的細胞？　(A)心臟　(B)肝臟　(C)腎臟　(D)肺臟

（　）10. 下列何種染色方法，最常用於證明組織切片中有類澱粉(amyloid)存在？　(A)蘇木紫及伊紅(hematoxylin & eosin)　(B)剛果紅(Congo red)　(C)鍍銀(silver)　(D)抗酸(acid fast)

（　）11. 下列何種組織較容易被放射線所傷害？　(A)肝臟　(B)腸胃道黏膜　(C)血管內皮　(D)心臟肌肉

（　）12. 下列何種細胞屬於不穩定細胞(labile cell)？　(A)神經元細胞　(B)心肌細胞　(C)骨骼肌細胞　(D)胃腸道上皮細胞

（　）13. 下列哪種情況較不會出現血液中白血球增多(leukocytosis)？　(A)慢性骨髓性白血病　(B)急性闌尾炎　(C)燒燙傷後大量組織壞死　(D)慢性萎縮性胃炎

（　）14.壓傷，舊稱褥瘡，屬於哪一類的病灶？　(A)先天性畸形　(B)贅生性　(C)潰瘍性　(D)過敏性

（　）15.下列何種感染原最常造成細胞病變及增生性發炎(cytopathiccytoproliferative inflammation)？　(A)細菌　(B)病毒　(C)黴菌　(D)立克次體

（　）16.乾酪性壞死最常見於下列何病？　(A)結核病　(B)痲瘋　(C)傷寒　(D)後天免疫缺乏症候群

（　）17.組織出現鈣化的病變，肉眼看時，鈣化處會呈現：　(A)紅色　(B)黑色　(C)綠色　(D)白色

（　）18.下列何種細胞最不具再生能力？　(A)心肌細胞　(B)肝臟細胞　(C)胃腸上皮細胞　(D)腎小管上皮細胞

（　）19.發炎時，首先穿過血管壁移行至炎症區之白血球是：　(A)嗜中性球　(B)嗜伊紅性球　(C)嗜酸性球　(D)單核球

（　）20.乳房接受矽膠(silicone)注射，最易造成：　(A)急性之細菌感染　(B)肉芽腫　(C)纖維肉瘤　(D)鱗狀細胞癌

（　）21.傷口癒合，須適當之膠原纖維合成，且必須有足夠的：　(A)膽固醇　(B)腎上腺皮質類固醇　(C)維生素C　(D)維生素E

（　）22.組織修補(repair)為炎症反應之重要步驟，下列何者較不常牽涉在此反應中？　(A)緩激肽(bradykinin)　(B)血管生成反應(angiogenesis)　(C)纖維母細胞增生及移動　(D)細胞外間質物質生成及沉積

（　）23.下列何者最常引起肉芽腫性發炎(granulomatous inflammation)？　(A)肺炎鏈球菌感染　(B)鏈球菌感染　(C)葡萄球菌感染　(D)結核桿菌感染

（　）24.下列何種變化最可能發生在凋亡(apoptosis)的細胞？　(A)脂肪變性(fatty change)　(B)褐脂質堆積(lipofuscin deposition)　(C)細胞皺縮(cell shrinkage)　(D)細胞腫脹(cell swelling)

（　）25.下列細胞型態或胞器的改變，何者是屬於細胞可逆性的損傷？　(A)脂肪變性　(B)溶酶體破裂　(C)細胞核溶解　(D)細胞核破裂

（　）26.細胞壞死(Necrosis)時，最早會出現：　(A)細胞核濃縮　(B)細胞核破裂　(C)細胞核溶解　(D)胞膜破裂

學習評量
解答請掃描
QR Code

MEMO:

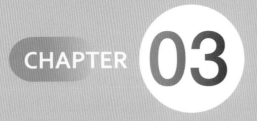

CHAPTER 03

體液與血液動力障礙

編著者◎王志生

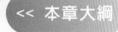

<< 本章大綱

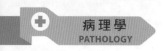

正常體液占人體扣除脂肪後體重的60%，其中2/3在細胞內，稱為細胞內液(intracellular fluid)，另外1/3在細胞外，稱為細胞外液(extracellular fluid)，包括血液、淋巴液(lymph)、組織間液(interstitial fluid)、腦脊髓液(cerebrospinal fluid, CSF)、胃液、腸液、膽汁(bile)及汗液等。體液與血液動力異常所引起的型態變化，包括脫水、水腫、充血及鬱血、出血、血栓、栓塞及梗塞，對人體可造成嚴重的傷害甚至死亡。

✺ 3-1　脫 水

當缺乏足夠的體液，使體內的體液量比正常狀態要低，導致無法維持正常身體機能時，稱為脫水(dehydration)。脫水的原因包括：

1. 體液流失過多，例如嘔吐、腹瀉、過度流汗、嚴重燒燙傷、尿崩症(diabetes insipidus)等。

2. 體液攝取不足，例如噁心無法進食、咽喉炎引起吞嚥困難、以及沒有食慾等。

3. 體液流失過多而且又攝取不足。

脫水量達總體液5%時稱為輕度脫水，達10%時稱為中度脫水。脫水量若達總體液的15%時會導致休克，稱為重度脫水。脫水的臨床表現包括：口渴、口乾、皮膚鬆弛、心跳加快、寡尿(oligouria)以及心臟血管衰竭，更嚴重的脫水會造成死亡。

✺ 3-2　水 腫

與脫水相反，水腫是指過多的體液（不包括血液和淋巴）堆積在細胞外的組織間隙或體腔內，若是細胞間隙內的血液比正常狀態要高，叫做出血(hemorrhage)；若是細胞間隙內的淋巴比正常狀態要高，叫做淋巴水腫(lymphedema)。一般所說的水腫(edema)是指組織間隙堆積過多體液，例如下肢水腫及陰囊水腫；若是體腔內堆積過多的體液則稱為積水(hydrops)，依照水腫影響的範圍，可以分為局部性水腫、體腔積水、全身性水腫等。

● 表3-1　水腫分類及常見原因

水腫分類	影響範圍	常見疾病
局部性水腫	皮下黏液水腫(myxedema)	甲狀腺機能低下者
	腦水腫(brain edema)	腦震盪或是腦挫傷者
	肺水腫(lung edema)	心肺機能衰竭或是溺水者
	喉水腫(laryngeal edema)	短時間內，進行多次氣管插管的病人
體腔積水	腹腔積水又叫做腹水(ascites)	肝硬化、腹膜有癌細胞轉移者
	腎臟積水又叫做水腎(hydronephrosis)	腎臟排尿系統中，有結石或是腫瘤阻塞
	陰囊積水(hydrocele)	小兒常見的疾病之一，成因是包圍睪丸外面的一種鞘狀組織，內有腹腔液蓄積而造成的
	水胸(hydrothorax)	胸腔內積水
	心包膜積水(pericardial effusion)	包覆在臟外的兩層心包膜中間的心包膜腔積水
	水腦(hydrocephalus)	大腦腦室積水
全身性水腫(anasarca)		各種原因

　　這些過多的體液可以是漏出液或滲出液，漏出液(transudate)乃因靜水壓過高，使血管內的水分移至血管外，漏出液中較少白血球及蛋白質。滲出液(exudate)多因炎症引起，由於血管壁通透性增加，從血管滲出的體液除水分外，還包含較多的白血球及血清蛋白質，有對抗病菌的作用。

　　正常體液的流體力學在血液與組織液之間，以及組織液與細胞內液及淋巴液之間維持平衡。血管內外的體液交流發生在微血管處，而微血管內外的體液交流主要由兩種力量調控：靜水壓(hydrostatic pressure)及滲透壓(osmotic pressure)。

血管內靜水壓升高 🔬

　　血管內的靜水壓相當於血壓，是使水分從血管內流出的壓力。例如心臟衰竭時，若右心衰竭，下肢的血液不易回流至心臟，下肢靜脈血管內的壓力上升，微血管內靜水壓隨著增高，微血管內的水分漏出血管外，使過多的體液堆積於組織間隙而造成水

腫；由於重力的關係，下肢水腫尤為明顯。此外，心臟衰竭時，心臟血液輸出量降低，使腎灌注過低(renal hypoperfusion)，因而刺激腎素－血管收縮素－醛固酮(renin-angiotensin-aldosterone)分泌增加，醛固酮作用於腎小管上皮細胞，促使腎小管上皮細胞對鈉的再吸收作用增加，引起**鈉及水分滯留**，也是心臟衰竭引起全身水腫的主要機轉之一。若是**左心衰竭**則造成肺水腫，肺泡內充滿體液（圖3-1），阻礙氧氣擴散，導致呼吸困難，嚴重者還會致命。

在**肝臟硬化**時，會導致肝靜脈(hepatic vein)或是肝門靜脈(portal vein)的血管內靜水壓的上升，引起**腹水**。在長期站立者，例如醫護人員、教師及櫃臺服務人員，因靜脈受到壓迫，造成靜脈血回流不佳，血管內靜水壓的上升，引起下肢水腫，長期如此，可能會引起靜脈曲張(varicose vein)。

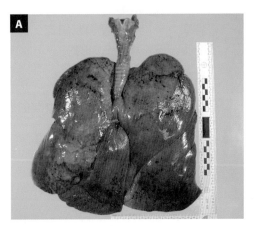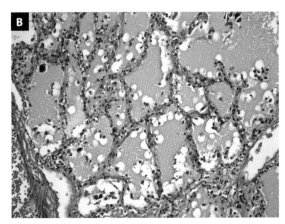

▶ 圖 3-1　左心衰竭引起的肺水腫。(A) 可見兩肺外觀腫脹，顯示肺泡內充滿體液，會阻礙氣體交換；(B) 滲出的水腫液中含有蛋白質，故 HE 呈淡紅染色。

血液滲透壓降低

滲透壓主要由血管內的**白蛋白**(albumin)來維持，是使組織液水分流回血管內的壓力。例如**腎病症候群**(nephritic syndrome)患者，血液中的大量白蛋白經腎絲球及尿液排出，血液中白蛋白減少，血管內滲透壓降低，無法使組織液的水分流回血管，體液堆積於組織間隙而形成水腫。**肝病**是國人最常見的水腫原因之一，由於體液中的白蛋白是由肝臟合成，急性肝炎或肝硬化病人因白蛋白合成減少，使血管內滲透壓降低，導致水分由血管漏出到組織間隙而形成水腫。此外，**長期營養不良**或腸胃病變導致身體養分缺乏，造成白蛋白的製造減少，降低血管的白蛋白含量，引起血管內的血漿滲透壓的下降，因而造成水腫。

淋巴回流障礙 🔬

　　淋巴系統是身體內和血管系統相似的另外一套循環系統，主要的功能為幫助體內淋巴液的運送和回流。正常情況下，過多的組織液由淋巴管回收形成淋巴液，由淋巴管引流回血液循環。若淋巴管阻塞，會造成淋巴管內靜水壓的上升，淋巴管內的淋巴外滲並堆積到組織間質中，因而造成淋巴水腫。例如**乳癌病人**常會接受乳房切除術(mastectomy)，合併**腋下淋巴結廓清術**(axillary lymph node dissection)。淋巴結廓清術常會造成淋巴系統回流困難，使患側手臂水腫。放射線療法也常引起局部組織纖維化，造成淋巴系統回流困難，引起淋巴水腫。感染**絲蟲病**(filariasis)會引起淋巴管和淋巴組織的纖維化，因而造成淋巴系統阻塞，淋巴管內靜水壓的上升，淋巴管內的淋巴外滲到組織間質中，引起淋巴水腫。絲蟲病感染後引起的下肢淋巴水腫，又稱為**象皮病**(elephantiasis)。

血管通透性增加 🔬

　　發炎或過敏性水腫指發炎或過敏時血管通透性增加，水分滲出血管外而造成水腫，例如過敏性鼻炎造成鼻塞或發炎性鼻息肉(inflammatory nasal polyp)；若喉頭水腫(laryngeal edema)嚴重可引起氣管阻塞，甚至窒息死亡。但是一般而言，發炎反應引起血管通透性的增加所造成的水腫，常是局部性的。

鈉及水分滯留 🔬

　　鈉及水分滯留也是造成水腫的主要原因之一。引起鈉及水分滯留的原因有很多，例如攝取過多鹽分而腎功能不足，腎臟無法將多餘的鹽分排出；另外腎灌注過低，刺激腎素－血管收縮素－醛固酮分泌增加，使腎小管細胞對鈉的再吸收作用增加，也是鈉滯留的主要機轉。鈉滯留通常伴隨著水分滯留，導致血管內體液增加，靜水壓上升及滲透壓下降，使組織間隙的體液增加而引起水腫。任何原因引起的急性腎功能障礙都會造成鈉及水分滯留，例如鏈球菌感染後引起的急性腎絲球炎，或是其他原因引起的急性腎衰竭。

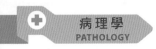

3-3　充血與鬱血

充血(hyperemia)與鬱血(congestion)是指器官或局部組織血管內的血液含量增加，可分動脈性充血與靜脈性充血兩種。**動脈性充血**(arterial hyperemia)又稱主動性充血(active hyperemia)，簡稱**充血**，指**細小動脈擴張，使流入器官或組織的血液增多**。**靜脈性充血**(venous hyperemia)又稱被動性充血(passive hyperemia)，簡稱**鬱血**，指因靜脈回流受阻，使血液鬱積於器官或組織的小靜脈及微血管內。

充血

由於灌注入微循環(microcirculation)的動脈血氧合血紅素較高，故充血處顏色較紅。常見的有：

1. 生理性充血：例如臉紅、酒精反應、陰莖勃起、運動時骨骼肌充血、妊娠時子宮充血及進食後胃腸道黏膜充血等。

2. 發炎性充血：炎症反應早期，發炎因子引起的反應使血管舒張，組織胺(histamine)、緩激肽(bradykinin)等血管活性物質也會作用於細小動脈，使細小動脈擴張充血。

動脈性充血為短暫性血管反應，原因消除後即恢復正常，通常對個體沒有不良影響。**若是因為左心衰竭，進而導致慢性肺充血，這時候肺臟實質中，會出現吞噬血鐵質的巨噬細胞，這類的細胞就稱為心衰竭細胞**(heart failure cells)。

鬱血

因為**靜脈回流受阻，靜脈血鬱積**而灌注入微循環的動脈血減少，使器官呈暗紅色，或是局部皮膚發紺而呈紫紅色，例如局部壓迫手指使手指鬱血，以及便祕或妊娠致使腹壓升高而造成痔瘡的靜脈叢曲張鬱血等。**肺、肝及脾臟**是常見鬱血的器官。

1. **肺鬱血：由左心衰竭所致**，由於鬱血使血管內靜水壓上升，與水腫的形成關係密切，所以鬱血嚴重者常伴有組織水腫或出血。臨床上可見泡沫狀紅色液體從氣管或氣管插管流出。**長期性的肺部鬱血，會引起肺部組織的纖維化。**

2. **肝鬱血：由右心衰竭所致**。慢性肝鬱血時，出現肝細胞因長期缺氧而脂肪變性或萎縮變小，鬱血嚴重者甚至造成肝細胞壞死崩解而消失。肉眼觀察時，肝切面呈紅黃相間，類似老檳榔子的橫切面條紋，稱為檳榔肝（又稱**荳蔻肝**；nutmeg liver）（圖3-2）。長期嚴重的肝鬱血，導致肝小葉中央靜脈周圍間質纖維組織增生，可形成鬱血性肝硬化(congestive liver cirrhosis)。

3. **脾鬱血**：任何原因引起肝硬化時產生門脈高壓，脾臟靜脈回流受阻，脾臟因長期鬱血而腫大，稱為**慢性鬱血性脾腫大**(chronic congestive splenomegaly)。脾腫大會導致脾功能亢進(hypersplenism)，可造成血小板減少或貧血，嚴重者需接受脾臟切除手術。

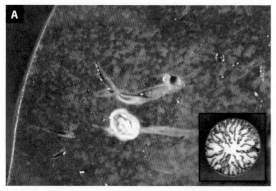 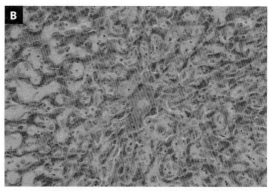

▶ 圖 3-2　檳榔肝（荳蔻肝）。(A) 慢性肝鬱血的肝切面可見暗紅與黃白相間條紋，與右下附圖檳榔子橫切面相似；(B) 慢性肝鬱血，可見肝竇明顯擴張並充滿紅血球（染色較淡部分），肝細胞（染色較深部分）明顯萎縮變小。

✱ 3-4　　出 血

　　出血(hemorrhage)是指血液溢出心臟或血管外。可分生理性出血及病理性出血兩類。以女性月經而言，正常月經週期的子宮內膜出血屬於生理性出血，如果是子宮內膜增生或是子宮內膜癌引起的出血，則屬於病理性出血。

出血的病因及機制

如前所述，嚴重的鬱血可導致紅血球漏出微血管外而造成出血，例如肺鬱血或疝氣引起的腸鬱血等。造成微血管出血的另一個常見原因是出血體質(hemorrhagic diathesis)。所謂**出血體質**是指因為血管壁脆性增加、血小板數量減少或功能異常、凝血功能異常，而有出血傾向，即使小小的輕傷，也會出血或是出血後不易凝固止血，例如接受抗凝血劑治療的病人或白血病患者。以上情況又稱為**漏出性出血**。

如果是較大的動脈或靜脈破裂出血，通常是因為血管壁受損傷造成的，包括外傷、發炎、消化性潰瘍侵蝕潰瘍底部的血管、動脈粥狀硬化(atherosclerosis)破壞血管壁、腫瘤侵犯血管壁以及食道靜脈曲張引起的靜脈破裂出血等，又稱為**破裂性出血**。

出血的型態

一、內出血

溢出的**血液進入組織或體腔內稱為內出血**(internal bleeding)。血液聚集在組織中形成腫塊時稱為血腫(hematoma)。體表的皮膚或是器官表面的漿膜或黏膜出血，形成1~2公釐(mm)左右的出血斑點，稱為瘀點或點狀出血(petechia)。皮下出血在3~10公釐左右者稱為紫斑(purpura)。大於1公分的皮下出血稱為瘀斑(ecchymosis)。

溢出的血液亦可聚集在體腔或器官的管腔內。例如聚集胸腔內稱為胸腔積血或血胸(hemothorax)，聚集在心包膜內時稱為心包積血(hemopericardium)，聚集在腹腔內稱為腹腔積血(hemoperitoneum)，聚集在腎盂稱為血腎(hemonephrosis)，其他如腦室內出血、關節積血（較常見於**血友病**患者）、輸卵管積血及陰囊積血等。

二、外出血

溢出的**血液流出到體外稱為外出血**(external bleeding)或**失血**(blood loss)，例如流鼻血(epistaxis)、吐血、咳血、血尿、血便以及月經等。

出血對人體的影響及結果

出血對個體所造成的影響，取決於出血的方式、出血量、出血速度以及出血位置。組織或體腔內出血（內出血），紅血球內的鐵可被再利用合成血紅素(hemoglobin)；若是外出血，例如女性長期月經失血或長期消化性潰瘍失血，則因鐵

無法再利用，可導致缺鐵性貧血而產生容易疲勞的症狀。短暫而少量的出血，例如捐血，對人體無不良影響，可由骨髓造血來補充；但短時間內大量出血，超過循環血量20%時，可出現低血量性休克(hypovolemic shock)，需緊急補充體液。出血量不多，但如果發生在重要位置，可導致嚴重後果，例如出血點若發生在視網膜，會影響視力甚至失明；腦內囊出血(internal capsule bleeding)會造成對側肢體偏癱；若是腦幹出血壓迫到生命中樞，還會造成死亡。

3-5　血栓形成

　　生理狀態下，血液中的凝血系統和抗凝血系統互相調控而維持著動態平衡（圖3-3）。血液中的凝血因子不斷的被啟動，產生凝血酶(thrombin)，形成微量的纖維蛋白，附著於心臟及血管內膜上，以確保血液潛在的可凝固性；而另一方面，附著於內膜上的纖維蛋白又不斷地被隨時啟動的纖維蛋白溶解系統所溶解，以確保血液的流動性。一旦凝血與抗凝血的動態平衡受到破壞，觸發了內在或外在凝血路徑（圖3-3），就會形成**血栓**(thrombus)，而形成血栓的過程就叫做**血栓形成**（或血栓症）(thrombosis)。

　　血栓是指**血液在心臟血管內凝集而成的固體質塊**。血栓是在血液流動的狀態下形成的，與出血後或個體死亡而血液停止流動後所形成的血凝塊(blood clot)不同。血凝塊在出血後可快速形成，以填補破裂或受損傷的血管壁，利於止血(hemostasis)；而血栓則是在未破裂的管腔內形成。

血栓形成的條件及機制

　　血栓形成可視為正常止血過程失調，因此即使**血管壁**只有輕微的**損傷**，也會**觸發凝血系統**，活化血小板並啟動凝血因子，**導致凝血而形成血栓**。血栓形成的致病機制以Virchow所提出的三個條件(Virchow's triad)來說明：(1)血管內皮細胞損傷；(2)血流狀態改變；(3)血液凝固性增加（或血液黏稠度增加）。

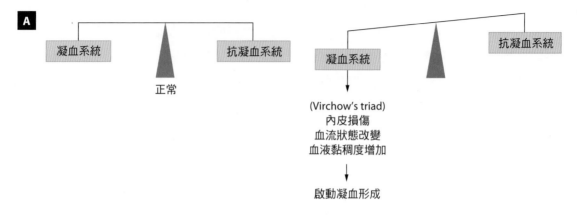

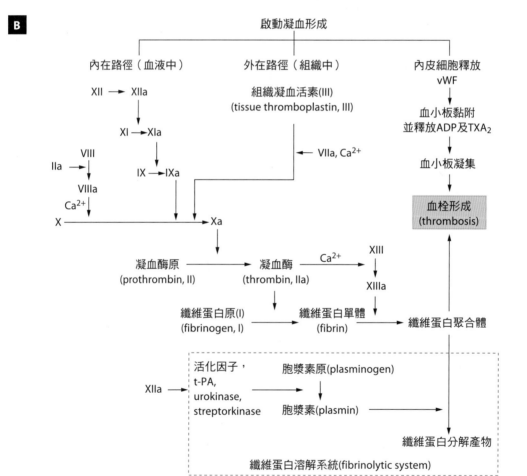

🔘 圖 3-3　血液凝固、血小板凝集和纖維蛋白溶解過程。

一、血管內皮細胞損傷

血管內皮細胞具抗凝血和促凝血兩種特性。

1. **內皮細胞的抗凝血作用**（圖3-4），包括：

(1) **屏障作用**：內皮下的膠原纖維有促凝血作用，可活化血小板及凝血因子，產生凝血作用；而完整的內皮細胞可避免血液中的血小板及凝血因子與內皮下的膠原纖維接觸。

(2) **抑制血小板凝集**：內皮細胞可合成ADP酶、前列腺素I_2 (prostaglandin I_2, PGI_2)及一氧化氮(nitric oxide, NO)，有抑制血小板凝集的作用。

(3) **抗凝血因子**：例如內皮細胞合成的類肝素分子(heparin-like molecules)可與抗凝血酶III結合，使凝血因子IIa、Xa、IXa等去活化；內皮細胞亦可合成凝血酶調節蛋白(thrombomodulin)，可與凝血酶結合，使蛋白C活化，而活化的蛋白C再與內皮細胞合成的蛋白S協同作用，使凝血因子Va和VIIIa去活化。

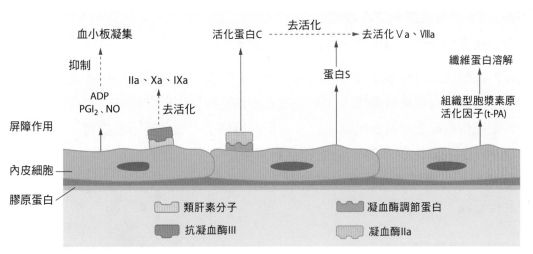

> ▶ 圖 3-4　內皮細胞抑制血栓形成作用示意圖。

(4) **溶解纖維蛋白**：內皮細胞所合成的組織型胞漿素原活化因子(tissue type plasminogen activator, t-PA)促使纖維蛋白溶解，可清除沉著於內皮細胞表面的纖維蛋白。

2. **內皮細胞的促凝血作用**，包括：

(1) 內皮細胞受損時會**釋放組織因子**(tissue factor, thromboplastin)，啟動外在路徑之凝血過程。

(2) 內皮細胞受損時會**釋放von Willebrand因子**(vWF)，為血小板黏附的重要輔因子。

(3) **合成抑制胞漿素原活化的抑制因子**(plasminogen activator inhibitor, PAI)，可抑制纖維蛋白溶解。

內皮細胞在生理狀態下偏重抗凝血作用，以維持血液流動性。內皮細胞受損時，透過促凝血作用引起局部凝血。內皮細胞損傷後，一方面暴露內皮細胞下的膠原纖維，促使血小板凝集，一方面則釋放組織因子等，啟動凝血過程。在凝血過程中，血小板所釋放的ADP及血栓素A$_2$(thromboxane A$_2$)可促使血小板不斷地凝集（圖3-5），凝血酶則使纖維蛋白原轉變為纖維蛋白，網住血小板、白血球及紅血球，形成血栓。

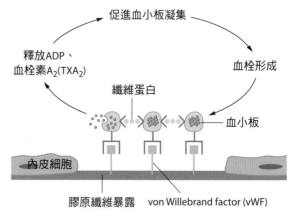

▶ 圖 3-5　內皮細胞損傷與血小板凝集示意圖。

血管內皮損傷是血栓形成最常見原因。內皮細胞損傷所引起的血栓多見於風濕性及細菌性心內膜炎有病變的瓣膜上、心肌梗塞區的心內膜、創傷或發炎引起的血管損傷部位、動脈粥狀硬化斑塊潰瘍處，以及細菌內毒素引起的內膜細胞損傷。其中，動脈粥狀硬化(atherosclerosis)是動脈血栓症最常見的病因。機械性心臟瓣膜因缺乏內皮細胞，也容易併發血栓形成。

二、血流狀態改變

血流狀態改變以血流產生漩渦（渦流(turbulence)）以及血流速度減慢（滯流(stasis)）為主。血流狀態改變所造成的主要效應是使血小板與血管壁接觸。正常血流是軸流(axial stream)，即紅血球、白血球及血小板在中軸流動，其外是血漿構成的邊流，阻止血小板與內膜細胞接觸。當渦流或滯流發生時，血小板可進入邊流而增加與內膜細胞接觸的機會。

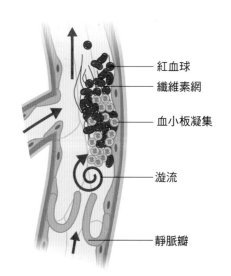

▶ 圖 3-6　靜脈血栓形成示意圖。

渦流常見於變形的血管壁及靜脈瓣膜處（圖3-6），而滯流則常見於心臟衰竭以及久病臥床的病人。一般而言，渦流是動脈及心臟血栓形成的主因，而滯流是靜脈血栓形成(venous thrombosis)的主要原因，但渦流與滯流常同時存在。

1. **動脈及心臟血栓症**：動脈及心臟血液流動速度快，不易形成血栓，但在動脈瘤內或血管分支處，以及受心臟二尖瓣狹窄影響的左心房內，血流緩慢並有渦流，故易併發血栓形成。如前所述，動脈粥狀硬化是動脈血栓症最常見的病因，動脈粥狀硬化時，不僅內皮細胞受損，也會產生渦流，易併發血栓形成。

2. **靜脈血栓症**：靜脈不僅血流緩慢，且靜脈瓣處常形成漩渦，所以發生血栓症的機率比動脈還多，尤其常見於心臟衰竭、久病臥床的病人或是曲張的靜脈血管內。深部靜脈血管位在肌肉之間，肌肉收縮有助於靜脈回流。久病臥床的病人，因肌肉收縮活動減少，下肢深部靜脈回流緩慢，使得下肢深部靜脈血栓症(deep vein thrombosis, DVT)的風險增加。

三、血液凝固性增加

血液凝固性增加（高血液凝固性(hypercoagulability)）指血液中血小板和凝血因子增加，或纖維蛋白溶解系統活性降低，使血液處於易凝狀態。可見於遺傳性（原發性）及後天性（續發性）疾病。

1. **遺傳性高血液凝固性**：最常見者為第五凝血因子的基因突變，復發性深部靜脈血栓症(recurrent deep vein thrombosis)患者，第五因子的基因突變出現率高達60%。發生突變的第五因子無法被活化的蛋白C去活化，使內皮細胞抑制血栓形成的作用減少（見圖3-4），因而使血液凝固性增加。遺傳性蛋白C缺乏的病人也是類似的機轉，無法使第五及第八因子去活化，因而增加血液的凝固性。

2. **後天性高血液凝固性**：例如大手術或產後大失血時，體內血液濃縮，導致血小板、纖維蛋白原、凝血酶原(prothrombin)及其他凝血因子等濃度增加，使血液凝固性增加而易形成血栓。此外，因代償性而增加的血小板，黏性較高，易凝集形成血栓，也是大失血後易併發血栓症的機轉之一。有些癌症，例如胃癌及急性前骨髓細胞白血病(acute promyelocytic leukemia, M3)，可釋放促凝血因子，引起**瀰漫性血管內凝血**(disseminated intravascular coagulation, DIC)。所謂的瀰漫性血管內凝血，主要見於嚴重感染、癌症末期、生產後羊水栓塞等併發症，造成血管內有大量纖維蛋白凝聚而成的血栓，這些血栓阻塞住身體內的重要器官，如心臟、

肺臟、腎臟、肝臟、腦部等，造成這些器官的血液及氧氣供應量不足而功能喪失，另外，也因為身體內大量的凝血，造成凝血因子的耗盡，會引起廣泛性出血的併發症。此外，吸菸及肥胖症亦可導致血液凝固性增加，其機轉未明，可能與血小板數量及黏性增加有關。

血栓的型態

➡ 壁性血栓(mural thrombus)

發生於心腔或主動脈的血栓常黏附在心腔或主動脈壁上，故稱壁性血栓。此處的血栓，肉眼或光學顯微鏡下常見層狀結構，稱為Zahn氏線(lines of Zahn)（圖3-7），淺色層主要成分為血小板及一些纖維蛋白，而深色層主要成分為紅血球，兩者交替而成，又稱層狀血栓。

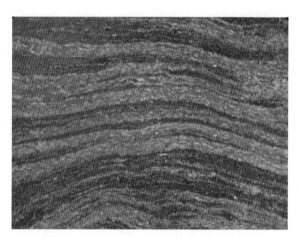

▶ 圖 3-7　有 Zahn 氏線的層狀血栓，淺色層主要成分為血小板，深色層主要成分為紅血球。

➡ 贅生物(vegetation)

發生於心臟瓣膜的血栓呈表面粗糙的灰白色小結節，似疣狀外觀，故稱贅生物。可分感染性及非感染性：

1. **感染性**：可由細菌或黴菌引起，又稱感染性心內膜炎(infective endocarditis)，光學顯微鏡下可見贅生物血栓內含有細菌或黴菌。

2. **非感染性**：非感染性心內膜炎，又稱為非細菌性血栓性心內膜炎(nonbacterial thrombotic endocarditis)，可見於高血液凝固性病患。

➡ 動脈血栓(arterial thrombus)

常造成血管阻塞，與血管粥狀硬化斑有關，好發於心臟冠狀動脈、大腦及股動脈，由血小板、纖維蛋白、紅血球及白血球組成。顏色較白，與血管壁粘連。

➡ 靜脈血栓(venous thrombus)

亦常造成血管阻塞，由於靜脈血栓是在血液滯流的環境下形成，含有較多紅血球，顏色較暗紅，又稱紅色血栓(red thrombus)，下肢靜脈是最好發部位。

➲ 透明血栓(hyaline thrombus)

發生於微循環的小血管內，故又稱為微血栓(microthrombus)，主要成分為纖維蛋白及血小板。在H&E(HE)染色呈嗜酸性而均質的小團塊狀，或沿著小血管填塞；若纖維蛋白成分較多，則均質中帶有細絲狀，又稱為纖維蛋白性血栓(fibrinous thrombus)，最常見於**瀰漫性血管內凝血(DIC)**（圖3-8）。

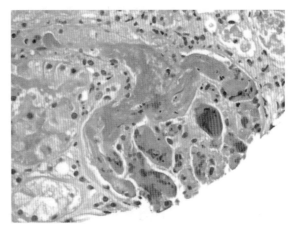

➲ 圖 3-8　瀰漫性血管內凝血，可見腎絲球微血管內塞滿透明血栓或纖維性血栓。

血栓的結果

➲ 增殖(propagation)及血管阻塞

血栓形成後會繼續累積血小板及纖維蛋白，使血管阻塞，動脈血管阻塞可導致相對應器官缺血及梗塞性壞死，例如冠狀動脈阻塞引起的心肌梗塞。

➲ 消退(dissolution)

血栓內纖維蛋白溶解路徑的啟動，以及血栓內白血球所釋放的溶蛋白酶，可促使新形成的血栓快速縮小，或完全溶解而吸收。但較陳舊或較大的血栓則不易消退。臨床上，使用纖維蛋白溶解劑治療時，例如冠狀動脈血栓或肺動脈血栓栓塞，必須在血栓形成早期使用，才能達到預期效果。

➲ 併入(incorporation)

大動脈的壁性血栓被新生的血管內皮細胞覆蓋，將血栓併入成為血管壁的一部分，此併入過程與血管粥狀硬化斑的形成有關。

➲ 機化(organization)及再通(recanalization)

無法消退的血栓，久之逐漸由肉芽組織取代，稱為血栓機化。機化過程

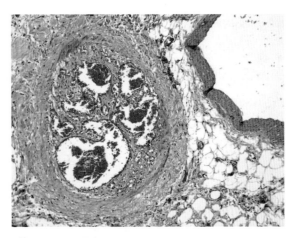

➲ 圖 3-9　腸繫膜靜脈血栓機化及再通。

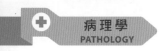

中，血栓部分溶解，或是水分被吸收而乾燥收縮形成裂隙，內皮細胞向裂隙表面生長形成新生血管，新生血管可互相吻合而相通，使血流獲得部分重建，稱為再通（圖3-9）。

● 栓塞(embolization)

血栓脫落後形成栓子(embolus)，隨血液循環而塞住遠處血管，稱為栓塞（詳見下一節）。

● 出血

發生瀰漫性血管內凝血(DIC)的同時，大量血小板和凝血因子也被消耗掉，加上纖維蛋白溶解路徑的啟動，於是從瀰漫性血管內凝血演變成嚴重的出血。所以瀰漫性血管內凝血又稱做消耗性凝血病變(consumption coagulopathy)。

● 鈣化

陳舊的血栓發生大量鈣鹽沉積時，稱為血栓鈣化。鈣化的血栓可進一步形成骨骼，稱為骨化。發生於靜脈的血栓鈣化稱為靜脈石(phlebolith)，發生於動脈者稱為動脈石(arteriolith)。

❀ 3-6　栓塞

栓子的種類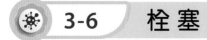

不溶於血液的**異常物質**，**隨血液循環而塞住遠處血管腔**，稱為栓塞，引起栓塞的異常物質則稱為**栓子**。栓子可以是固體、液體或氣體。固體的栓子包括粥狀硬化斑碎片(atherosclerotic debris)、腫瘤碎片、脂肪、細菌團塊、寄生蟲、骨髓或異物（如子彈）等；羊水（及其內容物）則屬於液體栓子；氣泡屬於氣體栓子。

最常見的栓子是由血栓脫落所形成的，稱為**血栓栓子**(thromboembolus)，大多數小型的血栓栓塞都不會引起臨床症狀，因為體內會將小的栓子加以分解。幾乎99%的栓子屬於這種血栓栓子。其他栓子較為罕見。

栓子的運行路徑 🔬

1. 來自靜脈系統及右心的栓子：隨血流運行到肺動脈主幹及其分支，體積大者可塞住肺動脈主幹，阻斷血液循環，引起致命的肺栓塞(pulmonary embolism)。造成**肺栓塞**的栓子多來自**下肢深部靜脈**的血栓。體積小而富彈性的栓子，例如脂肪或羊水栓子，可通過肺泡壁微血管，進入左心，隨體循環運行，可塞住動脈小分支，引起腦部及其他器官栓塞。

2. 來自左心、主動脈或其他大動脈的栓子：隨動脈血流運行到各器官或下肢的小動脈，可導致多個器官或下肢的缺血性壞死（即梗塞），常受影響的器官包括血流量較大的腦、脾及腎臟。

3. 來自腸繫膜靜脈及門脈系統的栓子：可隨血流進入肝內，造成門靜脈分支栓塞。

栓塞對人體的影響 🔬

由血栓栓子引起的栓塞就叫血栓栓塞(thromboembolism)，主要分為肺動脈栓塞及體循環動脈栓塞兩種。除了血栓栓塞外，其他較常見的栓塞包括脂肪栓塞、氣體栓塞、羊水栓塞及膽固醇栓塞等。

一、血栓栓塞

(一) 肺動脈栓塞 (Pulmonary Embolism)

造成**肺動脈栓塞的栓子絕大多數來自下肢深部靜脈的血栓**，尤其是膕靜脈(popliteal vein)、股靜脈(femoral vein)和髂靜脈(iliac vein)。對人體所造成的影響視栓子的大小以及病人的健康狀況而定。

較大的栓子通過右心後會塞住左右肺動脈主幹，阻斷血液循環而引起嚴重後果，患者的臨床表現包括突然出現呼吸困難、發紺、甚至猝死。發生猝死的機轉，除了肺動脈內壓力急劇上升導致右心衰竭外，肺栓塞也會刺激迷走神經，引起肺動脈、冠狀動脈、支氣管動脈及支氣管反射性痙攣，而導致急性右心衰竭。

中等大小的栓子隨血流運送到肺組織內的肺動脈小分支，尤其是肺下葉，通常不會引起嚴重後果。這是因為肺有肺動脈與支氣管動脈兩套循環系統，且兩者之間有豐富吻合支，可互相替代（圖3-10）。但如果在栓塞前就有嚴重的肺鬱血（如左心衰竭），使肺的微循環內壓力升高，支氣管動脈無法透過吻合支供血，此時若肺動脈分支有栓塞就會導致肺組織發生缺血性壞死（梗塞）（圖3-10），因合併出血，又稱為出血性梗塞(hemorrhagic infarct)或**紅色梗塞**(red infarct)。

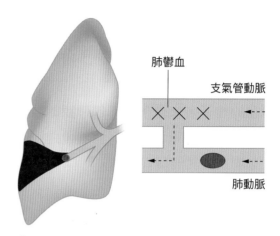

▶ 圖 3-10　肺栓塞時的血流變化（右圖）及肺錐形出血性梗塞（左圖）示意圖。

(二) 體循環動脈栓塞 (Arterial System Embolism)

引起體循環動脈栓塞的血栓栓子來自左心、主動脈或其他**大動脈**，可隨動脈血流運行到各種不同的部位，導致多個器官或下肢的梗塞。動脈栓塞最常見的栓子來自左心腔的壁性血栓，其他如心臟瓣膜的血栓贅生物(vegetation)、動脈瘤壁性血栓等。從靜脈血栓脫落形成的栓子通常只影響單一器官，如下肢深部靜脈血栓脫落形成的栓子，隨血流運行，經右心而塞住肺動脈，導致肺動脈栓塞。相反的，體循環動脈血栓脫落形成的栓子，可隨動脈血流而影響多個部位或器官。

二、脂肪栓塞 (Fat Embolism)

長骨骨折、骨科大手術後、脂肪組織挫傷或脂肪肝擠壓傷時，釋出的脂肪滴從破損的靜脈進入血液循環，隨血流運行到肺內（圖3-11）。體積小而富彈性的脂肪栓子，還可以通過肺泡壁微血管，經左心進入體循環，塞住動脈小分支，可引起多器官的栓塞，最常見為腦部栓塞，可引起腦部水腫及血管周圍點

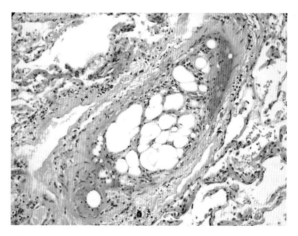

▶ 圖 3-11　外傷引起的肺脂肪栓塞，可見肺血管內由大小不等的脂肪滴所形成的脂肪栓子。

狀出血。小量的脂肪栓子進入血液後，可被巨噬細胞吞噬、吸收，並由血中脂解酶分解而清除。

約90%**嚴重骨折**的病人會產生脂肪栓塞，但產生脂肪栓塞的病人多數無不良後果，只有不到10%的病人產生**脂肪栓塞症候群**(fat embolism syndrome)。脂肪栓塞症候群的臨床表現包括肺栓塞引起的突發性呼吸急促、呼吸困難和心跳過速，以及缺氧和腦栓塞引起的興奮、煩躁不安，甚至譫妄(delirium)和昏迷(coma)等神經性症狀。

三、氣體栓塞 (Air Embolism)

在血液循環內的氣泡就像血栓栓子一樣，也會塞住血管，造成阻塞遠端的組織缺血性傷害。少量氣泡可溶解入血液中，不會發生氣體栓塞。但大量(>100mL)的小氣泡可融合成大的泡沫團塊而塞住大血管或充滿心腔，造成嚴重的循環障礙。引起栓塞的氣體栓子可由大量空氣迅速進入血液循環，或是由原本溶解在血液中的氣體迅速游離而形成。

一種特殊形式的空氣栓塞，稱為**減壓病**(decompression sickness)，最常見於潛水夫及深海工作者，故又稱**潛水夫病**(diver disease)或沉箱病(caisson disease)。

潛水夫潛入壓力較大的水中，造成較多的氮氣溶入血液中，若是急速回到海平面，則壓力急速變小，造成大量氮氣釋放在血管中，形成氣體栓子。這些大量的氣體栓子在全身各處，容易引起肺部栓塞而呼吸困難、腦部栓塞而造成神經症狀等等。

減壓病的治療是將患者置於壓艙內，強迫氣體栓子再度溶入血液中，解除栓塞的危機，再緩慢減壓，讓氣體逐漸被吸收及藉由肺泡排出，避免形成氣體栓子。

◎ 延伸閱讀

潛水夫病可發生在潛水工作者、深井工人等需深入地底下或海底的人，甚或是搭飛機時遇加壓艙失效，皆有可能罹患此疾病。下列以一名49歲、已從事潛水工作19年之男性為例，帶您深入瞭解潛水夫病的發生原因、預防對策及治療。

潛水夫病成因
及預防

四、羊水栓塞 (Amniotic Fluid Embolism)

羊水栓塞指母親在分娩過程中，羊水及其內容物，包括羊水內的胎垢、**胎兒表皮細胞、脂肪**、胎毛，以及從胎兒呼吸道和腸胃道分泌的**黏液**等，從破損的胎盤或子宮靜脈進入母體血液循環，隨血流運行，填塞在肺微循環的小血管內，引起嚴重肺功能障礙、肺水腫及瀰漫性肺泡損害(diffuse alveolar damage)。

羊水栓塞死亡率很高，超過80%。臨床表現為突發性呼吸困難、發紺、休克及死亡。少量羊水亦可穿過肺微循環，經肺靜脈到左心，隨體循環造成各器官的小血管栓塞。除了肺功能障礙，羊水尚可釋放促凝血物質，引發瀰漫性血管內凝血(DIC)或消耗性凝血病變，並演變成嚴重的出血併發症，導致死亡。

五、膽固醇栓塞 (Cholesterol Embolism)

膽固醇栓塞又稱為膽固醇結晶栓塞(cholesterol crystal embolism)或粥狀栓塞(atheroembolism)，因主動脈或其他大血管管壁上的粥狀硬化斑(atherosclerotic plaque)剝落後形成。通常是在動脈血管攝影或血管手術後，由腹主動脈壁上的粥狀硬化斑剝落形成。粥狀硬化斑內的膽固醇結晶隨血流而栓塞到各器官的小動脈，對腎臟以及其他腹部器官、皮膚、肌肉和中樞神經系統等造成傷害。

❀ 3-7 梗塞

任何原因引起的**動脈或靜脈血流循環阻塞，導致組織缺血性壞死，稱為梗塞**(infarction)。梗塞是臨床上非常重要的課題，例如心肌梗塞及腦梗塞是許多國家的主要死亡原因，腸梗塞常導致死亡，臨床上很多情況可併發肺梗塞，而下肢梗塞則是糖尿病患者嚴重的併發症之一。

梗塞的原因 🔬

引起血流中斷最常見的原因是與血栓形成有關的血管阻塞，幾乎99%的梗塞是由血栓形成或動脈栓塞引起的。例如冠狀動脈或腸繫膜動脈粥狀硬化併發血栓，可使血管阻塞而導致心肌梗塞或腸梗塞；從左心或主動脈壁性血栓剝落形成的血栓栓子，可隨血流塞住動脈，造成多個器官的梗塞。其他原因較為少見，包括：血管受腫瘤壓

迫、血管扭轉（如腸扭結(volvulus)、卵巢囊腫扭轉或睪丸扭轉時）、動脈痙攣、以及腸套疊和嵌入性疝氣(incarcerated hernia)時血管受壓迫等。而休克時，雖然血管沒有機械性阻塞，也會使組織缺氧，引起梗塞。

梗塞的型態 🔬

梗塞病灶的型態取決於受累器官的血管分布方式。多數器官血管分支呈錐形分布，因此梗塞亦呈錐形，例如腎、脾及肺臟。梗塞的切面則呈三角形，尖端位於血管阻塞處，底部為器官的表面（見圖3-10）。心臟冠狀動脈分支不規則，因此心臟梗塞病灶呈地圖狀。腸繫膜動脈分支呈扇形，所以腸梗塞病灶呈節段狀（圖3-12）。

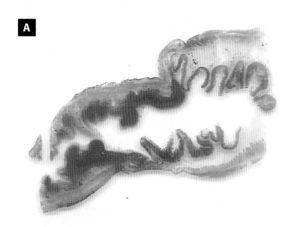
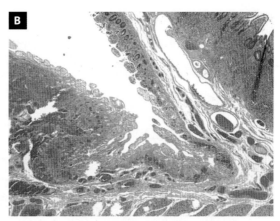

▶ 圖 3-12　腸繫膜動脈阻塞引起的腸梗塞。(A) 呈節段形，與正常組織界限分明，因合併出血而呈紅色，又稱出血性梗塞或紅色梗塞；(B) 光學顯微鏡下，腸壁整層凝固性壞死合併出血，壞死的腸黏膜及肌肉層輪廓仍可辨識。

梗塞的類型 🔬

梗塞的顏色依據病灶內含血量的多寡，可分為貧血性梗塞及出血性梗塞兩種類型。

一、貧血性梗塞 (Anemic Infarct)

多由動脈阻塞引起，發生於組織結構較緻密、側支循環不足的實質器官，如腎、脾、心臟及腦。當這些器官的動脈阻塞時，引起界限分明的缺血性壞死，壞死處血量少，呈灰白色，故又稱**白色梗塞**(white infarct)。

一般而言，梗塞的組織變化是凝固性壞死，但腦的**貧血性梗塞**常變軟、液化，原有結構消失，**屬於液化性壞死**（見圖2-22）。若梗塞病灶受細菌感染，稱為**敗血性梗塞**(septic infarct)。敗血性梗塞時，凝固性壞死可進一步發展成液化性壞死。

二、出血性梗塞 (Hemorrhagic Infarct)

可因動脈或靜脈阻塞引起，發生於組織結構較鬆散、側支循環較多的器官，且伴有嚴重鬱血的情況下，如肺臟（見圖3-13、3-14）及腸（見圖3-15）。由於梗塞病灶合併出血，使外觀呈暗紅色，故稱**出血性梗塞**或**紅色梗塞**(red infarct)。腸的出血性梗塞常因合併細菌感染而發展成有惡臭的濕性壞疽（見圖2-28）。

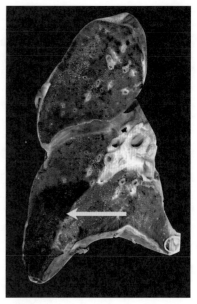

▶ **圖 3-13** 肺出血性梗塞。梗塞狀呈楔形。

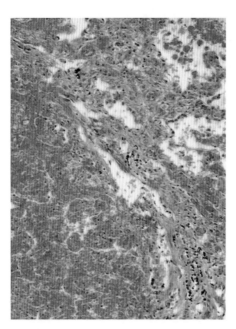

▶ **圖 3-14** 肺出血性梗塞。梗塞灶內充滿紅血球。

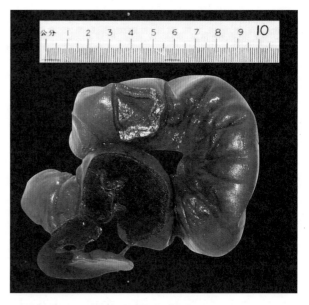

▶ **圖 3-15** 腸出血性梗塞（壞疽）。

白色梗塞和紅色梗塞兩者的比較表整理如表3-2：

▶ 表3-2　梗塞種類的比較

梗塞種類	白色梗塞	紅色梗塞（出血性梗塞）
梗塞血管	以動脈為主	以**靜脈**為主
梗塞壞死區域顏色	白色	紅色
常見梗塞壞死的器官	多以**實質性器官**為主，如：腎臟、脾臟、心臟等	多以血流供應有側支循環的器官或是結構較為鬆散的器官為主，如：**肺臟**、小腸、睪丸、**卵巢**等

❈ 3-8　休 克

休克(shock)是指由於**心搏輸出量或有效循環血量減少**，引起廣泛性循環衰竭及血液灌注不足。其結果是導致**低血壓**及**組織血液灌注不足**所引起的**細胞缺氧**。許多原因可引起休克，例如大出血、嚴重燒傷、急性心肌梗塞、肺動脈栓塞以及微生物感染引起的敗血症等。

休克的原因及類型

較常見的休克有下列五種：

❷ 心因性休克(cardiogenic shock)

乃心搏輸出量減少所引起。可由心肌本身的病變引起，例如急性心肌梗塞、心肌炎(myocarditis)及心律不整(arrhythmias)等；也可由心腔血流受阻引起，例如**肺動脈栓塞**使右心血流輸出受阻；或因外在的壓迫引起，例如氣胸、心包膜炎或心包膜積水引起的心包填塞(cardiac tamponade)，使心臟充血作用不良，導致心搏輸出量不足。

❷ 低血量性休克(hypovolemic shock)

乃失血過多，體內血液或血漿量不足引起。例如大出血、嚴重燒傷以及嘔吐或腹瀉導致的脫水等。由於嚴重燒傷時，燒傷組織所引起的發炎反應可導致大量血漿及蛋白由血管內轉移到血管外的間質組織，同時使血漿蛋白及有效循環血量減少，所以治療時必須輸予含蛋白的血漿或代用血漿(Haes-Steril)，不能只用生理食鹽水。

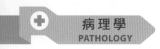

⊙ 敗血性休克(septic shock)

乃**全身性**微生物（包括細菌與黴菌）**感染**引起。以**革蘭氏陰性菌**感染最為常見，因與革蘭氏陰性菌所分泌的內毒素(endotoxin)有關，又稱**內毒素性休克**(endotoxic shock)。內毒素是細菌細胞壁的脂多醣(lipopolysaccharide, LPS)成分，在細菌細胞壁被分解的過程中釋放出來。內毒素引起的休克與大量細胞激素產生有關，可導致周邊血管擴張及血液匯積、心搏輸出量降低、血管內皮細胞受損以及瀰漫性血管內凝血(DIC)。

⊙ 神經性休克(neurogenic shock)

因麻醉或脊髓受傷，引起周邊血管擴張及血液匯積，導致低血壓、靜脈回流減少及心搏輸出量不足。屬於一種**原發性休克**。

⊙ 過敏性休克(anaphylactic shock)

乃E型免疫球蛋白(IgE)引起的全身性過敏反應，可導致廣泛性周邊血管擴張及血管通透性增加，引起低血壓。例如注射青黴素（盤尼西林）或其他藥物引起的過敏性休克。所以門診或住院時必須詢問病人是否曾有藥物過敏的病史。

休克的結果

休克導致廣泛性細胞及組織缺氧，引起多種器官的缺氧或缺血性損傷。常受影響的重要器官及其變化包括：

1. 腦部：產生缺氧性腦病(ischemic encephalopathy)，可導致意識模糊、昏迷，甚至腦死。

2. 心臟：心肌壞死或心內膜下出血(subendocardial hemorrhage)，使心臟衰竭加劇。

3. 腎臟：急性腎小管壞死(acute tubular necrosis)，導致少尿或無尿，以及電解質失衡。

4. 肺臟：肺有兩套循環系統，所以對缺血耐受性較高，但在敗血性休克或嚴重外傷時，可併發廣泛性肺泡損傷(diffuse alveolar damage)，導致呼吸衰竭，又稱為休克肺(shock lung)。

5. 腸胃道：因缺血而出現多處黏膜出血性壞死，稱為出血性腸胃道病變(hemorrhagic gastroenteropathy)。

6. 肝臟：出血性壞死。

7. 血管：血管擴張，**血壓下降**。

　　休克的預後因病因及病人的健康狀況不同而有很大的差異。年輕而健康狀況良好的患者發生低血量性休克，經適當治療後，存活率可達80~90%以上。若是大面積的心肌梗塞或敗血性休克，死亡率高達75%以上。

參考資料 ▶ REFERENCE

王恩華主編(2005)·*病理學*·新文京。

朱旆億、李進成、郭雅雯(2023)·*全方位護理應考e寶典－病理學*（十五版）·新文京。

吳毅穎、王宗熙、劉之怡、彭瓊琿、劉佳宜、黃子豪、高久理、張慶宏(2021)·*病理學*·永大。

Kumar, V., Abbas, A. K., Fausto, N., & Aster, J. C. (2014). *Robbins and Cotran pathologic basis of disease* (9th ed.). Elsevier Saunders.

Macfarlane, P. S., Callander, R., & Reid, R. (2011). *Pathology illustrated* (7th ed.).Churchill Livingstone.

圖片來源：

圖3-13、圖3-14、圖3-15引用自劉信雄、賴宗鼎、彭瓊琿、蕭婉玉、韋建華(2005)·於王志生總校·*病理學*·新文京。

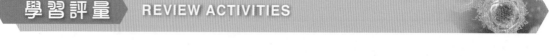

（　）1. 肺循環血栓栓塞(pulmonary thromboembolism)主要是塞在何部位？　(A)肺動脈　(B)肺靜脈　(C)肺泡　(D)肺淋巴管

（　）2. 下列血管病理變化何者最不容易造成血管內血栓形成(thrombosis)？　(A)肌肉層增生(hyperplasia)　(B)動脈瘤(aneurysm)　(C)粥狀動脈硬化(atherosclerosis)　(D)血管炎(vasculitis)

（　）3. 下列何者最可能引起敗血性休克(septic shock)？　(A) Epstein-Barr病毒　(B)大腸桿菌　(C)白色念珠菌　(D)放射線菌

（　）4. 下列何種疾病表現的水腫與血液滲透壓(osmotic pressure)下降的關聯性最低？　(A)慢性廣泛性肝病(chronic diffuse liver disease)　(B)蛋白質性營養不良(protein malnutrition)　(C)右心衰竭(right heart failure)　(D)腎病症候群(nephrotic syndrome)

（　）5. 一位23歲孕婦在產後2小時突然出現呼吸困難、發紺、休克和意識不清，婦產科醫師發現病人也有肺水腫和皮下出血。下列何者是引起病人症狀的最可能原因？　(A)電解質異常(electrolyte imbalance)　(B)羊水栓塞(amniotic fluid embolism)　(C)產後出血(post-partum hemorrhage)　(D)敗血性休克(septic shock)

（　）6. 下列何者是休克時腎臟最常見的病理變化？　(A)腎小球出血　(B)腎間質白血球浸潤　(C)腎間質脂肪堆積　(D)腎小管壞死

（　）7. 下列何種栓塞與潛水有關？　(A)脂肪栓塞　(B)氣體栓塞　(C)血栓栓塞　(D)腫瘤栓塞

（　）8. 下列何者是引起潛水夫病(caisson disease)的主要原因？　(A)腫瘤塊　(B)氣體　(C)白色念珠菌　(D)幽門螺旋桿菌

（　）9. 下列何者不屬於血栓形成的Virchow氏三元素(Virchow's triad)？　(A)內皮細胞受傷害(endothelial injury)　(B)高凝血能力(hypercoagulability)　(C)不正常血流(abnormal blood flow)　(D)高血鈣症(hypercalcemia)

（　）10. 紅色梗塞(red infarct)好發於下列何種器官？　(A)心臟　(B)肺臟　(C)腎臟　(D)脾臟

（　）11. 大出血所造成之休克(shock)類型為：　(A)心源性　(B)敗血性　(C)過敏性　(D)低血容量性

( ) 12.下列部位中，最可能出現出血性靜脈性梗塞的是： (A)小腸 (B)心臟 (C)腎臟 (D)脾臟

( ) 13.所謂的心衰竭細胞(heart failure cells)是何種細胞？ (A)肺泡上皮細胞 (B)支氣管上皮細胞 (C)心肌細胞 (D)吞噬細胞

( ) 14.脂肪栓塞(fat embolism)最常見於何種情況？ (A)過於肥胖 (B)脫水 (C)長骨骨折 (D)血脂肪過高

( ) 15.脂肪栓子(fat emboli)最常來自： (A)骨折 (B)脂肪瘤 (C)脂肪肝 (D)脂肪壞死

( ) 16.各型休克皆能見到的情況為： (A)血液量減少 (B)組織血液灌流減少 (C)心力失全 (D)大出血

( ) 17.關於肺臟血栓性栓塞(pulmonary thromboembolism)，下列敘述何者錯誤？ (A)常因深部靜脈血栓造成 (B)大多數病患無臨床症狀 (C)可阻斷肺循環造成左心衰竭 (D)解剖時在肺動脈分岔處，可發現鞍狀栓子(saddle embolus)

( ) 18.女性因乳癌接受根除性乳房切除術後，手術側手臂水腫，其原因為： (A)高血鈉症 (B)淋巴管纖維化阻塞 (C)低白蛋白血症 (D)血管阻塞

( ) 19.血絲蟲病(filariasis)造成下肢水腫如同象腿，其原因為： (A)低白蛋白血症 (B)血管阻塞 (C)淋巴管纖維化阻塞 (D)高血鈉症

( ) 20.發生於肺部的血栓性栓子多來自小腿的何種血管？ (A)深層大靜脈 (B)淺層小靜脈 (C)深層大動脈 (D)淺層小動脈

( ) 21.下列何者最容易發生血栓？ (A)抽菸者 (B)人工心臟瓣膜置換術後病人 (C)心房震顫症病人 (D)腎病症候群病人

( ) 22.肝臟因為慢性右側心臟衰竭發生嚴重充血現象時，肝小葉中心區域出現出血性壞死，稱為： (A)脂肪肝 (B)荳蔻肝 (C)肉芽腫 (D)潰瘍

( ) 23.下列何種狀況與紅色梗塞關聯性最小？ (A)卵巢扭轉導致靜脈阻塞 (B)肺臟出血性梗塞 (C)血液重新流入先前發生阻塞和壞死的組織 (D)脾臟發生缺血性凝固性壞死

( ) 24.一位35歲男性因車禍造成右大腿骨折，兩天後病人出現呼吸困難、躁動不安、神智不清等症狀。就醫後發現病人有皮下點狀出血和血小板減少。下列何者是引起病人臨床表現的最可能原因？ (A)脂肪栓塞 (B)硬腦膜下出血 (C)細菌性肺炎 (D)急性肺梗塞

( ) 25.肺動脈栓塞導致死亡，是屬於哪類的休克？ (A)低血容性休克 (B)心因性休克 (C)敗血性休克 (D)過敏性休克

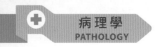

（　）26.下列何者不是引發血管內靜水壓上升的原因？　(A)血液白蛋白增加　(B)充血性心衰竭　(C)鈉鹽滯留　(D)靜脈血液回流受阻

學習評量
解答請掃描
QR Code

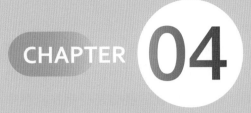

CHAPTER 04

增生、腫瘤及癌症

編著者◎朱旂億
修訂者◎林宏昱

<< 本章大綱

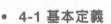

PATHOLOGY

增生(hyperplasia)、腫瘤(tumor)及癌症(cancer)都是指身體某一部分組織的體積增加及細胞的數目增加，但三者之定義不同。增生是指細胞的數目增加，此時非但細胞數目增加，細胞大小亦經常增加（詳見第二章）。比較廣義的腫瘤是泛指在身體中形成的腫塊(mass)。腫塊形成的原因包括有發炎引起的水腫(edema)、皮膚毛囊發炎堵塞分泌腺體出口引起的皮膚囊腫(cyst)等，但嚴格來說，狹義的腫瘤是專指一群新生長的細胞所造成的腫塊，包括良性與惡性。惡性腫瘤即是俗稱的癌症，所以由上可知：增生、腫瘤及癌症的定義有其不同之處。

由於公共衛生的進步及醫療技術的精進，使得人類的平均壽命大幅增長，惡性腫瘤的發生率隨之增加很多，目前臺灣死亡原因第一位即為惡性腫瘤。另外，罹患惡性腫瘤已不再被視為不可醫治的絕症。很多腫瘤只要早期發現，已可用各種療法給予妥善治療，甚至有治癒的可能。惡性腫瘤的生成受多重因素的影響，諸如種族、遺傳、化學物質、病毒或其他因素等，皆可能單獨或同時扮演致癌的角色。一個人一生中不但可能會罹患惡性腫瘤，也可能同時發生一種以上的惡性腫瘤。目前癌症已躍升為預防醫學上的主要領域之一，也是所有人們必定會面臨到的疾病。以下將介紹一些腫瘤病理學上常見詞彙的基本定義、惡性腫瘤的形成原因及相關危險因子、良性腫瘤及惡性腫瘤的命名方式、癌症的分級(grading)和分期(staging)、癌症的蔓延與治療以及癌症的檢查和診斷等，最後簡單介紹臺灣地區惡性腫瘤的相關流行病學資料。

4-1 基本定義

以下所述之相關詞彙常被任意誤用或混用，在討論惡性腫瘤症之前，剛接觸病理學者有必要先釐清其基本定義。

異位生長

異位生長(heterotopia)和第2章所述的化生(metaplasia)的意義不同，化生幾乎都出現在較常有細胞更新的組織中，經由長期機械性（如吸菸）或是身體物質的刺激（如胃酸）所造成。而所謂的異位生長是指在胚胎發育時期，某些組織甚至器官發生在正常情況下不該出現的位置。而且，大部分的異位生長對人體並無大的影響，甚至終其一生皆未被發現。**異位生長最常見的例子為胃或小腸中的異位胰臟組織**(ectopic pancreatic tissue)，乃是一部分正常的胰臟組織誤長在胃內或小腸組織內。如果這些異位生長的組織形成腫瘤的話，就稱為異位性腫瘤(heterotopic tumor)。

異生 🔬

異生(dysplasia)（圖4-1）為本來成熟且分化良好的細胞在大小、形狀、排列層數、細胞分裂活性(mitotic activity)和核質比(nucleocytoplasmic ratio, N/C ratio)上發生變化。異生為癌變之前驅現象，以往分為第一級(grade I)、第二級(grade II)及第三級(grade III)，但目前也有人把異生分為**輕度**(low grade dysplasia)和**重度**(high grade dysplasia)兩級。異生的情形越嚴重，則細胞的形狀及大小越不一致，排列層數越多越混亂，細胞分裂活性越高，核仁(nucleoli)越大越濃染，**核質比越大**，其與惡性腫瘤組織常常不易區分。

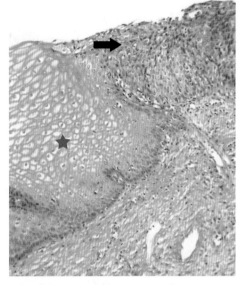

▶ 圖 4-1　子宮頸上皮異生。圖中星號為正常的子宮頸鱗狀上皮，箭頭所指的是異生的上皮，可見細胞排列混亂。

退行分化 🔬

退行分化(anaplasia)是指細胞由分化較好的狀態退變成一種分化較為原始的狀態，甚至接近胚胎時期的不成熟細胞，因此常被用來形容癌細胞的分化程度(differentiation)。依照退行分化的程度不同，會失去部分或是全部原來細胞的功能及特性，嚴重退行分化的惡性腫瘤，甚至在普通的組織切片下無法辨識其到底根源於何種細胞，這時候常會需要免疫組織化學染色法(immunohistochemical stain methods)或是電子顯微鏡(electronic microscopy)等特別的方法來加以鑑定分類。辨別腫瘤細胞的類型是很重要的，因為和其治療與預後有很高的相關性。例如淋巴瘤(lymphoma)常需要化學藥物療法，而上皮癌(carcinoma)主要以外科手術切除。

腫瘤形成 🔬

由於遺傳因素、某些病毒感染、環境的刺激如輻射線、紫外線等引起染色體中控制細胞生長或死亡的基因及機轉（如**抑癌基因**(tumor suppressor gene)及**致癌基因**(oncogene)）發生變化，造成細胞自然生長或死亡的機制失控，使得細胞不斷地增殖或永不凋亡，終致於形成一個腫瘤，稱之為**腫瘤形成**(tumorigenesis; neoplasia)。腫瘤形成可以產生良性腫瘤或是惡性腫瘤。

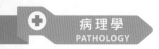

腫瘤／贅瘤

　　贅瘤(neoplasm)是指一群新生長的細胞，單純指腫瘤細胞的增加現象，比較廣義的腫瘤是泛指身體中形成的腫塊。腫塊形成的原因包括有發炎引起的水腫、皮膚毛囊發炎堵塞分泌腺體出口引起的皮膚囊腫等。但嚴格來說，狹義的腫瘤是專指一群新生長的細胞所造成的腫塊，包括良性與惡性。贅瘤在有些情況下縱使新生長的細胞很多，但並不會因而形成腫塊，所以不會形成腫瘤，例如白血病(leukemia)。但因為贅瘤和腫瘤具有一些相類似的含意，所以目前是把腫瘤和贅瘤兩者混用。研究腫瘤的學問稱之為**腫瘤學**(oncology)。

良性及惡性腫瘤

　　腫瘤(tumor)有兩種最主要的類別，亦即良性與惡性。區分腫瘤的良性(benign)和惡性(malignant)相當的重要（圖4-2），因為在治療及預後上有很大的差別。**良性腫瘤**常常會有以下的特徵：在**巨觀上呈現較為緩慢的生長速率、沒有腫瘤周圍組織的侵犯，通常有囊被包圍**(encapsulated)，**不會有轉移的現象**，而在顯微鏡下呈現**細胞分化良好、極少有絲分裂、細胞核及細胞質正常、不會有血管及淋巴管侵犯**。

　　所謂的癌症(cancer)即是惡性腫瘤，**惡性腫瘤**常常會有以下的特徵：**在巨觀上呈較快的生長速率，有腫瘤周圍組織的侵犯，通常沒有囊被包圍或是侵犯穿破囊被**(capsular invasion)，**較末期的惡性腫瘤可能有遠端轉移**(distant metastasis)**的現象**。而在顯微鏡下表現是**細胞分化不好、有絲分裂多、細胞核濃染**(nuclear hyperchromasia)**且增大、有血管或淋巴管的侵犯**(angiolymphatic permeation)（圖4-3）。將上列整理如表4-1。

腫瘤分化程度

　　腫瘤的分化程度(differentiation)是指**腫瘤細胞在型態上及在功能上與正常細胞相似的程度**，分化程度越好的腫瘤越像正常細胞。病理學上常以四種項目來評估惡性腫瘤細胞分化的程度：(1)**細胞多形性**(pleomorphism)**程度**；(2)**細胞核濃染**(hyperchromasia)**且增大的程度**；(3)**細胞核和細胞質的比例**(the ratio of nucleus to cytoplasm)；(4)**細胞有絲分裂程度**(mitotic activity)。若是細胞多形性程度越高、細胞核越濃染、細胞核相對細胞質的比例越大和細胞有絲分裂程度越高，則此惡性腫瘤細胞的分化也越差。而惡性腫瘤細胞的分化程度常以四種程度來表示：(1)分化良

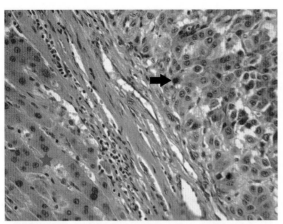

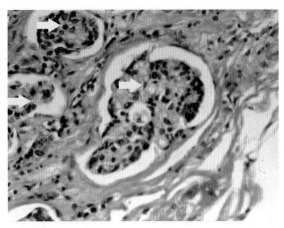

▶ 圖 4-2　正常的肝細胞和肝癌。肝癌細胞的表現包括了細胞大小不一，呈多形性、細胞核濃染、細胞的核質比增加和明顯的細胞核仁等變化。圖左為正常的肝細胞（如星號所示），可以和圖右的肝癌細胞做一比較（如箭頭所示）。

▶ 圖 4-3　血管內侵犯。圖中箭頭所示為惡性腫瘤細胞在血管中。

▶ 表4-1　良性與惡性腫瘤的比較

比較項目	良性 (Benign)	惡性 (Malignant)
生長速率	慢	快
周圍組織侵犯	沒有	有
囊被(capsule)包圍	通常有	沒有
轉移現象	沒有	有
細胞分化	良好	不好
有絲分裂	極少	多
細胞核	正常	濃染且增大
核質比(N/C ratio)	通常低	**通常高**
血管淋巴管侵犯現象(angiolymphatic invasion)	沒有	有
纖維化生(desmoplasia)	沒有	有

好(well-differentiated)；(2)中等分化(moderated-differentiated)；(3)分化差(poorly-differentiated)；(4)未分化(undifferentiated)。若是分化程度差到無法辨別原發腫瘤位置時，就叫做退行分化。

纖維化生

在成團的癌症細胞周圍，常常可以見到不正常的緻密結締組織形成和增生，這是由於癌症細胞的生長，對周圍組織所刺激形成的反應，稱為**纖維化生反應**(desmoplastic reaction)（圖4-4）。

原位癌

原位癌(carcinoma *in situ*)是指組織中部分的上皮細胞整層已經變成了癌細胞，但這些癌細胞尚未具有轉移的能力，所以叫做**原位癌**。要和原位癌區別

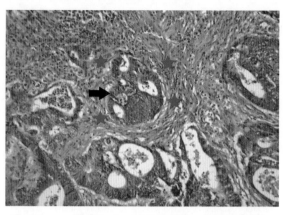

▶ **圖 4-4** 纖維化生。圖中箭頭所示為癌細胞團，癌細胞團對周圍組織刺激，形成不正常的緻密結締組織，稱為纖維化生，如星號所示。

的是侵襲癌(invasive carcinoma)和微侵襲癌(microinvasive carcinoma)。侵襲癌是指癌細胞侵犯超過上皮層的**基底膜**，進入基底膜下的組織。而微侵襲癌也是指癌細胞侵犯超過上皮層的基底膜，但進入基底膜下的深度相當的淺。不論是侵犯的深度，只要是侵襲癌，就具有遠端轉移的可能。

轉 移

轉移(metastasis)和侵犯的意思不同，癌症侵犯是指癌細胞生長在某個器官中，而之後沿著連續的路徑在周遭組織或器官中產生癌症，與原來之癌症相連（圖4-5）。而轉移是指癌細胞侵入腫瘤附近的血管或是淋巴管，之後癌細胞在血管中脫離，而由血管中的血液或是淋巴管中的淋巴攜帶，進而入侵至其他組織或器官中，與原來之癌症不相連，是區別良性腫瘤與惡性腫瘤的重要特徵。例如

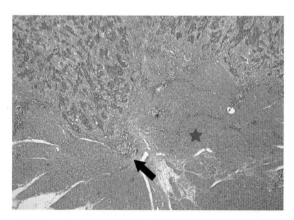

▶ **圖 4-5** 癌細胞侵犯。圖中箭頭所示為胃癌細胞侵犯到肌肉層中。

腺癌(adenocarcinoma)和**鱗狀細胞癌**(squamous cell carcinoma)**易經由淋巴轉移**(lymphatic spread)（圖4-6），而**肉瘤**(sarcoma)易經由**血液轉移**(hematogenous spread)。淋巴轉移的

位置常常是附近的淋巴結，而血行性轉移最常影響到肺臟及肝臟。轉移還有另外一種較少見的方式，即**播種**(tumor seeding)，意指腫瘤細胞散布於體腔之中，例如末期肺癌細胞易散布在肋膜腔(pleural cavity)中，腸胃道癌、卵巢癌也常常在腹腔中散布，引起腹水(ascites)，這也就是卵巢癌病人常需要做腹水檢查的原因。大腸癌細胞也常會播種在腹膜上（圖4-7）。

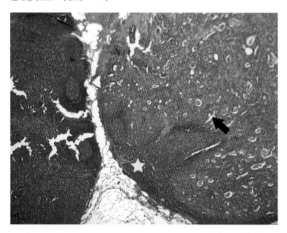

▶ **圖 4-6** 癌細胞轉移。箭頭所示為癌細胞轉移到淋巴結，而星號處是剩餘的淋巴組織。

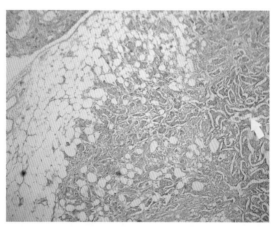

▶ **圖 4-7** 癌細胞播種。圖中箭頭所指之處為腺癌。此病例為大腸癌轉移播種至腹膜。

4-2 癌症的形成原因及相關危險因子

癌症的形成原因

癌症形成的原因相當的複雜，目前還有許多地方仍待科學家的努力，不過大家皆同意細胞核基因的異常是導致癌症發生的基本原因。在人體細胞中，所謂的**致癌基因**(oncogene)和**抑癌基因**(tumor suppressor gene)。致癌基因或是抑癌基因的缺損或是變異容易導致癌症的發生。而為何會有致癌基因或是抑癌基因的缺損或是變異，則是需要所謂的啟始促進理論(initiation-promotion theory)來說明。在癌症的啟始階段(initiation)中，正常細胞由於受到啟動因子(initiator)的影響，造成致癌基因或是抑癌基因的缺損或是變異使得細胞基因發生突變，在此階段形成的突變細胞，必須要經過促進階段(promotion)，受到**促進因子**(promoter)的促進作用，使突變細胞越來越多，分化程度越來越差，最後形成了惡性腫瘤。要注意的是，促進因子對於突變細胞而言是可逆的，也就是如果在形成突變細胞之後，減少或是不接觸促進因子的話，惡性

腫瘤可能較晚才會發生或是不會發生。上述所謂的啟動因子目前認為是包括如放射線、某些化學藥物如**亞硝胺類**(nitrosamines)、病毒如**Epstein-Barr病毒**(Epstein-Barr viruses)、**B型及C型肝炎病毒**(hepatitis B and C viruses)、**人類乳突瘤病毒**(human papillomavirus, HPV)等。而促進因子包括荷爾蒙如動情素(estrogen)、菸、酒、藥物等。有些啟動因子也是促進因子。另外，**腫瘤壞死因子**為巨噬細胞所分泌，會降低食慾與增強分解代謝，被認為與**惡病質**(cachexia)有相關。

癌症發生的相關危險因子

常見和癌症發生的相關危險因子包括：遺傳、放射線、病毒感染、化學或藥物刺激、激素刺激、飲食因素、行為因素和環境因素等。以下將分別介紹之。

一、遺傳

較為人所知的為**視網膜母細胞瘤基因**(Rb gene)，病人因為有視網膜母細胞瘤基因變異，在兒童時期就會有視網膜母細胞瘤(retinoblastoma)產生。**家族性大腸息肉症**(familial polyposis syndrome)也是著名的遺傳性腫瘤，病人在年輕時候大腸就會有數百個息肉(polyps)生成（圖4-8），若不做預防性大腸全切除，則**幾乎百分之百會演變為大腸癌**。家族血親中有癌症者，病人因有相同基因機率高，故得癌症的機會較高，例如母親或是姊妹有乳癌患者，則罹患乳癌的比率也會大為提高。

二、放射線

放射線劑量過高或是長期暴露在過量放射線中，易使細胞核發生變異而突變，之後形成癌症。常見的例子如二次大戰美軍於日本廣島、長崎兩地投下原子彈，之後當地生還者罹患**血癌**的比例大為提高。另外如放射線碘容易引起甲狀腺癌。

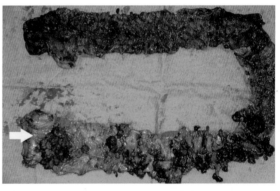

● 圖 4-8　大腸息肉症。此為大腸全切除術標本，整條大腸黏膜上可見數以百計的大腸息肉。箭頭所指之處為肛門。

三、病毒感染

病毒長期感染人體細胞後，會影響細胞核，甚至引起突變，造成癌症，這類的病毒稱為致癌病毒(oncogenic viruses)。

目前只有少數幾種已知的致癌病毒，它們分別屬於去氧核糖核酸病毒(DNA virus)和核糖核酸病毒(RNA virus)兩類。**B型及C型肝炎病毒、人類疱疹病毒第八型**(human herpes virus 8, HHV-8)、**Epstein-Barr病毒**和**人類乳突瘤病毒**(HPV)是屬於**DNA病毒**。**第一型人類T細胞白血病病毒**(type 1 human T-cell leukemia virus, HTLV-1)是屬於**RNA病毒**。

B型和C型肝炎病毒的帶原者較常人易引起**肝癌**，**Epstein-Barr病毒**是**伯基特氏淋巴瘤**(Burkitt's lymphoma)及**鼻咽癌**(nasophary ngeal carcinoma, NPC)的危險因子，**人類疱疹病毒第八型**(HHV-8)和**卡波西氏肉瘤**(Kaposi's sarcoma)有關，**人類乳突瘤病毒**(HPV)則易引起**子宮頸癌**。至於第一型人類T細胞白血病病毒(HTLV-1)，是一種反轉錄病毒(retrovirus)，則與引起成人型T細胞白血病(adult T-cell leukemia)有關係。目前這類病例在日本、加勒比海附近和中非洲地區較多，臺灣較為少見。

四、化學或藥物刺激

根據研究，某些化學物質或藥物容易導致癌症，例如**黃麴毒素**易引起**肝癌**，**石棉**易引起**肺癌**和**間皮瘤**(mesothelioma)，**芳香族化合物**和**膀胱癌**的關係也曾被報告過，**砷類物質**會提高得到**血管肉瘤**的機會，**苯**和**血癌**有關，**鎘化物**也與**前列腺癌**有關。

五、激素刺激

長期動情素(estrogen)的刺激是**子宮內膜癌**(endometrial cancer)和**乳癌**的危險因子之一。所以初經早、停經晚以及未生育的婦女，其動情素的刺激較久，發生子宮內膜癌和乳癌的機會較高。

六、飲食因素

多食用青菜、水果等富含纖維素的食物已被證實有效降低癌症的發生率，而飲食中過多脂肪和醃製食物則有較高的致癌機會。因為食入過多脂肪容易肥胖，而肥胖容易導致脂溶性致癌毒性物質囤積在身體中。另外過多的醃製食物，其致癌物質，如亞硝胺類等，也會增加，因而提高致癌的機會。

七、行為因素

不良的行為，如吸菸、喝酒等，會增加肺癌和食道癌的發生機會，另外多重性伴侶及危險性性行為等，會增加感染人類乳突瘤病毒(HPV)的機會，因而增加子宮頸癌的發生率。

八、地理因素

以往根據流行病學的調查，常發現不同地區或國家，有不同癌症的盛行率。地理因素被認為是一種和癌症發生有關的危險因子，例如**日本的胃癌、中國北部省分的食道癌**特別多。後來的研究發現，日本胃癌的高盛行率可能和日本人飲食中常包括醃製食品有關，而中國北部省分的高食道癌發生率則可能和嗜吃熱食有相關。所以常常在深入研究之後，地理因素往往暗示有其他可能因素造成癌症在地理分布上的差異。

✸ 4-3　腫瘤的分類及命名

以下將一些常見各種組織及器官的良性及惡性腫瘤的命名以表列的方式整理於下表。一般而言，良性腫瘤的字尾通常是起源細胞加上-oma結尾，而惡性腫瘤大致有上皮性起源的稱為上皮癌(carcinoma)，例如腺狀上皮癌(adenocarcinoma)、鱗狀細胞癌(squamous cell carcinoma)。結締組織細胞起源的惡性腫瘤稱為肉瘤(sarcoma)，例如纖維肉瘤(fibrosarcoma)、骨肉瘤(osteosarcoma)。另外有些腫瘤，例如淋巴瘤(lymphoma)、黑色素瘤(melanoma)、間皮瘤(mesothelioma)及精細胞瘤(seminoma)等，雖

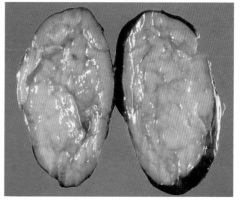

▶ 圖 4-9　脂肪瘤。可見切面光滑，腫瘤外觀呈現亮黃顏色，邊緣整齊。

然就英文命名上來看是屬於良性，可是它們都是屬於惡性的。

上皮癌常發生於腸胃道、乳房、子宮頸、卵巢、皮膚等。肉瘤常發生在身體的結締組織中，例如肌肉組織、軟骨、硬骨、脂肪組織和纖維組織等。淋巴瘤則常發生在淋巴組織中，例如淋巴結、骨髓、脾臟等。另外較少見的是胚胎細胞起源的惡性腫瘤，其命名常在字尾加上-blastoma，例如腎母細胞瘤(nephroblastoma)、視網膜母細胞瘤(retinoblastoma)、神經母細胞瘤(neuroblastoma)等。其中腎母細胞瘤就是俗稱的威爾姆氏腫瘤(Wilms tumor)。

● 表4-2　一般常見各種組織及器官的良性及惡性腫瘤的命名方式

原發細胞或組織	良　性	惡　性
血管(blood vessels)	血管瘤(hemangioma)	血管肉瘤(hemangiosarcoma)
淋巴管(lymphatic vessels)	淋巴管瘤(lymphangioma)	淋巴管肉瘤(lymphangiosarcoma)
硬骨(compact bones)	骨瘤(osteoma)	骨肉瘤(osteosarcoma)
軟骨(cartilages)	軟骨瘤(chondroma)	軟骨肉瘤(chondrosarcoma)
平滑肌(smooth muscles)	平滑肌瘤(leiomyoma)	平滑肌肉瘤(leiomyosarcoma)
骨骼肌(skeletal muscles)	橫紋肌瘤(rhabdomyoma)	橫紋肌肉瘤(rhabdomyosarcoma)
黏液樣組織(myxoid tissues)	黏液瘤(myxoma)	黏液肉瘤(myxosarcoma)
鱗狀上皮細胞(squamous epithelial cells)	鱗狀乳突瘤(squamous papilloma)	鱗狀細胞癌(squamous cell carcinoma)
皮膚汗腺(sweat glands)	汗腺腺瘤(sweat gland adenoma)	汗腺腺癌(sweat gland carcinoma)
皮膚皮脂腺(sebaceous glands)	皮脂腺腺瘤(sebaceous gland adenoma)	皮脂腺腺癌(sebaceous gland carcinoma)
纖維組織(fibrous tissues)	纖維瘤(fibroma)	纖維肉瘤(fibrosarcoma)
脂肪組織(adipose tissue)	脂肪瘤(lipoma)（圖4-9）	脂肪肉瘤(liposarcoma)
腺體組織(glandular tissue)	腺瘤(adenoma)	腺癌(adenocarcinoma)
唾液腺(salivary glands)	多形性腺瘤(polymorphic adenoma)	惡性混合瘤(malignant mixed tumor)
黑色素細胞(melanocytes)	痣(nevus)	黑色素瘤(melanoma)
肝細胞(hepatocytes)	肝細胞腺瘤(hepatic adenoma)	肝細胞癌(hepatocellular carcinoma)
泌尿道移行上皮(transitional epithelial cells)	移行上皮乳突瘤(transitional cell papilloma)	移行上皮癌(transtitional cell carcinoma)
乳房(breast tissues)	纖維腺瘤(fibroadenoma)	惡性葉狀瘤(malignant phylloides tumor)
性腺的幹細胞	成熟畸胎瘤(mature teratoma)	不成熟畸胎瘤(immature teratoma)
腦膜細胞(meningeal cells)	腦膜瘤(meningioma)	惡性腦膜瘤(malignant meningioma)
神經細胞(neurons)	神經細胞瘤(ganglioneuroma)	神經母細胞瘤(neuroblastoma)

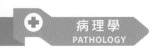
4-4　癌症的分級及分期

癌症的分級和癌細胞分化的程度有關,而癌症的分期則和癌細胞侵犯的解剖範圍有關。

癌症的分級

在前面第4-1節中的「分化程度(differentiation)」這一小節中,有提到癌症分化程度如何評估,並且提到癌症的分化程度分為:(1)分化良好;(2)中等分化;(3)分化差;(4)未分化等四種程度。一般在臨床上的運用,常把分化良好的癌症稱為第一級(grade 1),中等分化稱為第二級(grade 2),分化差稱為第三級(grade 3),未分化稱為第四級(grade 4)。通常癌細胞分化程度越差,病人的預後也越差,但病人的預後情況,主要是和以下要介紹的癌症分期有關。

癌症的分期

影響**癌症病人存活預後的最重要因素就是癌症的分期**。癌症越早期,就越容易治療,存活率也越高。癌症的分期系統(staging system)有很多種,目前最廣為使用的是所謂的**TNM分期系統**,其他比較常用的如**婦癌**的**FIGO** (International Federation of Gynecology and Obstetrics)**分期系統**、**大腸直腸癌**的**杜克氏分期系統**(Dukes'staging system)、**惡性淋巴瘤**的**Ann Arbor分期系統**等等。

TNM分期系統比較常使用者為臨床TNM分期系統(clinical TNM)和病理TNM分期系統(pathologic TNM)。臨床TNM分期系統是在病人接受治療前,依照各種檢查所判定的惡性腫瘤所可能侵犯轉移的程度。依照臨床TNM分期,醫師將決定癌症病人的治療方法。而病理TNM分期系統是在病人接受治療後,主要是外科手術術後,醫師依照病理檢查、手術術中檢查和影像學檢查等發現,判定惡性腫瘤影響的程度,來決定病理TNM分期。一般來說,病理TNM分期將決定病人術後的輔助療法的方式和病人的相關預後情況。

美國癌症分期聯合委員會(American Joint Committee for Cancer Staging)的TNM癌症分期系統,簡稱為AJCC分期系統。至於國際抗癌組織(International Union Against Cancer, UICC)的TNM癌症分期系統在以往兩者不盡相同。目前,為求國際間比較癌症相關統計資料的一致性,所謂的AJCC分期系統和UICC分期系統是一樣的,

一般都簡稱為TNM分期系統。甚至TNM分期系統也和其他分期系統相似，例如TNM分期系統中的婦癌分期系統，即是採用FIGO分期系統；TNM分期系統中的惡性淋巴瘤分期系統，即是採用Ann Arbor分期系統；而TNM分期系統中的大腸直腸癌分期系統，雖和杜克氏分期系統不盡相同，但是兩者可以相互轉換。

以下簡介一些TNM分期系統中，常見到的符號意義：

T：評估原發惡性腫瘤侵犯的深度或是範圍。

N：評估原發惡性腫瘤淋巴結轉移的數目或是範圍。

M：評估原發惡性腫瘤有無遠端轉移。

在TNM分期系統中，會在T、N、M等英文字後面加上數字，例如0、1、2、3、4，或是其他英文字，例如is、X等。這些都有其相關含意，依照TNM分期系統的定義，整理如表4-3。

在1980年，臺灣地區開始癌症登記申報，除了癌症發生部位和癌症種類需申報外，癌症的分化程度也是需要申報的其中一個重要項目。不過舊有的癌症登記涵蓋面

▶ 表4-3　TNM分期系統

分期		定義
T	TX	原發惡性**腫瘤的侵犯**深度或是大小無法評估，或是不清楚
	T0	找不到原發惡性腫瘤或是沒有原發腫瘤的存在
	Tis	原發惡性腫瘤屬於原位癌，尚未有侵襲現象。is是*in situ*的縮寫。Carcinoma *in situ*即原位癌的意思
	T1、T2、T3、T4	評估原發惡性腫瘤侵犯的深度或是範圍，通常侵犯的深度越深，或是侵犯的範圍越大，則數字也越大
N	NX	原發惡性腫瘤的淋巴轉移情況無法評估，或是不清楚
	N0	原發惡性腫瘤沒有淋巴轉移的情況
	N1、N2、N3	評估原發惡性腫瘤**淋巴結**轉移的數目或是範圍，通常淋巴結轉移的數目越多，或是淋巴結轉移的範圍越大的話，則數字也越大
M	MX	原發惡性腫瘤有無遠端**轉移**的情狀無法評估，或是不清楚
	M0	原發惡性腫瘤沒有遠端轉移的情況
	M1	原發惡性腫瘤有遠端轉移發生

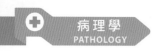
較窄,所以自2001年開始由國民健康局獎勵17家大型醫院設置癌症防治中心,並設置癌症資料庫來登錄癌症病人的診療資料,其中最重要的就是登錄癌症分期狀態,相信可以建立起臺灣地區癌症病人更完整的診療資料。

🔆 4-5 癌症的檢查與診斷

　　癌症的診斷結果,往往影響癌症的治療方式。另外,早期的檢查和診斷,也使癌症病人的預後較好。雖然癌症的診斷方式有很多種,但是,**組織病理診斷**(histopathologic diagnosis)仍然是所謂的「**黃金診斷標準**」。任何在檢查時,懷疑是惡性腫瘤的病灶,都需要經過組織病理檢查來證實。以下介紹一些常見的實驗室檢查和診斷癌症的方法。

組織病理檢查 🔬

　　臨床醫師自疑似惡性腫瘤的病灶處採取組織,病理科醫師處理這些組織標本後,以福馬林溶液固定,經由蠟塊處理,製成玻片,置於顯微鏡下觀察以判斷惡性與否。另外,如果醫師因為臨床上治療需要,病理科醫師會**以急速冷凍的方式來處理組織標本**,這種方式稱為**冷凍切片**(frozen section),常在**手術中協助外科醫師判斷組織為惡性或是良性**。

診斷性細胞學 🔬

　　診斷性細胞學在癌症篩檢或診斷上是相當重要的工具,特別是子宮頸癌、甲狀腺癌、乳癌、肺癌甚至肝癌等等。不過,仍須強調的是,**組織病理檢查仍是癌症診斷的最後依據,細胞學檢查是提供診斷參考**。

　　診斷性細胞學的目的主要是早期發現以及早期治療。組織要演變成癌症,會有一段長達數年的時間是處在於所謂的「癌前病變」,像大家所熟悉的子宮頸癌前病變。這時候如果可以定期做子宮頸抹片(pap smear)取得子宮頸的細胞加以檢查的話,就可以早期偵測到病變而加以處置。肺癌的病人若有肺積水(pleural effusion)的話,醫師會做利用診斷性細胞學來看肺積水內是否含有癌細胞,因為是否有癌細胞,會影響病人的治療方式。其他常見的例子有甲狀腺細胞學檢查,因為大多數的甲狀腺結節是

良性的，但有部分是惡性的，此時若要做組織切片，必定會在病人的頸部皮膚留下傷口，且較易有併發症產生，若以細針吸取甲狀腺結節內細胞來檢查，就大致可以診斷出惡性或是良性，而且也較為方便和安全。當然，診斷性細胞學並不限於檢查癌症細胞，很多良性的病變，例如細菌、病毒、黴菌，甚至一些寄生蟲的感染或是其他發炎性病變，也可以藉由細胞學檢查來幫助診斷。

　　診斷性細胞學在早期發展階段是以身體上自然剝落的細胞為主，但是這些剝落的細胞往往呈現老化或是變性，在顯微鏡下較不易判讀。所以後來又發展出其他檢查方式，例如細針穿刺抽取法(fine needle aspiration)、捺印法(impression preparation)、刷拭法(brushing preparation)。

特殊染色法 🔬

　　通常腫瘤僅需組織病理檢查以傳統H&E染色法(hematoxylin and eosin stain)即可診斷，但有時候因為特殊腫瘤、腫瘤細胞分化不好或是原發部位不明的腫瘤等問題，以致於H&E染色法仍無法判斷，這時候就需要所謂的特殊染色法(special stains)。有關於特殊染色法的原理和詳細應用，已超過本章的範圍，但以下仍簡單列出一些在病理診斷上常運用的特殊染色法和其診斷腫瘤，以供參考（表4-4）。

🔾 表4-4　一些特殊染色法的運用

特殊染色法	特殊染色法的運用
LCA (leukocyte common antigen)	主要用來鑑別出白血球及淋巴球的相關病灶
CK (cytokeratin)	主要用來鑑別出上皮性的相關病灶
Vimentin	主要用來鑑別出結締組織的相關病灶
Factor VIII	主要用來鑑別出血管細胞的相關病灶
S-100	主要用來鑑別出神經支持組織細胞的相關病灶
Smooth muscle actin	主要用來鑑別出平滑肌組織細胞的相關病灶
PSA (prostatic specific antigen)	主要用來鑑別出前列腺(prostate gland)相關病灶
ER (estrogen receptor)	主要運用於乳癌，ER的染色性和病人的治療方式有關
PR (progesterone receptor)	主要運用於乳癌，PR的染色性和病人的治療方式有關

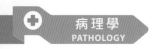

電子顯微鏡檢查

有些特殊腫瘤、腫瘤細胞分化不好或是原發部位不明的腫瘤等問題，使用石蠟包埋切片無法判斷時，電子顯微鏡也是一主要的檢查方式，可以超高倍放大來觀察細胞胞器及細胞膜之變化，雖然電子顯微鏡昂貴，且組織處理過程複雜，加上有較便宜且易學的特殊染色法，因此目前電子顯微鏡較不普遍用在腫瘤檢查上，但電子顯微鏡檢查仍有許多重要且無法被其他檢查取代的地方。

分子生物學檢查

隨著新的腫瘤治療藥物的出現和分子生物技術的不斷進步，目前腫瘤的分子生物學檢查也相形重要。例如**慢性骨髓性白血病**(chronic myeloid leukemia, CML)常需要檢查是否具有所謂的**費城染色體**(Philadelphia chromosome)變異。而所謂的胃腸道基質腫瘤(gastrointestinal stromal tumor, GIST)，也常需要以分子生物學方法檢查其基因變異的情況來決定治療方式。有關於分子生物學檢查方法的原理和詳細應用，已超過本章節的範圍，請讀者參閱專門書籍。

✺ 4-6　癌症的蔓延與治療

在第4-1節，討論腫瘤的基本定義時，在轉移這一小節中，有提到惡性腫瘤的侵犯是指癌細胞影響周圍組織器官，而轉移是指惡性腫瘤經由血管、淋巴管或是體腔如腹腔、胸腔等散播的現象。癌症的蔓延程度，影響了癌症的治療方法。一般而言，在臨床上，會以TNM分期系統來評估癌症的蔓延程度，之後依據TNM分期來給予癌症病人不同的治療方式。

癌症治療的目標可分為：

1. 根除性療法(radical treatment)，或稱為治癒性療法(curative treatment)：主要是以可能可以治療的癌症病人為主。

2. 緩和性療法(palliative treatment)，或稱為支持性療法(supportive treatment)：主要對象以產生遠端轉移或是廣泛侵犯無法治癒的癌症病人，這類病人是以減輕、緩解癌症引起的症狀為主，而非治癒癌症。

　　癌症的治療方法，隨著醫療技術的進步而日新月異，但基本上可分為外科手術、藥物療法及放射線療法等三大類。依據不同解剖部位、不同病理組織型態和不同的癌症分期，都有其不同的治療方式。以下簡介一些常見癌症的治療方式：

1. **子宮頸癌**(cervical cancer)：早期原位癌或是癌前病變(precancerous lesions)是以外科錐狀切除(conzination)為主，侵襲癌是以廣泛性子宮根除手術(extended radical hysterectomy)為主，合併術後放射線療法，或是不施行手術，直接接受放射線療法。

2. **大腸直腸癌**：以外科手術切除為主，輔以化學療法或是放射線療法。

3. **肝癌**：治療方式包括有外科手術切除、肝動脈栓塞療法(transhepatic arterial embolization, TAE)、肝動脈化學藥物栓塞療法(transhepatic arterial chemoembolization, TACE)等。

4. **肺癌**：肺癌中的小細胞癌(small cell carcinoma)以化學藥物療法為主。至於肺癌中的非小細胞癌(non small cell carcinoma)，包括有腺癌、鱗狀細胞癌等，以外科手術切除為主。

5. **肉瘤**：人體中的肉瘤種類包羅萬象，因為各種的結締組織都有可能會有癌症產生，例如脂肪細胞有脂肪肉瘤、纖維母細胞有纖維肉瘤、血管有血管肉瘤、骨頭有骨肉瘤等等。肉瘤的主要治療方式是以外科方式切除，肉瘤對於放射線療法和化學藥物療法通常大多沒有反應。

6. **血液及淋巴腫瘤**：主要是以化學藥物療法為主，佐以放射線法，外科手術的角色較不重要。

◎ 延伸閱讀

　　正常的基因表現會促進細胞的生長及分化，但當基因曝露於放射性、化學物質等作用下，可能致使基因變異而產生致癌基因。常見致癌基因及人類癌症詳見右方QR code內容補充。

致癌基因

4-7 臺灣地區的癌症流行病學

　　自國民政府遷臺以來，民眾十大死因從早期的感染症到現在的癌症及心血管疾病為主。據衛生福利部的統計，近幾年來臺灣地區死於癌症的人數皆占當年度所有死亡人數的首要死因，而其背後所造成的家庭及社會的影響更是難以估計。藉由流行病學的研究和調查，可以瞭解各種癌症在臺灣的情況、癌症發生相關的危險因子、各種癌症致死率的高低等。甚至經由比較各年度的癌症流行病學資料，可以得到一些結論，例如政府大力推行子宮頸抹片篩檢後，子宮頸癌越來越可以在早期發現，而在早期發現之後，因為子宮頸癌而造成的致死率也會下降。另外，肝癌一直位居臺灣癌症的主要死亡原因，但是經過近幾年來臺灣全面進行新生兒B型肝炎預防注射以及肝炎病毒感染治療藥物的進展，預計不久的將來，肝癌的影響將會逐年的下降。

　　依據衛生福利部最新的統計資料，臺灣的十大癌症死亡率依序為：(1)氣管、支氣管和肺癌；(2)肝和肝內膽管癌；(3)結腸、直腸和肛門癌；(4)女性乳癌；(5)前列腺（攝護腺）癌；(6)口腔癌；(7)胰臟癌；(8)胃癌；(9)食道癌；(10)卵巢癌。

參考資料 ▶ REFERENCE

王恩華主編(2005)・*病理學*・新文京。

朱旆億、李進成、郭雅雯(2023)・*全方位護理應考e寶典－病理學*（十五版）・新文京。

吳毅穎、王宗熙、劉之怡、彭瓊暐、劉佳宜、黃子豪、高久理、張慶宏(2021)・*病理學*・永大。

Kumar, V., Abbas, A. K., Fausto, N., & Aster, J. C. (2014). *Robbins and Cotran pathologic basis of disease* (9th ed.). Elsevier Saunders.

Macfarlane, P. S., Callander, R., & Reid, R. (2011). *Pathology illustrated* (7th ed.). Churchill Livingstone.

學習評量　REVIEW ACTIVITIES

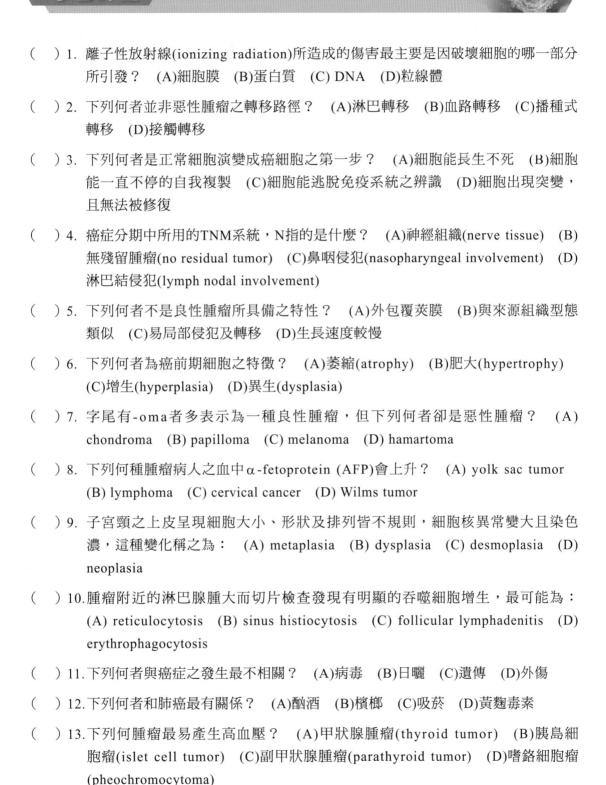

( )1. 離子性放射線(ionizing radiation)所造成的傷害最主要是因破壞細胞的哪一部分所引發？ (A)細胞膜 (B)蛋白質 (C) DNA (D)粒線體

( )2. 下列何者並非惡性腫瘤之轉移路徑？ (A)淋巴轉移 (B)血路轉移 (C)播種式轉移 (D)接觸轉移

( )3. 下列何者是正常細胞演變成癌細胞之第一步？ (A)細胞能長生不死 (B)細胞能一直不停的自我複製 (C)細胞能逃脫免疫系統之辨識 (D)細胞出現突變，且無法被修復

( )4. 癌症分期中所用的TNM系統，N指的是什麼？ (A)神經組織(nerve tissue) (B)無殘留腫瘤(no residual tumor) (C)鼻咽侵犯(nasopharyngeal involvement) (D)淋巴結侵犯(lymph nodal involvement)

( )5. 下列何者不是良性腫瘤所具備之特性？ (A)外包覆莢膜 (B)與來源組織型態類似 (C)易局部侵犯及轉移 (D)生長速度較慢

( )6. 下列何者為癌前期細胞之特徵？ (A)萎縮(atrophy) (B)肥大(hypertrophy) (C)增生(hyperplasia) (D)異生(dysplasia)

( )7. 字尾有-oma者多表示為一種良性腫瘤，但下列何者卻是惡性腫瘤？ (A) chondroma (B) papilloma (C) melanoma (D) hamartoma

( )8. 下列何種腫瘤病人之血中α-fetoprotein (AFP)會上升？ (A) yolk sac tumor (B) lymphoma (C) cervical cancer (D) Wilms tumor

( )9. 子宮頸之上皮呈現細胞大小、形狀及排列皆不規則，細胞核異常變大且染色濃，這種變化稱之為： (A) metaplasia (B) dysplasia (C) desmoplasia (D) neoplasia

( )10. 腫瘤附近的淋巴腺腫大而切片檢查發現有明顯的吞噬細胞增生，最可能為： (A) reticulocytosis (B) sinus histiocytosis (C) follicular lymphadenitis (D) erythrophagocytosis

( )11. 下列何者與癌症之發生最不相關？ (A)病毒 (B)日曬 (C)遺傳 (D)外傷

( )12. 下列何者和肺癌最有關係？ (A)酗酒 (B)檳榔 (C)吸菸 (D)黃麴毒素

( )13. 下列何腫瘤最易產生高血壓？ (A)甲狀腺腫瘤(thyroid tumor) (B)胰島細胞瘤(islet cell tumor) (C)副甲狀腺腫瘤(parathyroid tumor) (D)嗜鉻細胞瘤(pheochromocytoma)

（　）14.腫瘤分級(grading)的意義是指腫瘤的：　(A)侵犯程度　(B)轉移程度　(C)分化程度　(D)成長程度

（　）15.有關唾液腺腫瘤的敘述，下列何者錯誤？　(A)最常發生於腮腺(parotid glands)　(B)大多數腫瘤是良性　(C)以多形性腺瘤(pleomorphic adenoma)最常見　(D)小(minor)唾液腺不會發生腫瘤

（　）16.下列有關嬰幼兒與成人常見的惡性腫瘤的敘述，何者錯誤？　(A)嬰幼兒常見的惡性腫瘤常見於造血系統、神經組織以及軟組織　(B)成人惡性腫瘤多見於肺、前列腺、大腸　(C)胎兒及新生兒的惡性腫瘤可以有自動消退或進一步細胞分化的傾向　(D)雖經多年研究，但兒童期惡性腫瘤的存活率治療結果仍然很差，進步有限

（　）17.臨床評估惡性腫瘤，由轉移與否來決定腫瘤的：　(A)分級(grading)　(B)分期(staging)　(C)分類(histologic type)　(D)分化(differentiation)

（　）18.下列何種乳癌最易造成乳頭凹陷，且皮膚皺褶似橘皮？　(A)乳突癌(papillary carcinoma)　(B)侵襲性乳管癌(invasive ductal carcinoma)　(C)乳管原位癌(ductal carcinoma in situ)　(D)小葉原位癌(lobular carcinoma in situ)

（　）19.有一國小生因胸腺腫大，接受放射線治療，因此他有高危險性得到下列何種輻射引起的腫瘤？　(A)腦瘤　(B)甲狀腺癌　(C)骨癌　(D)胸腺癌

（　）20.下列何者最可用來做為惡性腫瘤與良性腫瘤之區別？　(A) metastasis　(B) invasion　(C) mitosis　(D) desmoplasia

（　）21.下列何者與惡性腫瘤的分期(staging)無關？　(A)腫瘤大小　(B)淋巴結轉移　(C)器官轉移　(D)分化

（　）22.皮膚長一良性腫瘤，呈鮮紅色或藍色，最有可能是：　(A)動脈瘤(aneurysm)　(B)黑色素瘤(melanoma)　(C)血管瘤(hemangioma)　(D)痣(nevus)

（　）23.卡波西肉瘤(Kaposi sarcoma) 好發於何種病人？　(A)後天免疫缺乏症候群(AIDS)　(B)結核病(tuberculosis)　(C)痲瘋病(leprosy)　(D)白血病(leukemia)

（　）24.下列何者是惡性軟組織腫瘤？　(A)纖維瘤(fibroma)　(B)脂肪瘤(lipoma)　(C)胚胎型橫紋肌肉瘤(embryonal rhabdomyosarcoma)　(D)不典型平滑肌瘤(atypical leiomyoma)

（　）25.下列何者與Epstein-Barr virus之感染最有關？　(A)子宮頸癌(cervical carcinoma)　(B)鼻咽癌(nasopharyngeal carcinoma)　(C)肝癌(hepatocellular carcinoma)　(D)卡波西肉瘤(Kaposi sarcoma)

（　）26.關於良性(benign)腫瘤的敘述，下列何者最不適當？　(A)腫瘤多半界限明顯，常有纖維性包膜(fibrous capsule)將腫瘤局限於一處　(B)較少見壞死(necrosis)或出血(hemorrhage)　(C)常見細胞多形性(pleomorphism)　(D)核質比(nuclear-to-cytoplasmic ratio)偏向正常

（　）27.下列何者最不代表惡性細胞的病理特徵？　(A)多形性(pleomorphism)　(B)細胞核濃染(hyperchromasia)　(C)異常細胞分裂相(abnormal mitosis)　(D)核質比下降(nuclear/cytoplasmic ratio decreased)

學習評量
解答請掃描
QR Code

MEMO:

CHAPTER 05

遺傳疾病

編著者◎彭瓊琿

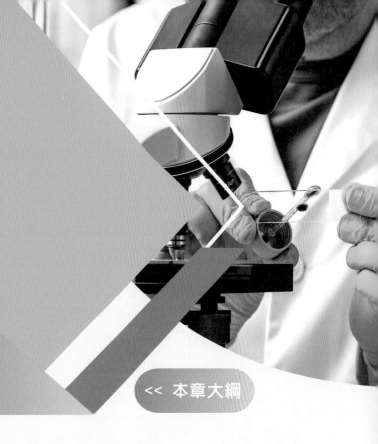

<< 本章大綱

PATHOLOGY

由於生物科技的進步，現今對遺傳疾病(genetic disease)的認知逐漸增加。大體而言，遺傳疾病可概分為染色體異常及基因缺陷兩大類，以下將逐一討論。值得注意的是，儘管多數遺傳疾病討論的是細胞核內遺傳物質的異常與缺陷，然而少數遺傳疾病則是發生於粒線體內的DNA，因此僅藉由母系遺傳給個體。而某些疾病有家族傾向，卻無任何可供辨識的遺傳型態，可能是多種基因互動的結果，也可能受到環境因子的影響，雖然原因未明，但可能在出生時便已存在，或在一段時間以後才發病，此種疾病將歸納於多因子疾病中討論。

此外，遺傳性疾病必須與先天性(congenital)疾病有所區隔。先天性疾病是指出生時即已存在的疾患，其多與發育障礙(development disorder)有關，而不一定帶有缺陷的基因或染色體，例如：海豹肢、先天性梅毒等。遺傳性疾病則是因受精卵帶有異常的染色體或基因，而使其本身或子代發生疾病。

🌀 5-1　染色體異常的疾病

染色體異常大致上可分為**數目異常**和**結構異常**兩種，前者多由於配子減數分裂時染色體發生未分離(non-disjunction)而來（圖5-1）；後者則可能由於染色體的易位、倒置、缺失、插入等重組失誤而導致（圖5-2）。染色體異常的胚胎大多會自然流產淘汰，事實上，約有50%以上的早期自然流產是染色體異常所造成的。儘管如此，仍有少數染色體異常的胚胎能夠出生、存活。在活產嬰兒中，染色體異常約有7/1,000的發生率。以下介紹數種染色體異常疾病。

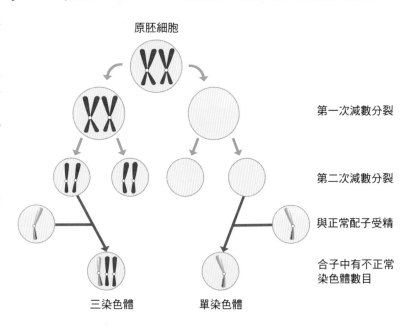

原胚細胞

第一次減數分裂

第二次減數分裂

與正常配子受精

合子中有不正常染色體數目

三染色體　　　單染色體

▶ 圖 5-1　減數分裂時發生不分離的結果。

A 易位 (translocation)

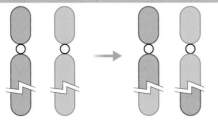

B 羅伯氏 (Robertsonian)易位

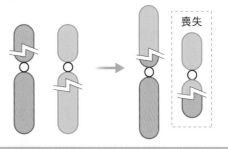

喪失

C 等臂染色體 (isochromosome)

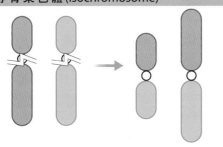

D 缺失 (deletion)

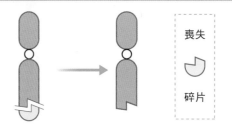

喪失

碎片

E 插入 (insertion)

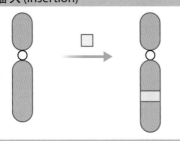

F 倒置 (inversion)

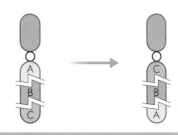

G 重複 (duplication)

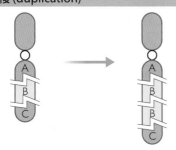

H 環狀融合

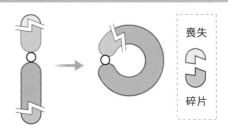

喪失

碎片

▶ 圖 5-2　各種染色體之重組失誤。

體染色體異常

一、唐氏症

➡ 定義

唐氏症(Down's syndrome)為染色體異常最普遍的疾病，舊稱**蒙古症**。95%以上的患者是由於**第21對染色體發生三染色體**(trisomy)所致，又稱**三染體21**(trisomy 21)；4%的唐氏症則是因為第21對染色體長臂易位(translocation)至第14或22對染色體上，使得所產生的配子帶有多餘的**第21對染色體**遺傳物質；另有1%屬於**鑲嵌型**(mosaicism)，此類個體同時帶有正常及異常染色體的細胞，所以症狀較輕微。

在唐氏症中，多餘的第21號染色體通常源自於減數分裂時母方卵細胞單倍體的未分離。唐氏症的自然發生率約1/800，發生機率隨**母親年齡增加而增高**，當母親是30歲時為1/1,000，35~40歲則為1/300，45歲以上增至1/30。

目前34歲以下的婦女可於懷孕18~20週時作血清學檢查篩檢。懷有唐氏症胎兒的母體血清中，α胎兒蛋白(α-fetoprotein, AFP)偏低，人類絨毛膜促性腺激素(human chorionic gonadotropin, hCG)偏高。此外，尚可配合超音波掃描胎兒頸部透明帶，此皮下積水區域於唐氏症病兒將明顯增厚。至於35歲以上婦女，於羊膜穿刺時可篩檢出是否懷有病兒。

➡ 臨床表現

唐氏症患者有心智發育遲緩，智商約在25~50間，外貌特徵包括生長較為遲緩（身材短小，尤以下肢特別明顯）、顏面扁平、枕部扁平、鼻樑塌陷、手掌粗短、斷掌等（表5-1、圖5-3）。除了鑲嵌型染色體的唐氏症患者外，一般的男性唐氏症患者由於不

➡ 表5-1　唐氏症患者的外貌特徵

部 位	特 徵	所占比率
頭 部	顏面扁平	90%
	臉裂斜向外上	86%
	枕部扁平	85%
	短頸	82%
	頸部贅皮	80%
	上腭高拱	65%
	耳廓殼發育異常	65%
	鼻樑塌陷	62%
四 肢	四肢短小	75%
	手掌粗短	70%
	手部第5指（小指）短小	68%
	斷掌	62%
	腳部大拇趾與第二趾間距增寬	60%

資料來源：王作仁（1984，4月8日）·唐氏症的臨床表現·小兒科醫學會專題演講。

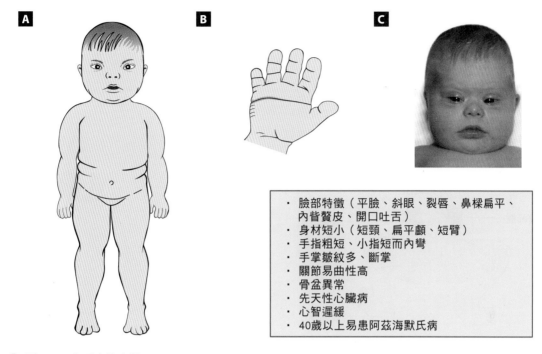

- 臉部特徵（平臉、斜眼、裂唇、鼻樑扁平、內眥贅皮、開口吐舌）
- 身材短小（短頸、扁平顱、短臂）
- 手指粗短、小指短而內彎
- 手掌皺紋多、斷掌
- 關節易曲性高
- 骨盆異常
- 先天性心臟病
- 心智遲緩
- 40歲以上易患阿茲海默氏病

▶ 圖 5-3　唐氏症的表徵。

能產生精子，因此不能生育。多數患者在40歲左右即出現阿茲海默氏病(Alzheimer's disease)腦部萎縮的現象。事實上，與阿茲海默氏病高度相關的類澱粉前驅蛋白(amyloid precursor protein, APP)其基因即是位於第21對染色體上。而約有40%的患者罹患先天性心臟病，此為唐氏症患者重要的早期死因之一。此外，唐氏症患者易出現呼吸道感染，在15歲以前罹患**白血病**的機率約為一般人的15倍。

二、其他體染色體異常疾病

其他體染色體異常疾患包括三染色體及染色體缺失等，整理於表5-2。

1. **帕陀氏症候群**(Patau's syndrome)：此症的染色體型除47,XX（或XY）,+13外，尚有移位型46,XX（或XY）,der(13:14)(q10;q10)、與鑲嵌型46,XX（或XY）/47,XX（或XY）,+13等。患者小腦、小眼。亦可併有唇顎裂、多指、弧底腳等畸形（圖5-4）。臟器方面則常伴有臍疝脫與心、腎缺陷。大多數患者於出生後一年內死亡。

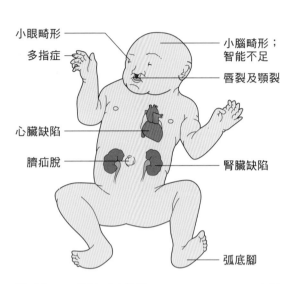

圖 5-4 帕陀氏症候群 (Patau's syndrome)。（引用並修改自：Kumar et al., 2014）

小眼畸形
多指症
心臟缺陷
臍疝脫
小腦畸形；智能不足
唇裂及顎裂
腎臟缺陷
弧底腳

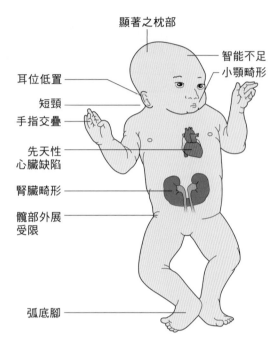

圖 5-5 愛德華氏症候群 (Edward's syndrome)。（引用並修改自：Kumar et al., 2014）

顯著之枕部
智能不足
小顎畸形
耳位低置
短頸
手指交疊
先天性心臟缺陷
腎臟畸形
髖部外展受限
弧底腳

▶ 表5-2 主要的體染色體異常疾病

	疾 病	核 型	臨床特徵
三倍體症	Patau's syndrome（三染色體13）	47,XX或XY,+13 (1/20,000)	畸形小頭、多指（趾）、斷掌、多囊腎，常合併有先天性心臟病
	Edward's syndrome（三染色體18）	47,XX或XY,+18 (1/5,000)	女性特徵明顯、畸形小頜、手指畸形、腎臟呈馬蹄形，常合併有先天性心臟病
染色體缺失	Cri-du-chat(cat's cry) syndrome	46,XX或XY,5p-c	出生體重過低、哭聲似貓叫、臉部畸形（小頭、內眥皮皺摺、小頜）、手腳較短、斷掌，常合併有先天性心臟病
	WAGR syndrome	46,XX或XY,11p-	虹膜缺失(aniridia)、威爾姆氏腫瘤(Wilms tumor)、生殖泌尿道異常、智力遲緩

＊ 此表所列的染色體異常疾病皆可造成智能不足。

2. **愛德華氏症候群**(Edward's syndrome)：此症除47,+18外，尚有鑲嵌型46,XX（或XY）/47XX（或XY）,+18。多發生於女嬰，患者耳位低置、短頸、手指交疊、弧底腳、髖部外展受限，伴有心臟與腎臟的畸形與缺陷，與嚴重的智能障礙（圖5-5）。多於出生後一年內死亡。

3. **貓哭症候群**（Cri-du-chat(cat's cry) syndrome）：此症亦甚為罕見。患者**第5對染色體缺少短臂**，由於喉頭神經發育不完全，剛出生的嬰兒會有高頻率哭聲。除顏面與外部特徵外，也常伴有智能不足與先天性心臟病。

性染色體異常

一、克萊恩費爾特氏症候群

克萊恩費爾特氏症候群(Klinefelter's syndrome)為所有性別錯亂的疾病中最常見的，發生率約為每1,000名男性中有1~2人。患者為**男性**，但**具有兩個以上的X染色體和一個以上的Y染色體**。85%的患者核型為XXY，具47個染色體；其他則為鑲嵌型及其他核型，鑲嵌型的可能核型包括46,XY/47,XXY、47,XXY/48,XXYY等。

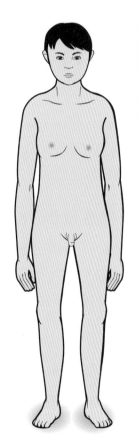

- 身材高大、長臂、長手
- 睪丸和陰莖小
- 男性女乳症
- 高音
- 臉毛和體毛減少
- 女性化特徵

➡ 臨床表現

本病在兒童期通常無明顯症狀，而至青春期才被發現。典型表徵為體形修長，身體毛髮稀少，睪丸和陰莖萎縮，可能合併有尿道下裂、隱睪症等疾患，並出現男性女乳症及其他女性化特徵（圖5-6）；睪丸於顯微鏡下可見纖維化和曲細精管玻璃樣變性，且多半因無法產生精子（無精子症(azoospermia)）而出現**不孕**現象。部分患者有智能不足及精神異常的情形，且隨著核型中X染色體數目的增加，智能不足及精神異常的程度有加重的傾向。

▶ **圖 5-6** 克萊恩費爾特氏症候群的表徵。

二、透納氏症候群

透納氏症候群(Turner's syndrome)患者為**女性**，其**缺少全部或部分的X染色體**，57%的患者核型為45,X0。此類患者97%以上均胎死腹中，於活產女嬰中發生率約1/3,000。

⊃ 臨床表現

此症特徵為因頸背部皮膚鬆弛而出現蹼狀頸(neck webbing)。青春期後更因卵巢發育缺陷且萎縮成白色條紋(white streak)，故無月經(amenorrhea)及第二性徵。此類患者身材短小、髮線很低、肘外翻(cubitus valgus)、兩乳頭間距過大，亦有短指等現象（圖5-7）；常併發先天性心血管結構異常，但智商一般是正常的。

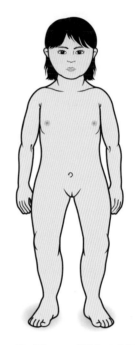

- 嬰兒的生殖器（即使是成人）
- 異常的乳頭間距
- 小頜畸形和凸出耳
- 身材短小
- 蹼狀頸
- 原發性無月經
- 外翻足
- 掌部骨短1/4
- 先天性腎臟和大主動脈的異常

▶ **圖 5-7** 透納氏症候群的表徵。

除典型核型外，其他尚有43%的患者其核型或為鑲嵌型，或為46,Xi(X)(q10)，相對於上述的嚴重症狀，此類患者外表可能正常，或僅出現原發性無月經。

三、男性雙Y染色體症候群 (XYY Syndrome)

此症核型為47,XYY。乃因精子於減數第二次分裂過程中發生未分離所致。患者外觀正常，身高可較一般平均為高。有的學者認為此症患者侵略性強，較容易出現反社會行為，然而此點尚有爭議性。有研究指出，僅有1~2%的XYY患者出現行為異常。

四、女性多X染色體症 (Multi-X Female)

患者多了一個以上的X染色體。其發育大抵正常，但隨著X染色體的增加，智力相對地下降。此外，可伴有卵巢發育障礙與月經不規則。

5-2 基因缺陷的疾病

　　DNA發生永久改變是造成遺傳性疾病、畸形以及癌症的重要原因，此稱為基因突變(mutation)。突變可歸納為以下幾種：

1. **點突變**(point mutation)：這類的突變是因DNA序列中，某核苷酸含氮鹼基為另一種含氮鹼基所取代，因而造成其蛋白產物中連帶發生某個胺基酸的異常取代，又稱錯誤訊息突變(missense mutation)。有時若干點突變將造成終止訊號(stop codon)出現，因而造成蛋白產物截斷，很容易被分解掉，此種點突變稱為無意義突變(nonsense mutation)。

2. **移框突變**(frameshift mutation)：當DNA中發生一或兩對含氮鹼基的缺失或插入，因而造成DNA的讀取架構發生改變，此稱為移框突變。

3. **三聯體重複突變**(triplet repeat mutation)：此突變是指某些特定的三核苷酸序列因放大(amplification)而重複次數大增，因而造成其所在基因的功能發生異常。此種突變在亨汀頓氏舞蹈症(Huntington's disease)與易碎性X染色體症候群的發病過程中甚為重要，請容後述。

體染色體顯性遺傳

　　體染色體顯性(autosomal dominant)遺傳中，對偶基因(alleles)中的單一個呈現顯性即可表現性狀。患者通常為異型合子(heterozygous)，其父親或母親必有一方罹患該疾病。而患者與正常人結婚後，其子代罹病機會約為50%。表5-3為常見的體染色體顯性疾病。以下將其中較常見的數項逐一介紹。

一、家族性高膽固醇血症 (Familial Hypercholesterolemia)

定義

　　家族性高膽固醇血症為孟德爾遺傳異常疾病(Mendelian disorders)中最常見者，發生率約為1/500。是由於**低密度脂蛋白**(low density lipoprotein, LDL)的接受器(receptor)突變而使膽固醇的運送及代謝出現障礙，突變基因位於**第19對染色體短臂**。

▶ 表5-3　常見的體染色體顯性疾病

疾　病	臨床表徵
家族性高膽固醇血症	膽固醇量增加
馬凡氏症候群	結締組織異常─骨骼、心血管和眼睛疾病
軟骨發育不全	四肢短，侏儒
神經纖維瘤病（第一型）	多發性神經纖維瘤
神經纖維瘤病（第二型）	聽神經瘤
家族性腸息肉病	多發性結腸腺瘤
亨汀頓氏舞蹈症	進行性神經退化
僵直性肌失養	肌肉衰弱和破壞
骨性發育不良	骨易碎，可因輕微傷害而骨折
視網膜母細胞瘤	眼睛的惡性腫瘤

　　LDL是運送膽固醇最主要的脂蛋白，人體內許多細胞如肝細胞、平滑肌細胞、纖維母細胞的細胞膜上皆有LDL接受器，可接收循環中的膽固醇，做進一步的代謝。而當LDL接受器製造缺乏或功能不佳時，會造成循環血中LDL與膽固醇量的增加。

　　分析LDL接受器基因，發現至少可分為四類突變。第一類最常見，是因接受器合成減損而起；第二類則可合成接受器，但其由內質網運送至高基氏體的過程發生障礙；第三類中接受器可送至細胞表面，卻無法與LDL正常結合；第四類則是接受器與LDL結合後無法進行內噬作用(endocytosis)。

● 臨床表現

　　異型合子與同型合子各造成程度不同的臨床症狀。前者血中膽固醇比正常者高約2~3倍，後者甚至高達5倍以上（臨床上病情較嚴重）。臨床表徵包括：皮膚與肌腱的黃色瘤(xanthoma)、早發性動脈粥狀硬化與心肌梗塞。

　　血流中過量的LDL與膽固醇，可能促成血管內皮細胞損傷，因而增加LDL進入血管壁內。而LDL的氧化與修飾則更易加強巨噬細胞與平滑肌細胞的效應，因而促進粥狀硬化產生。目前治療上還是以降低膽固醇數值為主，尤以Stain藥物治療最為普遍。

二、馬凡氏症候群 (Marfan Syndrome)

馬凡氏症候群的發生率約1/10,000，有隨父親年齡增高的趨勢。病因源自於一種稱之為fibrillin的結構醣蛋白(glycoprotein)異常。fibrillin是由纖維母細胞所分泌，在細胞外間質中作為彈性纖維(elastic fiber)形成的附著物。現已知其缺陷基因為FBN1，位於第15對染色體上(15q21)。

➡ 臨床表現

患者因張力強度的降低而產生結締組織病變，主要以骨骼、心血管系統以及眼睛為好犯部位。

1. 骨骼：患者身材高瘦，四肢與指頭細長，稱為蜘蛛狀指(arachnodactyly)，具高方形上腭，關節韌帶鬆弛，因此大拇指甚至可以外力伸展至手腕，亦容易出現脊柱側彎、駝背、胸骨畸形等。

2. 心血管系統：患者常有二尖瓣脫垂，常因閉鎖不全最終造成心臟衰竭。但最危險的致命病變是由於主動脈中膜(tunica media)彈性纖維破裂而造成動脈瘤擴大，甚至破裂及剝離。

3. 眼睛：視網膜剝離、水晶體異位或半異位(dislocation or subluxation)等。

馬凡氏症候群患者的病徵極具多樣性，此或許因fibrillin基因上不同對偶基因的突變所造成。

三、艾勒－丹勒斯症候群 (Ehlers-Danlos Syndrome)

此為一群罕見的結締組織障礙疾病，是由於膠原蛋白的製造或結構發生缺陷所致。由於人體內至少有十幾種膠原蛋白，分屬不同基因調控，因而此症隨缺陷基因的不同而可能為顯性、隱性或性聯遺傳。依照臨床表現與遺傳特性的不同，此症可再分成十種變異型。

➡ 臨床表現

無論是何種亞型，此症患者幾乎都有鬆弛而脆弱的皮膚，因此微小的損傷即可能造成嚴重的傷口。而患者關節具有高度活動性，可以過度伸張或彎曲。此外，膀胱、腸道與動脈破裂、骨骼畸形、視網膜剝離或牙周疾患等皆可能出現於不同亞型當中。

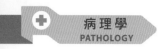

四、神經纖維瘤病 (Neurofibromatosis)

　　神經纖維瘤病的發生率約為1/3,000。約有50%為家族性，其餘則可能因基因突變而造成。此病可分為兩種類型：

1. **第一型**：致病基因為NF-1，位於第17對染色體長臂上。NF-1乃是一種抑癌基因，患者因基因缺陷而失去抗腫瘤生長的能力。此型患者普遍具有**多發性神經纖維瘤**，除了皮膚表面，亦可能分布於內臟神經節。組織學上，可見許旺氏細胞(Schwann cells)與纖維母細胞的增生。此外，皮膚上可能會出現咖啡牛奶斑(cafe-au-lait spots)（圖5-8），**虹膜則出現由黑色素細胞組成的利氏結**(Lisch nodule)。

2. **第二型**：致病基因為NF-2，位於第22對染色體長臂。此型主要侵犯**聽神經**，產生**聽神經瘤**(acoustic neuroma)，患者皮膚上亦有咖啡牛奶斑，但不一定出現皮膚樣瘤病變。此型較第一型罕見得多。

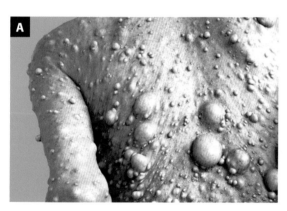
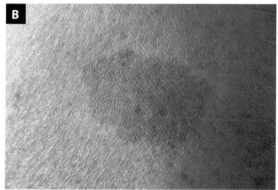

▶ **圖 5-8**　神經纖維瘤病。(A) 神經纖維瘤；(B) 咖啡牛奶斑。

五、亨汀頓氏舞蹈症
(Huntington's Chorea; Huntington disease)

　　亨汀頓氏舞蹈症為一種家族顯性遺傳疾病，屬於一種腦部退化疾病，發生率約1/15,000，與**第4對染色體短臂上(4p16)的縱列三核苷酸CAG反覆序列異常增加**有關。此基因產物稱為Huntingtin。正常的亨汀頓基因位址(locus)上會有11~34個CAG序列；而在亨汀頓氏舞蹈症中，**三聯體重複**的數目越多，疾病的發生就越早。目前已知，三聯體的放大發生於精子生成過程，因此無症狀的父親亦可能將此病傳予子代。

◯ 臨床表現

此病最顯著的特徵為尾核(caudate nucleus)、被殼(putamen)以及蒼白球(globus pallidus)的萎縮，皮質神經元的減少亦時常發生。**通常在35~50歲發病**，有漸進性的失智、抑鬱與舞蹈狀動作、震顫等。常見的死亡原因包括自殺與反覆感染。

六、骨性發育不良 (Osteogenesis Imperfecta)

骨性發育不良（或譯為成骨不全症）乃**第一型膠原蛋白**(type I collagen)產量不足或結構異常所導致，發生率約1/20,000~1/30,000。

◯ 臨床表現

臨床上根據遺傳基因或骨骼脆度及骨骼系統外的表徵，一般分成四型(Sillence classification I-IV)，以第一型最為常見，第四型最為嚴重，通常在子宮內即有多發性骨折，甚至死產。患者多半身材矮小、長骨畸形、脊柱側彎而影響呼吸。可能因聽小骨骨折而造成聽力障礙，亦可能伴有齒質形成不全(dentinogenesis imperfecta)，眼睛出現藍色鞏膜(blue sclera)，俗稱**玻璃娃娃**。

七、軟骨發育不全 (Achondroplasia)

軟骨發育不全的發生率約為1/25,000~1/40,000。患者因**第三型纖維母細胞生長因子接受器**(fibroblast growth factor receptor 3, FGFR3)**之基因發生突變**，使長骨骨骺形成障礙，導致四肢異常短小。頭部亦因軟骨內骨化失調而顯得相當大，但軀幹長度則正常，因此造成不成比例的身材外觀，形成一般所謂的侏儒(dwarf)。

八、家族性結腸息肉症 (Familial Adenomatous Polyposis)

家族性結腸息肉症發生率約1/10,000，乃因位於染色體5q21的APC腫瘤抑制基因缺陷所造成。

◯ 臨床表現

在患者的結腸，尤其是直腸、乙狀結腸，會有進展性的息肉生長。其多於青春期前發病，起初只有少數息肉，但到了30~40歲結腸黏膜即為遍布的息肉所覆蓋，腸腔亦被阻塞。此症**惡化癌變的機率是100%**，故應盡早考慮大腸全切除手術。

九、成人多囊性腎病 (Adult Polycystic Disease)

　　一般所說的多囊性腎病，是指成人多囊性腎病，約在40歲左右發病，發生率約1/1,000。目前對此症詳細機轉仍不明瞭，為**自體染色體顯性遺傳疾病**，但是90%的患者與第16對染色體短臂上的PKD1基因有關，5~10%則與第2對染色體上的PKD2基因有關。藉由家族篩檢與超音波檢查發現，此病其實於兒童時期即可偵測到。

⤵ 臨床表現

　　隨著年歲增長，囊腫越來越大，相對地腎臟實質將因受到壓迫而耗損薄壁組織，腎功能亦漸漸失調，最後發展成慢性腎衰竭與高血壓，因此需要長期透析或腎臟移植。值得注意的是，此病患者除了腎臟之外，亦常於肝臟、肺臟與胰臟等處形成囊腫，同時約有15%的患者伴有腦部血管的漿果型動脈瘤，易導致蜘蛛膜下腔出血而死亡。

　　至於幼兒型多囊性腎病(infantile polycystic kidney disease)，則為**自體染色體隱性遺傳疾病**，病患多於出生前後即死亡。主要是第6對染色體短臂上的基因出現變異，導致兩側腎臟皆呈現囊狀而發育不良。

體染色體隱性遺傳

　　體染色體隱性(autosomal recessive)遺傳疾病是由同型合子產生。若雙親皆含有隱性基因，其下一代約有25%會發病，如近親間的配對則很容易增加疾病的發生率，且可能有隔代遺傳的機率。表5-4為常見的體染色體隱性遺傳疾病。

一、鐮刀型貧血 (Sickle Cell Anemia)

⤵ 定義

　　完整的蛋白質四級結構，建立於正確的一級胺基酸序列。人在正常情況下，大部分的血紅素為**血紅素A (HbA)**，鐮刀型貧血的致病機轉，即是患者的一重要基因變異，造成**血紅素(hemoglobin, Hb) β_2次單元**中第6個胺基酸Glu為Val所取代，使得鐮刀型貧血的病人，血紅素則是含有**血紅素S (HbS)**。由於Glu為親水性，而Val為厭水性，故依此變異序列而逐步構成的三級、四級結構，將出現一個厭水性的突起，其不相容於周遭水溶環境，卻易與β次單元缺氧狀態時所形成的囊袋(pocket)結合（圖

▶ 表5-4　常見的體染色體隱性疾病

疾 病	異常部分
海洋性貧血	血紅素異常
鐮刀型貧血	血紅素異常
囊性纖維變性	離子輸送蛋白異常
苯酮尿症	酵素缺損
半乳糖血症	酵素缺損
白化症	酵素缺損
黏多醣症	酵素缺損
肝醣貯積病	酵素缺損
脂質代謝障礙	酵素缺損
威爾森氏病	銅堆積

5-9）。如此促成Hb分子彼此聚集，影響了氧氣的結合與運送，紅血球也因Hb分子聚集的拉力而變為**鐮刀形**，易被破壞。

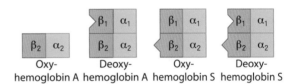

⊙ 臨床表現

　　此病在黑人族群中特別普遍。患者易因紅血球凝集而形成血栓阻塞血管，造成器官梗塞。而貧血與低氧的狀況亦會傷害器官。其所影響的範圍遍及心、肺、腦、肝、腎、眼、骨骼等處。

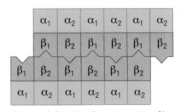

Deoxyhemoglobin S polymerizes into filaments

▶ 圖 5-9　鐮刀型貧血所造成的血紅素異常。

二、海洋性貧血

⊙ 定義

　　海洋性貧血(thalassemia)舊稱地中海型貧血，常見於非洲及東南亞。依據所缺陷者為Hb的α鏈或β鏈基因而分為α與β兩型。此類Hb鏈缺失可藉電泳分析得知。一般來說，同型合子較異型合子易出現嚴重的溶血性貧血。

1. **α型海洋性貧血**：此型為臺灣地區最常見類型。主要是位於第16對染色體短臂末端上的4個α血球蛋白基因缺失(α-globin gene deletion)所造成。當發生一個α基因缺失時($\alpha\alpha/\alpha-$)，無臨床症狀，紅血球表現正常；兩個基因缺失時（$\alpha-/\alpha-$或$\alpha\alpha/--$），可能有輕微溶血性貧血及小球性(microcytic)紅血球出現；三個α基因缺失時，呈現中至重度溶血性貧血，有低色素性(hypochromic)及小球性紅血球，由於α鏈的合成嚴重缺少，將形成以β鏈所構成的四合體(β_4)，此稱為HbH。若是完全沒有α基因，則於胎兒時期，僅能形成由γ_4所構成的Hb Barts，無法有效運送氧氣，因而造成胎兒水腫(hydrops fetalis)與死胎。

2. **β型海洋性貧血**：主要是位於第11對染色體短臂末端上的2個β血球蛋白基因(β-globin gene)突變所造成，其發生原因並非大段基因缺失，而是微小的基因突變。當發生1個β基因完全缺損(β^0/β)或β蛋白質嚴重缺乏(β^+/β^0)時，偶有輕微貧血的現象外，一般無臨床異常症狀。患者血中HbA減少，但HbA$_2$($\alpha_2\delta_2$)增加大於5%，此為診斷依據。若有2個基因突變（β^0/β^0或β^+/β^+）時，將無法製造β血球蛋白，會造成重型β型海洋性貧血或稱**庫利氏貧血**(Cooley's anemia)。

➲ 臨床表現

　　如果胎兒為重型β型海洋性貧血患者，懷孕過程中超音波檢查並不會表現出不正常，至出生時和一般正常的新生兒相似，看不出問題。但在嬰兒3~6個月大時，由於γ鏈必須汰換成β鏈，會開始出現貧血症狀及停止生長。由於大量造血造成骨髓擴展，侵犯皮質骨，臨床上的特徵包括頭大、上頜突出、鞍狀鼻等特殊容貌，且由於髓外造血的活躍而造成肝、脾腫大。

　　患者須長期依靠輸血來維持生命，或者經由骨髓移植來挽救生命，且約到10歲左右開始因異常紅血球過度破壞而出現鐵質過度負荷的問題，須長期注射螯合劑減少鐵質沉積。若能存活的女性病患通常也會造成不孕，對病患的生活品質影響很大。

三、威爾森氏病 (Wilson's Disease)

　　此病與第13對染色體上的WD隱性基因有關，是一種**銅代謝異常**的疾病，身體內過多的銅堆積在許多器官組織中，特別是**肝臟、眼睛和腦部**。

➲ 臨床表現

　　銅在人體內，主要經由膽汁排出。然而此病患者卻因缺乏結銅蛋白(ceruloplasmin)，因此造成膽汁中銅排泄量減少，肝內銅含量以及血中、尿中游離銅

含量增加等現象。銅的沉積不僅可能造成肝硬化，亦可能造成神經精神症狀、動作障礙與**角膜**(cornea)上的銅的堆積，會呈現**棕綠色的環**，稱為**凱－佛二氏環**(Kayser-Fleischer ring)等病變，腎臟亦因機能損傷而有蛋白尿、磷尿。

⊙ 治療

此病可用盤尼西林D (penicillin D)來治療，其為一種銅螯合劑，可增加尿中銅的排泄。此外亦可考慮肝臟移植。

四、囊性纖維化 (Cystic Fibrosis)

⊙ 定義

囊性纖維化在高加索人種中的發生率很高，於活產嬰兒中約為1/2,000。疾病的發生是起因於一個氯化物輸送因子—囊性纖維化穿膜調節因子(cystic fibrosis transmembrane conductance regulator, CFTR)表現異常所致，導致患者的所有分泌腺體出現問題。缺陷的CF基因位於7q31-32。

⊙ 臨床表現

由於**氯離子通道蛋白的形成**連帶造成鈉離子滯留，導致患者的**分泌物黏滯度異常**，清除過程受阻，因而易產生反覆性和慢性的**肺部感染**、胰臟功能不足、膽汁淤滯等症狀。其臨床表現多樣化，病況可輕可重，一般會出現呼吸道感染、營養吸收不良等症狀。診斷有賴臨床表現及汗液電解質檢測。由於患者汗液中氯化鈉濃度異常升高，常常是母親注意到病兒的汗液鹹鹹的，因而發現問題。此症目前僅能採取症狀治療。

五、苯酮尿症 (Phenylketonuria, PKU)

苯酮尿症的患者大都缺乏一種單氧化酶(monooxygenase)，不能將苯丙胺酸(phenylalanine)轉變成酪胺酸(tyrosine)來代謝，反而產生了苯丙酮酸(phenylpyruvate)的堆積。

⊙ 臨床表現

患者於出生後3~4天開始一直到2~3歲，由於無法有效代謝食物蛋白質中部分的胺基酸，而促使血中苯丙胺酸數值升到極限，通常會導致嚴重智能不足，有抽搐、食慾不振、噁心、嘔吐現象。同時亦因形成黑色素的酪胺酸缺乏而導致頭髮發黃、皮膚變白。

六、半乳糖血症 (Galactosemia)

➜ 定義

半乳糖為葡萄糖的異構物,在半乳糖的利用過程中,需經過數種酵素的協助才能使之進入到葡萄糖的糖解(glycolysis)路徑。然而,半乳糖血症的患者卻因缺乏半乳糖激酶(galactokinase)、尿苷醯轉移酶(uridyltransferase)或表異構酶(epimerase),而無法將半乳糖轉變成葡萄糖來使用。

➜ 臨床表現

患者於出生時多半無異狀,餵乳數天後發生嚴重吐奶、昏睡、體重不增加,之後會有肝脾腫大、黃疸等,嚴重者會因血液感染而死亡。症狀較輕者會有生長發育及智能不足、白內障及肝硬化等症狀。

其治療一般以飲食控制為主,對於含半乳糖食物如:母乳、牛乳、乳製食品、動物內臟等均應禁食。嬰兒可用豆奶替代配方奶、母乳餵食。如在新生兒期及早發現,治療效果相當良好。

七、白化症 (Albinism)

白化症是由於酪胺酸酶(tyrosinase)缺損或活性降低,致患者體內無法以酪胺酸製造出黑色素(melanin),臨床特徵為皮膚、毛髮及虹膜缺乏色素,俗稱白子。患者易受紫外線輻射傷害而罹患皮膚的角化症、皮膚癌等。此外,虹膜與視網膜對亮光敏感,影響視力。

八、溶酶體貯積疾病 (Lysosome Storage Disease)

溶酶體貯積疾病是由於溶酶體酵素缺乏,而造成某些分子的堆積。

(一) 黏多醣症 (Mucopolysaccharidoses, MPS)

黏多醣症是因體內缺乏分解黏多醣的酵素,而使其堆積於全身各種細胞中。其病程一般是呈漸進式的,患者會漸漸出現智能不足、角膜混濁、骨骼變形、關節僵硬,內臟方面則包括肝脾腫大、心血管疾患等。目前黏多醣症概分為九個類型。除了第二類型以外,其他皆為體染色體隱性疾病。然而臺灣及亞洲地區最常見的都是第二類型,又稱為韓特氏症(Hunter syndrome),是一種性聯遺傳,請見表5-5。

⬤ 表5-5　黏多醣症的數種類型

類型		通俗名稱	遺傳型式	病情嚴重度
第一型	IH亞型	賀勒氏(Hurler)	自體隱性遺傳	極嚴重
	IH/S亞型	賀勒－施艾氏症(Hurler-Scheie)		中度
	IS亞型	施艾氏症(Scheie)		輕度
第二型	嚴重型	韓特氏症(Hunter severe)	X-性聯隱性遺傳	重度
	輕微型	韓特氏症輕型(Hunter mild)		輕度
第三型	III A亞型	聖菲利柏氏症A型(Sanfilippo A)	自體隱性遺傳	中度
	III B亞型	聖菲利柏氏症B型(Sanfilippo B)		
	III C亞型	聖菲利柏氏症C型(Sanfilippo C)		
	III D亞型	聖菲利柏氏症D型(Sanfilippo D)		
第四型	IV A亞型	莫奎歐氏症A型(Morquio A)	自體隱性遺傳	輕～中度
	IV B亞型	莫奎歐氏症B型(Morquio B)		
第五型		併入第一型IS亞型	—	—
第六型		馬洛托－拉米氏症(Maroteaux-Lamy)	自體隱性遺傳	輕～中度
第七型		史萊氏症(Sly)	自體隱性遺傳	中～重度

(二)　肝醣貯積病 (Glycogen Storage Disease, GSD)

　　人體內任何參與肝醣合成或分解的酵素缺乏，都會造成肝醣堆積，並形成不同的疾病。主要侵犯肝、腎（圖5-10），偶見於心臟及肌肉。此症可分為許多類型，其中數型請參考表5-6。根據這些不同型式所引起的生理病理機轉，又可概分為幾類：

1. 肝病變類：肝臟是儲存肝醣的大本營，在必要的時候亦分解出葡萄糖來提供能源。肝病變類最主要的臨床表現為肝醣堆積而造成肝臟腫大，以及因無法分解葡萄糖而產生低血糖等現象。肝醣貯積病的第一型即屬此類。

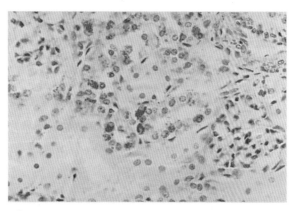

⬤ 圖 5-10　肝醣貯積病。腎小管上皮細胞細胞質內肝醣沉積，特殊染色呈粉紅色顆粒。

◆ 表5-6 肝醣貯積病的數種類型

類 型	名 稱	酵素缺乏	肝醣結構或臨床結果
第一型	von Gierke氏病	葡萄糖-6-磷酸酶	肝、腎腫大,並導致低血糖症、乳酸毒症及血脂質過高
第二型	Pompe氏病	溶酶體的α-葡萄糖酶	在溶酶體形成肝醣顆粒,導致肌肉乏力
第三型	Cori氏病	去分支酶	肝醣結構改變,低血糖症
第四型	Andersen氏病	分支酶	肝醣結構改變
第五型	McArdle氏病	肌磷酸化酶	肌肉中過量的肝醣堆積,運動時會引起痙攣或疲勞
第六型	Hers氏病	肝臟磷脂化酶	低血糖症,但病情較第一型輕微

2. 肌病變類:橫紋肌中藉肝醣分解與糖解作用(glycolysis)來產生肌肉運動所需的能量。肌病變類的特點是在運動後肌肉產生痙攣,乳酸的產生亦受到阻斷。第五型即屬此類。

3. 其他。

(三) 神經鞘脂質代謝障礙

此類疾病於猶太人的發生率較高。

1. 泰－薩氏病(Tay-Sachs disease):因第15對染色體上的己醣胺基酸酶(hexosaminidase)基因發生變異,造成神經節苷脂GM2的堆積。此種堆積雖可見於全身,卻以腦神經與腎臟病變特別顯著,患者於出生6個月左右即開始出現智力與行動障礙,以及嚴重的視力問題。因視網膜上神經節細胞脹大,而使得脈絡膜的紅色益發明顯,以眼底鏡檢查時,可看到櫻桃紅斑(cherry-red spot)。患者多在出生後2~3年內死亡。

2. 高歇氏病(Gaucher's disease):因染色體1q之β葡萄糖苷酶(β-glucosidase)缺陷所致,如此將造成大量腦醯胺苷脂(cerebroside)堆積於身體的網狀內皮系統。在肝、脾、淋巴結、骨髓等處,可發現充滿脂質的巨噬細胞,稱為高歇氏細胞(Gaucher's cell)。患者可能出現貧血、白血球及血小板減少,脾腫大、骨折、疼痛等併發症。較嚴重者可侵犯中樞神經的神經元。

3. 尼曼－皮克氏病(Niemann-Pick disease):此病乃是缺乏神經鞘磷脂酶(sphingomyelinase),因而造成神經鞘磷脂與膽固醇的堆積。這些脂質堆積於中

樞神經與吞噬細胞中。富含吞噬細胞的器官，例如肝、脾、淋巴結、骨髓、肺臟等，所受到的影響最為嚴重，其吞噬細胞因脂質堆積而呈泡沫狀。而神經元則因脂質堆積而脹大。患者生長遲緩、智能不足、視網膜亦出現櫻桃紅斑。其多於3歲前死亡，解剖時可發現大腦嚴重萎縮。

性聯遺傳

性聯遺傳乃因發病基因位於性染色體上，因此發病對象多為特定性別。目前已知的性聯遺傳疾病，致病基因幾乎都為X連鎖隱性(X-linked recessive)。由於Y染色體上不具同質基因可以抑制此異常基因的表現，故患者多為男性。某些女性異型合子患者雖可能得病，症狀卻不如男性嚴重。表5-7是常見的性聯遺傳疾病。

▶ 表5-7　常見的性聯隱性疾病

疾　病	臨床表徵
葡萄糖-6-磷酸鹽去氫酶缺乏症	藥物誘發的溶血性貧血
裴馨氏肌肉失養症	進行性肌肉衰弱
血友病A	因凝血因子VIII缺乏造成出血傾向
血友病B	因凝血因子IX缺乏造成出血傾向
性聯遺傳γ球蛋白血症	因B細胞無法成熟使γ球蛋白減少
X連鎖魚鱗癬	因類固醇硫酸酯酶缺乏形成鱗狀皮膚

一、X連鎖顯性 (X-Linked Dominant)

此類疾病的發病對象主要為女性，男性的病徵則介於顯性及隱性之間。目前所知屬於此類的疾病有家族性低磷酸鹽軟骨病(familial hypophosphatemic rickets)與甲氨醯轉移酶缺乏(transcarbamylase difficiency)。

二、X連鎖隱性 (X-Linked Recessive)

(一) 易碎性 X 染色體症候群 (Fragile X Syndrome)

易碎性X染色體症候群為心智障礙中發生率第二高者，僅次於唐氏症，發生率在男性約1/2,000，女性約1/4,000。主要造成智能不足，男性患者易有中至重度的心智發展遲緩，患者智商約在20~60之間；此症有家族遺傳傾向。X染色體上的FMR-1基因(Xq27.3)因縱列三核苷酸反覆序列(tandem repeat) CGG增幅而脆弱易斷。正常人

於此處約有30個重複,而患者的重複次數可高達4,000次。患者通常為男性,頭圍較大、腳部變粗,常伴有關節及心臟瓣膜異常,且80%以上的人會在青春期後有睪丸腫大(macroorchidism)的現象;女性亦可發生此症,但症狀較輕。

(二)葡萄糖－六－磷酸鹽去氫酶缺乏症 (G-6-PD Deficiency)

葡萄糖－六－磷酸鹽去氫酶缺乏症(glucose-6-phosphate dehydrogenase deficiency, G-6-PDD),俗稱「**蠶豆症**」,在臺灣以客家人為多。一般於日常生活中,人體不斷接觸或產生自由基,卻亦有自行消解其毒性的運作方式。但此病患者接觸到某些氧化劑藥物(如樟腦丸、磺胺劑類等)時,由於G-6-PD缺乏而無法產生足夠的還原態麩胱苷肽(glutathione, GSH)來消解過氧化毒性,而使得**老化的紅血球細胞膜易遭破壞,產生溶血**。臺灣的發生率約為3%,男性多於女性,是國內引起**新生兒嚴重黃疸**最重要原因之一。

G-6-PDD是預防勝於治療,患者應避免接觸及食用可能引起溶血的藥物(如抗瘧疾藥、磺胺劑類、紫藥水等)、食物(如蠶豆)及樟腦丸(萘丸)。如發生溶血,應詳細觀察其黃疸之發生,即時予以治療,以防止核黃疸之產生。若有細菌、病毒感染、酮酸中毒和肝炎時,應該注意治療。

(三)裘馨氏肌肉失養症 (Duchenne Muscular Dystrophy)

裘馨氏肌肉失養症是因X染色體上的DMD基因缺失所致,DMD基因編碼的蛋白質為dystrophin,此蛋白質對於**肌細胞膜**結構的維持具有重要的角色,一旦缺乏則易導致肌細胞死亡。

➲ 臨床表現

患者為男性,平均壽命低於20歲。臨床表現以骨骼肌的進行性退化為主,顯微鏡下可見肌纖維大小異常(萎縮或肥大),血液檢查可發現CPK值明顯偏高。病變通常在5歲以前出現,由下肢及骨盆開始發生,漸進性地呈現頸部以下肌肉無力;患者在由跪姿起立或欲伸展髖部時需以上肢作輔助,走路時呈特殊的寬底支撐步態,稱為**高爾氏徵象**(Gower's sign)(圖5-11)。大部分的病例於10~12歲便無法行走,後期常因呼吸肌無力、心肌病變、呼吸道感染而死於心肺衰竭。

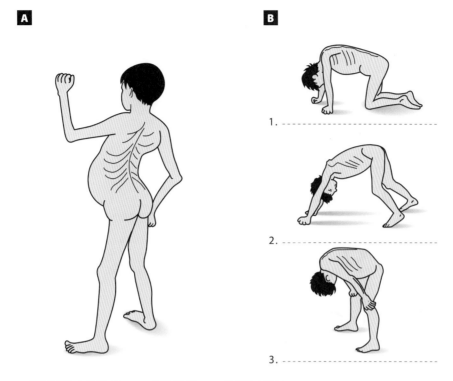

1. ──────────────────

2. ──────────────────

3. ──────────────────

▶ **圖 5-11** 裘馨氏肌肉失養症。(A) 姿勢特徵；(B) 高爾氏徵象。

（四）性聯遺傳無 γ 球蛋白血症 (X-Linked Agamma-Globulinemia)

又稱**布魯頓氏病**(Bruton's diease)，患者幾乎都是**男性**。致病原因發生在控制免疫球蛋白製造的基因上，目前有研究顯示其可能是位於**X染色體**長臂上，為與酪胺酸激酶(tyrosine kinase)有關的基因。患病的嬰兒因為出生後尚有母親的IgG保護，一直到6~9個月後，症狀才慢慢顯現。病兒反覆受到一些化膿性鏈球菌感染，對抗生素的反應亦不佳，常造成肺功能不全等後遺症；然而其對病毒與黴菌的抵抗力大致正常。

血清學檢查中，IgG的含量低於100 mg/dL，其他型抗體則幾乎不存在。**血液中缺乏B淋巴球**，淋巴組織中亦無生發中心(germinal center)，但骨髓檢查可發現數目正常的前驅B淋巴球。

患者可給予施打免疫球蛋白來治療。若能早期診治，預後相當不錯。

（五）血友病 (Hemophilia)

血友病是凝血因子缺乏的疾病。由於凝血因子主要在肝臟製造，因此嚴重的肝臟病變將造成後天性的凝血因子缺乏。此外，維生素K對於某些凝血因子(II, VII, IX, X)的活化亦不可或缺（圖5-12）。

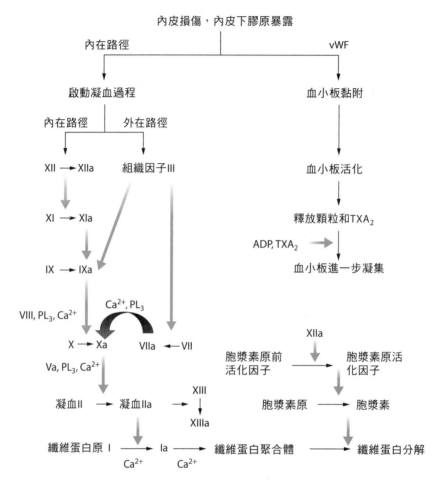

圖 5-12 凝血因子作用示意圖。

分類

先天性的遺傳性血友病主要分為幾種：

1. **A型血友病**：缺乏第八凝血因子(VIII)。為最常見的血友病。依照第八凝血因子的缺失情形，又可分為輕度、中度與重度，除了在外傷或手術後經常出現大量出血外，患者常因輕微的小挫傷就造成血液流入關節腔，造成關節變形。亦可能因為有泌尿道、腸道、呼吸道等內臟出血狀況。若發生顱內出血可造成死亡。

　　基本上除了部分凝血時間(partial thromboplastin time, PTT)延長外，其他如出血時間(bleeding time)、前凝血酶凝血時間(prothrombin time, PT)皆正常。輸血或補充凝血因子可減緩病情。

2. **B型血友病**：缺乏第九凝血因子(IX)。約占10%。此型又稱為Christmas disease。

3. **C型血友病**：缺乏第十一凝血因子(XI)。

4. **von Willebrand氏病**(von Willebrand disease)：缺乏von Willebrand因子(von Willebrand factor, vWF)所造成。於血管損傷後，由內皮細胞所分泌的vWF能與血小板結合以提高其黏著性，並能穩定與協助第八凝血因子的功能。

粒線體遺傳疾病

粒線體是細胞內除了細胞核外，亦含有DNA的胞器。在精、卵結合過程中，由於精子富含DNA的尾部斷裂，**因此受精卵中的粒線體DNA僅來自母系單方**。但粒線體內所包含的種種蛋白質，除了由其本身DNA編碼(encode)產生外，亦有來自其他核DNA的產物。因此與粒線體有關的遺傳病可分為：(1)體染色體顯性；(2)體染色體隱性；(3)母系遺傳。

此處所著眼的主要是母系遺傳這類。由於粒線體在產生ATP的過程中亦同時伴有氧化反應與自由基的產生，而粒線體DNA本身並無複製修復系統，因此粒線體DNA發生突變的機會較核DNA頻繁許多。然而因為一個細胞內有千百個粒線體，而每個粒線體內又有2~10種DNA，因此必須在同位點變異累積到一定程度後才會表現出來。

5-3　多因子疾病

多因子疾病(multifactorial disorders)是指由許多基因共同作用加上環境因素所產生的疾病。此等疾病在親族中病例越多，罹病率亦越高。尤其在一等親內，此病約有2~7%的再發危險性。疾病的嚴重程度，與異常或突變的基因數目成正比，亦因不同的環境因素而產生差異。常見的多因子性遺傳異常如下所述。

一、高血壓 (Hypertension)

1. 一般定義：**收縮壓**持續高於140 mmHg或是**舒張壓**持續高於90 mmHg。

2. 大部分高血壓屬於所謂的**原發性高血壓**，即屬於多因子遺傳疾病。

3. **臨床相關併發症**：左心室肥厚、腦出血、動脈硬化、腎萎縮、胃萎縮、腎臟衰竭、視網膜出血甚至失明等。

二、糖尿病 (Diabetes Mellitus)

1. 血糖不正常的增高，稱為糖尿病。

2. 大部分是屬於第二型（舊稱為非胰島素依賴型(NIDDM)）糖尿病，常發生於成年之後，少部分是屬於第一型（舊稱為胰島素依賴型(IDDM)）糖尿病，好發於成年之前。

三、冠狀動脈疾病 (Coronary Artery Disease)

1. 指因冠狀動脈病變所導致的心臟疾病，常引起**心肌梗塞**(myocardial infarction)，目前是臺灣地區的十大死因之一。

2. 是三條主要的冠狀動脈所發生的疾病，分別是右冠狀動脈和左冠狀動脈，左冠狀動脈又可以分成左前降枝、左迴旋枝，因為左前降枝供應心臟肌肉的範圍最大，因此左前降枝發生冠狀動脈疾病的後遺症最嚴重。

四、先天性心臟病 (Congenital Heart Disease)

1. 最常見的先天性異常之一。

2. 引起原因：非常的多，除了唐氏症、愛德華氏症候群、帕陀氏症候群、貓哭症候群、特納氏症候群外，還有很多未知的原因會引起，這些原因屬於多因子遺傳性質。

3. 有關於先天性心臟病的詳細討論，請見第9章。

五、痛風 (Gout)

1. 主要為**尿酸**(urate)堆積在關節所引起，好發於**成年男性**。

2. 臨床症狀：以急性關節炎症狀為主，好發在趾關節（特別是**第一蹠趾關節**(first metatarso-phalangeal joint, MPJ)）、膝關節等。

3. 痛風的結晶為針狀。反覆性痛風會引起**尿酸結晶堆積**，進而形成**痛風石**(tophi)（圖5-13）。

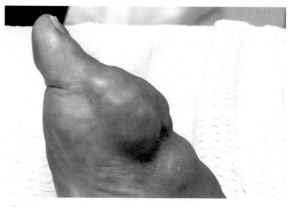

▶ **圖 5-13** 發生於第一蹠趾關節的痛風石。

六、先天肥大性幽門狹窄症 (Congenital Hypertrophic Pyloric Stenosis)

1. 較好發於**男嬰**，幽門肌肉因為肥大及增生造成幽門出口處狹窄，導致食物不易通過幽門而進入十二指腸，嚴重時有**噴射性嘔吐**(projectile vomiting)的現象。

2. 治療方式：以外科手術方式，將狹窄處的肥大幽門處的環狀肌肉切開。

七、唇裂、顎裂或唇顎裂

1. 唇裂(cleft lip)比顎裂(cleft palate)還常見，唇裂較好發於男嬰，顎裂較好發於女嬰。

2. 唇裂又叫做**兔唇**(hare lip)，較不會影響口腔功能，但會影響外觀。

3. 顎裂會造成發音和攝食的問題，較唇裂為嚴重。

4. 「十的準則」：年紀滿十週、體重大於十磅和血比容大於十等，即是開刀的適合時機。

參考資料 ► REFERENCE

朱旆億、李進成、郭雅雯(2023)·*全方位護理應考e寶典－病理學*（十五版）·新文京。

吳毅穎、王宗熙、劉之怡、彭瓊琿、劉佳宜、黃子豪、高久理、張慶宏(2021)·*病理學*·永大。

侯瑞城(2004)·*醫護病理學*（六版）·華杏。

張聰民、彭瓊琿(2007)·*新版生物化學*·新文京。

Rubin, E. (2004)·*基本病理學*（張瓊懿等譯；初版）·藝軒。

Kumar, V., Abbas, A. K., Fausto, N., & Aster, J. C. (2014). *Robbins and Cotran pathologic basis of disease* (9th ed.). Elsevier Saunders.

Rubin, E. (2001). *Essential pathology* (3rd ed.). Lippincott Williams & Wilkins.

Stevens, A., & Lowe, J. S. (2000). *Pathology* (2nd ed.). Mosby.

圖片來源：

圖5-10引用白劉信雄、賴宗鼎、彭瓊琿、蕭婉玉、韋建華(2005)·於王志生總校·*病理學*·新文京。

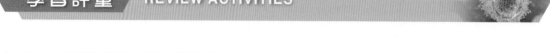

( ) 1. 有關粒線體基因突變的疾病，下列何者正確？ (A)為母系遺傳 (B)為父系遺傳 (C)為顯性遺傳 (D)為隱性遺傳

( ) 2. 第三型纖維母細胞生長因子接受體(Fibroblast growth factor receptor 3, FGFR3)之基因發生突變的病變為何？ (A)軟骨發育不全(achondroplasia) (B)骨發生不全(osteogenesis imperfecta) (C)化膿性骨髓炎(pyogenic osteomyelitis) (D)骨肉瘤(osteosarcoma)

( ) 3. 下列何者是最常見的基因體多形性(genomic polymorphism)？ (A)單核苷酸多形性(single-nucleotide polymorphism) (B)約束酶片段長度多形性(restriction fragment length polymorphism) (C)突變(mutation) (D)染色體轉位(translocation)

( ) 4. 有關第一型與第二型糖尿病之比較，下列何者正確？ (A)第一型多發生在三十歲以上的病人 (B)第二型多發生在正常體重的病人 (C)第一型比第二型容易發生酮酸血症 (D)第二型容易早期發生胰臟炎及纖維化

( ) 5. 玻璃娃娃（Osteogenesis Imperfecta成骨不全症）是因為下列何種機轉所導致的疾病？ (A)膠原蛋白合成的異常 (B)骨骼生長板(growth plate)中軟骨發育的異常 (C)副甲狀腺素過多 (D)噬骨細胞(osteoclast)的異常導致骨頭重新塑造異常

( ) 6. 細胞遺傳學檢查發現核型為46，XX，t(2;5)(q31;p14)。這是哪一種染色體異常？ (A)轉位(translocation) (B)脫失(deletion) (C)倒置(inversion) (D)同染色體(isochromosome)

( ) 7. 下列疾病中，何者之主要特徵為身材短小以及缺乏第二性徵？ (A)唐氏症候群(Down's syndrome) (B)透納氏症候群(Turner's syndrome) (C)原發性小睪症(Klinefelter syndrome) (D)易碎性X-染色體症候群(fragile X syndrome)

( ) 8. 關於性染色體隱性遺傳(sex-linked recessive disease)的敘述，何者錯誤？ (A)異常基因在X染色體上 (B)男性出現症狀機會大於女性 (C)兒子之異常基因來自母親 (D)女兒之異常基因來自正常的父親

( ) 9. 纖維囊泡症(cystic fibrosis)之疾病以何種方式遺傳？ (A)體染色性顯性 (B)體染色性隱性 (C)性染色性顯性 (D)性染色性隱性

( ) 10.有關威爾森氏症(Wilson disease)之敘述，何者正確？ (A)是一種體染色體隱性遺傳疾病 (B)是鐵過度沉積體內引起的疾病 (C)主要臨床表現是肝硬化及糖尿病 (D)是造成急性肝衰竭最常見的原因

( ) 11. 易碎X症候群(fragile X syndrome)係染色體發生哪一種突變？ (A)三聯體重覆(triplet repeat) (B)印記(imprinting) (C)轉位(translocation) (D)點突變(point mutation)

( ) 12. 特納氏症候群(Turner's Syndrome)的特徵不包括： (A)蹼狀頸 (B)無月經 (C)染色體45，XO (D)斷掌

( ) 13. 下列何者不是遺傳性血鐵質沉著症(hereditary hemochromatosis)的常見症狀？ (A)尿崩 (B)微小結節性肝硬化 (C)糖尿病 (D)皮膚色素沉積

( ) 14. 下列有關Wilson氏疾病的敘述何者錯誤？ (A)肝臟內的銅沉積增加 (B)角膜會有Kayser-Fleischer環的形成 (C)不會有肝硬化 (D)會有腦部基底核(basal ganglion)病變

( ) 15. 下列有關神經纖維瘤病(neurofibromatosis)之敘述，何者錯誤？ (A)為自體顯性遺傳 (B)臨床表現雖可分為兩型，但其牽涉到的基因是相同的，均位於17號染色體 (C)多發性神經纖維瘤色素性的皮膚病灶(café-au-lait spots)，及虹膜贅瘤為第一型神經纖維瘤病的特徵 (D)兩側性聽神經纖維瘤是第二型神經纖維瘤病的

( ) 16. 唐氏症之病患，除了智能不足及外觀之特徵外，最常見之內臟器官異常是屬於哪一種？ (A)先天性心臟病 (B)腎臟發育不全 (C)腸道畸形 (D)肺臟異常

( ) 17. 貓哭症(cat-cry syndrome)的染色體特徵為？ (A)第5對染色體缺乏短臂 (B)第8對染色體缺乏短臂 (C)三染色體18 (D)性染色體比正常多出一個染色體

( ) 18. 下列何者為性聯遺傳疾病？ (A)白化症 (B)海洋性貧血 (C)骨性發育不良 (D)葡萄糖-6-磷酸鹽去氫酶缺乏症

( ) 19. 以下何者屬於溶酶體貯積症？ (A)苯酮尿症 (B)半乳糖血症 (C)黏多醣症 (D)血友病

( ) 20. 以下何者為酵素缺陷所引起的遺傳病？ (A)高歇氏病 (B)唐氏症 (C)馬凡氏症候群 (D)克萊恩費爾特氏症候群

( ) 21. 家族性高膽固醇血症乃因何種缺陷所致？ (A)酵素缺陷 (B)接受器缺陷 (C)結構性蛋白缺陷 (D)先天性藥物敏感

( ) 22. 在體染色體顯性遺傳中，若雙親皆屬異形基因合子，則子代正常的機率為何？ (A) 100% (B) 75% (C) 50% (D) 25%

( ) 23. 玻璃娃娃是指哪一種病變？ (A)軟骨發育不全(achondroplasia) (B)骨性發育不良(osteogenesis imperfecta) (C)化膿性骨髓炎(pyogenic osteomyelitis) (D)骨肉瘤(osteosarcoma)

( ) 24. 雙親中只有一位出現多囊性腎病(polycystic kidney disease)，他們的小孩大約有多少機率罹患此病？ (A) 100% (B) 50% (C) 25% (D) 0%

（　）25.下列何者是高血壓最常見的類型？　(A)腎臟病　(B)腎上腺疾病　(C)主動脈狹窄　(D)原發性

（　）26.下列有關家族型腺瘤性息肉症(familial adenomatous polyposis)的敘述何者錯誤？　(A)為自體顯性遺傳疾病　(B)至少要有100個腺瘤才可診斷為此疾病　(C)多數病人到中年之後會有顯著而大量的息肉開始出現　(D)幾乎100%會轉變為結腸癌

（　）27.下列有關Marfan症候群(Marfan syndrome)的敘述何者錯誤？　(A)根本原因是fibrillin異常，其量或質發生問題都可能引起Marfan症候群　(B)為自體隱性遺傳異常(autosomal recessive disorder)　(C)全身的結締組織(connective tissue)都有受到侵犯的可能　(D)臨床表現主要以骨骼、眼睛及心血管系統為主

（　）28.威爾森氏疾病(Wilson disease)的銅代謝異常可利用何種特殊染色來證實？　(A)orcein染色　(B)rhodanine染色　(C)普魯士藍(Prussian blue)染色　(D)Masson trichrome染色

（　）29.下列有關遺傳性異常之敘述何者錯誤？　(A)源於父或母之配子(gamete)　(B)可傳於子代　(C)都是嬰兒期即發病　(D)有家族性

（　）30.下列有關造骨不全症(osteogenic imperfecta)的敘述，何者錯誤？　(A)即一般所謂的玻璃娃娃　(B)患者易骨折　(C)均為自體顯性遺傳　(D)皮膚、關節、眼睛也可能有病變

（　）31.下列有關糖尿病之敘述，何者錯誤？　(A)幼年型病人常為自主免疫反應引起　(B)患者有多吃、多喝、多尿之病徵　(C)Type II是嚴重依賴胰島素之糖尿病　(D)脂肪代謝產物之堆積，會引酸中毒

（　）32.凝血第八因子缺乏（A型血友病）的遺傳方式是：　(A)自體顯性遺傳異常　(B)自體隱性遺傳異常　(C)自體共顯性遺傳異常(autosomal codominant)　(D)X-聯結異常(X-linked disorder)

（　）33.下列有關單基因疾病(single-gene disease)的敘述何者正確？　(A)自體顯性疾病的發病年齡會較遲，有時候症狀和病徵會到成年才出現　(B)自體顯性疾病常常突變的蛋白質是酵素蛋白(enzyme)　(C)自體隱性疾病的發病年齡會較晚，常於成年之後才發病　(D)自體隱性疾病常受到影響的蛋白質是屬於可經由回饋機轉調控的蛋白或重要的構造蛋白質

（　）34.若家族中有第二型糖尿病的病史，罹患糖尿病的機會也將比較高。第二型糖尿病的遺傳模式屬於？　(A)性聯遺傳疾病(sex-linked disorder)　(B)單基因遺傳疾病(single-gene disorder)　(C)多基因遺傳疾病(multigenic disorder)　(D)染色體異常疾病(chromosomal disorder)

（　）35. 性聯無伽瑪球蛋白血症(X-linked agammaglobulinemia)發病的主要原因，下列何者正確？　(A)前趨B細胞(pre-B cell)不能分化成B細胞　(B)胸腺發育不良(thymic hypoplasia)　(C)腺嘌呤去胺酶(adenine deaminase, ADA)基因突變　(D)第二級MHC（主要組織相容性抗原複合體）分子缺乏

（　）36. 有關杭汀頓氏病(Huntington disease)的敘述，下列何者錯誤？　(A)是一種舞蹈症(chorea)　(B)是一種體染色體顯性遺傳疾病　(C)通常在兒童期發病　(D)與大腦尾核(caudate nucleus)及殼腦(putamen)內的神經元持續退化有關

（　）37. 下列何者不是威爾森氏病(Wilson disease)的特徵？　(A)為體染色體顯性遺傳(autosomal dominant inheritance)疾病　(B)銅離子無法被代謝，沉積在肝、腦等器官　(C)眼睛角膜周圍可見棕綠色環　(D)可能有神經及精神症狀

學習評量
解答請掃描
QR Code

MEMO:

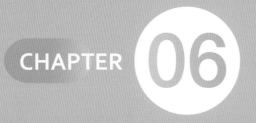

CHAPTER 06

環境傷害與營養疾病

編著者◎溫小娟、廖美華、顏惠芷

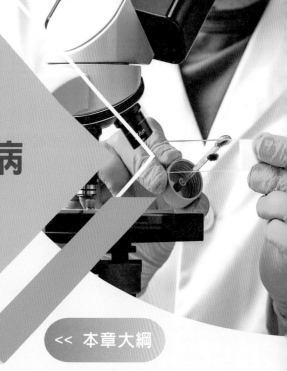

<< 本章大綱

✦ 6-1 化學性傷害

　　化學性傷害泛指因化學藥物或其他化學物質所引起的傷害。化學物對人體的傷害方式包括：(1)直接造成組織細胞傷害；(2)化學物被吸收進入體內後，進一步被代謝成有害的成分，引起毒性反應；(3)化學物激活免疫反應造成損傷（圖6-1）。常見化學物的傷害，說明如下。

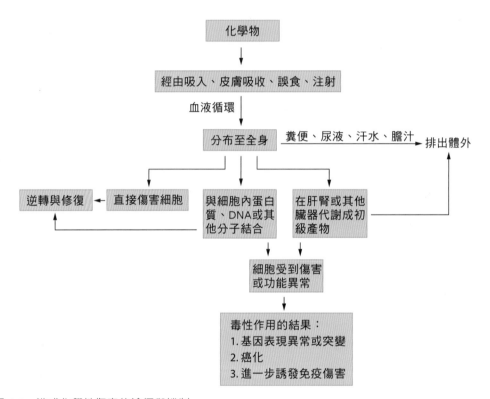

● 圖 6-1　造成化學性傷害的途徑與機制。

吸　菸 🔬

　　香菸燃燒後可產生4,000多種化合物，燃燒後的這些化學分子經過呼吸道被吸收後，除了對呼吸系統有不良的刺激作用外，也是許多慢性病惡化的危險因子，因此香菸防治已是重要的衛生課題。香菸燃燒後釋出的成分主要分為四大類：

1. **尼古丁**(nicotine)：具有中樞神經興奮提神的作用，也是造成香菸成癮的主要物質。尼古丁會刺激交感節後神經元釋放兒茶酚胺（腎上腺素及正腎上腺素），使吸菸者的末梢血管收縮、心跳加速等生理反應。

2. **焦油**(tar)：目前已知焦油刺激易引起呼吸道黏膜的偽複層纖毛柱狀上皮細胞**化生為複層鱗狀上皮細胞**，化生的黏膜易誘發肺癌，也是慢性肺病的重要元凶。

3. **一氧化碳**(cabon monoxide, CO)：一氧化碳會阻礙正常氧氣和血紅素的結合，造成體內缺氧。

4. 其他化學成分：包含有數十種刺激物質及40種以上的致癌物。

　　吸菸不僅是個體健康受到危害，因吸菸產生的毒害物質吸附在衣服、家具上，仍會對其他人造成危害，特別是對孩童傷害遠大於成人，會提高呼吸道疾病之風險。此外，吸菸也是許多慢性疾病的重要危險因子，包括肺癌、粥狀硬化、慢性阻塞性肺病、胃潰瘍等疾病。因此美國公共衛生為了提倡戒菸，提出「現在該是我們讓吸菸成為歷史的時刻了，這將擁有非凡的價值」。近年臺灣也加入全面禁菸行列，以減少國人之菸害暴露風險。

酒精（乙醇） 🔬

　　乙醇在體內主要由肝臟之脫氫酶(dehydrogenase)、細胞色素P-450及觸酶(catalas)代謝成乙醛，最後，乙醛由乙醛脫氫酶代謝為醋酸。代謝過程中的中間產物對身體造成影響，分述如下：

1. 消化系統：最常見的是經常酗酒者，易導致肝臟細胞**脂肪變性（脂肪肝）、酒精性肝炎、慢性胰臟炎或酒精性肝硬化**（圖6-2）。喝酒不僅傷肝，也傷胃，酒精會使食道下方的賁門緊縮能力下降，容易使胃酸逆流到食道，也會破壞胃黏膜，嚴重時會引起**胃潰瘍**。

2. 心血管系統：長期酗酒易造成心肌病變，而引起心臟擴大的現象。

3. 神經系統：酒精本身或其代謝物對神經系統有廣泛性影響，長期酗酒對神經系統傷害如下所述：

   (1) 酒精代謝物會使血腦障蔽(BBB)通透性增加，使神經組織被傷害的風險提高。

   (2) 酒精也可直接對大腦產生氧化壓力，使其自由基含量增加，進而損害神經組織，使多種腦部疾病風險提高。

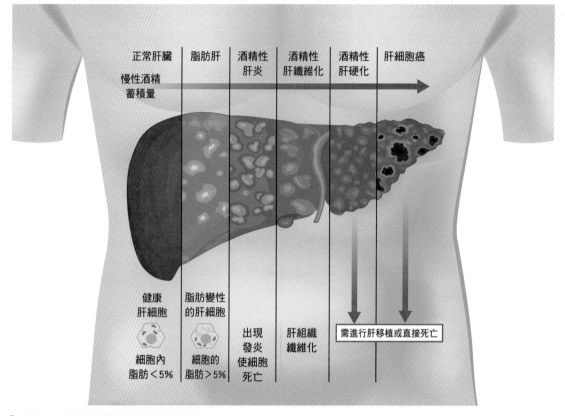

圖 6-2 長期酒精蓄積對肝的影響。

(3) 酗酒除了引起成癮現象之外，其體內之**硫胺酸**(thiamine, vit. B_1)亦會慢慢缺乏導致**乾性腳氣病**，出現**周邊神經病變**，或神經物質過多的現象，最後影響神經功能，如造成運動失調、記憶變差或喪失等症狀，嚴重者會有**Wernicke氏腦病**，導致**Korsakoff氏精神病**(Korsakoff's psychosis)。

4. 生殖系統：人體動情素是由肝臟代謝排出，但酗酒引起肝功能下降時，肝臟對動情素代謝能力亦下降，動情素蓄積體內時，對男性會造男性女乳症或睪丸萎縮的現象，對女性則易造成月經失調。

一氧化碳

　　一氧化碳可來自於任何種類的不完全燃燒所致，臺灣最常見的一氧化碳中毒原因是瓦斯熱水器裝置在浴室內、通風不良處或是在通風不良的車庫中持續吸入汽車引擎排出的廢氣。

由於一氧化碳是**無臭**、**無味**、**無色**的氣體，所以人體吸入中毒後往往不自知。一氧化碳的毒性來自於一氧化碳分子對血紅素的高度親和力（是氧氣與血紅素親和力的200~300倍），一旦血紅素與一氧化碳結合形成**一氧化碳血紅素**(carboxyhemoglobin)後，血紅素攜帶氧的能力將大為下降，因而造成**組織細胞缺氧**。因為一氧化碳血紅素呈現**櫻桃紅色**，故中毒的病患在皮膚及組織會出現櫻桃紅充血(cherry red hyperemia)。一氧化碳中毒輕微者只是覺得疲倦頭昏而已，但當50%的血紅素轉變成一氧化碳血紅素（老人則為30%），即可致命。

對於一氧化碳的中毒處理，首先是將患者移至通風的場所，並盡速給予100%氧氣及支持性療法，必要時還需高壓氧治療。

藥物傷害

1. **阿斯匹靈**(Aspirin)：引起**胃潰瘍出血**、**腎乳突壞死**，又叫做**止痛藥腎病**(analgesic nephropathy)。

2. **對位乙醯胺基酚**(Acetaminophen)：為一種非類固醇抗發炎藥，若使用過量，容易導致**肝壞死**。

3. **盤尼西林**（Penicillin，亦稱青黴素）：對盤尼西林過敏的人，容易導致**全身性過敏反應**（Type I過敏）。

4. 外源性動情素(exogenous estrogen)：常使用於更年期婦女的荷爾蒙補充療法(hormone replacement therapy, HRT)。過量的外生動情素易增加得到下列疾病的危險性：子宮內膜癌、血栓性栓塞症、乳癌、肝臟腺腫瘤。

5. 沙利竇邁(Thalidomide)：是中樞神經抑制劑，作為抗妊娠孕吐的藥物，但因引起胎兒畸形（海豹肢）被停用。

6. 抗腫瘤藥：傳統的抗腫瘤藥物以毒殺細胞為主，但往往因缺乏對癌細胞的選擇性毒殺，常使正常細胞一併遭受損傷。因此，隨著生物科技的進步，抗腫瘤藥物已從傳統的細胞毒性藥物，轉向針對癌細胞的標靶藥物發展。

成癮性藥物

成癮性藥物是指臨床上常使用之麻醉、鎮痛、抗焦慮、抗憂鬱的處方藥。這些藥物在醫療規則下使用，對病人有裨益，若濫用則會引起生理及心理上的依賴，一旦停藥會產生生理紊亂等相關戒斷症狀。成癮性藥物最常被濫用的是**中樞神經興奮劑**

（如古柯鹼(cocaine)、安非他命(amphetamine)、搖頭丸(ecstasy)）及引起幻覺（如大麻(marijuana)、麥角酸二乙醯胺(lysergic acid diethylamide, LSD)）的毒品。根據衛生福利部2022年報分析，臺灣青少年常見使用成癮性藥物以第三級毒品（K他命、FM2、硝甲西泮）為大宗，第二級毒品（安非他命、 MDMA 及大麻）次之（衛生福利部，2023）。

中樞神經興奮劑會影響神經傳導物質的作用，啟動**中腦邊緣多巴胺路徑**，令人產生愉悅、得到報酬的欣快感。短時間大量使用，出現的急性症狀包括：情緒不安、過度活動或過度嗜睡。長期使用的副作用包括使大腦過度放電引起癲癇、心律不整、呼吸急促、失眠、妄想等。最嚴重時，亦可以引起昏迷及死亡。

農業用化學物

農藥殘留於食物，被汙染的水源或土壤，已是大眾普遍的隱憂，常用之材料及對身體的傷害，分述如下：

1. 殺蟲劑：殺蟲劑中的有機氯(organochloride)例如DDT (dichlorodiphenytrichloroethane)，對神經及腎有毒性；巴拉松(parathion)長期慢性暴露則有神經毒性及延遲性神經病變。

2. 除草劑：除草劑中的砷化合物會引起色素沉著，壞疽、貧血、神經病變及癌化機率提高；百草枯（**巴拉刈(paraguat)**）常造成急性肺損傷，對肝、腎有毒性，中毒嚴重者於2~4天內產生急性的肝、腎損傷，1~4週後產生漸進性肺部纖維化，導致呼吸衰竭。

3. 滅鼠藥：作為滅鼠藥的Fluoroacetate會引起心臟及呼吸衰竭；Warfarin引起出血症狀；Strychnine則導致呼吸衰竭。

4. 有機磷農藥：是不可逆的**乙醯膽鹼酯酶(AChE)抑制劑**，會使乙醯膽鹼(ACh)持續作用在細胞的膽鹼性受器(AChR)，可導致膽鹼性纖維支配的神經中樞和周邊器官功能亢進，最終衰竭或引起死亡。

重金屬中毒

1. **砷(arsenic)**：深井水中含有砷，若長期食入會引起末梢血液循環障礙，造成末梢肢體潰爛、壞死，即聞名全國的**烏腳病**。

2. **鉛**(lead)：鉛常用於電池和鑄造業，可由食入或吸入暴露之鉛等途徑而進入體內，之後鉛會蓄積在**骨頭**中或小孩的**牙齒**中，牙齒過量的鉛堆積，導致在X光上顯影，稱為**鉛線**(lead line)。鉛中毒會影響血紅素的製造使**紅血球**中出現**藍色嗜鹼性顆粒**(basophilic granules)引起低色素性貧血。鉛也會與Ca^{2+}競爭，而降低Ca^{2+}儲存在骨頭中的含量。同時鉛也會抑制細胞膜相關酵素，造成腎臟的傷害。除此之外，鉛對中樞神經系統及周邊神經系統的毒性可造成頭痛、暈眩、記憶喪失及影響小孩智力發展。

3. **汞**(mercury)：食入汞汙染的食物或水源會引起**水俣病**（Minamata disease，因1950年代發現於日本熊本縣水俣灣地區而得名），嚴重者會破壞腎臟及中樞神經系統。

4. **鎘**(cadmium)：電鍍、化工、金屬等工業廢水汙染土壤，再種植稻米，由米飯食入鎘之中毒，是臺灣多年前的鎘中毒原因。而對於鎘合金或鍍鎘金屬的焊接工人，則易因鎘蒸氣煙燻而吸入過多，引起急性中毒。鎘對腎有毒性，使得鈣易由尿中流失，而引起自發性骨折、軟骨症及全身到處疼痛，即所謂「**痛痛病**」。

粉塵沉著（塵肺症）

　　塵肺症(pneumoconiosis)係指吸入體內之礦物質粉塵（常見如：二氧化矽、石棉、煤）沉積肺部，導致肺部病變之所有症狀總稱。粉塵吸入肺，肺內巨噬細胞會將之吞噬，並導致巨噬細胞死亡，及刺激肺部纖維增生，最終造成肺機能障礙。

1. **煤礦工人塵肺症**(coal worker's pneumoconiosis, CWP)：如果煤礦中也含有石英，煤礦工人除了罹患肺塵埃沉著症（黑肺病），也可能罹患矽肺症，這些粉塵長期沉著，使肺纖維化。

2. **石棉沉著症**(asbestosis)：造船、建築業或拆除業的工人常暴露在石棉(asbestos)粉塵的環境中，長期暴露除了使肺纖維化之外，亦可能引起**肺臟間皮瘤**之發生。

石化製品

　　石化製品是石油提煉後存留的物質，有多種被進一步製成居家常用的商品，長期接觸對健康的傷害，仍不容小覷。

1. **界面活性劑**：含有清潔作用的產品，就會有界面活性劑。其中非離子型的界面活性劑排入汙水或直接流入水體後，會進一步分解成「**壬基苯酚**(nonylphenol, NP)」的**環境荷爾蒙**，經由食物鏈再回到人體時，會干擾內分泌、免疫等正常的生理運作，進而衍伸各種疾病。

2. **苯**：苯的揮發性大，可由汽油中溢散出來，也能由汽油引擎之廢氣中排出。苯是一種致癌物，也會造成血液疾病。

3. **甲醛**：甲醛是無色、刺鼻的氣體，經常用於殺蟲劑、殺黴劑或防腐。甲醛在空氣中濃度超過0.1 ppm會導致眼睛及黏膜的不適。若長期接觸可引起慢性呼吸道疾病及提高致癌風險。在病理科實驗室中用來浸泡器官組織檢體的福馬林(formalin)，就是35~40%左右的甲醛水溶液，具有防腐的效果。

懸浮微粒

懸浮微粒(particulate matter, PM)係指漂浮在空氣中類似灰塵的粒汙染物，粒徑**小於或等於2.5微米(μm)的粒子就稱為PM2.5**。因其**直徑小**，可黏附在肺部或進入血液，進而引發**肺部發炎反應**、心血管病變等。

懸浮微粒來源可區分為下列兩種：

1. 原生性來源：為天然岩石風化、海洋飛沫、煙塵、街道揚塵、汽機車廢氣、工廠燃料廢氣等。

2. 衍生性來源：指物質在大氣中經由化學變化與光化反應後，成為PM2.5 微粒。

❈ 6-2　物理性傷害

對人體影響的物理性危害因子常來自環境或職業上的危害，其嚴重性並不亞於化學因素，且會加深、加速化學因素的影響。常見的物理性傷害，以下分別介紹。

溫度性傷害

一、熱痙攣 (Heat Cramps)

人體在高溫下，會因流汗導致體內Na^+過度流失，因而使下肢肌肉（特別是小腿肌肉）發生疼痛性的痙攣現象，但體溫及循環系統正常。治療方式以補充適量電解質為主。

二、熱衰竭 (Heat Exhaustion)

臺灣夏天悶熱、濕度高，若長期處在不通風處，出汗太多，易造成體內水分、鹽分不足而導致的循環系統作用失調的低血量性休克。其表現症狀包括**大量出汗**、皮膚濕冷、臉色蒼白、血壓下降、脈搏快且弱，甚至會有噁心、嘔吐及暈眩的現象。治療以補充水分及電解質為主。

三、中暑 (Heat Stroke)

臺灣濕、熱的夏天環境也是國人中暑常見原因。主要是因為濕熱**無法經由充分排汗方式**散熱，因此體溫過度升高，以致傷害組織細胞，尤其當傷害波及體溫調節中樞時，會使生理調節溫度的能力喪失，所以病患的體溫會快速升高，皮膚乾且熱，周邊血管也因熱擴張使血壓下降，導致心跳脈搏加速以代償血壓下降的情形，若代償無法維持相當的血壓值時，病患則可能出現休克，嚴重亦可導致死亡。治療的首要之務以降低病患體溫為最重要的治療處理。

四、燒燙傷 (Burn)

燒燙傷是兒童常見的意外災害。燒燙傷依燒傷的深度、面積、皮膚損傷程度、溫度及暴露時間、吸入性灼傷的表徵等而有不同嚴重的程度。若依皮膚受傷的深度可分為四級（圖6-3）：

1. 一度燒燙傷：只傷及表皮淺層，症狀為皮膚出現紅、腫、痛，但無水泡之形成。通常傷區於3~5天內即癒合，不會留下疤痕。

2. 二度燒燙傷：又分為淺二度及深二度。
   (1) 淺二度：表皮層及真皮表層受傷，皮膚除紅、腫、痛以外，會伴隨水泡之症狀。約14天可癒合，但癒合後，可能會留下疤痕。
   (2) 深二度：表皮層及真皮深層受傷，皮膚呈淺紅色，伴隨大水泡，疼痛感較不顯著。約21天可癒合，但會留下明顯疤痕，需植皮治療。

3. 三度燒燙傷：表皮、真皮及皮下組織均受傷，依據傷害程度之不同，皮膚外觀呈焦黑、蒼白、乾燥或蠟狀。由於傷害程度較深而使神經、血管破壞，所以反而不覺得疼痛。須仰賴植皮治療，可能會留下肥厚性疤痕，使得功能上發生障礙。

4. 四度燒燙傷：傷及全層皮膚、皮下組織、肌肉與骨骼，皮下脂肪、肌肉、骨骼與神經等組織壞死，猶如焦炭狀，須採用皮瓣移植等特殊醫療，嚴重部分甚至需做截肢處理。

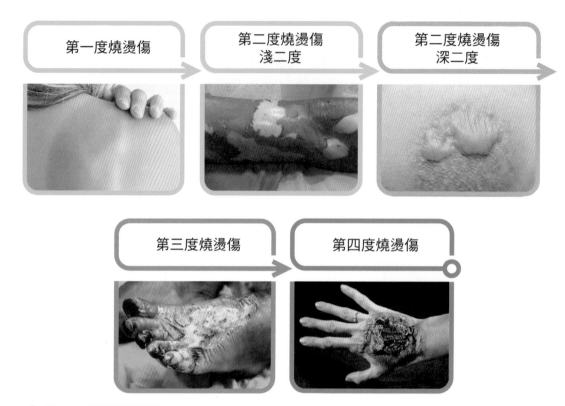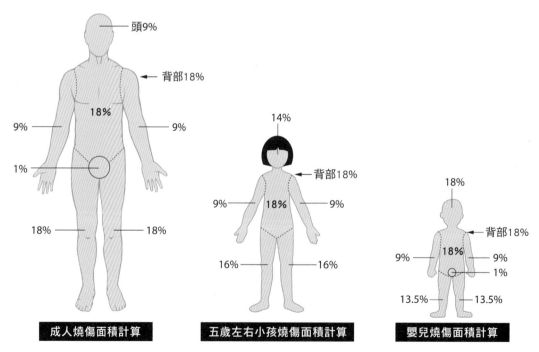

▶ 圖 6-3　燒燙傷的分級。

成人燒傷面積計算　　五歲左右小孩燒傷面積計算　　嬰兒燒傷面積計算

▶ 圖 6-4　燒燙傷面積通常採用「九分法」表示。

　　燒燙傷的皮膚損傷範圍，對燒燙傷的醫療處理極為重要，燒燙傷面積過大時，易引起脫水現象而影響血壓。燒燙傷面積的大小是以燒燙傷面積所占體表面積的百分比來表示，通常採用「**九分法**」（圖6-4）。一般評估燒燙傷面積時，只計算2度及3度燒燙傷的部分，成人燒燙傷體表總面積超過30%、年輕人或老年人體表總面積超過10%、皮膚全層灼傷超過5%、高壓電灼傷、面部及關節重度灼傷等，即被定義為重大燒燙傷患者。

　　燒燙傷除了對皮膚或血壓有影響外，傷區往往也是細菌感染好發處，其中綠膿桿菌(*Pseudomonas aeruginosa*)及念珠菌(*Candida albicans*)引起的感染，常是燒燙傷患者敗血症常見的原因，因此預防續發性的感染也是重要的課題。

五、凍 瘡 (Frosbite)

　　人體暴露在低溫時，會因末梢血管受冷刺激而收縮，末梢血流顯著下降，甚至產生缺血的現象，這將使末梢組織細胞受損或變性。臨床上，產生凍瘡的末梢組織外觀呈蒼白色，並出現針刺般的感覺。若缺血的情況持續過久，則可能導致組織壞死。

壓力性傷害

一、高山症 (Mountain Sickness)

　　人體進入高海拔地區時，因為大氣壓力下降而使氧氣分壓降低，因此提供人體所需之氧氣不足，導致體內組織細胞受損。症狀包括頭痛、倦怠、噁心、呼吸困難、睡眠障礙，如果症狀持續或持續登高山則會有肺水腫、腦水腫及視網膜出血等嚴重症狀接續發生。預防高山症的方式，除了隨身攜帶氧氣筒急救外，最重要的是登高的速度要放慢，在高度1,500~3,000公尺時，建議每天登高的海拔高度不要超過300公尺。

二、減壓病（潛水夫病）

　　減壓病(decompression sickness, DCS)常見於潛水夫及深海工作者，因此亦稱為潛水夫病(diver's disease)，當由深海的高壓環境，移到水面的低壓環境的速度太快時，便容易發生減壓病。因為深海的高壓使大量的氣體溶在體液中，特別是氮氣。高分壓氮的作用會出現神經系統異常，類似酒醉表現，稱為氮麻醉，而當身體向水面浮出時，若速度過快，使減壓過程太快，會造成溶解在體液中的氮氣快速解離出來，這些快速游離出來的氣泡來不及排出體外出現在血管內，將引起血管內的氣體栓塞，而造成組織缺血缺氧的現象。

減壓病可分為兩型，第一型症狀較輕，常會有四肢關節疼痛現象；第二型較嚴重，會有全身性的影響，包括倦怠、無力、頭暈、噁心、嘔吐、胸悶、呼吸困難、視力模糊等。減壓病發生很快，大多在潛水結束後6小時內發生，嚴重者甚至在潛水結束數分鐘內發生。若發生減壓病，輕微者可在休息後隨著氣體慢慢排出而症狀緩解，症狀嚴重者，目前是以高壓氧艙的高壓氧治療為主。

輻射性傷害

放射線依據波長及頻率，可以區分為非離子輻射與離子輻射（圖6-5），對人體的影響，分述如下：

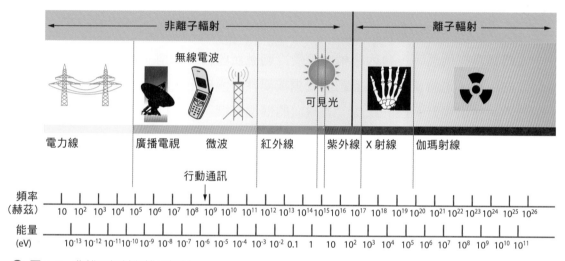

● 圖 6-5　非離子輻射與離子輻射。

一、非離子輻射

非離子輻射為波長較長、頻率較低的電磁輻射，包括無線電波、微波、紅外線、可見光及紫外光等。此外，許多人造的機器也會放出非離子輻射，例如：收音機、雷達、微波爐、手機或是雷射刀。這類輻射能量雖然比較弱，但長時間且高劑量的暴露，仍然對組織細胞會造成傷害。目前非離子輻射較常發生的傷害，最被矚目的是太陽的紫外線，紫外線可分為A、B、C三種，紫外線A、B可穿過大氣層對皮膚產生深淺不一的傷害，包括皮膚發炎、色素沉著，若長期慢性曝曬則會使表皮過度角質化、真皮的彈性組織變性等的情形，嚴重者會因紫外光使DNA易斷裂，而誘發**皮膚基底癌**之產生。雖然紫外線C大部分會被大氣的臭氧層阻隔，但近年來臭氧層不斷的遭受破壞，UVC對人體傷害的可能性也逐漸增強。

二、離子輻射

離子輻射是波長短、頻率高的輻射線，是醫療上診斷及治療常用的放射源，常見離子輻射如：X光、γ射線等。這些離子輻射源的能量強，若暴露劑量高時，能打斷化學鍵或產生自由基，對身體傷害極大，特別是一些對輻射高敏感性的組織細胞，例如**骨髓內的血液幹細胞、口腔黏膜細胞、腸胃道上皮細胞、生殖細胞**，這些細胞很容易因離子輻射之刺激而使細胞增生或DNA斷裂、突變，導致細胞癌化的機率提高，或是引發免疫異常的情形也經常發生。人體中，對於**輻射最不敏感的細胞有骨細胞、肌肉細胞、神經細胞**。

由於離子輻射潛藏對身體傷害的高危險率，因此在醫用輻射的劑量及防護都必須嚴謹監控，通常輻射防護需考慮的因素包括：(1)接受輻射源照射的目標器官與輻射源之間的距離；(2)輻射源穿透身體的部位與厚度；(3)利用輻射作檢查時，所採用的方法及技術。

由於輻射源對細胞分裂快速的組織影響最大，因此正值快速發育的胎兒對輻射能量特別敏感，如果母親受到離子輻射的照射，即使是在醫療的檢查劑量內，也可能造成著床前的受孕胚胎死亡。若輻射暴露是發生在懷孕的前9週，此時因胎兒處於分化旺盛的時期，輻射能量有可能誘發分化異常產生畸形的現象。

機械性傷害

由機械力量所造成，包括軟、硬組織的直接損傷稱之。硬組織例如骨頭及頭部傷害，而軟組織可能是表面的皮膚，也可能是深部的內臟。皮膚傷害可有以下的狀況：

1. **擦傷**(abrasion)：皮膚淺層的上表皮會有摩擦的痕跡，甚至被外力撕下，傷口癒合過程端視有無感染而有不同，若無感染則可復原的完全相同而沒有疤痕。

2. **撕裂傷**及**切割傷**(laceration and incision)：前者是因為過度拉扯皮膚所導致邊緣不規則（可能是線形或放射狀）的破裂傷口。而切割傷可以是表面的，亦可能是深部組織的，此種傷口是因為被鋒利的刀子或玻璃碎片等物品傷到。與撕裂傷不同的是，切割傷口因為整齊而大多可乾淨地縫合，使癒合時只會留下較小的疤。

3. **刺傷**及**挫傷**(puncture and contusion)：兩者皆為鈍器所造成的傷害，前者為穿刺傷，後者則為撞擊而產生小血管傷害、組織間隙出血，但組織的連續性沒有造成破壞。

槍傷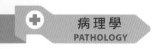

屬法醫學的一部分。子彈入口和出口所造成的傷口特徵及範圍，與槍枝的種類及其他許多因素有關，例如彈藥的種類、被射的距離或受傷的部位等。近距離手槍造成的入口傷口，皮膚會呈灰黑色，因為熱、煙及子彈射出伴隨的燒焦粉末在皮膚上造成的。而當距離在1~3英呎所造成的傷口，只會在入口處留下點斑(stippling)。若射擊距離更遠，傷口僅由子彈本身產生，但因為子彈穿過體內組織時形成搖晃，所以出口傷口比入口處不規則。

電流傷害

電流也許不會造成身體任何傷害，但也可能會在電流經過的器官造成灼傷，或擾亂及破壞神經與心臟電性傳導系統而導致心跳停止而突然死亡。身體組織的含水量與對流量的阻力成負相關，例如乾燥的皮膚因為阻力大，所以容易因阻力產生電熱而形成電灼傷(electric burn)；但若皮膚是濕的，阻力大大的降低，電流就可容易的進入體內而破壞神經的調節性輸入訊號導致死亡，但不一定會有電灼傷。

通過身體的電流所產生的溫度效應與電流強度有關，高能量的電流，例如高壓電或閃電，除了會沿著皮膚前進而出現樹枝狀燒傷（稱為閃電標記）或在傷者身上旋繞流竄（稱閃絡(flashover)），也會使內臟、骨骼、腦部等受損，故也被稱為第四度燒燙傷(fourth degree burn)。

6-3　營養疾病

在未開發國家或發展中國家由於糧食的短缺或處於飢餓的狀態下，或過度文明的國家由於飲食控制不良，這兩個原因均帶來營養缺乏或營養過剩的營養疾病(nutritional diseases)。

營養不良疾病 🔬

以下介紹的是常見的營養不良疾病。

一、蛋白質－能量營養不良

蛋白質－能量營養不良(protein-energy malnutrition, PEM)為飲食中的蛋白質和能量不足以應付身體所需，最常見的PEM受害者是小孩。在西非國家嚴重饑荒，極容易造成蛋白質－能量營養不良而造成死亡。一個小孩如果體重低於正常小孩體重的80%，就被認為是營養不良。當體重降到同性別、同年齡兒童正常體重的60%以下，此狀況的小孩就認定是**消瘦症**(marasmus)。

消瘦症有以下特徵：

1. 生長遲滯及肌肉喪失。

2. 血清中白蛋白的含量不是正常就是只有輕度減少。

3. 四肢消瘦，頭在身上的比例就顯得太大。

4. 皮下脂肪流失。

5. 免疫低下併發感染。

二、蛋白質營養不良

另一種嚴重不足的形式為**紅孩病**(Kwashiorkor)，發生在**蛋白質**嚴重被剝奪的情況而使總卡路里降低。太早斷奶的兒童，並且接著只餵食碳水化合物的飲食，就容易有下列的特徵：

1. 紅孩病常見於窮困的非洲國家和南亞的兒童。

2. 比起消瘦症，紅孩病是一種更嚴重的營養不良。身體中有兩種蛋白質：一種是貯存在內臟的蛋白質，稱內臟蛋白；另一種是建構身體組成的骨骼肌，稱結構蛋白。紅孩病耗損較多內臟蛋白；消瘦症則對結構蛋白影響較大。

3. 因低白蛋白血症而會產生**全身性**或下垂部**水腫**。

4. 皮膚病變的現象，有**色素沉著**過多、脫皮、脫色區交替的剝落油漆狀(flaky paint)。

5. **毛髮改變**，失去正常的顏色及紋理。

6. 脂肪肝，因為脂蛋白的攜帶蛋白(carrier protein)製造減少。

7. 免疫低下及發生續發性的感染。

　　續發性PEM發生在慢性疾病患者或住院病人，例如後天免疫缺乏症候群(AIDS)的病人及癌症末期住院病人，這類的營養不良有時被稱為惡病質(cachexia)。除此外，紅孩病和消瘦症病人都會有骨髓生成不良(bone marrow hypoplasia)。

三、缺乏必需脂肪酸

　　身體由細胞構成，一旦必需脂肪酸缺乏就是全身性問題，影響細胞的正常功能，使器官組織功能失調。嬰幼兒缺乏必需脂肪酸，會出現濕疹、皮膚炎及生長不良。除此外，也會使膽固醇運送受阻並在動脈沉積而導致動脈粥狀硬化。必需脂肪酸多存在於植物性油脂中（包括n-6與n-3多元不飽和脂肪酸），但棕櫚油和椰子油除外。對一般人而言，每天至少應該攝取必需脂肪酸達總量的3%。現今很多人以為低油就等於健康，此觀念不全然對，必需脂肪酸不只是油脂，更是維生素。

四、維生素疾病

　　有十三種維生素對健康是必需的，其中四種是脂溶性(fat-soluble)維生素A、D、E、K，其餘是水溶性(water-soluble)，其疾病症狀（包括缺乏症候群及飲食過多的中毒症狀）摘要於表6-1及表6-2。

▶ 表6-1 脂溶性維生素疾病

維生素	缺乏症候群 (Deficiency)	中毒 (Toxicity)
維生素A	1. 視力損傷，如夜盲症(night blindness) 2. 乾眼病(xerophthalmia)，如結膜乾燥(xerosis)，角膜表面產生不透明斑點(bitot spots)、角膜表面糜爛 3. 產生上皮表面的角質化生(keratinizing metaplasia)。因為呼吸道有鱗狀上皮化生，所以易得呼吸道感染；且因角質化的上皮脫落，導致腎結石和膀胱結石 4. 發生免疫低下	1. 急性中毒如**頭痛**、**嘔吐**、茫然和視乳突水腫 2. 慢性中毒如體重減輕、**黃皮膚**、噁心、嘔吐、嘴唇乾燥，以及骨頭、關節疼痛、**肝機能受損而肝腫大等**
維生素D	1. 成長中兒童罹患**佝僂病**(rickets)（在**骨骺**未關閉的兒童），會有腳的弓形彎曲及腰椎前突 2. 在成人則引起**骨軟化**(osteomalacia)，骨質流失的情形	1. 常發生在大量口服所引起中毒情形，如兒童的軟組織（如腎臟）的轉移性鈣化 2. 在成人，則引起骨痛及**高鈣血症**
維生素E	1. 神經學表現為肌腱反射(tendon reflex)消失，運動失調(ataxia)，喪失姿勢感覺 2. 造成脊髓小腦退化(spinocerebellar degeneration)	長期大量服用可造成中毒，如骨骼肌無力、生殖功能紊亂及胃腸症狀
維生素K	1. 主要發生在脂肪吸收不良或抗生素服用後，腸內合成維生素K的細菌被破壞或瀰漫性肝臟疾病 2. 出血的體質，其特徵是會產生血腫、血尿、黑糞(melena)、瘀血及牙齦出血	新生兒高膽紅素血症

▶ 表6-2　水溶性維生素疾病

維生素	缺乏症候群(Deficiency)
維生素B$_1$	1. 多神經病變(polyneuropathy)，又稱為**乾性腳氣病**(dry beriberi)，周圍神經呈現軸突髓鞘的退化 2. 心血管症候群，稱為**濕性腳氣病**(wet beriberi)，呈現周邊血管擴張，高心輸出性心臟衰竭(high-output cardiac failure)和心臟腔室擴大 3. 沃尼克－科沙柯夫症候群(Wernicke-Korsakoff syndrome)，通常見於酗酒者，其特徵是眼肌癱瘓，眼球震顫，步伐和站姿不穩，意識混亂；**科沙柯夫氏精神病**(Korsakoff's psychosis)
維生素B$_2$	1. 唇病(cheilosis) 2. 舌炎(glossitis) 3. 眼球改變，角膜發炎，潰爛 4. 皮膚炎，角膜血管化
菸鹼酸 (niacin)	**癩皮病**(pellagra)，臨床表現「3Ds」即**皮膚炎**(dermatitis)、**腹瀉**(diarrhera)和**失智**(dementia)
維生素B$_6$	口唇病變、舌炎、皮膚炎和周圍神經病變
維生素B$_{12}$	複合系統性疾病（**巨母細胞惡性貧血**和後外側(posterolateral)脊髓神經路徑的退化）
維生素C	**壞血病**(scurvy)、**牙齦出血和傷口癒合不良**
葉 酸	巨母紅血球性貧血(megaloblastic anemia)、神經管缺陷
泛 酸	沒有實驗性的症候群被確認
生物素	沒有明確定義的臨床症候群

五、微量元素的功能和缺乏症候群

　　很多礦物質是維持健康所必需。身體中微量金屬如鐵、鋅、銅、硒，其缺乏會引起明確的特徵（表6-3）。以下幾種狀況跟礦物質缺乏特別有關係：

1. 全靜脈營養灌食(total parenteral nutrition)的食物調配和供給不適當。

2. 營養素吸收障礙。

3. 先天性代謝障礙。

4. 腎功能不良及洗腎。

　　微量元素的功能及缺乏症狀見表6-3。

▶ 表6-3 微量元素的功能及缺乏症狀

營養素	功能	缺乏原因	缺乏症候群
鐵(Iron)	血紅素及某些酵素(metalloenzyme)的成分	飲食不足、慢性失血	低色素小球性貧血(hypochromic microcytic anemia)
鋅(Zinc)	某些酵素如氧化酶(oxidase)的成分	人工食品中補充不足、先天性代謝問題	兒童生長遲緩、壓抑精神功能、削弱夜視、不孕，眼、口、鼻和肛門旁的紅疹，稱為胃腸性肢端皮炎(acrodermatitis enteropathica)
碘(Iodine)	甲狀腺激素的成分	食物和水中供應不足	甲狀腺腫和甲狀腺機能低下
銅(Copper)	細胞色素過氧化氫酶(cytochrome peroxidase)、氧化酶(oxidase)、多巴胺、β-氫氧化酶(β-hydroxylase)、酪胺酸酶(tyrosinase)的成分，也參與角質蛋白鍵結(keratin cross-linking)相關酵素的成分	人工食品中補充不足干涉吸收	色素形成不足(hypopigmentation)、肌肉無力、神經性缺陷、膠原蛋白鍵結異常
鎂(Magnesium)	參與某些酶和脂肪分解酵素（如氧化還原酶）水解	攝食不足或腸胃吸收減少或尿液流失增加	腸胃不適、昏睡無力、手足抽搐等
氟化物(Fluoride)	機轉不明，塗氟可防止蛀牙	土壤和水不充分的供應、補充不足	蛀牙
硒(Selenium)	麩胺酸過氧化氫酶(glutathione peroxidase)的成分，與維生素E皆為抗氧化劑	土壤和水中數量不足	肌肉病變，極少數有心肌病變（Keshan病）

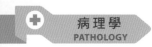

肥胖症 🔬

肥胖(obesity)一直是西方國家一個嚴重的問題，一旦體重超過標準體重的20%將帶給健康不良的影響，且與高危險性的幾種疾病有關。

目前對於肥胖的定義仍沒有一致的標準。一般是以所謂的「身體質量指數(body mass index, BMI)」來衡量一個人的身體體重是否合乎標準。

$$BMI= \frac{體重（公斤）}{身高^2（公尺）}$$

▶ 表6-4　成人肥胖的定義

成人肥胖定義	身體質量指數(BMI)(kg/m²)	腰圍(cm)
體重過輕	BMI＜18.5	
健康體位	18.5≦BMI＜24	
體位異常	過重：24≦BMI＜27 輕度肥胖：27≦BMI＜30 中度肥胖：30≦BMI＜35 重度肥胖：BMI≧35	男性：≧90公分 女性：≧80公分

$$肥胖度（超重比率）= \frac{實際體重－理想體重}{實際體重}×100\%$$

1. 超過標準體重10%以上，稱為過重。

2. **超過標準體重20%以上，稱為輕度肥胖。**

3. 超過標準體重31~50%以上，稱為中度肥胖。

4. 超過標準體重50%以上，稱為重度肥胖。

肥胖是一個能量失衡的病症，也就是食物的攝取及能量的消耗失去調節。最近幾年有幾個「肥胖基因(obesity genes)」被鑑定出來。當由食物獲得的能量長期大於消耗的能量，多餘的能量便會以三酸甘油酯(triglycerides)的形式儲存於脂肪組織。

肥胖會增加很多疾病的發生，包括：

1. 糖尿病：與第二型（成人型）糖尿病發作有關。

2. 心血管疾病：如高血壓、高血脂和低濃度的高密度脂蛋白(HDL)膽固醇，均增加冠狀動脈心臟病的發生率。

3. 一種低通氣量或Pickwickian症候群：在肥胖病人常見呼吸異常、嗜睡、右心衰竭有關的疾病。

4. 退化性關節炎(degenerative osteoarthritis)：由於體重的過重，增加關節累積性磨損和撕裂傷。

5. 增加中風及癌症的發生。

參考資料 REFERENCE

朱旃億、李進成、郭雅雯(2023)·*全方位護理應考e寶典－病理學*（十五版）·新文京。

吳毅穎、王宗熙、劉之怡、彭瓊琿、劉佳宜、黃子豪、高久理、張慶宏(2021)·*病理學*·永大。

衛生福利部(2023)·*藥物濫用案件暨檢驗統計資料*。https://www.fda.gov.tw/tc/site.aspx?sid=1578&r=947682276

Kumar, V., Abbas, A., & Aster, J. C. (2009)·*基礎病理學*（饒宇東譯）·合記。

Mitchell, R., Kumar, V., Fausto, N., & Abbas, A. K.(2008)·*小Robbins病理學手冊*（七版）（李麗玉譯）·合記。

Kumar, V., Abbas, A. K., Fausto, N., & Mitchell, R.(2007). *Robbins basis pathology* (8th ed.). W. B. Saunders.

Way, G. W., Jackson, K. G., Muscu, S. R., & Zhou, H.(2022). Key signaling in alcohol-associated liver disease: The role of bile acids. *Cells 2022, 11*(8), 1374. https://doi.org/10.3390/cells11081374

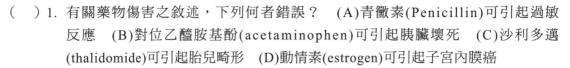

學習評量　REVIEW ACTIVITIES

（　）1. 有關藥物傷害之敘述，下列何者錯誤？　(A)青黴素(Penicillin)可引起過敏反應　(B)對位乙醯胺基酚(acetaminophen)可引起胰臟壞死　(C)沙利多邁(thalidomide)可引起胎兒畸形　(D)動情素(estrogen)可引起子宮內膜癌

（　）2. 痛痛病(Itai-Itai disease)是由於何種重金屬中毒所導致的疾病？　(A)鉛(lead)　(B)鎘(cadmium)　(C)汞(mercury)　(D)砷(arsenic)

（　）3. 下列何者較少發生於肥胖者？　(A)糖尿病　(B)高血壓　(C)血中高密度脂蛋白濃度上升　(D)高三酸甘油脂血症(hypertriglyceridemia)

（　）4. 佝僂病(rickets)是缺少何種維生素所導致的骨骼疾病？　(A)維生素B_{12}　(B)維生素C　(C)維生素D　(D)維生素E

（　）5. 臺灣西南部沿海地區的烏腳病與何種重金屬的汙染最有關？　(A)鉛(lead)　(B)鎘(cadium)　(C)汞(mercury)　(D)砷(arsenic)

（　）6. 佝僂症(rickets)是缺乏下列哪一種維生素所引起？　(A)維生素A　(B)維生素C　(C)維生素D　(D)維生素K

（　）7. 下列何者與間皮瘤(mesothelioma)關係最為密切？　(A)矽　(B)石棉　(C)碳粉　(D)塵蟎

（　）8. 下列何者與維生素D缺乏較無關？　(A)佝僂症(rickets)　(B)軟骨症(osteomalacia)　(C)骨質壞死(osteonecrosis)　(D)骨質疏鬆(osteoporosis)

（　）9. 下列何種疾病與吸菸較無密切關係？　(A)腦癌　(B)慢性支氣管炎及肺氣腫　(C)肺癌　(D)心肌梗塞

（　）10. 下列何種組織對放射線傷害的耐受性較高？　(A)骨髓組織　(B)淋巴組織　(C)腸胃道黏膜　(D)心臟肌肉

（　）11. 一個2歲的孩童，體重只有正常小孩的60%，出現全身性水腫、腹水、皮膚顯現不規則的色素沉著區及髮色改變，此孩童最有可能發生下列何種疾病？(A)維生素D缺乏症　(B)紅孩兒病(Kwashiorkor)　(C)消瘦症(Marasmus)　(D)葉酸缺乏症

（　）12. 下列有關空氣汙染中，懸浮微粒(particulate matter, PM)的敘述，何者錯誤？(A)可在煤、油和柴油燃燒的過程中產生　(B)懸浮微粒之顆粒越大傷害性也越強　(C)藉由呼吸所吸入的微粒最後可能沉積在肺部或被清除排出　(D)懸浮微粒會刺激發炎反應發生

學習評量
解答請掃描
QR Code

CHAPTER 07

感染性疾病

編著者◎黃純真

<< 本章大綱

PATHOLOGY

7-1 概 論

　　感染性疾病(infectious disease)是指因他種生物體侵入及繁殖所造成之人類或動物的疾病，又稱為感染症(infection)或傳染病(contagious disease)。雖然目前已經有許多有效的疫苗和抗生素，但感染性疾病仍然是人類最常見的疾病，同時也是老年人和免疫力降低的患者中，引起死亡的主要原因。在開發中國家，因為環境衛生不佳以及營養不良，使得感染性疾病每年奪去數千萬人的生命，其中大部分是兒童，主要是呼吸道感染和下痢性感染。

新興傳染病及再浮現傳染病

　　新興傳染病(emerging infectious diseases)是指近二十年中，由新出現的病原或已知病原的變種所造成，且發生率正在增加的傳染病；而再浮現傳染病(re-emerging infectious diseases)則是指過去已知且其發生率曾被控制，但近年有再度流行之趨勢的傳染病。有些疾病已經存在很久，但是因為以過去的培養方式，很難在體外被培養，因而經過許久才被發現，例如幽門螺旋桿菌、B型肝炎病毒、C型肝炎病毒、嗜肺退伍軍人桿菌；有些則是新發生於人類的感染，例如引起後天免疫缺乏症候群(acquired immunodeficiency syndrome, AIDS)的人類免疫缺乏病毒(human immunodeficiency virus, HIV)，引起萊姆病(Lyme disease)的疏螺旋體，引起嚴重急性呼吸道症候群(severe acute respiratory syndrome,

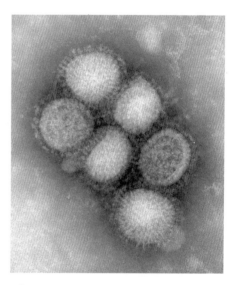

▶ 圖 7-1　H1N1 新型流感病毒 (H1N1) 的電子顯微鏡圖（資料來源：CDC, Public Health Image Library, Available at: http://phil.cdc.gov/phil/details.asp）

SARS)的新型冠狀病毒(SARS-CoV)，引起H1N1新型流感的病毒(influenza A virus, H1N1 virus)（圖7-1），引起茲卡病毒感染症的茲卡病毒(Zika virus)，中東呼吸症候群冠狀病毒(Middle East respiratory syndrome coronavirus [MERS-CoV])的感染症，以及伊波拉病毒引起的感染症等。另外，有些感染性疾病則是因為免疫缺乏而變得比較常見，例如巨細胞病毒感染、引起卡波西氏肉瘤(Kaposi's sarcoma)

的人類疱疹病毒第八型、禽結核桿菌、肺囊蟲(*Pneumocystis jerovecii*)及隱孢子蟲(*Cryptosporidium parvum*)等。

人類的活動和環境的改變以及微生物對環境的適應力等，都是造成感染症再興起的因素之一，例如在美國東部因為重新植樹所形成的森林，使得鹿與鼠的數量大增，這些動物身上的蜱(tick)成為傳染萊姆病(Lyme disease)的媒介；又如，當DDT不再能控制蚊子滋生，加上抗藥性瘧原蟲的出現，因此使得瘧疾又開始肆虐亞洲、非洲、拉丁美洲等地區；而結核桿菌、淋病雙球菌、金黃色葡萄球菌和糞腸球菌(*Enterococus faecium*)也都出現了抗藥菌種，成為治療感染症的新挑戰。

在地球村的時代，科技與經濟的互相依賴、交通的便捷，不僅縮短了國際間人與人互動的距離，也提供新型傳染疾病跨國快速蔓延的管道，例如2019年出現的新冠病毒(SARS-CoV-2)所引起的嚴重特殊傳染性肺炎(COVID-19)，在幾個月內迅速傳播到全球各地，到2023年10月全球已經有超過6億人被感染，散布超過200個國家，而死亡人數超過650萬，對人類生活與生存產生嚴峻挑戰。

病原、宿主及傳染途徑

會引起感染性疾病的微生物稱為病原(pathogen)或感染原(infectious agent)，被病原感染的人或動物稱為宿主(host)。會感染人類的病原種類繁多，主要可分為四大類：病毒、細菌、真菌及寄生蟲，其中以病毒所引起的感染最常見。

許多微生物終年存在於人體表面卻不會引起疾病，稱為共生菌(commensal organism)或固有菌(indigenous organism)；但某些固有菌若出現在身體其他部位或宿主免疫力下降就會引起疾病。

宿主受感染後，如果不發病且可將病原傳染給他人時，稱為被動帶原者(passive carrier)，又稱為健康帶原者(healthy carrier)；如果先發病，但痊癒後其體內仍帶有病原可傳染給他人時，則稱為主動帶原者(active carrier)，或慢性帶原者(chronic carrier)。

宿主從感染到發病的期間稱為潛伏期(incubation period)。病原是否引起宿主疾病取決於病原的致病力與宿主的抵抗力。宿主的抵抗力則取決於皮膚及黏膜是否完整、體內的吞噬細胞是否足夠及免疫系統功能是否完善。當宿主抵抗力降低時，低毒力的病原也可能致病，稱為**伺機性感染**(opportunistic infection)。

一、病原傳染方式

在自然界中，病原賴以生長及繁殖的生物體（包括人類、動物及植物）或環境（例如土壤、水等）稱為傳染窩(reservoir)；而病原要感染宿主，或要在宿主之間傳播，則必須有適當的傳染途徑。傳染的方式主要可分為直接與間接兩大類。

（一）直接傳染

1. 直接接觸傳染：病原經由直接接觸而侵入宿主體內。例如破傷風可經由傷口直接接觸到受汙染的土壤而感染；皮膚癬可經由皮膚的直接接觸而傳染；性傳染病（淋病、梅毒、AIDS等）則是經由性行為傳染。

2. 飛沫傳染：當已感染之病患咳嗽及打噴嚏時，病原隨著口水、鼻涕或痰等分泌物噴出至另一個體之眼、口、鼻等處的黏膜而侵入其體內；例如流行性感冒、肺結核等。

3. 經胎盤感染（垂直感染）：懷孕婦女體內之病原，經胎盤血液（如德國麻疹造成先天性德國麻疹症候群）、生產時經由產道接觸（如淋病雙球菌結膜炎）或產後哺乳（如B型肝炎、CMV病毒、HIV病毒）而侵入胎兒或新生兒體內。

（二）間接傳染

1. 媒介物傳染：病原經由被汙染的食物、水、用品、針頭等途徑侵入體內。例如霍亂、傷寒、A型肝炎可經由被汙染的食物及水傳染（糞口傳染）。

2. 病媒傳染：病媒包括鼠類及昆蟲等，例如登革熱藉由埃及斑蚊及白線斑蚊之叮咬而侵入宿主體內。

3. 空氣傳染：病原附著於空氣中的塵埃經散播伺機侵入宿主體內，例如流行性感冒及肺結核。

二、宿主的防線

宿主的皮膚及黏膜之表皮抗性是阻擋病原進入身體的第一道防線，腸胃道黏膜還有胃酸、消化酶、共生菌，呼吸道黏膜則加上黏液與纖毛運動等防禦系統。如果病原侵入人體，則與生俱來的免疫機制就會啟動，包括吞噬細胞、自然殺手細胞，還有血漿蛋白，如補體系統和一些發炎反應的調節因子，這種機制平時就存在，所以對於外來物的入侵可以立刻做出反應。接著還有T細胞及B細胞會針對每個病原做出特異性的反應，產生相對應的抗體，而且在下一次遇到相同的病原時，反應會更強、更迅速、更有效。

病原進入身體的途徑包括呼吸（空氣傳染、飛沫傳染）、飲食（糞口傳染、飲食傳染）、皮膚黏膜接觸（傷口傳染、接吻傳染、性行為傳染）、蚊蟲或動物叮咬、輸血，或經胎盤傳染（垂直感染）等。一般而言，健康人的呼吸道、腸胃道或泌尿生殖器官之感染，大多由相當高毒力、能夠破壞並鑽過黏膜的微生物所引起；健康人的皮膚感染則相對由比較低毒性的微生物經由傷口所引起。

症狀、徵候與檢驗

感染症的臨床表現隨病原和疾病種類的不同而互異。但有急性發作、發燒、畏寒、肌肉疼痛、咽喉炎、急性淋巴腺腫大、腸胃不適等，要先懷疑感染症的可能。有些寄生蟲肉眼可見，有時可用顯微鏡直接觀察是否有微生物的存在，尤其是糞便中寄生蟲卵的檢出；有些病原體在一般H&E染色就可以觀察到，也有些病原所引致的細胞病變頗具特性，但大部分的感染需使用特殊染色來檢出病原體。

核酸分子診斷如聚合酶連鎖反應(polymerase chain reaction, PCR)，可對病毒感染作定性定量的分析，也常用於診斷難以培養的披衣菌。尤其針對新冠病毒，目前全球實驗室診斷都是以PCR核酸檢測為主。

法定傳染病

為了杜絕傳染病的蔓延，我國政府制定了傳染病防治法，將需要採取防疫措施的傳染病分為五類（表7-1），第一、二、五類皆須在24小時內通報，第三、四類則須在1週內通報。

● 表7-1　臺灣地區現行之法定傳染病分類

類 別	傳染病名稱
第一類	天花、鼠疫、嚴重急性呼吸道症候群、狂犬病
第二類	猴痘、登革熱、德國麻疹、霍亂、流行性斑疹傷寒、白喉、流行性腦脊髓膜炎、西尼羅熱、傷寒、副傷寒、小兒麻痺症／急性無力肢體麻痺、桿菌性痢疾、阿米巴性痢疾、瘧疾、麻疹、急性病毒性A型肝炎、腸道出血性大腸桿菌感染症、漢他病毒症候群、多重抗藥性結核病、屈公病、炭疽病、茲卡病毒感染症
第三類	先天性梅毒、腸病毒感染併發重症、結核病、漢生病、百日咳、新生兒破傷風、破傷風、急性病毒性B型肝炎、急性病毒性C型肝炎、急性病毒性D型肝炎、急性病毒性E型肝炎、流行性腮腺炎、梅毒、先天性梅毒、淋病、侵襲性b型嗜血桿菌感染症、退伍軍人病、先天性德國麻疹症候群、日本腦炎、急性病毒性肝炎未定型、人類免疫缺乏病毒（愛滋病毒）感染

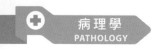

● 表7-1　臺灣地區現行之法定傳染病分類（續）

類　別	傳染病名稱
第四類	嚴重特殊傳染性肺炎、疱疹B病毒感染症、鉤端螺旋體病、類鼻疽、肉毒桿菌中毒、發熱伴血小板減少綜合症、李斯特菌症、侵襲性肺炎鏈球菌感染症、Q熱、地方性斑疹傷寒、萊姆病、兔熱病、恙蟲病、水痘併發症、弓形蟲感染症、流感併發重症、布氏桿菌病、庫賈氏病
第五類	中東呼吸症候群冠狀病毒感染症、新型A型流感、裂谷熱、馬堡病毒出血熱、黃熱病、伊波拉病毒感染、拉薩熱

✻ 7-2　病毒感染

　　病毒的基本結構是蛋白質外膜(capsid)包覆著核酸，病毒可依其核酸種類分為兩大類：DNA病毒及RNA病毒。因為病毒尺寸很小(20~300 nm)，所以必須使用電子顯微鏡才能觀察得到。有時病毒聚集在細胞內形成包涵體(inclusion bodies)，可在光學顯微鏡下觀察到，並可據而診斷，如巨細胞病毒和疱疹病毒。

　　許多病毒僅引起短暫性疾病，如感冒。有些病毒則無法被清除，而是存在宿主身體內許多年，可能持續複製而形成慢性疾病，如慢性肝炎；或只是潛伏而不複製(latent infection)，伺機再復發，如水痘痊癒後，病毒潛伏在體內，當身體較虛弱時復發形成帶狀疱疹。有些病毒因為只有一種基因型，感染後可獲得終身免疫，如腮腺炎病毒；有些則有許多基因型或自身不斷突變而造成反覆感染，如流感病毒；另外，人類對呼吸道與腸胃道病毒的免疫力會隨時間逐漸下降，因而也會造成反覆感染。有些病毒使宿主細胞轉變成癌細胞，如人類乳突瘤病毒可引起子宮頸癌。不同種類的病毒可引起相同症狀，反之，因宿主年紀或免疫能力不同，同一種病毒可引起不同的臨床症狀。病毒感染相對細菌來說是較少引起敗血性休克的。

DNA病毒 🔬

一、猴痘病毒 (Monkeypox Virus)

　　1958年猴痘病毒首次從研究用猴子身上被發現，因此該病被命名為「猴痘」。人類感染猴痘病毒最早的個案是1970年在剛果民主共和國的一名9個月男孩，此後中非和西非靠近熱帶雨林的偏遠地區陸續有個案報告。

猴痘病毒屬痘病毒科(Poxviridae)，正痘病毒屬(Orthopoxvirus)。主要由齧齒動物和靈長類動物傳播給人，屬人畜共通傳染病。猴痘病毒可分為兩分支（I和II）病毒，其中第二分支(II)病毒包括IIa和IIb兩子分支，後者即目前全球疫情主要流行株。第一分支更容易傳播，且致死率高達10%；而第二分支致死率約為1%。隨著1980年天花消滅和之後停止接種天花疫苗，猴痘成為現存最嚴重的正痘病毒感染症。

動物傳人的感染途徑包括直接接觸感染動物的血液、體液、損傷的皮膚或黏膜而被感染，食用受感染的動物肉類也是一種危險因子。人傳人的方式主要是接觸到感染者呼吸道分泌物、損傷的皮膚或黏膜或被汙染物品而感染。飛沫傳播需在長時間面對面接觸情境下較容易發生，因此醫護人員及同住家人都有較大的感染風險。

感染猴痘之症狀包括發燒、畏寒／寒顫、出汗、頭痛、肌肉痛、淋巴腺腫大（如耳周、腋窩、頸部或腹股溝等處）、極度倦怠。發燒1~3天後出現皮膚病灶，通常自臉部蔓延至身體其他部位，四肢比軀幹更常見。皮膚病灶出現後會依斑疹(macules)、丘疹(papules)、水泡(vesicles)、膿疱(pustules)階段變化，最終結痂(crust)脫落，嚴重病患之疹子數目可達數千。症狀持續14~21天，大多數個案可於幾週內康復。兒童及免疫功能低下者尤其容易重症，併發症包括繼發性細菌感染、肺炎、敗血症等。猴痘的潛伏期約為5~21天。潛伏期不具傳染力，出現發燒或全身性症狀時可能有傳染力，發疹期間傳染力最強，持續至全身疹子均結痂脫落為止。

研究證明，接種天花疫苗預防猴痘的有效性為85%，惟臺灣自1955年起就未曾再有天花病例發生，因此自1979年起即停止牛痘接種，故該年以後出生之臺灣民眾均為未接種之易感族群。

二、疱疹病毒 (Herpesviruses)

疱疹病毒算是尺寸相當大的病毒，核酸為雙股DNA，有包膜包覆。這一類病毒在引起急性感染之後，會進入潛伏性感染(latent infection)，此時稱為潛伏期(latency)。潛伏性感染是指細胞內雖然含有病毒，但不會製造具傳染性的病毒成分（圖7-2）。

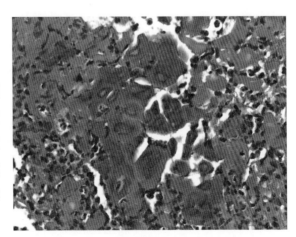

▶ 圖 7-2　受疱疹病毒感染的細胞常常是多核的，核內包涵體類似毛玻璃樣、灰色，染色質被推到核膜邊緣。

(一) 單純疱疹病毒 (Herpes Simplex Virus, HSV)

單純疱疹病毒分為第一型(HSV-1)及第二型(HSV-2)（表7-2）。病灶表現為單一或多發性的小水泡，患部常會先有局部刺痛或灼熱感，之後才出現水泡，然後經潰瘍，最後結痂，隨後進入潛伏期。潛伏期的病毒隱藏於原發感染部位的感覺神經節內，常因陽光曝曬、疲勞、壓力、發燒或生理期等因素而復發。

HSV-1感染主要發生於口腔黏膜、唇部及眼睛，造成**唇疱疹**(herpes labiales)及角膜結膜炎。HSV-1的原發性感染通常發生於幼童時期，大部分症狀溫和不明顯，少部分有發燒及嚴重程度不同的症狀，如：口咽部有水泡狀病灶、**口腔炎**、**齒齦炎**、角膜結膜炎、廣泛的皮膚斑疹、腦膜腦炎等。再發性感染會引起以紅斑為底之乾淨水泡，通常發生在唇及面部，在幾天之內就會結痂痊癒。

HSV-2感染主要引起**生殖器疱疹**(genital herpes)，經由性接觸傳染。女性的原發性感染通常發生在陰部及子宮頸，再發性感染主要發生於陰道、會陰、臀部及大腿；男性的病灶通常出現於龜頭或包皮。懷孕婦女若感染此病毒，則可能傳染給新生兒，造成**新生兒疱疹**。

治療上，抗病毒藥物僅可減輕疼痛，加速潰瘍癒合，但單純疱疹目前仍無根治的方法。

(二) 水痘－帶狀疱疹病毒 (Varicella-Zoster Virus, VZV)

水痘－帶狀疱疹病毒為**DNA病毒**，可引起水痘(chickenpox)及帶狀疱疹(herpes zoster; shingles)。兒童時期感染會長**水痘**，傳染途徑包括**接觸及飛沫傳染**，臨床症狀包括頭痛、發燒和皮疹，皮疹會逐漸變為水泡，最後結痂。皮膚病灶分批出現，故可同時看到各階段的皮疹變化。大部分病患可自癒。水痘是最具傳染性的疾病之一，特別是在發疹早期。

● 表7-2 單純疱疹的分型

分型	傳染途徑	原發性感染	潛伏部位	再發性感染
HSV-1	唾液、呼吸道分泌物	齒齦性口炎	顱感覺神經節（如：三叉神經節）	唇疱疹、疱疹性腦炎、疱疹性角膜結膜炎
HSV-2	性接觸	生殖器疱疹 新生兒疱疹	腰椎或薦椎感覺神經節	生殖器疱疹

水痘復原之後，病毒潛伏於背根神經節中，可在若干年後、當宿主免疫力減弱時復發，此時病毒會活化並沿著該感覺神經所支配的神經皮節散布，引起水泡及神經痛，稱為**帶狀疱疹**，即俗稱的「**皮蛇**」。其病變多為單側、帶狀，好發胸部及腰部（圖7-3）。帶狀疱疹好發於老人或免疫低下者，如惡性腫瘤或是服用免疫抑制劑的患者，但復發第2次的機會不高。

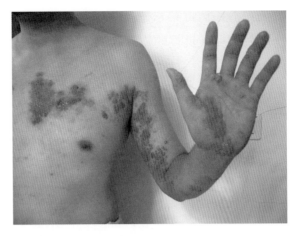

▶ **圖 7-3** 帶狀疱疹。

水痘可藉由接種疫苗來加以預防，水痘疫苗為我國常規預防接種疫苗之一。

(三) 巨細胞病毒 (Cytomegalovirus, CMV)

巨細胞病毒感染後會潛伏在白血球及腎臟內，當宿主的細胞免疫力降低時伺機復發。受感染的細胞會出現明顯的核內包涵體(intranuclear inclusion)及較小的細胞質包涵體(cytoplasmic inclusion)（圖7-4）。感染巨細胞病毒對健康成人很少造成症狀，但是對新生兒和免疫力降低者可造成嚴重後果。懷孕婦女若被感染，則可能造成胎兒或新生兒出現先天性畸形、心智遲緩、聽力損失及神經方面的問題。傳染途徑包括經由胎盤（垂直感染）、產道、母乳傳

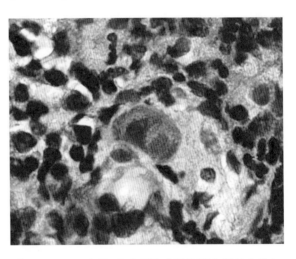

▶ **圖 7-4** 巨細胞病毒可造成細胞質內與核內的包涵體。

染，亦可經由飛沫傳染、性行為傳染、輸血傳染及器官移植傳染。

(四) 其他疱疹病毒

1. **EB病毒**(Epstein-Barr virus, EBV)：經由唾液傳染，主要感染B細胞及上皮細胞，可引發**感染性單核球增多症**(infectious mononucleosis)，與**伯基特氏淋巴瘤**(Burkitt's lymphoma)、**某些何杰金氏淋巴瘤**(Hodgkin lymphoma)、**B細胞淋巴瘤**(B-cell lymphoma)，且和**鼻咽癌**有密切關係。

2. 人類疱疹病毒第六型(human herpesvirus 6, HHV-6)：可引起嬰兒玫瑰疹，一種發生於嬰兒、良性的皮疹疾病。

3. **人類疱疹病毒第八型**(human herpesvirus 8, HHV-8)：一般人感染通常不會出現特別症狀，免疫力低下者感染可能引起**卡波西氏肉瘤**(Kaposi's sarcoma)，也是後天免疫缺乏症候群病患常併發的腫瘤。

三、其他DNA病毒

1. **人類乳突瘤病毒**(human papillomavirus, HPV)：依其DNA序列可分為一百多型，可引起生殖器及肛門附近的尖形濕疣(condyloma acuminatum)、上皮內異生(dysplasia)和鱗狀細胞癌(squamous cell carcinoma)，許多研究指出子宮頸癌和HPV-16, 18, 31, 33較有關係。

2. B型肝炎病毒(hepatitis B virus)：可引起B型肝炎（詳見第12章肝臟疾病）。

3. 腺病毒(adenovirus)：是一種常見的病毒感染，藉由飛沫傳染或糞口傳染。腺病毒有四十多種類型。不常造成感冒，但常會伴隨著咽炎和發燒的上呼吸道感染，症狀包括發高燒、咳嗽、喉嚨痛，少數會引起肺炎；有些病人扁桃腺紅腫甚至有化膿的情形；患者有20~30%發燒會達一週以上。腺病毒亦可引起其他系統的感染，例如：腹瀉、出血性膀胱炎。

4. 軟疣病毒(molluscum virus)：屬於痘病毒的一種，可引起**傳染性軟疣**(molluscum contagiosum)（圖7-5），為直接接觸傳染，好發於肛門及外生殖器附近，病灶中央凹陷如肚臍狀，其上皮組織中有軟疣小體(molluscum body)，為一種細胞質包涵體，內含許多病毒。

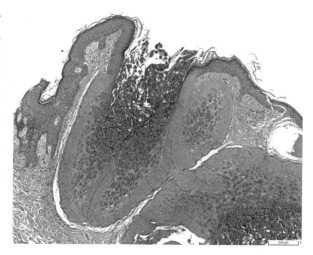

▶ **圖 7-5** 傳染性軟疣。

RNA病毒 🔬

一、腸病毒 (Enteroviruses)

　　腸病毒屬於小RNA病毒科(picornaviridae)，為一群病毒的總稱，已知而被分類的腸病毒共有小兒麻痺病毒(poliovirus)、克沙奇病毒(coxsackievirus)、伊科病毒(echovirus)及腸病毒(enterovirus)四大類，可經由接觸病人的口鼻分泌物、糞便、飛沫等途徑傳染，多發生於10歲以下之小孩。

(一) 小兒麻痺病毒 (Poliovirus)

　　小兒麻痺病毒共3型（1~3型），先感染口咽部之後，被分泌到唾液中，再經由吞嚥作用進入腸道，在腸黏膜及淋巴結中繁殖，引起短暫病毒血症(viremia)和發燒。大多數人受感染後僅出現輕微不適或沒有症狀，只有少數病人因**病毒侵犯脊髓前角的運動神經元**，造成永久性的肌肉弛緩性麻痺(infantile paralysis)，又稱為脊髓灰質炎(poliomyelitis, polio)。

　　預防接種包括口服的沙賓(Sabin)疫苗和注射的沙克(Salk)疫苗。沙賓疫苗是經過減毒的活病毒，而沙克疫苗是由不活化的死病毒所製成。臺灣於2000年由世界衛生組織(WHO)公告為小兒麻痺根除地區。但目前在開發中國家及小兒麻痺疫苗接種率低的地方仍持續發生新病例，故未完成疫苗接種者仍為高危險群。

(二) 克沙奇病毒、伊科病毒及其他腸病毒

1. 克沙奇病毒(coxsackievirus)：含23種A型（A1~A22型，A24型）及6種B型（B1~B6型）。在臺灣地區，克沙奇病毒活躍於夏季。A族克沙奇病毒可引起無菌性腦膜炎、心肌炎、心包炎、胃腸炎、疱疹性咽峽炎及手足口病。

2. 伊科病毒(echovirus)：共30型（1~33型，但8、10及28型除外），可引起無菌性腦膜炎與腦炎，症狀為發燒、噁心、嘔吐及頭痛等。也可引起發燒合併皮疹，通常為斑丘疹狀，有些也會出現小水泡。此外會引起新生兒腹瀉及上呼吸道感染。

3. 腸病毒68~71型：可引起腦膜炎、呼吸道感染、角膜炎及手足口症等疾病。其中以感染71型最容易導致嚴重的併發症，5歲以下的幼兒為重症的高危險群，曾於1998年夏天在臺灣發生大流行，造成多名幼童感染而死亡。

　　大多腸病毒感染者的症狀輕微，通常只有發燒等類似一般感冒的症狀，甚至沒有症狀。大部分可自然痊癒。典型症狀為**手足口症**(hand-foot-and-mouth disease)（圖7-6）、**疱疹性咽峽炎**(herpangina)，可能合併發燒。極少數個案可能出現嚴重併發症，包括無菌性腦膜炎、腦炎、心肌炎、肺炎、急性肢體麻痺症候群、肌抽躍(myoclonic jerks)、急性肝炎等。腸病毒感染所引起的常見疾病如下（表7-3）：

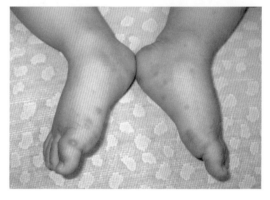

▶ 圖 7-6　手足口症。

1. 手足口症：特徵為發燒及身體出現小水泡，主要分布於口腔黏膜及舌頭，其次為軟顎、牙齦和嘴唇，四肢則是手掌及腳掌、手指及腳趾（圖7-5）。常因口腔潰瘍而無法進食。

2. 疱疹性咽峽炎：特徵為突發性發燒、嘔吐及咽峽部出現小水泡或潰瘍。病例多數輕微無併發症，少數併發無菌性腦膜炎。

3. 嬰兒急性心肌炎及成人心包膜炎：特徵為突發性呼吸困難、蒼白、發紺、嘔吐。開始可能誤以為肺炎，接著會有明顯心跳過速，然後快速演變成心衰竭、休克、甚至死亡。

▶ 表7-3　腸病毒感染所造成的常見疾病

常見疾病	可能病毒型別
疱疹性咽峽炎	克沙奇病毒A1~A10、A16、A22型；腸病毒71型
手足口症	克沙奇病毒A16、A4、A5、A9、A10、B2、B5型；腸病毒71型
流行性肌肋痛	克沙奇病毒B族
嬰兒急性心肌炎及成人心包膜炎	克沙奇病毒B族
急性淋巴結性咽炎	克沙奇病毒A10型
無菌性腦膜炎及腦炎	克沙奇病毒、小兒麻痺病毒、伊科病毒、腸病毒71型
發燒合併皮疹	克沙奇病毒、伊科病毒
急性出血性結膜炎	腸病毒70型、克沙奇病毒A24型

4. 流行性肌肋痛：胸部突發性陣發性疼痛且持續數分鐘到數小時，合併發燒、頭痛及短暫噁心、嘔吐和腹瀉。

5. 急性淋巴結性咽炎：特徵為發燒、頭痛、喉嚨痛、懸雍垂和後咽壁有明顯白色病灶。

二、麻疹病毒 (Measles Virus)

　　麻疹病毒會引起麻疹(measles)，好發於兒童，病毒經由飛沫傳染，傳染性極高，潛伏期1~2週。前驅症狀為發燒、咳嗽、鼻炎及結膜炎，發燒3~4天後，在口腔內臼齒旁的頰側黏膜上，會出現周圍有紅暈的灰白色小點，稱為**柯氏斑點**(Koplik's spot)，為具診斷價值的重要臨床表現。柯氏斑點出現1~2天後，皮疹首先出現於耳後，再依序擴散至臉、頭頸部、軀幹和四肢，持續4~7天，之後發燒及皮疹逐漸消退。少數病患可能併發中耳炎、肺炎或腦炎，甚至導致死亡。得過麻疹的人可獲得終身免疫力。臺灣從1978年起全面實施麻疹疫苗接種後，麻疹病例已大大減低。

三、腮腺炎病毒 (Mumps Virus)

　　腮腺炎病毒會引起腮腺炎(mumps)，病毒是經由飛沫或直接接觸患者唾液傳染，造成單或雙側腮腺腫大及疼痛；好發於4~9歲兒童，可能併發無菌性腦膜炎及腦炎，成年人感染可能併發**睪丸炎**及卵巢炎。感染後通常可終生免疫。MMR疫苗（麻疹、腮腺炎、德國麻疹混合疫苗）為現行常規預防接種之疫苗之一，可有效預防腮腺炎之發生。

四、德國麻疹病毒 (Rubella Virus)

　　德國麻疹(rubella)又稱為風疹，由德國麻疹病毒引起，病毒主要經由飛沫及接觸傳染，潛伏期約2~3週。一般人若感染通常只有輕微症狀，包括：輕度發燒、疲倦、輕微鼻炎、耳後淋巴結腫大、全身性的斑丘疹等，約維持3天。偶可併發關節炎（成年女性常見）、神經炎、血小板減少及腦炎。但**孕婦懷孕初期**（尤其是**前三個月**）若感染德國麻疹，可能造成胎兒死產、自然流產，或引起先天性德國麻疹症候群(congenital rubella syndrome, CRS)，導致先天性異常，如心臟瓣膜或血管畸形、黃疸、肝脾腫大、小腦症、白內障、先天性青光眼、聽力損失、心智發展遲緩等。

　　德國麻疹感染後可獲得終身免疫力。現行常規預防接種之MMR疫苗（麻疹、腮腺炎、德國麻疹混合疫苗）可有效預防德國麻疹之發生。

五、登革熱病毒 (Dengue Virus)

登革熱病毒可分為第一、二、三、四型，會引起登革熱(dengue fever)，俗稱天狗熱或斷骨熱(breakbone fever)，是藉由病媒蚊（主要是**埃及斑蚊**(*Aedes aegypti*)和**白線斑蚊**(*Aedes albopictus*)）的叮咬而傳染。依臨床表現之輕重可分為：

1. 典型登革熱：發高燒、紅疹、眼窩痛、頭痛、肌肉及關節疼痛，病程約7天。大部分患者可完全痊癒，死亡率不高。

2. **出血性登革熱**(hemorrhagic dengue)，或稱為**登革出血熱**(dengue hemorrhagic fever, DHF)：**發燒**、**出血傾向**（例如皮下出血、紫斑，或血便、吐血）、**血小板下降**、**血液濃縮**、血漿滲漏(plasma leakage)、腹水和**肋膜腔積水**等。若血漿滲出量較多，可能導致休克，稱為登革休克症候群(dengue shock syndrome, DSS)。較常見於兒童，若未妥善治療，死亡率可高達40~50%。

登革熱患者痊癒後，對同一型之登革病毒具有終生的免疫力，但是對其他三型病毒，則免疫力有效期極短。目前臺灣尚未有核准上市的疫苗，防疫措施主要為平時之環境衛生維持及病媒蚊孳生源清除。

六、日本腦炎病毒 (Japanese Encephalitis Virus)

日本腦炎病毒會引起日本腦炎(Japanese encephalitis)，主要藉由三斑家蚊(*Culex tritaeniorhynchus*)叮咬傳染，**豬**是主要的傳染窩，好發於夏季。臺灣自1968年實施預防接種後，病例數已大為減少。

感染日本腦炎病毒後，大部分沒有症狀或只是輕微不適。但有些病患感染後，病毒會侵犯腦部，造成腦膜炎、腦炎，病人有嗜睡、發燒、頭痛等症狀，嚴重者可發生意識模糊、痙攣、情緒激動、昏迷等，可能導致精神、神經性後遺症或死亡。

七、狂犬病病毒 (Rabies Virus)

狂犬病(rabies)是一種急性腦脊髓炎，致死率極高。狂犬病病毒的傳染窩主要為**貓、狗**，以及野生動物如**蝙蝠、狼、狐狸**和浣熊等，是一種**人畜共通疾病**。病毒存於患有狂犬病的動物唾液中，經由口咬而傳染人體。病毒經傷口進入人體後，沿著神經組織侵入中樞神經系統。症狀包括發燒、頭痛、焦慮、咬傷部位的異樣感及吞嚥困難。由於吞嚥會引發咽喉肌肉痙攣，導致病患懼怕看到水或喝水，所以又稱為**恐水症**(hydrophobia)。隨後併有精神錯亂及抽搐等現象，最後常因呼吸麻痺而死亡。

狂犬病病毒可在神經節細胞和神經元中形成包涵體，稱為**奈格利小體**(Negri body)（圖7-7），為早期診斷的重要指標。疑似感染時，應盡快給予人類狂犬病免疫球蛋白注射以中和病毒，並接種疫苗。

八、流行性感冒病毒 (Influenza Virus)

流行性感冒(influenza)簡稱流感，是由流行性感冒病毒所引起。流感病毒屬

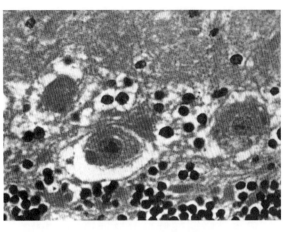

▶ **圖 7-7** 奈格利小體。在神經細胞質內出現包涵體，呈圓形或是橢圓形、邊界清楚，為嗜酸性。

於正黏液病毒(orthomyxovirus)，在電子顯微鏡下呈球狀、直徑大約為100 nm，為一種單股RNA病毒，其分成八個節段，各製造不同的蛋白質。依核蛋白的抗原性，可分為A、B、C三型，其中A型與B型病毒抗原變異性較大，會引起大規模的季節性流行，臺灣在2009~2010年與2013年分別發生過A型流感病毒的H1N1亞型與H7N9亞型的重大群突發事件；每年主要流行的季節性流感病毒有A型流感病毒的H3N2亞型與H1N1亞型，以及B型流感病毒等3類，其他亞型則被歸為新型流感病毒。

流感病毒外表有兩種抗原，分別稱為血球凝集素（hemagglutinin, H抗原）及神經胺酸酵素（neuraminidase, N抗原），到目前為止，引起人類疾病流行的病毒株，包括八種H抗原(H1、H2、H3、H5、H6、H7、H9、H10)與六種N抗原(N1、N2、N6、N7、N8、N9)。原來僅感染禽類的流感病毒，因為病毒基因會不定時發生突變，豬隻又可以做為禽類與人類流感病毒的中間宿媒，於豬隻活體內進行流感病毒基因重配而形成新型流感病毒，這些新型流感病毒可能變得更容易在人與人之間傳播，引起嚴重疾病。

流感為急性病毒性呼吸道疾病，可經由飛沫及空氣傳染，好發於冬季，潛伏期1~4天，傳染期約在症狀出現後3~7天。

臨床症狀有發燒、頭痛、肌肉疼痛、疲倦、流鼻涕、喉嚨痛、胃腸不適等症狀，嚴重者可出現病毒性肺炎及細菌性肺炎，另外還包括中耳炎、腦炎、心包膜炎及其他嚴重之繼發性感染等併發症。

預防流感併發症除加強個人衛生習慣、於流感流行期間盡量避免出入公共場所外，最有效的方式是定期接種流感疫苗，但因每年流行的病毒株可能不一樣，且接種流感疫苗產生的保護效果於6個月後會逐漸下降，因此建議應每年接種流感疫苗，以獲得足夠保護力。

九、其他RNA病毒

1. **SARS冠狀病毒(SARS coronavirus, SARS-CoV)**：引起嚴重急性呼吸道症候群 (severe acute respiratory syndrome, SARS)（請參見第10章）。

2. **中東呼吸道症候群冠狀病毒(Meddle East respiratory syndrome coronavirus, MERS-CoV)**：為具有外套膜之單股正鏈RNA病毒，屬於冠狀病毒科之beta亞科，是2012年發現的新病毒。主要透過大的呼吸道飛沫顆粒、直接或間接接觸到感染者分泌物等方式傳播，但確實傳播途徑仍不明。會引起發燒、咳嗽、呼吸困難等症狀，感染者胸部X光通常會發現肺炎，部分病人則出現急性腎衰竭、心包膜炎、血管內瀰漫性凝血(DIC)等併發症，死亡率約達四成。

3. **新型冠狀病毒(severe acute respiratory syndrome coronavirus 2, SARS-CoV-2)**：亦屬具有外套膜之單股正鏈RNA病毒、冠狀病毒科之beta亞科，是2019年發現的新病毒，透過其棘狀蛋白(spike protein)與人類第二型血管收縮素轉換酶(ACE II)受體結合而侵入人體，進而造成感染。目前臺灣疾病管制署公告為第四類法定傳染病，通報名稱為「嚴重特殊傳染性肺炎(coronavirus disease-2019, COVID-19)」。其傳染途徑包括近距離的飛沫傳染（吸入含有病毒的呼吸道飛沫及氣膠粒(aerosol)）、直接或間接接觸帶有病毒的分泌物，在封閉和通風不良的室內環境，亦不能排除空氣傳播的可能性。至2022年為止已出現多種變異株，如下：

   (1) 英國alpha株：主要引起頭痛、疲倦、腹瀉、喉嚨痛、嗅／味覺異常，傳染力比原始株多50%，潛伏期約5天。

   (2) 印度delta株：症狀則更像重感冒，傳染力比原始株多70~100%，潛伏期約4天。

   (3) 南非omicron株：輕症表現居多，如輕微咳嗽、肌肉痠痛、疲憊等，無嗅／味覺異常，初估傳染力比原始株多500%，潛伏期約2天；但omicron BA.4和BA.5亞型有較高比率出現嗅／味覺、聽力喪失、噁心嘔吐與腹瀉。死亡多發生於老年人合併糖尿病、慢性阻塞性肺病及心衰竭者。施打疫苗有助於減少重症發生，降低住院率與死亡率。

4. **呼吸道融合病毒(respiratory syncytial virus)**：侵犯呼吸道上皮細胞。引起嬰幼兒支氣管炎及肺炎，傳染途徑主要是飛沫傳染。

5. **輪狀病毒(rotavirus)**：常發生於秋冬兩季，經由糞口傳染而引起胃腸炎，嬰幼兒最容易受侵犯，出現發燒、嘔吐、水瀉，病程約3~7天。

6. **副流行性感冒病毒(parainfluenza virus)**：經由飛沫或接觸傳染，會引起一般感冒、急性氣管支氣管炎及肺炎。

7. **人類免疫缺乏病毒(HIV)**：會引起後天免疫缺乏症候群(AIDS)（請參見第8章）。

8. **A、C、D和E型肝炎病毒**：可分別引起A、C、D和E型肝炎（請參見第12章）。

9. **伊波拉病毒(Ebola virus)**：傳染途徑為接觸傳染，會引起伊波拉病毒出血熱(Ebola virus hemorrhagic fever)，死亡率高。

10. **漢他病毒(Hantavirus)**：主要傳染途徑係經由呼吸道吸入帶有病毒的鼠類分泌物或排泄物之飛沫。引起的人類疾病依臨床症狀主要可分成二群：

    (1) 漢他病毒出血熱，又稱腎症候性出血熱(hemorrhagic fever with renal syndrome, HFRS)：突然發燒且持續3~8天，出血症狀在第3~6天出現，可造成休克、急性腎衰竭。死亡率約0~10%不等。

    (2) 漢他病毒肺症候群(Hantavirus pulmonary syndrome, HPS)：初期症狀包括發燒、肌肉疼痛、頭痛、嘔吐等，發病4~10天後出現咳嗽及呼吸急促，甚至呼吸衰竭、休克。死亡率高達40~50%。

11. **茲卡病毒(Zika virus)**：為黃病毒（黃病毒科、黃熱病毒屬）的一種，是一個有包膜、二十面體、單股正鏈RNA病毒，長度約為10,794個鹼基，臺灣於2016年1月出現首例境外移入病例。主要透過病媒蚊、性行為、母嬰垂直及輸血等方式傳染，潛伏期3~12天，典型的症狀是發燒、紅疹、關節痛(arthralgia)、關節炎(arthritis)、非化膿性或充血性結膜炎(non-purulent/hyperemic conjunctivitis)等，其他常見症狀為頭痛、後眼窩痛、厭食、腹痛及噁心等，症狀持續約2~7天。依據流行地區資料顯示，曾有病例出現神經系統或免疫系統併發症，且近期有越來越多孕婦產下小頭畸形新生兒的案例，這些神經異常與感染茲卡病毒有關。茲卡病毒感染症目前無疫苗可預防，避免病媒蚊叮咬是最重要的預防方法。

7-3　細菌感染

　　細菌的分類可依據革蘭氏染色而分為陽性(gram-positive)和陰性(gram-negative)，或是依其形狀而分為球菌(coccus)和桿菌(bacillus)，也可以根據細菌對氧的需求而分為嗜氧菌(aerobic)和厭氧菌(anaerobic)。

黴漿菌、披衣菌、立克次體感染

一、黴漿菌感染

　　黴漿菌(*Mycoplasmas*)及其近親－溶尿尿漿菌(*Ureaplasma*)是弱革蘭氏陽性嗜氧菌，為已知可在細胞外存活最小的細菌(125~300 nm)，但無細胞壁，須添加特殊成分的培養基才能培養。**肺炎黴漿菌**(*Mycoplasma pneumoniae*)藉由空氣傳染，寄宿在呼吸道上皮表面，可引起**間質性肺炎**(interstitial pneumonitis)，又稱為**原發性非典型肺炎**(primary atypical pneumonia)。溶尿尿漿菌感染是一種性病，引起非淋球菌性尿道炎。

延伸閱讀

相關專有名詞：

1. 菌血症(bacteremia)：細菌進入血液循環的現象。
2. 毒血症(toxemia)：細菌毒素進入血液循環的現象。
3. 敗血症(septicemia)：致病細菌進入血液循環並**生長繁殖**的現象，此時病菌的毒素亦可隨血流散布。敗血症必須給予適當的治療，否則可能引起死亡。
4. 敗血病(sepsis)：敗血症所引起的局部或全身性臨床疾病，主要的感染原為**革蘭氏陰性菌**，主要的致病因為其釋放出的**內毒素**在體內引起一連串反應，造成嚴重瀰漫性血管內凝血而休克，甚至死亡。
5. 膿血症(pyremia)：化膿性細菌所引起的敗血症。

二、披衣菌感染

　　披衣菌(*Chlamydia*)的大小介於細菌與病毒間，以革蘭氏染色為陰性，屬於專一性在細胞內寄生，利用宿主細胞的胺基酸複製，體外必須以細胞培養。目前診斷以PCR為主，治療可給予抗生素。

(一) 砂眼披衣菌

砂眼披衣菌主要感染人類，依血清型可分為多種亞型，主要引起下列疾病：

1. 砂眼(trachoma)：由血清型A、B、C引起，多由直接接觸傳染，侵犯結膜上皮細胞，常伴隨其他細菌感染，會引起結膜濾泡、血管翳、瘢痕，嚴重可導致失明。

2. 花柳性淋巴肉芽腫(lymphogranuloma venereum, LGV)：由血清型L1~L3引起，經由性接觸傳染，初始為小丘疹，未治療則引起鼠蹊部淋巴結腫大與慢性潰瘍。

3. 非淋球菌性尿道炎(non-gonococcal urethritis, NGU)：由血清型D~K引起，多經由性接觸傳染，在男、女性的臨床表現不同。

   (1) 男性：可引起尿道炎、前列腺炎、副睪炎，甚至導致不孕。

   (2) 女性：可引起尿道炎、子宮頸炎。女性感染大多沒有自覺症狀，長期感染會造成子宮內膜炎、卵巢炎、輸卵管發炎進而結痂阻塞、慢性骨盆腔發炎，是感染症中導致女性不孕最常見的原因。

4. 包涵體結膜炎(inclusion conjunctivitis)：亦由血清型L1~L3引起，侵犯下眼瞼結膜上皮細胞，發生於成人還有經由產道出生的新生兒，經由接觸到帶菌的生殖道分泌物而感染。新生兒可併發肺炎。

(二) 鸚鵡病披衣菌

鸚鵡病披衣菌(*C. psittaci*)主要感染鳥禽類，引起鸚鵡病(psittacosis)或稱鸚鵡熱(parrot fever)。經由受感染之鳥禽其眼、鼻分泌物及糞便汙染環境，再經由空氣及直接接觸傳染。人類感染通常症狀溫和，初期症狀類似流感，但嚴重時可造成肺炎、腦膜炎及死亡。

三、立克次體感染

立克次體(*Rickettsia*)主要在血管內皮細胞內繁殖，引起出血性血管炎(hemorrhagic vasculitis)，皮膚因而出現紅疹，但各種立克次體各有它們喜歡侵犯的部位，而有肺炎、肝炎、頭痛等其他症狀。立克次體為革蘭氏弱陰性桿菌，主要靠節肢動物來傳播。必須寄生於細胞內，實驗診斷乃以血清抗體檢測為主，利用其與變形桿菌之間的外菲氏反應(Weil-Felix reaction)可協助診斷及分類。

1. 流行性斑疹傷寒(epidemic typhus)：又稱人蝨型斑疹傷寒，經由體蝨傳染，流行在生活空間擁擠又衛生不良的地方，引起頭痛、畏寒、發燒和全身疼痛等症狀；第

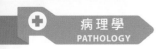

5~6天從軀體上部開始到整個身體出現斑點；輕度感染可能無出疹現象。通常有顯著的毒血症，約發燒2週後迅速痊癒。若未妥善治療，死亡率約10~40%。

2. 恙蟲病(tsutsugamushi disease)：又稱為叢林斑疹傷寒(scrub typhus)，經由齧齒類身上的恙蟲傳染，常見症狀為發燒、頭痛、肌肉痛及咳嗽，有時恙蟲叮咬處會出現無痛性的焦痂與局部淋巴結腫大，有時會併發肺炎，為亞洲與澳洲地方性流行病(endemic)。

3. 洛磯山斑點熱(Rochy Mountain spotted fever)：由狗蜱(tick)傳染，常見於美國中南與東南部，初始症狀為發燒、肌肉痛、腸胃不適，接著發生全身性斑疹、出血性紅疹。

4. 艾利希式體病(Ehrlichiosis)與無形體病(anaplasmosis)：由壁蝨與硬蜱媒介傳給人類，病人常出現不明熱、頭痛、倦怠，白血球與血小板低下、肝功能異常等症狀，可能進展至呼吸衰竭、腎衰竭與休克。

● 表7-4 立克次體分類及其所引起的疾病

疾病	病原菌	傳染媒介
流行性斑疹傷寒	*R. prowazekii*	體蝨
恙蟲病（叢林斑疹傷寒）	*Orientia. tsutsugamushi*	恙蟲幼蟲
落磯山斑點熱 (Rocky Mountain spotted fever)	*R. rickettsii*	壁蝨
艾利希式體病	*Ehrlichia chaffeensis*	壁蝨
無形體病	*Anaplasma phagocytophilum*	硬蜱

革蘭氏陽性菌感染

一、葡萄球菌 (*Staphylococcus*)

葡萄球菌中，最常見的致病菌為**金黃色葡萄球菌**(*S. aureus*)，可引起**骨髓炎**、食物中毒、皮膚感染、咽炎、肺炎、**急性心內膜炎**、敗血症及中毒性休克症候群(toxic shock syndrome)等。此外，表皮葡萄球菌(*S. epidermidis*)可引發身上有導管、人工瓣膜的病人或毒癮者的伺機性感染；腐物寄生葡萄球菌(*S. saprophyticus*)則常引起年輕女性泌尿道的感染。目前治療困境在抗藥菌種的增加。

金黃色葡萄球菌引起的常見疾病：

1. 皮膚感染：葡萄球菌可引起毛囊炎、癤(furuncle)、癰(carbuncle)、膿疱病、蜂窩組織炎(cellulitis)、甲溝炎等，皮膚膿瘍則跟它製造的脂肪酶有關。

2. **骨髓炎**：好發於兒童，**金黃色葡萄球菌是急性骨髓炎最主要的致病菌**。

3. **心內膜炎**：它表面有一層多醣體膜，可以很容易附著到人工瓣膜或導管上，而導致心內膜炎。

4. 食物中毒(food poisoning)：由葡萄球菌所釋出之**腸毒素**(enterotoxin)所造成，會引起上吐下瀉的症狀。為食物中毒最常見的原因之一。

5. 葡萄球菌脫屑症候群（staphylococcal scalded-skin syndrome，也稱為Ritter disease）：是由於球菌產生溶解上皮細胞間胞橋小體(desmosomes)的脫屑毒素(exfoliative toxins)，雖然只有局部感染，卻造成全身性皮膚脫屑，好犯孩童，通常是鼻咽或皮膚感染之後，全身皮膚出現類似曬傷的紅疹，接著變成脆弱的水泡，局部或整個皮膚脫落。

6. 中毒性休克症候群：較常見於衛生棉條使用時間過長，導致陰道內金黃色葡萄球菌孳生，並分泌中毒性休克症候群毒素(toxic shock syndrome toxin, TSST)，亦可見於傷口感染，會引起發燒、嘔吐、腹瀉、皮疹、低血壓，甚至休克等現象；如果沒有立刻治療，可能致命。金黃色葡萄球菌(*S. aureus*)也可以造成中毒性休克症候群。

◎ 延伸閱讀

皮膚感染相關的專有名詞：

1. 毛囊炎(folliculitis)：僅毛囊感染發炎。

2. 癤(furuncle)：指單一毛囊受到細菌感染，引起發炎及化膿的現象，屬於一種化膿性發炎。

3. 癰(carbuncle)：指病灶較大的癤，或多個癤聚集在一起，以及周圍皮脂腺和皮下組織的化膿性發炎。

4. 膿疱病(impetigo)：又稱為膿痂疹，為皮膚表面的細菌性感染，大部分由金黃色葡萄球菌、鏈球菌感染所造成。開始時為丘疹或小泡，破潰後形成瘡，上面覆蓋著金黃色的痂皮，癒後不留瘢痕。

5. 蜂窩組織炎(cellulitis)：**細菌**由傷口進入，造成皮膚及皮膚下組織的化膿性發炎。

二、鏈球菌 (*Streptococcus*)

　　鏈球菌可引起皮膚、口咽、肺臟和心瓣膜的化膿性感染，以及許多鏈球菌感染後症候群(post-streptococcal syndrome)如風濕熱(rheumatic fever)、腎絲球腎炎(glomerulonephritis)和結節性紅斑(erythema nodosum)等。鏈球菌依血清分型可分為A~U族，其中以**A族鏈球菌**最常引起人類疾病，主要引起咽喉炎、腦膜炎、**丹毒**、膿疱病、**蜂窩組織炎**、**猩紅熱**、**產褥熱**及敗血症等；B族鏈球菌寄生在女性產道，常引起產婦絨毛膜羊膜炎(chorioamnionitis)與新生兒腦膜炎；D族鏈球菌則常引起**亞急性心內膜炎**。

1. 咽喉炎(pharyngitis)：症狀包括會厭腫大、扁桃腺有點狀膿瘍(punctate abscesses)，有時合併頸部淋巴結腫大。

2. **丹毒**(erysipelas)：為皮膚之表淺感染症，好發於中年人臉部及四肢，病菌經由皮膚的小傷口進入，並沿淋巴管很快散播。其病灶紅疹的邊界不規則但相當清楚，可能形成微膿瘍(microabscesses)，但組織壞死很輕微。

3. 壞死性筋膜炎(necrotizing fasciitis)：呈現皮下組織及筋膜的壞死，嚴重時甚至造成深部肌肉壞死，故此等病菌俗稱噬肉菌(fresh-eating bacteria)。

4. 猩紅熱(scarlet fever)：由能產生紅斑外毒素(erythrogenic exotoxin)的**A族鏈球菌**（化膿性鏈球菌(*S. pyogenes*)）所引起，最常見於3~15歲的小孩，症狀為發燒、咽炎、皮膚點狀紅疹與草莓舌(strawberry tongue)（圖7-8），紅疹以身體軀幹和四肢內側最明顯，嘴唇周圍則比較蒼白。有時會併發腎炎或中耳炎，全身淋巴結及脾臟腫大。表皮的發炎常伴隨過度角化，到了退燒期，會因而有鱗屑脫落的現象。

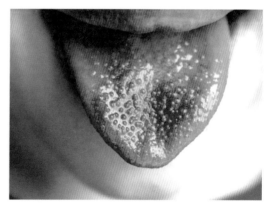

▶ **圖7-8**　草莓舌。可見舌頭紅腫，並呈顆粒狀。

5. 產褥熱(puerperal fever)：生產或流產之後，經由產道傷口引發子宮感染；有時會造成子宮內膜炎，嚴重時可導致敗血症。臨床表現特徵為持續發燒、體溫超過38℃。

6. **感染性心內膜炎**(infective endocarditis)：心臟瓣膜或是心臟內膜有感染發炎的現象。可分為：(1)**急性感染性心內膜炎**(acute infectious endocarditis)，**主**

要致病的菌種為金黃色葡萄球菌(*Staphylococcus aureus*)；(2)**亞急性感染性心內膜炎**(subacute infectious endocarditis)，**主要致病的菌種為草綠色鏈球菌**(*Streptococcus viridans*)；(3)**人工瓣膜的心內膜炎**，主要致病的菌種為**表皮葡萄球菌**(*Staphylococcus epidermidis*)。感染性心內膜炎若是發生在三尖瓣或是肺動脈瓣的話，常是**靜脈藥癮**病患。

三、肺炎鏈球菌 (*Streptococcus pneumoniae*)

肺炎鏈球菌又稱為肺炎球菌(*Pneumococcus*)，因可抵抗白血球吞噬，故致病力相當高，為第四類法定傳染病。有些肺炎鏈球菌具有莢膜，此亦為具有致病性的菌種，其毒性來自於莢膜上的多醣體。肺炎鏈球菌感染好發於冬季至春季，主要引起**大葉性肺炎**，亦可引起**社區型急性肺炎**、腦膜炎、關節炎、骨髓炎、心內膜炎、腹膜炎及敗血症。目前預防方法為注射肺炎鏈球菌疫苗，臺灣核准上市的肺炎鏈球菌疫苗皆屬不活化疫苗，可與其他疫苗分開不同部位同時接種，分別有結合型疫苗及多醣體疫苗二大類，自2015年起，結合型肺炎鏈球菌疫苗(PCV13)已納入幼兒常規接種項目。

四、白喉桿菌 (*Corynebacterium diphtheriae*)

白喉桿菌可引起**白喉**(diphtheria)，經由空氣或接觸傳染，臨床可能沒有症狀，或僅皮膚傷口感染，但有時其**外毒素**破壞鼻咽及喉部上皮致組織壞死，形成相當厚又硬的**灰白色偽膜**，並伴有扁桃腺炎、咽喉炎、頸部淋巴腺腫大，嚴重時可使呼吸道阻塞而猝死。此外，其外毒素也可能經由淋巴或血液侵犯心臟、神經纖維及其他器官。因為白喉桿菌只產生一種外毒素，以類毒素預防注射之後，雖然不能防止桿菌入侵，卻可以避免外毒素所引起的傷害。

在皮下注射白喉類毒素，如果病人已有抗體，則被中和；若無抗體，則該處發生炎症反應，稱為**許克氏試驗**(Schick test)，可協助診斷。疫苗接種是預防白喉最有效之方法，白喉、破傷風、百日咳、b型嗜血桿菌及小兒麻痺五合一疫苗(DaPT-Hib-IPV)為現行常規接種項目之一。

五、梭狀桿菌 (*Clostridium*)

(一) 破傷風桿菌 (*Clostridium tetani*)

破傷風桿菌平時存活在土壤與糞便中，孢子經由皮膚或黏膜傷口進入人體而造成感染。它分泌的**外毒素**可與人體的神經細胞突觸結合，引起肌肉之強直性痙攣。臨床症狀包括發燒、頭痛、便祕、吞嚥困難、**角弓反張**(opisthotonos)及牙關緊閉，

可因呼吸障礙而死亡。若傷口感染發生在新生兒肚臍或臍帶處，稱為新生兒破傷風 (tetanus neonatorum)，就是俗稱的臍風。

預防破傷風應接種類毒素疫苗。對於受傷而可能感染者，也可以注射類毒素，但 預防接種不充分的病患，則應給予人類破傷風免疫球蛋白。僅輕微擦傷的人，並不需 要給予類毒素或免疫球蛋白，只要傷口消毒即可。

(二) 肉毒桿菌 (*Clostridium botulinum*)

肉毒桿菌為絕對厭氧之產孢桿菌，所產生的**肉毒桿菌毒素**(botulin)是毒性最強的 **神經毒素**之一，可引起肌肉神經傳導的障礙。感染方式可分為三類：

1. 食因型：通常因食物烹煮不完全或食品加工處理時殺菌不完全，使此菌在厭氧情 形下增殖並產生毒素，攝食後即產生中毒現象。

2. 創傷型：因傷口深處感染此菌而導致。

3. 腸道型：攝食含有此菌孢子之食品而導致。

肉毒桿菌中毒(botulism)的症狀包括口乾、複視、噁心、嘔吐、腹痛、吞嚥困 難、四肢無力及最後因呼吸衰竭而死亡，死亡率高。治療可給予**抗毒素**，並立刻給予 加護處理以免呼吸衰竭而造成死亡。

(三) 其他重要的梭狀桿菌感染

1. 產氣莢膜梭狀桿菌(*C. perfringens*)：好發於四肢壓碎傷或穿刺傷中，造成肌肉壞死 並產生氣泡，引起氣性壞疽(gas gangrene)。

2. 困難梭狀桿菌(*C. difficile*)：為腸道共生菌，當腸道菌叢改變時（如使用抗生 素後），可造成此菌孳生並分泌毒素，引起**偽膜性大腸炎**(pseudomembranous colitis)，常可以見到腸道黏膜上有一層**黃白色的偽膜覆蓋**。

六、結核桿菌 (*Mycobacterium tuberculosis*)

結核病(tuberculosis, TB)為一種慢性傳染病，多發生在貧窮、擁擠的地區，有慢 性疾病如糖尿病、慢性肺病、慢性腎病、何杰金氏淋巴瘤(Hodgkin lymphoma)、營養 不良、酗酒、免疫不全等情形的人，也比較容易得病。

結核桿菌主要是藉由**飛沫傳染**，在肺部引發之病灶稱為原發性結核(primary TB)，多發生於嬰幼兒或免疫力降低的成年人。

病理變化

菌體的脂質、蛋白質、醣類及蠟質會引起特殊的**乾酪樣壞死**及**肉芽腫性炎症**反應（圖7-9），其肉芽腫稱為結核(tubercle)，包含類上皮細胞（單核吞噬細胞）、蘭漢斯氏巨細胞(Langhans giant cell)及周邊的淋巴球。原發性結核的病灶多位於肺臟的周邊區域，尤其是上肺葉的下半部或下肺葉的上半部，稱為**岡氏病灶**(Ghon focus)，因為肺門淋巴結也常常受到侵犯，與岡氏病灶合稱岡氏複合體(Ghon complex)。原發性結核通常沒有症狀，且大多可自癒。**癒合後常常有纖維化與鈣化**，在X光片明顯可見，稱為雷克複合體(Ranke complex)。

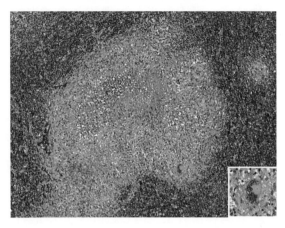

▶ **圖7-9** 結核菌造成肉芽腫炎症，中心為乾酪樣壞死，其周圍為類上皮細胞，有時會看到多核且排成馬蹄狀的巨細胞。

分類及臨床表現

原發性結核痊癒後，可因體內的結核菌再活化，或因外來結核菌再次感染而復發，稱為續發性結核(secondary TB)。續發性結核好犯肺尖，可造成肉芽腫、纖維化及形成空洞，支氣管壁被破壞，使病人所咳出的痰含有病菌。局部性的續發性結核可能沒有症狀，但大部分會慢慢感覺全身不適，倦怠、食慾不振、體重減輕、發燒（典型為反覆每日傍晚的低燒、然後退燒）和夜間盜汗，痰液慢慢變多變濃稠，一半的病例會伴有咳血現象。

診斷

雖然病史、臨床症狀加上胸部X光所見，應懷疑肺結核，但確定診斷必須在痰液抹片或培養找到病菌，結核桿菌以**Ziehl-Neelsen染色後菌體呈紅色**，Ziehl-Neelsen染色又稱為抗酸性染色。

結核菌經由血流散播至身體各處，形成許多小結核病灶時，稱為粟粒狀結核(miliary TB)，最常發生在**肝臟**，其次為骨髓、脾臟、腎上腺、腦硬膜、腎臟、輸卵管和副睪。病患持續性發熱而虛弱，可以快速死亡。當結核病發生在脊椎骨時，稱為**帕特氏病**(Pott's disease)。結核菌可經由飛沫或體液傳染他人時，稱為開放性結核(open TB)。

腸結核(intestinal TB)多因吃下帶菌的牛奶或吞入帶菌的痰液所引起，造成終末迴腸及盲腸部位的潰瘍、纖維化和淋巴結腫大，其潰瘍主軸與腸道走向成垂直。

非結核分枝桿菌(nontuberculous mycobacterium, NTM)廣泛存在於環境中，引起慢性肺病、淋巴結炎、皮膚或全身瀰漫性感染，主要見於免疫功能不全的族群。以禽分枝桿菌(*Mycobacterium avium*)最常見，病理下為浸潤的巨噬細胞內有許多抗酸桿菌；肉芽腫、淋巴球或組織壞死較少見。

七、麻瘋桿菌 (*Mycobacterium leprae*)

麻瘋桿菌為專性細胞內寄生，很難用培養基培養，但可以在低等哺乳動物犰狳體內培養。引起**麻瘋**(leprosy)，又稱癩病或**漢生氏病**(Hansen's disease)，好發於貧窮的熱帶國家，經由人與人之間散布，但傳染途徑不明，可能是經由**呼吸或口鼻傳染**。麻瘋桿菌在32~34℃之間生長得最好，主要侵犯**皮膚**和**周邊神經**，造成感覺缺失或肢體麻痺，病患手足常見的變形包括鷹爪手(clawhand)、鷹爪足(clawfoot)、垂足(dropfoot)等。麻瘋常見的有兩型：

1. 癩瘤型或麻瘋型(lepromatous leprosy)：病患的臉、手、腳有不規則的結節或隆起，其中充滿了富含病菌的巨噬細胞，稱為麻瘋細胞(lepra cell)，因病菌量高，故傳染力較強。病患臉部因結節而變形，形成獅面(liontiasis)。神經系統的許旺氏細胞(Schwann cells)被病菌侵犯而失去功能，造成感覺喪失及所支配的肌肉萎縮。嚴重時，淋巴結、脾臟、肝臟亦可受侵犯，常造成睪丸瀰漫性破壞，因而不孕。此型麻瘋乃因病患的細胞媒介型免疫(cell-mediated immunity)太差所致，故治療效果較差。

2. 類結核型或結節型(tuberculoid leprosy)：病灶多侷限於皮膚和周邊神經，造成皮膚乾燥、泛紅、脫屑、感覺喪失，繼而形成周圍不規則、較深色的隆起、而中央較蒼白凹下的硬結。病理下為類似結核病的肉芽腫，但病灶內幾乎找不到病菌。周邊神經也是被肉芽腫性炎症包圍，神經纖維退化，同樣造成感覺喪失及所支配的肌肉萎縮。其傳染力較低，治療效果也比較好。

八、炭疽桿菌 (*Bacillus anthracis*)

炭疽桿菌為絕對嗜氧的**革蘭陽性產孢子**(spore-forming)**桿菌**，**可產生孢子**，會引起**炭疽病**(anthrax)，主要侵犯牛、羊、馬等動物，偶爾會感染人類。炭疽桿菌孢子的

傳播途徑包括：經由傷口進入、空氣吸入或經食物攝入，**人和人之間的傳染較為少見**，其病徵依傳染途徑可分為三類：

1. 皮膚性炭疽病：占95%的病例，從無痛性、搔癢丘疹開始，兩天內變成水泡，水泡逐漸變大，伴隨附近組織水腫及相關淋巴結腫大；當水泡破掉，潰瘍表面被黑痂覆蓋，當病人痊癒時，黑痂就會脫落。皮膚性炭疽病預後通常很好。

2. 吸入性炭疽病：因吸入細菌孢子所產生，孢子被吞噬細胞帶到淋巴結，在此發芽生長並釋放毒素，而造成縱膈腔出血；前驅症狀（包括發燒、咳嗽、胸腹痛）經過1~6天之後，病人突然發高燒、缺氧、盜汗，並常常併發腦膜炎，病人在一、兩天內即休克死亡。

3. 腸胃道炭疽病：很少見，因攝食未煮熟的肉類而感染，起初表現噁心、嘔吐、腹痛，很快出現嚴重血瀉(bloody diarrhea)，半數病人因而死亡。

　　皮膚性炭疽病、吸入性炭疽病、腸胃道炭疽病等都需要小心診治，因為**炭疽病若未投以抗生素治療，死亡率相當的高**。

九、其他重要革蘭氏陽性菌感染

1. 李斯特氏菌(*Listeria monocytogenes*)：屬兼性細胞內寄生菌。經由攝食被汙染的乳類製品、生肉、生菜、雞肉和熱狗等食物而傳染。李斯特氏菌可造成懷孕婦女羊膜發炎而流產、胎死腹中；對新生兒和免疫功能低下之患者則造成敗血症及腦膜炎。

2. 放線菌(*Actinomyces*)：為一種絲狀厭氧菌（圖7-10），有些菌種在口腔中是正常菌叢，主要經傷口或外科手術而感染人體，引起軟組織或骨的化膿性肉芽腫病變，病灶及膿液中會出現由放射狀排列的菌體與嗜中性球等膿液所形成的黃色團塊，稱為**硫磺顆粒**(sulfur granule)，為**菌落聚集處**。最常侵犯頸面部，多因口腔或牙齒疾病引起；胸部感染可因吸入含菌膿液引起，或由鄰近感染蔓延至肺部，會導

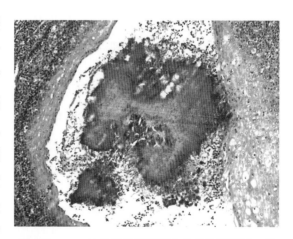

▶ **圖 7-10** 位於扁桃腺隱窩中的放線菌菌落，周圍呈現放射狀排列，因肉眼下顏色與硫磺相似，故稱為硫磺顆粒 (sulfur granule)。

致慢性支氣管炎；腹部感染主要侵犯迴盲部及闌尾；骨盆腔感染則常由子宮內避孕器所引起。

3. 土壤絲菌(*Nocardia*)：為一種絲狀嗜氧菌，平時存在於土壤中，主要引起T細胞免疫有缺陷者（如長期使用類固醇、AIDS患者、糖尿病患者）的伺機性感染。可引起肺臟、腦部及皮膚的化膿性炎症。

革蘭氏陰性菌感染

一、奈瑟氏腦膜炎雙球菌 (*Neisseria meningitidis*)

奈瑟氏腦膜炎雙球菌又稱腦膜炎球菌(*Meningococcus*)，主要經由飛沫及接觸傳染。通常症狀輕微或僅出現類似上呼吸道感染之症狀，少數可引起**流行性腦脊髓膜炎**(meningococcal meningitis)及肺炎。臨床表現包括發燒、頭痛、噁心、出血性皮疹、瘀斑，並伴有抽搐或昏迷現象。嚴重時可導致**敗血症／菌血症**、休克、**腎上腺出血、壞死，導致腎上腺皮質機能不足**，稱為**Waterhouse-Friderichsen氏症候群**。

二、奈瑟氏淋病雙球菌 (*Neisseria gonorrhoeae*)

奈瑟氏淋病雙球菌又稱淋球菌(*Gonococcus*)，**只感染人類**，可引起**淋病**(gonorrhea)，多經由性接觸傳染，主要侵犯尿道及外生殖器，造成尿道炎、子宮頸炎、陰道炎，患部有膿產生。嚴重時，若引起輸卵管炎，可併發不孕症；在男性可引起副睪炎。也可能在補體系統缺陷的患者造成全身性感染，引起化膿性關節炎伴隨皮膚出血性丘疹。罹患淋病的產婦，分娩時可能經由陰道之接觸而傳染新生兒，因而發生淋球菌性結膜炎，稱為**新生兒眼炎**(ophthalmia neonatorum)。

三、大腸桿菌 (*Escherichia coli*)

大腸桿菌為人體大腸中的正常菌叢之一，通常不會引起人類疾病，但某些菌株可引起泌尿道感染、旅遊者腹瀉(traveler's diarrhea)、嬰幼兒腹瀉、敗血症、腦膜炎、腹膜炎等。大腸桿菌是造成泌尿道感染最常見的細菌，也是引起幼乳兒細菌性腸炎和腹瀉最常見的病原之一。

大多數大腸桿菌感染症沒有什麼危險的併發症，但腸出血性大腸桿菌(enterohemorrhagic *E. coli*, EHEC)中的O157型大腸桿菌除了會導致出血性結腸炎(hemorrhagic colitis)以外，還會引起危險的溶血性尿毒症候群(hemolytic uremic syndrome)，是必須向衛生機關報告的法定傳染病之一。因O157型大腸桿菌所分泌的毒素使人體的血小板發生不正常的血管內凝血現象，進而引起溶血性貧血與腎功能障礙，嚴重者也會影響到神經系統與其他器官。

四、桿菌性痢疾 (Shigellosis / Bacillary Dysentery)

桿菌性痢疾是由志賀氏桿菌(*Shigella*)引起，一般經由直接或間接攝食被病人糞便汙染的東西而感染（糞口傳染），吃入少量病菌就會致病。病患會出現腹瀉，伴隨有發燒、噁心、痙攣、腹部絞痛及裡急後重(tenesmus)，糞便中常帶有大量黏液、膿液，並有血便之情形。本病主要侵犯結腸，其炎症反應及潰瘍多侷限於腸黏膜表層。成人多可自癒，嬰幼兒死亡率較高。

五、傷寒及副傷寒 (Typhoid Fever and Paratyphoid Fever)

傷寒是由傷寒桿菌(*S. typhi*)所引起，常見的病徵包括持續發燒、頭痛、疲倦、噁心、腹痛、食慾不振和便祕或腹瀉。部分患者身軀會出現玫瑰紅色斑點，以及脾臟和肝臟腫大的情況。嚴重患者可能會併發致命的腸道出血及穿孔。除了出現病徵的患者，一些全無症狀的受感染者，也可以從糞便或尿液排出體內的細菌。此外，少數人會在康復後繼續將細菌從糞便中排出體外，稱為帶菌者。

副傷寒由副傷寒桿菌(*S. paratyphi*)所引起，症狀跟傷寒相似，不過病情通常比較輕微。

傷寒及副傷寒主要透過糞口途徑傳播。病菌會隨著患者的糞便及尿液排出體外，汙染食物、水源或飲料，其他人食用此類東西便會染病。貝殼類海產（尤其是蠔）、未經煮熟的蔬果及未經消毒處理的奶類及其製品，均特別容易受到汙染。

欲診斷傷寒，可用病患之糞便、血液或尿液做細菌培養，或用**維達氏試驗(Widal test)**協助診斷。傷寒為第二類法定傳染病，須向衛生機關通報，必要時需施行隔離治療。

六、退伍軍人菌 (*Legionella*)

退伍軍人菌感染會引起退伍軍人病(Legionnaires' disease)及龐提亞克熱(Pontiac fever)。此二種疾病開始時皆有厭食、身體不適、肌痛與頭痛等症狀。通常在1天之內會快速發燒且伴隨畏寒，出現乾咳、腹痛及下痢等症狀，體溫通常高達39.0~40.5℃。退伍軍人病患者胸部 X 光會出現肺部堅質化且可發展至肺兩側，最後

則出現呼吸衰竭，死亡率可高達15%，若患者免疫能力有障礙，死亡率會更高。龐提亞克熱不會引起肺炎或死亡，病人通常在1週內會自癒。

此菌在熱水供應系統、空調之冷卻水塔、蒸氣凝結設備均曾被發現，溪水、池水以及土壤也曾分離出此菌，且此菌可於自來水或蒸餾水中存活數月之久。退伍軍人病並不會人傳人，主要是經由**吸入或嗆入含有退伍軍人菌的氣霧或水滴**而致病。到目前為止共有48種以上之Legionella屬菌、70種以上之血清型被發現，其中以嗜肺性退伍軍人桿菌(*Legionella pneumophila*)血清型第一型最常引起退伍軍人病。

七、百日咳桿菌 (*Bordetella pertussis*)

百日咳(pertussis)是一種侵犯呼吸道的急性細菌性疾病，由百日咳桿菌引起，一年四季都可能發生，主要經由飛沫傳染，病患以幼兒居多，特徵為**陣發性咳嗽**及吸氣性哮喘聲(inspiratory whoop)。病患喉嚨、氣管、支氣管發炎充血，黏膜糜爛，並且有大量黏稠帶膿的分泌物，附近淋巴結也會腫大。大部分病患都不會引起併發症，但是營養狀況不良病患及6個月以下嬰幼兒是併發症與死亡的高危險群。預防方法為接種疫苗，百日咳疫苗為死菌疫苗，通常與破傷風、白喉類毒素、b型嗜血桿菌及不活化小兒麻痺合併為五合一疫苗(DaPT-Hib-IPV)。

八、鼠疫桿菌 (*Yersinia pestis*)

鼠疫桿菌可引起鼠疫(plague)，如未經治療其致死率為30~60%，因可引起皮膚壞疽、變黑，又稱**黑死病**(black death)。在歷史上曾引起三次世界大流行，其中一次是在十四世紀，疫情波及歐、亞、非洲，當時歐洲有四分之一人口因此死亡。病菌主要藉由鼠蚤傳染，依感染形式可分為：

1. 腺鼠疫(bubonic plague)：最常見，為跳蚤咬傷部位附近的淋巴腺發炎，病人有明顯的淋巴結腫大、紅腫、壓痛且可能流膿，常發生於鼠蹊部、腋下或頸部。嚴重時可造成敗血性鼠疫(septicemic plague)，全身淋巴結腫大，許多內臟器官有壞死病灶。

2. 肺鼠疫(pneumonic plague)：可因腺鼠疫或敗血性鼠疫經血行蔓延造成（次發性肺鼠疫）或吸入飛沫感染（原發性肺鼠疫），具高度傳染力及死亡率，可引起嚴重的出血性、壞死性支氣管肺炎。次發性肺鼠疫在疫情的控制上特別重要，因為其痰液之飛沫傳染是原發性肺鼠疫及咽鼠疫之來源。

九、其他革蘭氏陰性菌

1. **霍亂弧菌**(*Vibrio cholerae*)：霍亂是由產毒性O1及O139血清型霍亂弧菌所引起的急性細菌性腸道傳染病，世界各地均有病例發生，多數發生於開發中國家，尤其在自來水不普及或環境衛生較差的地區。經**糞口傳染**，菌體不會侵入腸壁黏膜，但會分泌腸毒素，改變黏膜的通透性，引起無痛性大量米湯樣水性腹瀉(rice water stool)、嘔吐、快速脫水等；若患者未能及時接受適當治療，有可能因嚴重脫水和休克而死亡。

2. 腸炎弧菌(*Vibrio parahaemolyticus*)：喜歡生長在海洋中，常造成海鮮食物中毒。

3. 克雷白氏桿菌(*Klebsiella*)：可引起肺炎、泌尿道感染，偶爾引起伺機性感染。是院內感染常見的菌種之一，且目前多數的分離株都為多重抗藥性的菌種，在治療上造成極大的困擾。

4. 流行性感冒嗜血桿菌(*Haemophilus influenzae*)：經由呼吸道感染，可引起幼兒之侵襲性感染症，包括腦膜炎、敗血症、急性會厭炎、肺炎、中耳炎和結膜炎。病菌多屬b型(Hib)且具有莢膜。

5. **杜克氏嗜血桿菌**(*Haemophilus ducreyi*)：可引起**軟性下疳**(chancroid)，發生在生殖器部位，經由**性接觸傳染**，為一種急性性傳染病。臨床表現為軟性、疼痛性潰瘍，以及鼠蹊部淋巴結腫大、發炎、化膿。

6. **綠膿桿菌**(*Pseudomonas aeruginosa*)：致病力不強，多引起伺機性感染，為**院內感染**常見病原。好犯皮膚傷口、燒燙傷部位、外耳、泌尿道及肺臟。

7. 胃幽門螺旋桿菌(*Helicobacter pylori*)（圖7-11）：人類為唯一的宿主，主要存於人類的胃寶部。幽門螺旋桿菌會分泌尿素酶(urease)，可以分解胃上皮細胞滲透出來的尿素，使尿素變成氨來中和胃酸，以保護細菌本身不被胃酸破壞，並使胃上皮細胞受損。可引起慢性胃炎及十二指腸或胃的消化性潰瘍。研究顯示，其與胃癌及胃淋巴瘤等惡性腫瘤有關。

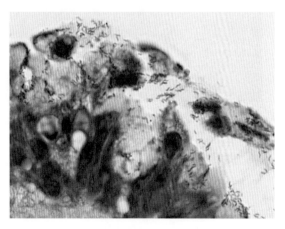

▶ **圖7-11**　位於胃黏膜表面的幽門螺旋桿菌，可見其桿菌菌體略呈螺旋狀 (Giemsa stain)。

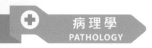

螺旋體感染

一、梅毒螺旋體 (*Treponema pallidum*)

　　梅毒螺旋體引起梅毒(syphilis)，通常經由性接觸而傳染，初期、第二期及先天性梅毒早期之血液、體液和分泌物均有傳染性，晚期梅毒病患傳染力較弱。

(一) 梅毒的病程分期

　　梅毒是全身性慢性傳染病，症狀很複雜，而且變異性很大，根據傳染期程及傳染性之有無，其病程可分為三期：

1. **初期梅毒**(primary syphilis)：在受感染後3~4週發病，特徵為**硬性下疳**(chancre)（圖7-12）及鼠蹊部淋巴結腫大。硬性下疳為堅硬、無痛性潰瘍，好發於外生殖器、會陰及肛門，其滲出液中常含有許多菌體，即使不治療，也會自行痊癒。不過菌體在硬性下疳出現之前早已隨血液、淋巴循環而散布到身體其他地方。

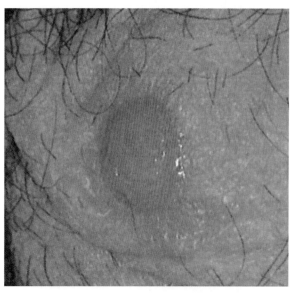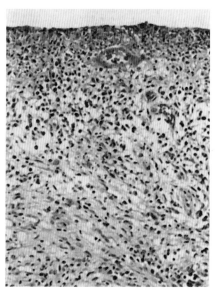

▶ **圖 7-12**　硬性下疳。左：外陰硬性下疳；右：淋巴細胞、漿細胞浸潤及血管發炎。

2. **第二期梅毒**(secondary syphilis)：在初期梅毒癒後2~10週發病，未治療者約75%會發病。病人手掌腳底發生皮疹、脫屑或膿疹；在肛門、會陰、大腿內側、腋下等較潮濕的部位可能產生**扁平濕疣**(condyloma latum)；口咽黏膜及外陰部可能會有銀灰色表淺糜爛。這些無痛性的表淺病灶都含有菌體，所以具傳染性。其他第二期梅毒的症狀，包括無痛性淋巴結腫大、輕微發燒、全身倦怠及體重減輕，

或有肌肉及關節疼痛。所有症狀持續約幾個禮拜之後，病程進入潛伏期。潛伏期為數年到數十年，在這段時期內，這類病人雖然並無臨床症狀，但體內仍然有梅毒螺旋菌存在，對身體組織器官仍有破壞性。常會影響到神經系統但症狀輕微不明顯，主要為頭痛、嘔吐及視乳頭水腫等。復發性皮疹及黏膜病灶可能會再度出現，但症狀比較輕微。

3. **第三期梅毒**(tertiary syphilis)：在醫療資源足夠的地區很少發生，未接受治療的患者約1/3產生第三期梅毒，通常在第二期梅毒5年後發病，可引起：

   (1) **心臟血管梅毒**：最常見，占第三期梅毒所有病例的80%以上，主要侵犯主動脈及主動脈瓣，造成動脈瘤和瓣膜閉鎖不全。

   (2) **梅毒腫**，或稱為**橡膠腫**(gumma)：是一種肉芽腫性炎症，好發於骨骼、皮膚及上呼吸道的黏膜，不過幾乎所有的器官都可能被波及。骨骼表現局部疼痛、壓痛、腫脹，甚至病理性骨折(pathologic fractures)。

   (3) **神經梅毒**：包括脊髓癆(tabes dorsalis)、腦膜血管梅毒(meningovascular syphilis)和全身性輕癱(general paresis)。**脊髓癆**是菌體侵犯脊髓後柱和脊神經背根所致，病患會有運動失調、感覺異常、深腱反射消失、關節損傷變形等，後者稱為夏柯氏關節(Charcot joint)。**全身性輕癱**也稱為麻痺性失智(dementia paralytica)，病患有失智症與肢體輕癱。另外，神經梅毒也可造成阿吉爾羅伯生瞳孔(Argyll Robertson pupils)，其瞳孔縮小，對光線沒有反應，但眼睛看近物而需調節瞳孔時仍可改變大小。

   第一期或第二期梅毒病灶，病理可見阻塞性動脈內膜炎(obliterative endarteritis)，即內皮細胞增生變厚，血管內膜纖維化而阻塞。橡膠腫的病理變化為壞死中心周圍有巨噬細胞、纖維母細胞以及大量漿細胞環繞。

(二) 先天性梅毒 (Congenital Syphilis)

梅毒也可經由胎盤垂直感染，造成**先天性梅毒**，通常發生在母親感染第一期或第二期梅毒時。四分之一的病例發生流產、死產、新生兒死亡，出生兩年內出現症狀者，稱為幼兒型梅毒(infantile syphilis)，包括流鼻水、鼻子鬱血、皮疹、骨軟骨炎、骨膜炎、肝臟腫大。兩歲之後出現症狀稱為遲發型梅毒(tardive syphilis)，包括三個主要特徵：門牙凹缺(Hutchinson's teeth)、間質性角膜炎併發失明、神經性耳聾。因為女性感染可能沒有症狀，所以懷孕時產檢必須包括梅毒血清試驗。

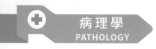

(三) 檢驗及診斷

梅毒無法體外培養，因此無法以細菌培養結果作為診斷依據。一般檢查方法包括：

1. 血清學試驗：性病研究室試驗(VDRL test)、快速血漿反應素試驗(RPR test)、螢光螺旋抗體吸附試驗(FTA-ABS test)、梅毒螺旋體紅血球凝集試驗(TPHA test)及梅毒螺旋體固定試驗(TPI test)。

2. 暗視野顯微鏡檢查(dark field microscopy)。

二、疏螺旋體屬 (*Borrelia*)

1. 回歸熱(Relapsing fever)：由疏螺旋體(*B. recurrentis*)引起，經由蝨(louse)及蜱（tick，俗稱壁蝨）媒介傳染。臨床表現為突發高熱、畏寒、肌肉疼痛、頭痛等，特徵是反覆2~10次陣發性發燒，每次持續3~5天後退燒，發燒的次數增加，症狀會逐漸緩和然後痊癒。

2. 萊姆病(Lyme disease)：致病原在美國以伯氏疏螺旋體(*Borrelia burgdorferi*)為主，歐洲及亞洲地區則以*B. afzelii*與*B. garinii*為主，經由蜱叮咬而感染，為人畜共通傳染病。初期以遊走性紅斑為特徵，是一種大小約6公分中央泛白的環狀紅疹，有局部灼熱感，且會逐漸擴散而成牛眼狀；其他症狀包括頭痛、發燒、淋巴結腫大、頸部僵硬、肌肉疼痛、喉嚨痛等。如未治療，數週或數個月後可能發生心臟、神經系統及骨骼肌肉方面的異常，經過數月或數年後則會出現慢性關節、神經及心臟的病變。

🦠 7-4　黴菌感染

黴菌是一種真核生物，廣泛存在於自然界中，只有少數能在人類造成感染性疾病。黴菌感染所引起的黴菌病(mycosis)，依其感染部位可分為：

1. 表淺性(superficial)及皮膚(cutaneous)黴菌病：表淺性黴菌病侵犯表皮及其衍生物（如毛髮、指甲），但不侵犯深層組織；皮膚黴菌病侵犯皮膚、頭髮和指甲／趾甲。兩者所引起的局部病灶通稱為癬(tinea)。

2. 皮下(subcutaneous)黴菌病：有些黴菌會往皮下鑽，而造成膿瘍(abscesses)或肉芽腫(granulomas)，如孢子絲菌病(sporotrichosis)。

3. 全身性(systemic)黴菌病：例如球孢子菌病(coccidioidomycosis)。深層黴菌感染通常在正常人會自行痊癒，但是在免疫功能低下的病人可造成全身性感染並破壞組織。

伺機性黴菌病(opportunistic mycosis)可造成局部或全身性的感染，造成伺機性感染的黴菌通常是本來存在於皮膚或腸胃道的正常菌叢，如白色念珠菌、麴菌、白黴菌和隱球菌，對健康成人沒有威脅，但可以造成免疫功能低下的病人組織壞死、出血、血管阻塞，甚至死亡。

皮膚及黏膜的黴菌感染

一、花斑癬 (Tinea Versicolor)

花斑癬又稱變色糠疹(pityriasis versicolor)，多由糠疹小芽孢菌(*Malassezia furfur*)或環狀糠疹芽孢菌(*Pityrosporon orbiculare*)所引起，常因夏季氣候潮濕溫熱，刺激其於皮膚上過度增殖而產生。好犯皮脂腺分泌旺盛的部位，像是頸部、前胸、後背、上肢等，較常見於年輕人。由於芽孢菌會干擾皮膚黑色素的合成及分布，因此臨床上會形成各種顏色的皮疹，如紅色到黃褐色、白色、深棕色。此外，皮疹部位會有像穀子糠皮的細屑。

二、皮癬菌病 (Dermatophytosis)

僅引起皮膚感染的黴菌稱為皮癬菌(dermatophytes)，所引起之疾病稱為皮癬菌病，通常由髮癬菌(*Trichophyton*)、小芽孢癬菌(*Microsporum*)或表皮癬菌(*Epidermophyton*)所引起，傳染途徑主要是透過直接接觸，常見引起的疾病包括：

1. **頭癬**(tinea capitis)：可造成發炎、化膿、結痂及頭髮近髮根處斷裂，俗稱癩痢頭。好發於兒童。

2. **足癬**(tinea pedis)：又稱香港腳，是最常見的皮膚黴菌感染。常因潮濕溫熱的氣候及長時間穿鞋而引發。不同的皮癬菌可造成不同的臨床表現，主要包括：

   (1) 脫皮型：腳底、腳趾間隙或腳掌側邊出現有細屑的脫皮。

   (2) 厚皮型：常在腳後跟出現有細屑的厚皮。

(3) 糜爛型：腳趾間隙皮膚出現白色糜爛的表現，有時會有滲出液。

(4) 水泡型：在腳底或邊緣出現大小不一的水泡。

(5) 環形紅斑型：在腳背或腳側出現典型環形紅斑，不治療會漸漸向外擴散。

　　足癬可侵犯趾甲而引起甲癬。足癬若沒有適當的治療，常會使皮膚的完整性被破壞，增加次發性細菌感染的機會，因而造成蜂窩組織炎。

3. 股癬(tinea cruris)：發生在腹股溝部位的黴菌感染，常伴有劇癢。臨床上可見一圈紅斑以腹股溝為底往外擴張，有細屑在最外圍的紅圈上，中間部分常是暗棕色的痕跡。易復發且不易根治，又名頑癬，常發生在溫暖的季節，衣著過緊或肥胖會增加股癬的發生。

4. 體癬(tenia corporis)：臨床表現和股癬相似，均為往外擴大的紅色斑塊，在長期臥床、糖尿病或免疫功能低下的病人，病灶的數目會較多，面積會較大。多由髮癬菌所引起，病灶外觀為環狀，故又稱為錢癬或圓癬。

5. 甲癬(tinea unguium)：即所謂的灰指甲，多由髮癬菌所引起，也可因足癬侵犯趾甲而引起。臨床上可見趾（指）甲變黃、變厚、變脆，有時尚有變白或剝離的現象。趾（指）甲太厚導致嚴重變形時，可能造成趾（指）部疼痛或嵌甲。

三、念珠菌病 (Candidiasis)

　　念珠菌病主要由白色念珠菌(*Candida albicans*)所引起（圖7-13），此菌為存在於人體**皮膚**、**口腔**、**大腸**及**陰道的正常菌叢之一**，但對於嬰兒、懷孕婦女、服用抗生素或避孕藥者、糖尿病患者、免疫功能低下者，可引起局部或全身**伺機性感染**，亦為**院內感染**的重要致病菌之一。可造成擦疹(intertrigo)、嬰兒尿布疹(diaper rash)、嬰兒鵝口瘡(thrush)、口角瘡(perleche)、女性陰道炎及肛門處的感染。

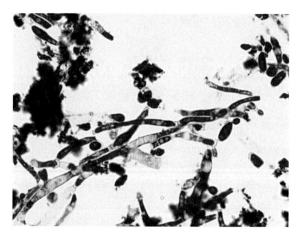

▶ 圖 7-13　白色念珠菌的假菌絲和孢子。

四、孢子絲菌病 (Sporotrichosis)

孢子絲菌病是一種慢性肉芽腫性感染，主要由申克氏孢子絲菌(*Sporothrix schenckii*)所引起，此菌普遍存在於土壤中，一般經由皮膚之傷口感染，引起皮下感染，造成局部皮膚、皮下組織及淋巴結的炎症。病患通常為與農場、牧場、園藝或林木相關之工作人員。

全身性黴菌病

一、麴菌病 (Aspergillosis)

麴菌病是由麴菌(*Aspergillus*)所引發的疾病，人類因吸入空氣中黴菌分生孢子，在上呼吸道形成菌落，可造成慢性鼻竇炎，也可能引起過敏反應或造成肺臟感染、慢性肺臟病。病灶在肺部形成空洞，內含菌體團塊，稱為黴菌球(fungal ball)（圖7-14、圖7-15）。在手術後、導管置放或燒燙傷的病人身上易引起伺機性感染，主要會引發壞死性肺炎，侵襲血管後，更會造成局部出血。黃麴菌(*A. flavus*)所製造的黃麴毒素(aflatoxin)為肝臟致癌物質。

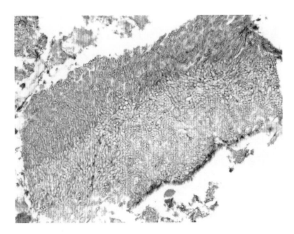

▶ **圖 7-14** 鼻竇腔中的黴菌球 (fungal ball)，由麴菌組成。

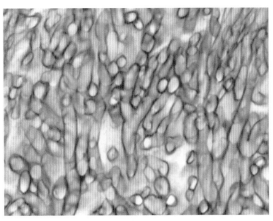

▶ **圖 7-15** 可以見到麴菌菌絲修長，寬度平均，常常以 45 度角分枝。

二、隱球菌病 (Cryptococcosis)

隱球菌病主要由新形隱球菌 (*Cryptococcus neoformans*)所引起，具有厚莢膜(capsule)，存於**土壤**及家禽糞便中，尤其是在**鴿子糞便**中。一般經由呼吸感染，也會藉由傷口感染。通常最先引起肺炎，病灶的肉芽腫常被誤診為肺結核；亦可由肺臟進入血流，進而侵犯腦部，造成**腦膜炎**。此菌常引起癌症及後天免疫缺乏症候群病患的伺機性感染。檢體以**Indian ink**染色法可見厚莢膜，或以**Mucicarmine stain**染色（圖7-16），可協助診斷。

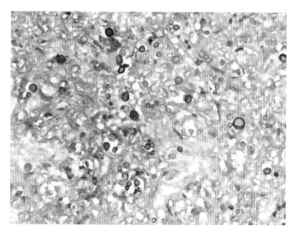

▶ **圖 7-16** 隱球菌呈圓形或橢圓形，直徑大約 4~15μm，外圍一層厚的多醣體莢膜。

三、組織胞漿菌病 (Histoplasmosis)

組織胞漿菌病主要由莢膜組織胞漿菌(*Histoplasma capsulatum*)所引起，一般經由吸入受鳥類糞便汙染的土壤中之真菌孢子而感染。此菌主要侵犯呼吸道及肺部，可導致肉芽腫性炎症、淋巴結腫大、肝脾腫大、肺炎、肺纖維化及鈣化等，在免疫受損的病人身上則會出現散播性的病灶。

四、全身性念珠菌病

免疫功能低下者，例如嬰兒、長期服用抗生素或皮質類固醇者、免疫機能受抑制或喪失、各種疾病（AIDS、內分泌失調、糖尿病、癌症等）、過度使用抗癌藥物、尿道及靜脈插管之病人等，易導致念珠菌大量繁殖或致**伺機性感染，**而引發全身性念珠菌病，可侵犯心內膜、腦膜、腎臟或肺臟等處。

五、白黴菌病 (Mucormycosis)

白黴菌病大多是伺機性感染，由白黴菌(*Mucor*)或其他類似的黴菌所引起，主要侵犯鼻腔、眼眶、肺臟、腸胃道和皮膚。菌絲體胖瘦不一，有分枝(branch)但無分隔(septum)。

7-5 寄生蟲感染

寄生蟲感染(parasitic infection)好發於熱帶及亞熱帶，臺灣過去相當常見，但目前已不再流行，病例見於山區、偏遠地區或由境外移入，是開發中國家主要的疾病和死因。寄生蟲主要包括原蟲(protozoa)、蠕蟲(helminth)和節肢動物。重要或常見的寄生蟲感染疾病介紹如下。

原蟲感染

➡ 瘧疾(malaria)

由瘧疾原蟲(*Plasmodium*)侵入並**破壞紅血球**所引起，主要由**瘧蚊**(*Anopheles*)叮咬而傳染（圖7-17）（臺灣主要是靠**矮小瘧蚊傳播**），亦常經由輸血傳染或胎盤感染。症狀為週期性發燒、畏寒、盜汗、貧血及肝脾腫大。其週期性隨瘧原蟲種類的不同可分為：

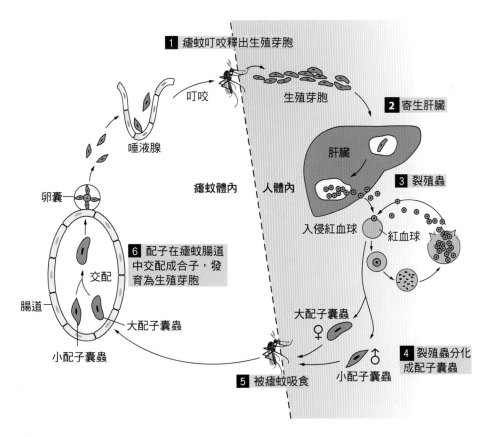

➡ 圖 7-17 瘧疾原蟲的生活史。

1. **惡性瘧**(falciparum malaria)：不定時或每天間隔性發燒，是瘧疾中最嚴重的類型（圖7-18）。病人在經過奎寧(Quinine)治療後，可發生溶血而使得尿液呈現紅黑色，稱為**黑水熱**(black water fever)。

2. 間日瘧：每隔1~2天間隔性發燒。

3. 三日瘧：每隔3天間隔性發燒。

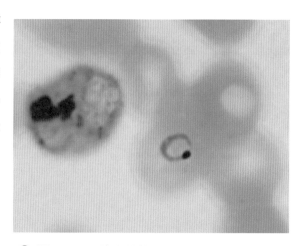

▶ **圖 7-18** 周邊血抹片所見到的惡性瘧原蟲滋養體，呈現戒指狀，位於紅血球內。圖片左邊是一顆嗜中性球。

弓漿蟲病(toxoplasmosis)

由弓漿蟲(*Toxoplasma gondii*)所引起，主要侵犯淋巴組織，造成淋巴結腫大、肝脾腫大及發燒。弓漿蟲主要經由**貓糞便**汙染飲食而傳染，或吃了含有蟲囊、未煮熟的肉所引起。懷孕婦女亦可經胎盤感染胎兒，常引起流產、早產或死產；或引起新生兒先天性**眼睛**和**腦部**病變，如：**水腦症、腦內鈣化、脈絡視網膜炎、失明、腦部受損**等。

阿米巴病(amebiasis)

由痢疾阿米巴原蟲(*Entamoeba histolytica*)引起（圖7-19），一般經由**飲食感染**，主要侵犯**結腸**，可引起**阿米巴性痢疾**(amebic dysentery)，造成**腸道的燒瓶形潰瘍**及壞死性炎症，病灶內有許多阿米巴原蟲存在；腸道阿米巴感染有時**會經靜脈回流至肝臟，導致肝膿瘍**(liver abscess)；嚴重者甚至會引起肺膿瘍、腦膿瘍。

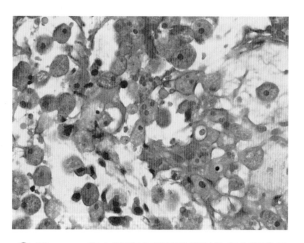

▶ **圖 7-19** 在大腸潰瘍表面所見到的痢疾阿米巴原蟲滋養體，有一個細胞核，偶爾在細胞內可見到被吞噬的紅血球。

錐蟲病(trypanosomiasis)

可分為美洲型及非洲型兩種。

1. 美洲型：又稱為恰格司氏病(Chagas' disease)，由克氏錐蟲(*Trypanosoma cruzi*)所引起，藉由錐鼻蟲(*Triatoma*)傳染，寄生在人體細胞中，可引起淋巴結腫大、肝脾腫大、心肌病、腦膜腦炎、巨食道症(megaesophagus)及巨結腸症(megacolon)。

2. 非洲型：由岡比亞錐蟲(*T. gambiense*)、羅德斯錐蟲(*T. rhodesiense*)引起，由采采蠅(tsetse fly)叮咬而傳染，可造成病患昏睡和死亡，又稱睡眠病(sleeping sickness)。

➤ 黑熱病(Kala-azar fever)

又稱為內臟型利什曼病(visceral leishmaniasis)，由利什曼原蟲(*Leishmania donovani*)所引起，以白蛉(sandfly)為傳染媒介。病原寄生在單核球及巨噬細胞內，症狀包括淋巴結腫大、肝脾腫大、發燒及體重減輕。因病患四肢皮膚顏色常變深，故稱為黑熱病。

➤ 肺囊蟲病(pneumocystosis)

肺囊蟲肺炎是一種由**人類肺囊蟲**(*Pneumocystis jirovecii*)（圖7-20）所引起的肺部感染症，早期被認為是孢子蟲，後研究發現其應屬黴菌。常見於早產兒及營養不良的嬰兒，成人則常見於癌症、使用免疫抑制劑或HIV感染者而導致後天免疫不全的病人身上。

➤ 滴蟲病(trichomoniasis)

主要由**陰道鞭毛滴蟲**(*Trichomonas vaginalis*)所引起，**具有鞭毛**（圖7-21），**在顯微鏡下，可見梨形擺動的蟲體**，主要經由性接觸所傳染，可引起陰道炎、尿道炎及前

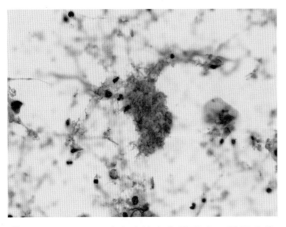

▶ **圖7-20** AIDS病人痰液中的肺囊蟲，看起來像是許多小泡泡聚在一起。

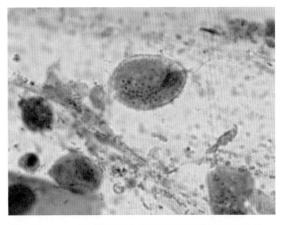

▶ **圖7-21** 陰道滴蟲為橢圓形帶有鞭毛的原蟲，細胞質中在帕氏染色 (Papanicolaou stain) 可見到橘紅色的顆粒。

列腺炎，嚴重時可造成女性流產、子宮蓄膿與不孕。女性感染後，陰道會產生黃綠色泡沫狀或米糠狀有惡臭的分泌物，有時會有外陰癢或是下腹部輕微疼痛的症狀，嚴重時會導致陰道黏膜腫脹、發紅、充血、奇癢無比。男性感染者少數有尿道分泌物、輕微發癢、腰部疼痛等症狀，但大多數沒有明顯症狀，因此男性常成為陰道滴蟲之帶原者而傳染給女性。治療時必須和性伴侶一起治療，以避免滴蟲躲在男性的尿道及前列腺，在性行為時又傳染給對方。

➲ 梨形蟲病(giardiasis)

由人梨形蟲(*Giardia lamblia*)引起，主要侵犯**小腸的十二指腸**，引起腹瀉及吸收不良。

蠕蟲感染

一、線蟲 (Nematodes)

線蟲沒有分節、形狀細長。不同種類間體型相差甚大，寄生於人體的線蟲中，最小的是糞線蟲，僅約長2毫米，最大的是麥地那線蟲，長約1公尺。線蟲引起的疾病主要有：

➲ 蛔蟲病(ascariasis)

為**人類最普遍的寄生蟲感染症**，由蛔蟲(*Ascaris lumbricoides*)引起，經由食入含有蟲卵的食物而傳染。其蟲卵會在小腸孵化為幼蟲，幼蟲鑽過腸壁，隨血液循環到肺，可引起肺臟不適。幼蟲可再經由消化道回到小腸並成熟為成蟲，可引起腹痛及腸阻塞、營養不良。診斷時可以糞便中的蟲卵作為依據。

➲ 弓蛔蟲病(toxocariasis)

由貓狗的弓蛔蟲(*Toxocara*)引起，其蟲卵經口進入人體後，在腸道內孵化為幼蟲，幼蟲鑽過腸壁，隨血液在人體內爬行，引起內臟型幼蟲移行症(visceral larva migrans)，好犯幼童的心臟、肺臟、肝臟、腦部、眼睛及肌肉。

➲ 蟯蟲病(enterobiasis)

由蟯蟲(*Enterobius vermicularis*)引起（圖7-22），其蟲卵經口進入人體後，於小腸孵化為幼蟲，成蟲則寄生於大腸，但也常進入闌尾。好犯兒童造成**營養不良**。其雌

蟲夜間會移至肛門產卵，引起**肛門及會陰部搔癢**；排出的卵便在肛門皺摺處發育為成熟卵，若宿主因肛門搔癢而用手去抓癢，未清洗乾淨即拿食物來吃，就會造成自體感染。診斷可於晨間黏取肛門附近的蟲卵，置於顯微鏡下觀察。

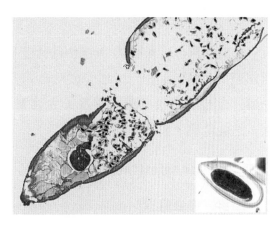

▶ 圖 7-22　蟯蟲及其蟲卵。

鉤蟲病(hookworm disease)

由十二指腸鉤蟲(*Ancylostoma duodenale*)或美洲鉤蟲(*Necator americanus*)引起，一般存於土壤中，**因幼蟲鑽過人體皮膚而感染**，引起皮膚病變。幼蟲經血液循環到肺時，可引起肺臟不適或肺炎。幼蟲於小腸成熟為成蟲，然後寄生在小腸，可引起腹痛及缺鐵性貧血。糞便中的蟲卵可作為診斷依據。

鞭蟲病(trichuriasis)

由鞭蟲(*Trichuris trichiura*)引起，好犯兒童。其蟲卵經由口進入人體後，成蟲寄生於大腸，可引起腹痛、腹瀉及貧血，嚴重者會合併直腸脫出。蟲卵隨糞便排出體外，可汙染食物及飲水。

糞線蟲病(strongyloidiasis)

由**糞線蟲**(*Strongyloides stercoralis*)引起（圖7-23），土壤中的幼蟲鑽過人體皮膚而感染，幼蟲經血液循環到肺部時會造成不適及肺炎，於小腸成熟為成蟲。成蟲所產的卵可以在腸道中孵化，然後鑽過腸黏膜，進入血液循環而造成**自體感染**。主要病症為皮膚炎、肺炎及腹瀉。不易在糞便中檢出蟲卵。

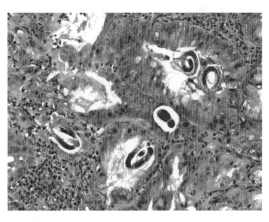

▶ 圖 7-23　十二指腸切片中看到的糞線蟲，局部已經鑽進黏膜。

毛線蟲病(intestinal capillariasis)

由菲律賓毛線蟲(*Capillaria philippinensis*)引起，一般是藉由魚肉食入人體之腸道而感染，症狀包括腹痛、腹瀉、體重減輕及嘔吐，嚴重時可致死。

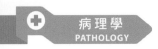

➔ 旋毛蟲病(trichinosis)

由旋毛蟲(*Trichinella spiralis*)引起，主要宿主是豬，人類經由食入含有幼蟲的未煮熟豬肉而感染。在十二指腸成熟為成蟲時，引起腸炎及腹瀉。成蟲鑽進腸黏膜產下幼蟲，幼蟲隨血液循環到全身，**主要寄生在橫紋肌（骨骼肌和心肌）**中而引發炎反應，造成發燒、肌肉疼痛。

➔ 血線蟲病(angiostrongyliasis)

由**廣東住血線蟲**(*Angiostrongylus cantonensis*)引起，其中間宿主主要是螺、蝸牛和蛞蝓(slug)，人類經由食入含幼蟲的未煮熟之螺、蝸牛、蝦蟹或遭汙染的蔬菜而感染。其幼蟲可經由血液循環至腦，引起**嗜伊紅性腦膜炎**(eosinophilic meningitis)，出現頭痛、噁心嘔吐、嗜睡、發燒等症狀，甚至可導致病患致死。

➔ 血絲蟲病(filariasis)

由血絲蟲(filaria)引起，是班氏血絲蟲（*Wuchereria bancrofti*，分布在亞洲、非洲、南美及澳洲）及馬來亞血絲蟲（*Brugia malayi*，分布在遠東地區）的幼蟲而感染。其幼蟲藉由蚊子叮咬進入人體，隨血液循環到全身而成熟。成蟲寄生在淋巴管中可造成**淋巴管阻塞**而引起**象皮病**(elephantiasis)。血絲蟲會在夜間游走於周邊血液，故須在夜間抽血檢驗之。

二、吸蟲 (Flukes)

吸蟲也沒有分節，大部分形狀呈葉形，有的呈圓柱狀。吸蟲體外覆一層外皮，有的種類外皮上有小刺。有兩個吸盤，前端為口吸盤，在腹部有腹吸盤。成蟲寄生在脊椎動物內，大部分為雌雄同體，可互相交配或行自體受精，幼蟲則可行無性生殖。

吸蟲生活史複雜，可能有一個或多個中間宿主，成蟲產出之蟲卵排出宿主體外後會發育成纖毛幼蟲(miracidium)，在水中孵化後侵入另一個宿主，纖毛幼蟲必須侵入正確的第一中間宿主才會繼續生長發育，此第一中間宿主主要為軟體動物（螺螄或蛤蜊）。在軟體動物體內進行無性生殖，最後產生大量的搖尾幼蟲(cercariae)，此時有些種類的搖尾幼蟲會直接穿入最終宿主脊椎動物的皮膚，有些種類則必須進入昆蟲、魚或其他第二中間宿主中繼續發育；有些則黏附蔬菜植物上、分泌出囊壁形成囊狀幼蟲(metacercariae)，然後被最終宿主吃入而完成生活史。

◎ 血吸蟲病(schistosomiasis)

由血吸蟲(*Schistosoma*)引起。血吸蟲為雌雄異體，分布於亞洲的日本血吸蟲(*S. japonicum*)，中間宿主為釘螺，其尾蚴（搖尾幼蟲）在水中鑽過皮膚而感染人體，進入肝臟的門靜脈，成蟲可造成肝炎及纖維化，引起門靜脈高壓，也可在腸道產卵，引起肉芽腫性炎症及腹瀉。分布在非洲及南美洲的曼氏血吸蟲(*S. masoni*)和日本血吸蟲類似，會引起皮膚病變。分布在非洲及中東的**埃及血吸蟲**(*S. haematobium*)主要引起**泌尿道感染、膀胱膿瘍**，可造成**膀胱的鱗狀細胞癌**。

◎ 肝吸蟲病(clonorchiasis)

由中華肝吸蟲(*Clonorchis sinensis*)引起（圖7-24），其中間宿主為螺和淡水魚，人因吃了含有囊蚴的淡水魚（如：生吃鯉魚）而感染。蟲體寄生於**膽管**，可引起黃疸、肝腫大及肝硬化。成蟲在十二指腸膽管出口處產卵，可在病人的糞便中檢出蟲卵而診斷。在臺灣分布的區域包括苗栗、明潭、美濃、屏東。

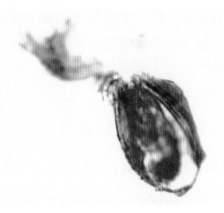

▶ **圖 7-24** 中華肝吸蟲的蟲卵為橢圓形、有個蓋子。

◎ 肺吸蟲病(paragonimiasis)

由衛氏肺吸蟲(*Paragonimus westermani*)引起，其中間宿主為蝦和蟹，人因食入含有囊蚴的蝦或蟹而感染。通常會有幼蟲皮膚移行現象，症狀主要是成蟲寄生於肺臟所引起的，包括發燒、胸痛、咳血，病灶中可形成夏柯-萊登氏結晶(Charcot-Leyden crystal)。成蟲所產的卵，可在痰液中或糞便中（因病人吞入含有蟲卵的痰液，而進入腸胃道）找到。臺灣主要分布在臺北、新竹、桃園、苗栗。

◎ 薑片蟲病(fasciolopsiasis)

由薑片蟲(*Fasciolopsis*)引起，其蟲卵在水中發育為纖毛幼蟲，然後鑽進合適的中間宿主（淡水螺），在螺內發育成搖尾幼蟲後排至外界。在水中若有水生植物（荸薺、菱角、茭白、空心菜），搖尾幼蟲便會黏上去，發育成囊狀幼蟲。人或豬、狗、貓吃到這些附有囊狀幼蟲的水生植物便會感染。蟲體寄生於小腸，可引起消化不良、噁心、腹痛及腹瀉。臺灣主要分布在屏東、臺南、柳營。

三、條蟲 (Tapeworm)

條蟲蟲體背腹扁平，左右對稱，長如帶狀，沒有口和消化道、沒有血管、缺乏體腔，大多有分節，包括頭節(scolex)、頸節(neck)和體節(proglottids)，頭節有吸溝或吸盤或有頂鉤，體節由頸節後方向後逐漸增加、成熟，每個成熟節片至少包含了一套雌性和一套雄性生殖器官，當這些節片越往後面成熟，將成為充滿卵子的受孕節片。幾乎都是雌雄同體，大多數為卵生的（圖7-25），有時幼蟲也可自行複製。全部營寄生生活。

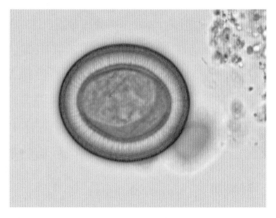

▶ 圖 7-25 各種條蟲卵型態類似，直徑約 30~35 μm，殼有放射狀橫紋，裡面的幼蟲有 6 個折光的鉤鉤，稱為六鉤蚴。

寄生人體的條蟲有30餘種，主要包括以下四種：

➔ 有鉤條蟲(*Taenia solium*)

又稱豬肉條蟲，中間宿主為豬，人因吃了含有囊蚴的豬肉或含蟲卵的食物而感染。若吃了未煮熟的豬肉，則囊蚴進入腸胃道後，吸附於腸黏膜，並長成成蟲，病人僅有輕微的腸胃不適。若吃了蟲卵，則蟲卵會穿過腸黏膜，隨血行到身體各處孵化為幼蟲，稱為囊尾幼蟲症(cysticercosis)，可引起肌肉痛、癲癇及腦膜腦炎。

➔ 無鉤條蟲(*Taenia saginata*)

又稱牛肉條蟲，中間宿主為牛，人因吃了含有囊蚴的牛肉而感染，病人通常沒有症狀或僅有輕微的腸胃不適。

➔ 廣節裂頭條蟲(*Diphyllobothrium latum*)

又稱魚肉條蟲，中間宿主為魚，人因吃了含有囊蚴的魚肉而感染。此蟲會吸收腸道內的**維生素B$_{12}$**，引起病人**惡性貧血**。

➔ 犬類的包囊條蟲(*Echinococcus granulosus*)

以犬為主要宿主，蟲卵經飲食而感染人體（成為中間宿主），在肝臟或肺臟等處形成包蟲囊(hydatid cyst)，若囊腫破裂，其內容物可引起過敏反應，甚至休克。

體外寄生蟲感染

體外寄生蟲(ectoparasites)包括寄生在皮膚表面或裡面的昆蟲（蝨子(lice)、臭蟲(bedbugs)、跳蚤(fleas)）和蜘蛛綱動物（恙蟲(mites)、蜱(ticks)、蜘蛛(spiders)）。這些節肢動物(Arthropods)可直接造成宿主疾病，或成為傳染其他病原的媒介。有些節肢動物引起搔癢、脫皮和落髮，宿主被叮咬的地方可能可以找到傷口，這些節肢動物的唾液成分很不一致，咬傷所致的病變也很不一致，從小丘疹直至伴有腫脹和劇痛的大片潰瘍，也可產生皮膚炎，最嚴重的是併發過敏反應或感染，過敏的人可能致死。病理切片除了可能看到寄生蟲之外，主要可以觀察到淋巴球、巨噬細胞和嗜酸性球的浸潤。

一、疥瘡 (Scabies)

病原為疥蟲(*Sarcoptes scabiei*)，寄生於皮膚表層，會引起指間、手腕、手肘等處搔癢。雌蟲在皮膚角質層挖掘洞穴並侵入表皮產卵，可根據表皮切片而診斷。疥蟲經常藉由衣物或被褥感染其他人，所以治療時應集體治療。

二、蝨病 (Pediculosis)

肉眼即可觀察。為背腹扁平的昆蟲。雄蟲長約2毫米，雌蟲長約3毫米。包括頭蝨病(pediculosis capitis)、體蝨病(pediculosis corporis)及陰蝨病(pediculosis pubis)，分別由頭蝨(head louse; *Pediculus capitis*)、體蝨(body louse; *Pediculus humanus*)及陰蝨(pubic louse; *Phthirus pubis*)所引起，頭蝨主要寄生在頭髮，體蝨則寄生於身上各各部位、甚至衣物上。皆產卵於寄生部位，而傳染的途徑多由直接接觸患者，患者衣物，甚至患者接觸過的物品等。好發於衛生習慣不良的人，除造成搔癢外，亦可引起細菌和立克次體感染。

三、跳蚤 (*Ctenocephalides*)

跳蚤（圖7-26）是貓犬最常見的皮膚外寄生蟲，靠吸食血液為生，造成貓犬的過敏性皮膚炎及貧血，並傳播條蟲。跳蚤的生活史分為卵 → 幼蚤 → 蛹 → 成蚤四個階段，每隻雌蚤每天產下40~50個卵，一生中可產下數百至兩千個卵。跳蚤完成一個生活史需數週至數月不等，但在適

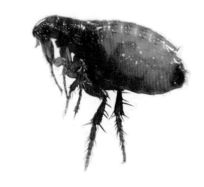

▶ 圖 7-26 跳蚤。

當的溫度和濕度下，從卵發育為成蚤僅需短短三週。在較寒冷的氣候下，蛹大部分都會陷入冬眠狀態，直至適合的溫度和濕度才出繭。蚤卵、幼蚤和蛹喜歡匿藏於家具、地毯或蔭涼處。跳蚤叮咬人類會造成令人難以忍受的劇癢和皮膚過敏。一般而言，叮咬人們的跳蚤是剛孵化出來、開始尋覓適當宿主的成蚤，而非從寵物身上跳下來的跳蚤。

四、蜱 (Ticks)

蜱的生活史分為卵 → 幼蜱 → 稚蜱 → 成蜱等四個階段。蜱是一種暫時性寄生蟲，喜歡藏匿於樹叢，需要進食時，即附著於沿路經過的動物（包括犬貓、人類），經由吸血完成其生活史。蜱在環境中有很強的繁殖和生存能力，每次產卵可達數千個，且耐活力強，甚至歷時半年以上不進食也不會死亡。蜱不僅叮咬動物，造成貧血及附著部位的感染或膿瘍，更重要的是會傳播蜱媒介疾病而威脅人的健康。

參考資料 ► REFERENCE

Markell, E. K., Voge, M., & John, D. T. (1998)．*醫用寄生蟲學*（杜文圓編譯）．藝軒。（原著出版於1992）

Kumar, V., Abbas, A. K., Fausto, N., & Aster, J. C. (2021). *Robbins and Cotran pathologic basis of disease* (10th ed.). Elsevier.

世界衛生組織網站：https://www.who.int/

朱旆億、李進成、郭雅雯(2023)．*全方位護理應考e寶典－病理學*（十五版）．新文京。

美國中央疾病管制局(CDC) Public Health Image Library (PHIL)網站：http://phil.cdc.gov/phil/home.asp

衛生福利部疾病管制署網站：https://www.cdc.gov.tw/

圖片來源：

圖7-7、圖7-12引用自劉信雄、賴宗鼎、彭瓊瑋、蕭婉玉、韋建華(2005)．於王志生總校．*病理學*．新文京。

學習評量　REVIEW ACTIVITIES

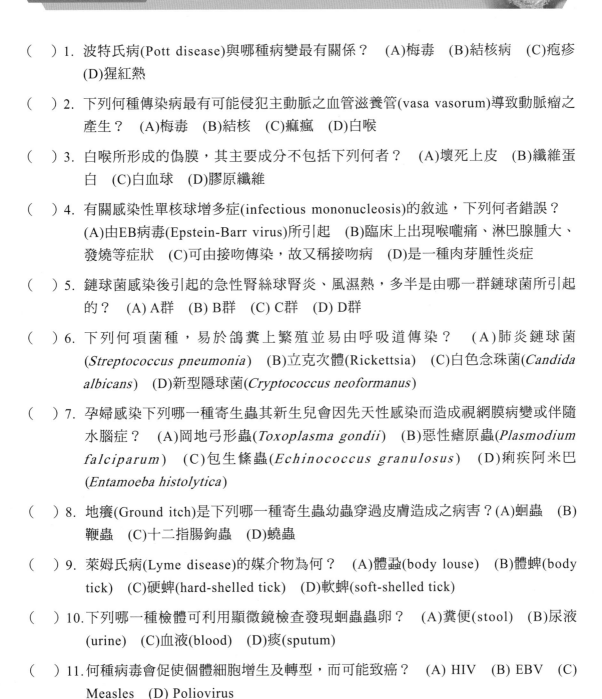

( )1. 波特氏病(Pott disease)與哪種病變最有關係？ (A)梅毒 (B)結核病 (C)疱疹 (D)猩紅熱

( )2. 下列何種傳染病最有可能侵犯主動脈之血管滋養管(vasa vasorum)導致動脈瘤之產生？ (A)梅毒 (B)結核 (C)痲瘋 (D)白喉

( )3. 白喉所形成的偽膜，其主要成分不包括下列何者？ (A)壞死上皮 (B)纖維蛋白 (C)白血球 (D)膠原纖維

( )4. 有關感染性單核球增多症(infectious mononucleosis)的敘述，下列何者錯誤？ (A)由EB病毒(Epstein-Barr virus)所引起 (B)臨床上出現喉嚨痛、淋巴腺腫大、發燒等症狀 (C)可由接吻傳染，故又稱接吻病 (D)是一種肉芽腫性炎症

( )5. 鏈球菌感染後引起的急性腎絲球腎炎、風濕熱，多半是由哪一群鏈球菌所引起的？ (A) A群 (B) B群 (C) C群 (D) D群

( )6. 下列何項菌種，易於鴿糞上繁殖並易由呼吸道傳染？ (A)肺炎鏈球菌(*Streptococcus pneumonia*) (B)立克次體(Rickettsia) (C)白色念珠菌(*Candida albicans*) (D)新型隱球菌(*Cryptococcus neoformanus*)

( )7. 孕婦感染下列哪一種寄生蟲其新生兒會因先天性感染而造成視網膜病變或伴隨水腦症？ (A)岡地弓形蟲(*Toxoplasma gondii*) (B)惡性瘧原蟲(*Plasmodium falciparum*) (C)包生條蟲(*Echinococcus granulosus*) (D)痢疾阿米巴(*Entamoeba histolytica*)

( )8. 地癢(Ground itch)是下列哪一種寄生蟲幼蟲穿過皮膚造成之病害？(A)蛔蟲 (B)鞭蟲 (C)十二指腸鉤蟲 (D)蟯蟲

( )9. 萊姆氏病(Lyme disease)的媒介物為何？ (A)體蝨(body louse) (B)體蜱(body tick) (C)硬蜱(hard-shelled tick) (D)軟蜱(soft-shelled tick)

( )10.下列哪一種檢體可利用顯微鏡檢查發現蛔蟲蟲卵？ (A)糞便(stool) (B)尿液(urine) (C)血液(blood) (D)痰(sputum)

( )11.何種病毒會促使個體細胞增生及轉型，而可能致癌？ (A) HIV (B) EBV (C) Measles (D) Poliovirus

( )12.白色念珠菌最好侵犯何種黏膜上皮？ (A)移形上皮 (B)鱗狀上皮 (C)高柱狀上皮 (D)低柱狀上皮

（　）13.革蘭氏陽性球菌感染初期最常見的發炎反應是：　(A)化膿性中性球發炎反應　(B)纖維化反應　(C)單核球浸潤發炎反應　(D)淋巴球浸潤發炎反應

（　）14.何種細菌侵犯皮膚時會引起血管內皮增生及血管周圍的漿細胞浸潤？　(A)金黃色葡萄球菌　(B)梅毒螺旋菌　(C)肉毒桿菌　(D)痲瘋桿菌

（　）15.糞便中之病原體在某種形式下具耐乾能力(resistant to drying)，下列何種例外？　(A)原蟲的囊(protozoal cysts)　(B)線蟲的卵(nematode eggs)　(C)病毒特有之表面蛋白(specific surface protein)　(D)細菌的孢子(bacterial spores)

（　）16.下列何種感染是較少見於AIDS病人身上的伺機性感染？　(A)單純疱疹病毒　(B)結核菌　(C)卡氏肺囊蟲　(D)披衣菌

（　）17.下列何種病毒感染的細胞內不出現包涵體(inclusion body)？　(A)疱疹(Herpes)病毒　(B)狂犬病(Rabies)病毒　(C)天花(Smallpox)病毒　(D)Epstein-Barr病毒

（　）18.疥瘡(scabies)主要侵犯皮膚哪一層？　(A)角化層　(B)棘狀層　(C)基底層　(D)透明層

（　）19.下列何種細菌在體內散播的途徑以白血球為主？　(A)結核桿菌　(B)綠膿桿菌　(C)金黃色葡萄球菌　(D)鏈球菌

（　）20.結核病為一種常見之組織慢性肉芽腫反應，其致病菌為何？　(A)梅毒螺旋體　(B)結核桿菌　(C)痲瘋桿菌　(D)大腸桿菌

（　）21.下列何種病原體可經由性行為傳播？　(A)腦炎病毒　(B)萊什曼原蟲(Leishmania)　(C)非洲睡眠蟲(Trypanosome)　(D)人類乳頭瘤病毒

（　）22.下列何者是引起傳染性單核球增多症(infectious mononucleosis)的病原體？　(A)Epstein-Barr病毒　(B)巨細胞病毒　(C)人類乳頭瘤病毒　(D)單純疱疹病毒

（　）23.下列何疾病的致病原是一種傳染性變性蛋白粒子prion？　(A)急性化膿性腦膜炎(acute pyogenic meningitis)　(B)急性病毒性腦膜炎(acute viral meningitis)　(C)庫賈氏病(Creutzfeldt-Jakob disease)　(D)狂犬病(rabies)

（　）24.心臟雜音變化無常(changing cardiac murmur)的病人，其血液中最容易培養出的細菌為：　(A)金黃色葡萄球菌(*Staphylococcus aureus*)　(B)人類乳突瘤病毒(Human papilloma virus)　(C)淋病雙球菌(*Neisseria gonorrhoeae*)　(D)結核桿菌(*Mycobacterium tuberculosis*)

（　）25.在肺的切片中看到fungal hyphae呈現不規則形狀，沒有分節，分支呈現90度，最有可能的感染是下列何者？　(A)麴菌屬(*Aspergillus*)　(B)白黴屬(*Mucor*)　(C)念珠菌屬(*Candida*)　(D)隱球菌屬(*Cryptococcus*)

（　）26.下列有關出生前後感染的敘述，何者錯誤？　(A)可分為經子宮頸感染(transcervical infection)或經胎盤感染(transplacental infection)　(B)經子宮頸感染可能發生於胎兒出生前或出生之時　(C)一部分的細菌，如β-溶血性鏈球菌及若干病毒，如單純疱疹病毒(herpes simplex)是透過子宮頸感染　(D)經胎盤感染通常透過絨毛膜的絨毛(villi)進入胎兒淋巴液，如弓漿蟲(toxoplasma)及德國麻疹

（　）27.大葉性肺炎(lobar pneumonia)最常見的致病原為下列何者？　(A) *pneumococcus*　(B) *Staphylococcus*　(C) *Aspcrgillus*　(D) *Cryptococcus*

（　）28.人類類似狂牛病的腦部病變為何？　(A)庫賈氏症(Creutzfeldt-Jakob disease, CJD)　(B)癲癇(epilepsy)　(C)多發性硬化症(multiple sclerosis)　(D)急性化膿性腦膜炎(acute pyogenic meningitis)

（　）29.被下列何種病毒感染後，其包涵體(inclusion bodies)特別明顯？　(A)HIV病毒　(B)EB病毒　(C)巨細胞病毒　(D)肝炎病毒

（　）30.所謂鵝口瘡(thrush)是指下列何種感染？　(A)念珠菌屬(*Candida*)　(B)放射菌屬(*Actinomyces*)　(C)隱球菌屬(*Cryptococcus*)　(D)麴菌屬(*Aspergillus*)

（　）31.引起蛀牙的細菌多為：　(A)金黃色葡萄球菌　(B)鏈球菌　(C)革蘭氏陰性雙球菌　(D)厭氧性細菌

（　）32.當大腸出現燒杯狀潰瘍時，最可能是下列何種微生物感染的特徵？　(A)念珠菌(*Candida*)　(B)巨細胞病毒(Cytomegalovirus)　(C)結核桿菌(*Mycobacterium bacilli*)　(D)阿米巴原蟲(*Entamoeba histolytica*)

（　）33.有關細菌內毒素之敘述，下列何者錯誤？　(A)是革蘭氏陽性細菌細胞壁的一種成分　(B)細菌死亡後釋出　(C)可引起發燒　(D)可引起急性呼吸窘迫症候群

（　）34.帶狀疱疹病毒(Varicella-Zoster virus)在初次感染人體後，會潛伏在人體何種細胞中？　(A)背根神經節的神經元細胞　(B)骨髓中的造血幹細胞　(C)皮膚真皮血管的內皮細胞　(D)皮膚上皮的基底層細胞

（　）35.社區型急性肺炎(community-acquired acute pneumonia)最常由下列何種微生物的感染所引起？　(A)黴漿菌(*Mycoplasma*)　(B)隱球菌(*Cryptococcus*)　(C)鏈球菌(*Streptococcus*)　(D)麴菌(*Aspergillus*)

學習評量
解答請掃描
QR Code

MEMO:

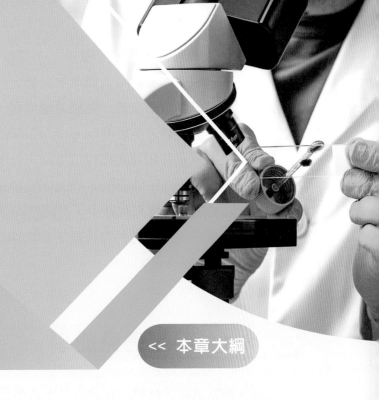

CHAPTER 08

免疫疾病

編著者◎李正華

<< 本章大綱

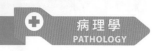
俗話說：「水可載舟，亦可覆舟」，免疫系統就如同水一樣，而人體就像舟一樣。免疫系統過強，則易導致人體產生自體免疫疾病，如較為大家所熟知的全身性紅斑性狼瘡和類風濕性關節炎等。免疫系統太弱，則會使人體易感染病原體，例如大家聞之色變的後天免疫缺乏症候群(acquired immunodeficiency disease, AIDS)，也就是愛滋病。免疫系統和其相關疾病相當複雜，以下將首先簡介基礎免疫學，再介紹四種類型的過敏反應(allergic reaction / hypersensitivity)。近幾年來由於器官移植(organ transplantation)的技術越來越進步，有關移植器官與組織的免疫反應也會介紹。最後要討論免疫系統失調所引起的免疫缺乏疾病(immunodeficiency diseases)及自體免疫疾病(autoimmune diseases)。

8-1　基礎免疫學

免疫反應為抗原、抗體、補體及免疫細胞間的交互反應。

抗原

凡能引起特殊免疫反應的任何物質，稱為抗原(antigen)。任何被人體視為異物者都能引起免疫反應，最常見者為細菌及病毒。這些物質多為蛋白質，其他複雜的大分子碳水化合物、脂蛋白及多醣脂質等，也會促使抗體形成。

有些結構較簡單的小分子化合物，無法如抗原般單獨引起抗體形成，但如果與某些蛋白質結合，則可能引起抗體形成，稱為半抗原(haptens)。

免疫反應時，抗原與抗體結合，為發生在抗原表面的物理化學反應。此抗原表面的結合位置稱為**抗原決定部位**(antigenic determinants)。其數目之多寡，可決定抗原抗體結合力的強弱。如A及B血型抗原的數目就遠多於其他血型系統抗原。

抗體

抗體(antibody)是一種蛋白質，又稱為免疫球蛋白(immunoglobulin)，於免疫反應時因抗原的刺激而由B淋巴球所製造形成，可與抗原結合並引發進一步的免疫反應以消滅抗原。

免疫球蛋白由兩條重鏈(heavy chain)及兩條輕鏈(light chain)所構成。輕鏈有兩種：κ鏈及λ鏈，每一個免疫球蛋白分子的輕鏈僅會是其中一種，即不是κ鏈就是λ鏈。重鏈有五種：μ、ε、γ、α及δ鏈，免疫球蛋白的命名即由此而來，分別為IgM、IgE、IgG、IgA及IgD。

免疫球蛋白若經木瓜酵素(papain)將其切割成兩部分，則分別稱為Fc段（crystallizable fragment；結晶段）及Fab段（antigen-binding fragment；抗原結合段）。Fc段包含重鏈和輕鏈的固定區(constant region)，不參加抗原結合。但當抗體與抗原結合後，Fc段則參與續發反應，如使補體活化，吸引發炎細胞（趨化性），促進帶有Fc接受器的巨噬細胞的吞噬作用等。Fab段包含輕鏈與重鏈的變異區(variable region)，負責與抗原結合，具有變異性，經由胺基酸序列的變異，使抗體具有廣泛的專一性(specificity)（圖8-1）。即B細胞藉著重組免疫球蛋白重鏈與輕鏈的基因，才能製造眾多的抗體。

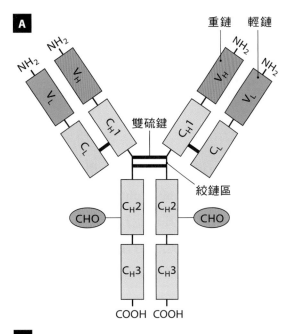

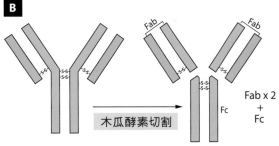

🔴 圖8-1 抗體分子的基本結構。(A)重鏈及輕鏈靠近NH$_2$端的區域為變異區（深色），其他部分為恆定區（淺色）；(B)以木瓜酵素可將抗體切割成三個部分，即2個Fab及1個Fc。

一、IgG

重鏈為γ鏈，為單一分子，具有兩個抗原結合部位。是**血清中含量最多**的免疫球蛋白，占所有免疫球蛋白的80%。可以由母體經由胎盤進入胎兒體內。有兩項重要的功能：

1. 中和病毒及毒素：即注射疫苗以防治傳染病，及注射破傷風類毒素以中和破傷風毒素的機制。

2. 調理作用(opsonization)：即特定抗體黏附細菌後，藉其Fc段與吞噬細胞表面的Fc接受器結合，引起吞噬作用。

二、IgE

重鏈為ε鏈，為單一分子，具有兩個抗原結合部位，又稱為反應素(regain)。其主要作用由肥大細胞(mast cells)或嗜鹼性球(basophils)所媒介；為過敏反應的主要媒介物（其作用機制詳述於下一節「過敏反應」中）。

三、IgD

重鏈為δ鏈，為單一分子，具有兩個抗原結合部位，與B細胞之活化、抑制及辨識外來抗原有關。為人體內血中濃度最低的免疫球蛋白。

四、IgA

重鏈為α鏈，在血液中為單一分子。分泌物中，為含有兩個相同分子的雙合體(dimer)，由J鏈(joining chain, J chain)連接。主要出現在眼睛、鼻子、氣管、唾液腺及腸道分泌物中，其功能為人體第一線防禦之機制，保護黏膜不受抗原攻擊，及避免異物進入血流及引起全身性免疫反應。可中和毒素，以免與黏膜表面結合。是黏膜免疫系統中最重要的免疫球蛋白。

五、IgM

重鏈為μ鏈，在血液中為五個相同分子的聚合物(pentamer)，具有十個抗原結合部位，又稱巨大球蛋白(macroglobulin)，是人體內最大的免疫球蛋白。活躍於免疫反應的早期，可中和病毒。與補體結合時，可以殺死細菌或使紅血球溶血。自然產生的血型抗體如anti-A及anti-B都屬於IgM。

補體系統

補體系統(complement system)共有九個主要蛋白質(C1~C9)，在血中為不具活性的型式。免疫反應發生後，抗原抗體複合體的Fc部位與第一個補體蛋白(C1)結合，啟動補體活化傳統途徑(classical pathway)之一連串反應。可在目標細胞的細胞膜上形成孔洞進而使其崩解，造成殺菌效應及細胞分解效應。除了上述傳統途徑外，在某些特定條件下直接由C3補體蛋白開始活化，稱為替代途徑(alternative pathway)。

補體系統的主要功能為破壞細胞膜以溶解入侵之細胞、細菌或病毒，促進吞噬細胞的吞噬能力，以及促進發炎反應。

免疫細胞 🔬

參與免疫反應的細胞主要為兩類小淋巴球，它們無法以傳統的光學顯微鏡區分，但可經由其表面不同的蛋白質而區分為T淋巴球及B淋巴球。

一、T淋巴球

T淋巴球(T lymphocyte)為源自胸腺的淋巴球(thymus-derived lymphocytes)，亦稱為T細胞(T cell)，參與細胞媒介免疫反應(cell mediated immune response)，對抗細胞內感染，如病毒及一些細菌。周邊血液淋巴球中，T淋巴球占60~70%。其細胞膜上具有抗原專一性之T細胞接受器(T-cell receptor, TCR)及CD3蛋白質複合體(CD3 molecular complex)。

T淋巴球的次群中最重要的為CD4$^+$ T細胞（輔助型T細胞，helper T-cell）及CD8$^+$ T細胞（毒殺型T細胞，cytotoxic T-cell）。

二、B淋巴球

人類幹細胞經由骨髓(bone marrow)處理後成熟者，稱為B淋巴球(B lymphocyte)或B細胞(B cell)，受抗原刺激後可分化成漿細胞，以分泌抗體進行體液免疫反應(humoral immunity)。

周邊血液淋巴球中B淋巴球占10~20%。經由免疫球蛋白基因重組，使B淋巴球接受器對相關抗原具有專一性。

三、自然殺手細胞

周邊血液淋巴球中，約有10~15%不具有T細胞接受器或細胞表面免疫球蛋白的淋巴球，不需經由致敏化作用(sensitization)便能殺死腫瘤細胞、病毒感染細胞，甚至某些正常細胞，這類細胞稱為自然殺手細胞(natural killer cell, NK cell)。其T細胞接受器基因不會重組，且不具有CD3，能破壞具有IgG的目標細胞，稱為抗體依賴性細胞媒介型細胞毒殺作用(antibody-dependent cell-mediated cytotoxicity, ADCC)。

人類白血球抗原系統 🔬

人類白血球抗原(human leukocyte antigen, HLA)，也稱為主要組織相容性複合體(major histocompatibility complex, MHC)，主要分為第一類(MHC I)及第二類(MHC II)，此類分子在免疫反應及疾病發生機制中皆扮演了重要的角色。

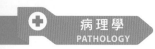

　　人類的MHC基因（HLA基因）位於第6對染色體上，每類有三個變異甚大的基因，以顯示同種動物個體間的明顯差異，每一基因的許多對偶基因負責合成細胞膜表面的醣蛋白。MHC I 的基因主要包括A、B、C三個基因區（以HLA-A、HLA-B、HLA-C表示）；其分子包含與β_2微小球蛋白複合的三個功能區(domains)，所有細胞皆有MHC I 分子。MHC II的基因主要包括DR、DQ、DP（以HLA-DR、HLA-DQ、HLA-DP表示）；MHC II分子為雙合體(dimer)，由不同的兩條鏈組成，兩條鏈各含有兩個功能區；MHC II僅存在於樹突細胞(dendritic cell)、巨噬細胞及B細胞。

　　MHC可將外來抗原的蛋白質呈現給T淋巴球，MHC I 將抗原給$CD8^+$ T細胞，MHC II將抗原給$CD4^+$ T細胞。MHC不相容為宿主移植排斥的主因。此外，MHC亦與某些疾病有關，尤其是自體免疫疾病。特別是僵直性脊椎炎(ankylosing spondylitis)，超過90%的病人攜有HLA-B27對偶基因。

🦠 8-2　過敏反應

第一型過敏反應

　　第一型過敏反應(type I hypersensitivity)又稱為**立即型**過敏反應(immediate hypersensitivity)，其作用機制為：當個體首次接觸多價抗原（過敏原），如花粉、塵蟎等，經由T細胞的協助，使**漿細胞分泌IgE**（圖8-2）。這些IgE隨後以其Fc段黏附在組織中**肥大細胞**與**嗜鹼性球**(basophil)表面，且空出抗原結合部位。若再次接觸特定抗原，則抗原會和肥大細胞表面的IgE抗體結合，促使肥大細胞釋出內含之顆粒內的血管活性胺類(vasoactive amines)，如組織胺(histamine)、嗜酸性球趨化因子(eosinophil chemotactic factor)、白三烯素(leukotrienes C, D, E)、前列腺素D_2(prostaglandin D_2, PGD_2)及血栓素(thromboxane)等；這些發炎介質可在數分鐘內引起立即症狀，包括平滑肌收縮、血管通透性增加、嗜酸性球的趨化性、血小板活化等。

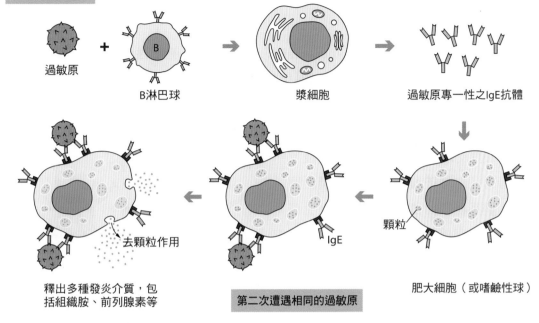

首次接觸過敏原

過敏原 + B淋巴球 → 漿細胞 → 過敏原專一性之IgE抗體

顆粒

肥大細胞（或嗜鹼性球）

IgE

去顆粒作用

釋出多種發炎介質，包括組織胺、前列腺素等

第二次遭遇相同的過敏原

▶ 圖 8-2　IgE 誘導的過敏反應。

第一型過敏反應可分為兩類：(1)全身性的第一型過敏反應，如：靜脈注射**盤尼西林類藥物**(Penicillin)引發過敏性休克(anaphylactic shock)（圖8-3）；(2)局部型第一型過敏反應，如：**氣喘**(asthma)、**過敏性鼻炎**(allergic rhinitis)（乾草熱(hay fever)）、**異位性皮膚炎**、過敏性結膜炎(allergic conjunctivitis)、蚊蟲叮咬、蕁麻疹(urticaria)等。過敏病人的組織中常見**嗜酸性球**。過敏狀況常有家族遺傳性。

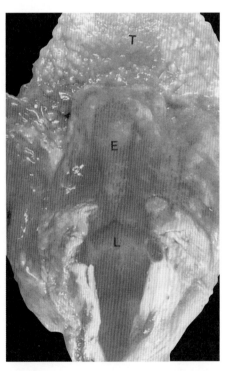

▶ 圖8-3　過敏性休克。青黴素(Penicillin)所導致之過敏性休克；可見患者喉頭及周圍黏膜充血，呈高度水腫。T：舌頭；E：會厭軟骨；L：喉部。

第二型過敏反應

第二型過敏反應(type II hypersensitivity)又稱為**細胞毒性**(cytotoxic)過敏反應或是**抗體依賴性**(antibody-dependent)過敏反應。特徵為抗原位於細胞表面或結締組織中，當與特定抗體結合後，產生補體活化、增加吞噬活性（調理作用）、抗體依賴性細胞媒介型細胞毒殺作用(ADCC)等效應，因此造成細胞損傷（圖8-4）。參與的抗體主要為IgG及IgM抗體，典型的免疫反應傷害為紅血球破壞，此抗原抗體反應可使補體系統經由傳統途徑活化，免疫複合體產物直接造成細胞裂解，如溶血性輸血反應，身體產生攻擊輸血者輸入血液中血球細胞的抗體。自體免疫溶血性貧血(autoimmune hemolytic anemia)乃是身體產生攻擊自身紅血球的抗體所造成的。除此之外，亦可經由補體分子C3b的調理作用，促使具有C3b接受器的吞噬細胞清除目標細胞。

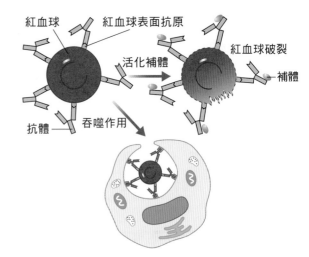

圖 8-4　第二型過敏反應的機制。

第二型過敏反應亦有不需補體參與的細胞毒殺反應，這類反應稱為抗體依賴性細胞媒介型細胞毒殺作用(ADCC)，參與的細胞可為吞噬細胞及所謂之null或NK細胞。被抗體包裹的細胞具有Fc部位，這些毒殺細胞具有Fc接受器。抗體雖與目標細胞上接受器結合，但並不會造成細胞死亡，但會使目標細胞之生理狀況改變，導致一些自體免疫疾病，例如：

1. 惡性貧血(pernicious anemia)：人體產生抗內在因子(anti-intrinsic factor)。

2. 葛瑞夫茲氏病(Graves' disease)：身體產生攻擊自身甲狀腺組織細胞的抗體，即抗促甲狀腺激素接受器(anti-TSH receptor)。

3. 自體免疫血小板減少性紫斑(autoimmune thrombocytopenic purpura)：人體產生攻擊自身血小板的抗體。

4. 重症肌無力(myasthenia gravis)：身體產生抗乙醯膽鹼接受器(anti-acetylcholine receptor)。

第三型過敏反應

第三型過敏反應(type III hypersensitivity)又稱為免疫複合體媒介型(immune complex mediated)過敏反應（圖8-5）。特徵為可溶性**抗原**，當與**特定抗體結合後**，產生**免疫複合體**(immune complex)。此免疫複合體可活化補體，導致血管活性胺類的分泌、嗜中性球的趨化性及血小板凝集等。

大部分的抗原抗體反應所形成的免疫複合體很快便自血液中移除，並不會發生過敏反應；然而當免疫複合體無法移除而沉澱時，便會造成組織損傷。免疫複合體通常沒有器官專一性，但當免疫複合體聚集在小血管中（如腎絲球），並活化補體時，可吸引嗜中性球及巨噬細胞。這些細胞被免疫複合體活化，可分泌強力的發炎物質，造成組織傷害，形成**腎絲球腎炎**(glomerulonephritis)等，而引起腎絲球腎炎常見的原因是**鏈球菌**(*Streptococcus*)感染後，身體的抗體和鏈球菌上的抗原結合成為**免疫複合體，沉積在腎絲球的微血管**中所致。

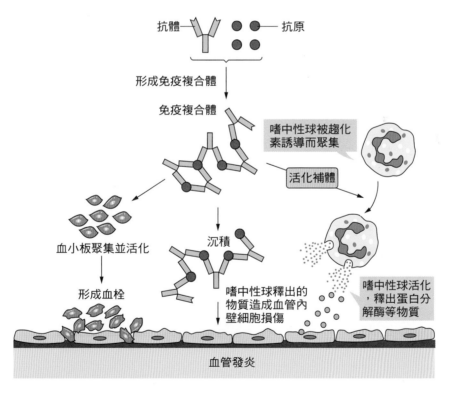

● 圖 8-5 免疫複合體媒介型過敏反應。

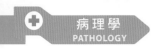
血清病(serum sickness)及亞瑟氏反應(Arthus reaction)是這類過敏反應的代表。所謂的血清病乃是身體接受外來的血液製劑後，產生對抗這些外來物的抗體，並和外來物的抗原結合為免疫複合體，嚴重者會沉積在身體許多組織器官中，造成人體組織的損傷。而亞瑟氏反應是指免疫複合體沉積在血管中，引起血管炎(vasculitis)，導致局部壞死的現象。第三型過敏反應亦為全身性紅斑性狼瘡造成組織傷害的原因。

第四型過敏反應

第四型過敏反應(type IV hypersen-sitivity)又稱為**細胞媒介型**(cell mediated)過敏反應，為抗原本身所引起的細胞免疫反應所造成的組織傷害，其過程不需抗體參與。由特定致敏化的T淋巴球及活化的巨噬細胞所引發，然後合成並分泌細胞激素(cytokines)（圖8-6），招募更多的發炎細胞及活化巨噬細胞與纖維母細胞，**24~72小時後**才產生反應，多半為局部反應，典型的例子為**結核病結節**，**接觸性皮膚炎**亦屬此型。

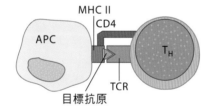

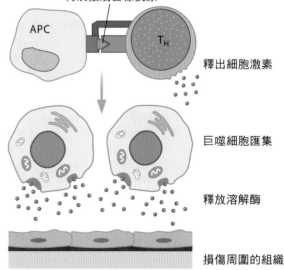

圖 8-6 第四型過敏反應的機制。
(A) 抗原呈現細胞 (APC) 將抗原與 MHC 類型 II (MHC II) 結合後會呈現給 CD4 輔助型 T 細胞 (T_H)，由 CD4 做兩者間的橋樑；(B) 被致敏的 CD4 輔助型 T 細胞再次接觸抗原，會被活化且大量增生並釋出細胞激素，吸引巨噬細胞及發炎細胞引發發炎反應；若巨噬細胞持續被活化，會誘導巨噬細胞匯集黏附在一起形成肉芽腫，並釋放出溶解酶，破壞周圍組織。

　　T細胞媒介型細胞毒殺作用(T-cell-mediated cytotoxicity)是因為當體內存有細胞上的目標抗原、病毒相關的膜抗原、外來或經修飾之HLA抗原或腫瘤專一性的膜抗原時，輔助型T細胞會辨識HLA class II抗原與目標抗原，毒殺型T細胞或殺手細胞則辨識HLA class I抗原與目標抗原，經由活化及放大作用，促使輔助型T細胞活化及增殖，並製造和分泌有用的細胞激素，如第二型介白素(interleukin-2, IL-2)，進而使毒殺型T細胞或殺手細胞增殖，殺死目標細胞；毒殺型T細胞或殺手細胞則與目標細胞結合，釋放毒殺信號，使目標細胞的細胞膜失去完整性。

　　而T細胞媒介之細胞毒殺型過敏反應主要和器官**移植後的排斥反應**及病毒感染的身體抵抗反應有關。

　　自然殺手細胞(natural killer cell, NK cell)媒介的細胞毒殺作用，其目標細胞為遭病毒感染的細胞或腫瘤細胞，經由接受器與目標細胞結合，釋放毒殺信號，使目標細胞裂解。

8-3　移植器官與組織的免疫反應

宿主對移植物的免疫反應

　　在移植反應中，人類白血球抗原(HLA)的角色最重要，HLA相容性越高，移植物存活越久。宿主對移植物的免疫反應，依據排斥發生的時間及組織學變化可分三類，以腎臟移植為例簡述如下。

● 超急性排斥(hyperacute rejection)

　　移植後一天內發生，病人沒有小便、發燒，移植部位疼痛；須立刻手術拿掉移植的腎臟。病理組織變化為血管充血、血管中有纖維素－血小板血栓、血管發炎並有纖維蛋白樣壞死(fibrinoid necrosis)，間質嚴重水腫及嗜中性球充斥其中。其致病機制為病人體內已有預先合成的抗體及補體活化產物（圖8-7）。

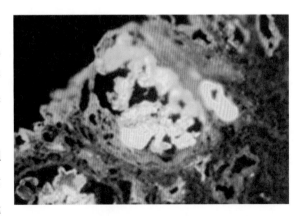

圖 8-7　超急性排斥。抗體團塊及顆粒狀沉積於腎絲球和小動脈壁（螢光染色）。

➔ 急性排斥(acute rejection)

移植後數週至數月後發生。臨床表現為急性氮血症(azotemia)及寡尿症(oligouria)。病理變化為間質中有淋巴球及巨噬細胞浸潤（圖8-8），淋巴球性腎小管炎及腎小管壞死。嚴重者有動脈炎、血栓及纖維蛋白樣壞死。此期反應同時有細胞媒介及體液媒介之免疫反應。若出現血管反應，為預後不好的徵兆（圖8-9）。

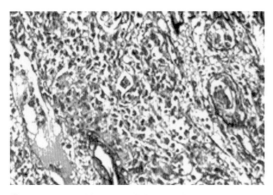
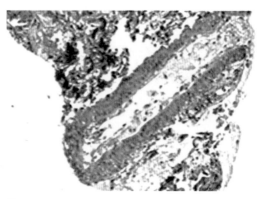

▶ 圖 8-8　急性排斥。急性細胞性排斥；腎間質小血管周圍淋巴球及淋巴母細胞浸潤（HE染色）。

▶ 圖 8-9　急性排斥。急性血管性排斥；血管內皮細胞腫脹、變性及脫落。

➔ 慢性排斥(chronic rejection)

移植後數月至數年後發生，臨床上病人產生漸進性的氮血症、寡尿症、高血壓及體重增加。病理變化主要為動脈及小動脈內膜增生，因而導致管腔狹窄或阻塞。腎小管萎縮、間質纖維化及腎絲球微血管壁增厚等變化。

移植物對宿主的免疫反應

移植物對宿主的免疫反應(graft versus host disease, GVHD)指移植物中的淋巴球排斥宿主的組織。臨床症狀為皮疹、腹瀉、腹痛、貧血及肝功能不正常。病理變化為皮膚及胃腸道上皮有單核球浸潤及上皮壞死，肝臟有門脈周圍發炎、膽管及肝細胞損傷。

✳ 8-4　免疫缺乏疾病

先天免疫缺乏疾病

　　免疫缺乏狀態與下列系統有關：(1)專一性免疫系統，包括體液、細胞媒介之免疫缺乏；(2)非專一性免疫系統，包括吞噬細胞、補體之免疫缺乏。

一、性聯遺傳布魯頓氏無γ球蛋白血症

　　性聯遺傳布魯頓氏無γ球蛋白血症(X-linked agammaglobulinemia of Bruton)因為與**X染色體**有關，所以**病人幾乎都是男性**。因為免疫系統的缺陷，所以大部分病人在嬰兒時期就會被懷疑並診斷。病因主要為抗體免疫缺乏，血中沒有免疫球蛋白，但細胞媒介免疫正常。出生後8~9個月發病，臨床表現為反覆的細菌感染。淋巴結及脾臟內缺乏生發中心，因此缺乏成熟的B細胞，但骨髓內**前B細胞**(pre-B cell)數量**正常**。

二、一般變異性免疫缺乏症

　　一般變異性免疫缺乏症(common variable immunodeficiency, CVID)是一群疾病的組合。所有病人都有γ球蛋白低下(hypogammaglobulinemia)的現象。好發於年輕人，且男女比率相似。病人血中免疫球蛋白濃度過低，有反覆的細菌感染，並有自體免疫疾病及惡性淋巴瘤的傾向。B細胞數目正常，受到抗原刺激時會增殖，但不分化為漿細胞。某些病人為T細胞缺陷，可為輔助型T細胞缺乏，亦可為抑制型T細胞(suppressor T cell)功能亢進。

三、單純IgA缺乏症

　　單純IgA缺乏症(isolated IgA deficiency)可為分泌型及血清型IgA缺乏，可能為弓漿蟲或麻疹等病毒感染，或家族性因素所導致。IgA陽性B細胞無法成熟，造成肺部及胃腸道的反覆感染。約40%的病人體內存有抗IgA抗體(anti-IgA antibody)，若輸入含IgA的血液成分會引發過敏反應。

四、狄喬治氏症候群

　　狄喬治氏症候群(DiGeorge syndrome)為細胞媒介免疫缺乏，原因為**胸腺發育不良**(thymic hypoplasia)，**T淋巴球的成熟**也會受到影響，所以**病人體內經常無T淋巴**

球，使得對真菌與病毒的免疫反應缺乏。但病人體內的B細胞數目正常，血中免疫球蛋白濃度也正常。主要因為懷孕第8週時，胎兒的第三及第四咽囊受到傷害，因此除了胸腺發育不良之外，常伴隨有副甲狀腺發育不良、心臟及大血管缺陷、臉型異常等。病人常見的症狀多為**重複性的病菌感染**，特別是病毒、黴菌和原蟲感染。

五、嚴重合併性免疫缺乏症

嚴重合併性免疫缺乏症(severe combined immunodeficiency, SCID)為合併B細胞及T細胞免疫缺乏，其原因為分化為T細胞及B細胞的幹細胞有缺陷，以及胸腺上皮組織喪失使T細胞成熟及分化的能力異常。胎兒無法合成抗體，一旦受到感染，往往一年內死亡。由母親經由胎盤而來的T細胞會造成移植物對宿主的免疫反應(GVHD)。體染色體隱性遺傳者，約50%會在淋巴球及紅血球內缺乏腺苷酸去胺酶(adenosine deaminase, ADA)。

六、免疫缺乏合併血小板過少及濕疹

免疫缺乏合併血小板過少及濕疹(immunodeficiency with thrombocytopenia and eczema)又稱為Wiskott-Aldrich症候群(Wiskott-Aldrich Syndrome)，主要症狀為血小板過少、濕疹及反覆感染，且易好發淋巴瘤。周邊T細胞減少，抗體對多醣體抗原反應不佳。屬於性聯隱性遺傳。

後天免疫缺乏症候群(AIDS)

後天免疫缺乏症候群(acquired immunodeficiency syndrome, AIDS)係指感染**人類免疫缺乏病毒**(human immunodeficiency virus, HIV)且發病者。依我國法律規定，HIV感染者指受HIV感染之AIDS患者及感染病毒而未發病者。臺灣地區自從1984年發現第一位AIDS病患以來，HIV感染者逐年增加；至2023年1月31日為止，本國籍HIV感染者累積通報人數達43,391。

HIV屬於人類反轉錄病毒(retrovirus)的一種，目前可分為兩型：HIV-1及HIV-2。HIV-2主要見於西非洲，HIV-1則是目前流行全球的人類免疫缺乏病毒。HIV-1的病毒顆粒為球狀二十面體，直徑約為100 nm，經由其套膜上的gp120與$CD4^+$ T細胞上的**CD4結合**而進入$CD4^+$ T細胞內，當病毒活化後，會**造成$CD4^+$ T細胞死亡**以釋出HIV-1病毒（圖8-10）。其他如巨噬細胞、單核細胞、血管內皮細胞、B細胞、腦細胞、腸黏膜細胞等亦可能被感染。

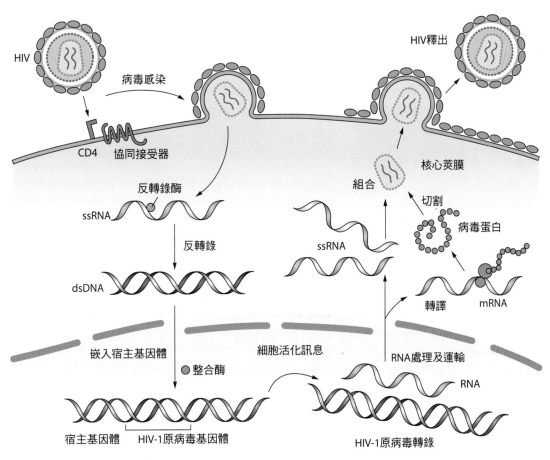

圖 8-10 人類免疫缺乏病毒 (HIV) 的生活史。

一、致病機轉

　　人類免疫缺乏病毒的致病機制為病毒進入CD4⁺ T淋巴球後，在細胞內利用本身特有的反轉錄酶(reverse transcriptase)完成複製後，病毒顆粒的套膜和細胞膜融合、穿過細胞膜、離開細胞。病毒經由多種可能的機轉造成細胞破壞，包括病毒造成細胞間融合(syncytia formation)、抑制細胞內蛋白質的合成、自體免疫機轉(autoimmune mechanism)、細胞凋亡(apoptosis)，以及CD8⁺ T淋巴球對於感染病毒的細胞也會施以毒殺破壞等。CD4⁺ T淋巴球會再分裂增生以補充，但是分裂的細胞更容易感染而遭破壞，其破壞速度超過補充速度，於是CD4⁺ T淋巴球數目日漸減少。**當CD4⁺ T淋巴球因感染病毒而功能低下或數目降低**時，免疫系統出現問題，受到CD4⁺ T淋巴球指揮、具有專一性的免疫功能的細胞，包括T淋巴球和B淋巴球，功能降低，因此**伺機性感染**和**腫瘤**便接踵而至。

二、傳染途徑

人類免疫缺乏病毒存在於血液、精液、陰道分泌液、唾液、眼淚、乳汁、腦脊髓液、羊膜液、骨髓及尿液中，其他體液亦可能有之。因此，HIV病毒的傳染途徑可分為以下幾類：(1)性行為（同性及異性戀者）；(2)血液（輸血或輸注血液製劑，接觸受汙染的注射器或其他醫療器材）與精液、器官之移植；(3)母體於妊娠期間或生產時感染胎兒或新生兒；(4)唾液。高危險群為雙性戀或同性戀男性、靜脈毒癮者、異性戀途徑、血友病、醫護人員等。

三、臨床表現

病毒感染初期，大部分病人沒有任何症狀或反應，部分病患可能出現短暫類似感染性單核球增多症(infectious mononucleosis)的輕微全身性症狀，此時病患尚無免疫障礙，而血中抗體呈陽性。此時急性症狀包括短暫性的淋巴腺腫大、脾腫大、出汗、發熱、皮膚發疹、肌肉關節痠痛及喉嚨疼痛。初期症狀消失後，帶原者便進入無症狀的潛伏期。潛伏期的長短並不一定，甚至可能長達8~10年之久。

HIV-1感染後臨床表現為淋巴腺病、腫瘤（如：**卡波西氏肉瘤**(Kaposi's sarcoma)**是後天免疫缺乏症候群患者最常併發出現的腫瘤，為一種惡性血管肉瘤。和人類疱疹病毒第八型**(HHV-8)**有關**）、精神疾病及伺機性感染。伺機性感染包括肺囊蟲肺炎、結核病、巨細胞病毒感染、隱球菌感染、弓漿蟲感染、帶狀疱疹等。

四、診斷

AIDS的診斷檢查如下：

1. T淋巴球及淋巴激素減少，缺乏皮膚免疫力。

2. $CD4^+$ T細胞與$CD8^+$ T細胞的比值降低（$CD4^+$ T細胞／$CD8^+$ T細胞之正常值為1:8）。

3. 淋巴球對抗原的專一性減弱。

4. HIV抗體呈陽性反應。

5. 單核球功能缺乏。

為了臨床診斷的方便，HIV感染者出現以下三種症狀的任何一種即診斷為AIDS：

1. 根據美國疾病管制局(Center for Disease Control, CDC)的分類，凡HIV感染者其體重減少原有10%以上，並伴隨30天以上的腹瀉、發燒與虛弱(weak)徵狀。

2. 每一微毫升血液，輔助型T淋巴球（CD4⁺ T細胞）少於200個或少於T淋巴球細胞總數的14%。

3. HIV感染者出現25種二度感染症狀之任一種。

然而，應用第一與第二種定義遠比第三種為普遍。臨床診斷則以第二種定義最多。

五、病程

從感染HIV至發病成為AIDS的病程，依個人的免疫反應及治療過程的不同而有異，故依據CD4⁺ T細胞值可將感染病程分為五期：

1. **急性感染期(acute retroviral syndrome)**：由於人類免疫系統與HIV產生的免疫反應會導致類似「感染性單核球增多症」，病患常會有發燒、淋巴腺腫、喉嚨痛、皮膚發疹、關節痛等症狀，約2~3週後會消失。急性症狀發生後1~3週內，血中抗HIV抗體產生陽性反應。

2. **早期或無症狀期(early stage or asymptomatic stage)**：此時期血清檢驗呈現HIV抗體陽性反應，而CD4⁺ T細胞值大於500/mm³，此期通常無症狀，持續的時間長短不一，可能長達十年或更久。

3. 中期(middle stage)：此期CD4⁺ T細胞值維持在200~500/mm³。伺機性感染可能發生，但少見且不嚴重。此期可能出現的症狀為帶狀疱疹、口腔或陰道之念珠菌感染、呼吸系統感染、下痢、消瘦、間歇熱、肌痛、關節痛、疲倦、腎損傷等。由於雞尾酒療法及其他抗生素的治療，抑制了此期的伺機性感染，緩解此期的症狀，延長此期至發病為後天免疫缺乏症候群的時間。

4. 晚期(late stage)：此期CD4⁺ T細胞值維持在50~200/mm³。根據1993年CDC之定義為CD4⁺ T細胞值降至200/mm³以下，即符合後天免疫缺乏症候群(AIDS)定義。此期各種伺機性感染顯著增加，最常見的是肺囊蟲肺炎(*pnumocystis Jirovecii* (*carinii*) pneumonia, PJP)，其他還包括巨細胞病毒(cytomegalovirus, CMV)與弓漿蟲(*Toxoplasma gondii*)感染、卡波西氏肉瘤(Kaposi's sarcoma)、腹膜炎、食道念珠菌感染等。中期的症狀於此期更為嚴重，而此期的女性易發生子宮頸癌，男性易發生大腸癌。此期仍須持續雞尾酒療法及抗生素的治療，以減緩疾病惡化和緩解伺機性感染的不適症狀。

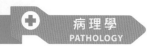

5. 嚴重期(advance stage)：此期之CD4$^+$ T細胞值降至50/mm^3，此期易發生或再發生之伺機性感染為非結核分枝桿菌(non-tuberculous mycobacterium, NTM)所引起之非典型肺炎、新型隱球菌(*Cryptococcus neoformans*)感染及CMV視網膜炎(CMV renitis)等，容易侵犯中樞神經導致腦病變。

✸ 8-5　自體免疫疾病

　　在正常狀況下，人體的免疫系統對自身組織抗原能夠容忍，不會引發抗體。此耐受力在胎兒及新生兒早期即已發展，使正常人不產生自體免疫疾病，稱為天生耐受力。新生兒期過後，至整個成年期，經特定途徑（如靜脈或黏膜）注射可溶性抗原，可引起成人耐受性。這種耐受性為減敏治療的基礎，也可解釋正常人不會對如食物等過敏，稱為後天耐受力。自體免疫疾病的病人卻把自己的組織抗原視為外界的抗原，而引發所謂自體抗體，造成免疫反應調節失常，原隔離的抗原釋出，規避B細胞對特定輔助型T細胞的依賴，再加上遺傳因素：家族性及HLA-DR抗原或病毒感染，因此造成疾病。

全身性紅斑性狼瘡

　　全身性紅斑性狼瘡(systemic lupus erythematosus, SLE)是一種典型的自體免疫疾病，主要侵犯**年輕的女性**。其好發的年齡是15~40歲。男女性之比為1:9。發病年齡雖也可見於小孩及40歲以上的人，但其男女性的差別則大為縮小，大約是1:3。

一、診斷

　　全身性紅斑性狼瘡的診斷需參考病人各系統病徵，以及血清、生化、血液或病理組織變化。國際上多以美國風濕病學院(American College of Rheumatology, ACR)於1997年所建議的診斷標準（表8-1），在所列的11項診斷標準中，病人如出現四項或更多，就有診斷此病的可能性。

　　SLE患者血中具有自體抗體，主要為**抗核抗體**(antinuclear antibody, ANA)，包含抗DNA抗體(anti-DNA antibody)、抗組織蛋白抗體(anti-histone antibody)，以及除組織蛋白外，對結合在DNA上的蛋白抗體及對核仁抗原(nucleolar antigen)的抗體等。

● 表8-1　全身性紅斑性狼瘡診斷標準

1. 面頰皮疹，形狀類似蝴蝶。

2. 圓盤狀皮疹。

3. 對陽光敏感的皮膚紅疹。

4. 反覆口腔或鼻咽之無痛性潰瘍。

5. 兩處以上關節出現非磨損性關節炎。

6. 肋膜炎或心包膜炎。

7. 尿蛋白每天超過0.5克或3+，尿沉渣出現圓柱體。

8. 神經異常（如癲癇）或精神異常。

9. 血液疾病（出現兩次以上白血球或淋巴球減少、血小板減少；溶血性貧血一次即成立）。

10. 血液中出現抗DNA抗體、抗SM抗體、紅斑性狼瘡細胞(LE cell)陽性或至少6個月以上皆出現梅毒血清反應偽陽性反應。

11. 抗核抗體(ANA)效價異常（在未出現藥物引發狼瘡症候群之狀況下）。

資料來源：ACR, 1997。

二、致病機制

全身性紅斑性狼瘡可能的致病機制為：

1. 遺傳因素：同卵雙胞胎、家族遺傳、HLA-DR2及DR3基因。

2. 非遺傳因素：藥物（如Procanamide、Hydralazine）、性激素、病毒等。

3. 免疫學因素：如調控B細胞增殖的內生性因素、輔助型T細胞功能亢進、抑制型T細胞的功能缺陷等。

三、病理變化

所有的組織都可發生，主要為形成免疫複合體的第三型過敏反應，造成急性壞死性血管炎，並有類纖維沉積(fibrinoid deposition)，影響各類小動脈及細小動脈。在血管壁可找到免疫球蛋白、DNA及補體C3等。最常影響的器官為皮膚、腎臟、漿膜、關節、心臟（圖8-11）。主要症狀包括：

1. **狼瘡性腎炎**(lupus nephritis)（詳見第13章）。

2. 皮膚病變：主要為**雙頰紅斑**(malar erythema)，有時在鼻上連接，形成**蝴蝶斑**(butterfly rash)。其病理變化為表皮基底層液化性變性(liquefactive degeneration)、表皮真皮連接處有免疫球蛋白及補體沉積、真皮內有急性壞死性血管炎，並有類纖維沉積及不同程度的纖維化。

3. **關節病變**：主要為非特異性及非糜爛性滑膜炎(synovitis)。

4. 漿膜病變：主要發生在心包膜及肋膜。由局部血管炎、纖維蛋白樣壞死及水腫開始，繼之進行至粘連。

5. 心臟病變：為瓣膜上出現小贅生物(vegetation)，稱為Libman-Sacks氏心內膜炎。此贅生物主要為類纖維蛋白沉積，其周圍有單核球浸潤，繼之會進行至膠原纖維化(collagenization)。

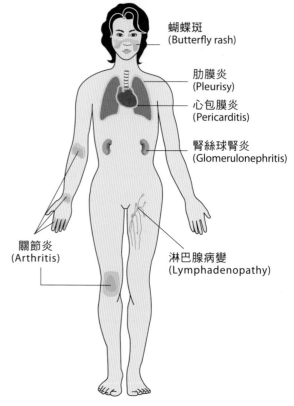

蝴蝶斑
(Butterfly rash)

肋膜炎
(Pleurisy)

心包膜炎
(Pericarditis)

腎絲球腎炎
(Glomerulonephritis)

淋巴腺病變
(Lymphadenopathy)

關節炎
(Arthritis)

▶ **圖 8-11** 全身性紅斑性狼瘡的特徵。

類風濕性關節炎

類風濕性關節炎(rheumatoid arthritis, RA)為全身性炎症，在關節的病變為非化膿性增生性滑膜炎(non-suppurative proliferative synovitis)，會緩慢進行至關節軟骨破壞及漸進性破壞性關節炎。最常受到影響的部位為**手腳小關節**、踝、膝、腕、肘、肩及顳下頜關節。類風濕性關節炎有變異型(variant)，包括幼年型類風濕性關節炎(juvenile RA, Still disease)及Felty's syndrome（包括有多關節炎(polyarthritis)、巨脾症(splenomegaly)、白血球減少症(leucopenia)）。

類風濕性關節炎是一種慢性發炎性疾病，其詳細致病機轉至今仍不明。一般認為和遺傳基因及環境因素有關。類風濕性關節炎在美國的盛行率約0.3~1.5%，在臺灣則約為0.4%。又此病好發於30~50歲中年人，女性和男性比約為2:1。

　　臨床上，診斷此病主要是依據美國風濕病學院(American College of Rheumatology, ACR)所訂定的診斷標準，包括：

1. 晨間關節僵硬持續超過1小時。

2. 同時至少有三個或以上的關節區域發炎。

3. 手部關節炎。

4. **對稱性關節炎**。

5. **類風濕結節**。

6. 血清中類風濕因子呈陽性。

7. X光片可見典型的RA變化。

※ 其中第一至四項至少需存在六週以上的時間；若病人符合上述七項中的四項，即可診斷為類風濕性關節炎。

　　此病雖以侵犯關節為主，但亦會侵犯關節外的器官，如：心臟（心包膜炎、心肌炎、心內膜炎、傳導障礙）、肺臟（肋膜炎、間質性纖維化）、腎臟、肝臟、脾臟、肌肉、眼睛、神經、淋巴腺、血管等。因此，此病被視為一種全身性的疾病。

　　類風濕性關節炎患者體內通常具有稱為**類風濕因子**(rheumatoid factor, RF)的自體抗體，為針對IgG的Fc部位的抗體，可為IgM或IgG抗體。其致病機制為第三型過敏反應。除此之外，遺傳因素（如HLA-DR4）及感染因子（65~93%的RA病人血清中有EB病毒 (Epstein-Barr virus)的核抗原，而EB病毒所轉形的B細胞可以製造類風濕因子），皆可能參與致病機制。

　　類風濕性關節炎的病程及病理型態變化可大致分為三期（圖8-12）：

1. 早期變化：**非特異性滑膜炎**。

2. 中期變化：**滑膜襯裡細胞增生**，滑膜細胞呈柵狀排列，滑膜肥大，向內絨毛狀生長。淋巴球及漿細胞浸潤，局部類纖維蛋白沉積及局部細胞壞死。

3. 晚期變化：關節軟骨上的**血管翳**(pannus)侵入軟骨及其下骨質，最後形成纖維化及鈣化，造成關節僵硬(ankylosis)。

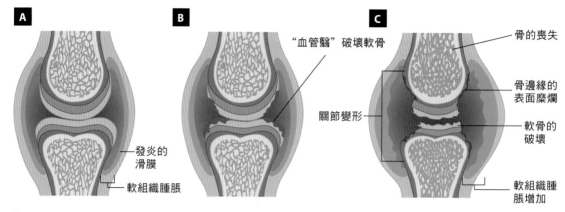

圖 8-12　類風濕性關節炎的病程變化。

修格連氏症候群

　　修格連氏症候群(Sjögren's syndrome)是一種慢性、進行性的自體免疫疾病，主要好發在**中年女性**。在沒有其他結締組織疾病的情況下，出現**乾眼症**(xerophthalmia)及口乾(xerostomia)症狀。**淚腺及唾液腺**受到自體免疫抗體攻擊破壞，造成眼睛淚液及口腔唾液分泌減少，引起乾眼症及口乾。

　　修格連氏症候群之病因不明，但具有以下自體抗體：類風濕因子、抗核抗體(Antinuclear antibody, ANA)、SS-B抗體（La抗體）、SS-A抗體（Ro抗體）等。主要的顯微病理變化為淚腺及**唾液腺**有大量的**淋巴球浸潤**，主要為T細胞，會破壞腺體小管。

硬皮症 / 進行性全身性硬化

　　硬皮症(scleroderma) / 進行性全身性硬化(progressive systemic sclerosis, PSS)為皮膚及內臟組織中沉積過多膠原纖維的自體免疫疾病，**多於25~50歲發病**，男性與女性比為1:3。主要的自體抗體為：**抗核抗體**、抗Scl-70抗體、抗著絲點抗體(anticentromere antibodies)。細胞免疫方面的變化為：循環中T細胞減少、輔助型T細胞減少、抑制型T細胞增加。

　　早期的病理變化為水腫及硬塊(induration)，後者的顯微病理變化為：網狀真皮區出現大量膠原纖維、表皮變薄、真皮內結構萎縮、小動脈透明化及阻塞、以T細胞為主的單核球浸潤。這些變化也會在其他受波及的器官出現。50%的病人最後因腎衰竭而死亡。

依照臨床病程和影響的位置，可以分為下列兩種：

1. 廣泛性硬皮症(general scleroderma)：常有全身性病變，甚至影響到內臟器官。抗 Scl-70抗體(anti-DNA topoisomerase I)對廣泛性硬皮症有不錯的特異性。

2. 限制性硬皮症(restricted scleroderma)：病灶多侷限在皮膚，在疾病晚期才會影響到內臟器官。抗著絲點抗體出現在大多數的限制性硬皮症的病人。

多肌炎及皮肌炎

皮肌炎(dermatomyositis)、多肌炎(polymyositis)和包涵體肌炎(inclusion body myositis)合稱為發炎性肌肉病變(inflammatory myopathies)，其中以皮肌炎較為常見。皮肌炎病人以**中年女性較多**，並且**有較高的機會得到內臟癌症**。

多肌炎─皮肌炎為主要侵犯皮膚及肌肉的全身性自體免疫疾病。兒童及成人皆會發病，但前者常出現HLA-B8及HLA-DR3；後者則除了多肌炎及皮肌炎外，常可能有潛在的癌症。主要的自體抗體為：針對可萃取核抗原(extractable nuclear antigen, ENA)如PM-1及JO-1的抗體，對抗肌凝蛋白(myosin)及肌球蛋白(myoglobin)的抗體及ANA等。

主要病變在四肢近端的肌肉，顯微病理變化為肌肉壞死及再生，合併有大量單核球浸潤，主要為活化的T細胞，慢性期纖維組織會取代肌肉纖維。皮膚的變化為真皮水腫、血管周圍單核球浸潤，並會進行至纖維化及鈣化。

混合的結締組織疾病

混合的結締組織疾病(mixed connective tissue disease, MCTD)包含全身性紅斑性狼瘡、硬皮症、多肌炎─皮肌炎。病因不明，病人免疫球蛋白量過多(hypergammaglobulinemia)，類風濕因子及ANA陽性，但沒有抗雙股DNA抗體。若沒有可萃取核抗原(extractable nuclear antigens)如PM-1及JO-1的抗體時，病人會有高效價的anti-RNP (ribonucleoprotein)。女性發病占80%，好發年齡為30~60歲。

僵直性脊椎炎

僵直性脊椎炎是屬於一類稱為脊椎關節病變(spondyloarthropathies)的自體免疫疾病中，最為常見者。其他的脊椎關節病變疾病包括有賴特氏症候群(Reiter's syndrome)、牛皮癬關節病變(psoriatic arthropathy)等。脊椎關節病變又叫做血清陰性脊椎關節病變(serum negative spondyloarthropathies)，因為它們的類風濕因子(rheumatoid factor)皆為陰性。

僵直性脊椎炎的常見之臨床特徵包括有：

1. 病人大都是**HLA-B27**陽性。

2. 較好發於**年輕男性**。

3. 多有骶髂關節炎(sacroiliitis)。

4. 發炎處主要是在韌帶和骨頭相交接處。

5. 類風濕因子為陰性。

參考資料 ▶ REFERENCE

王政光、李英中、李慶孝、洪小芳、陳佳禧、張芸潔、楊舒如、蕭欣杰、賴志河、張章裕(2022)·*免疫學*（六版）·新文京。

王恩華主編(2005)·*病理學*·新文京。

朱旆億、李進成、郭雅雯(2023)·*全方位護理應考e寶典－病理學*（十五版）·新文京。

吳毅穎、王宗熙、劉之怡、彭瓊琿、劉佳宜、黃子豪、高久理、張慶宏(2021)·*病理學*·永大。

曾哲明(2022)·*免疫學*（四版）·新文京。

Tan, E. M., Cohen, A. S., Fries, J. F., Masi, A. T., Mcshane, D. J., Rothfield, N. F., ... & Winchester, R. J. (1982). The 1982 revised criteria for the classification of systemic lupus erythematosus. *Arthritis & Rheumatism: Official Journal of the American College of Rheumatology, 25*(11), 1271-1277.

圖片來源：

圖8-3、圖8-7、圖8-8引用自劉信雄、賴宗鼎、彭瓊琿、蕭婉玉、韋建華(2005)·於王志生總校·*病理學*·新文京。

學習評量　REVIEW ACTIVITIES

(　　) 1. 後天免疫缺乏症候群(acquired immunodeficiency syndrome, AIDS)主要是哪一種免疫細胞被病毒破壞所造成？　(A) CD4陽性T淋巴球細胞　(B) CD8陽性T淋巴球細胞　(C) CD20陽性B淋巴球細胞　(D) CD30陽性淋巴球細胞

(　　) 2. 下列哪一種致病機制為第四型細胞媒介型過敏反應(type IV cell mediated hypersensitivity)？　(A)第一型糖尿病(type I diabetes mellitus)　(B)血清病(serum sickness)　(C)重症肌無力(myasthenia gravis)　(D)惡性貧血(pernicious anemia)

(　　) 3. 下列關於先天性胸腺發育不全（DiGeorge氏症候群）的敘述，何者為誤？　(A)因有低血鈣，會發生肌肉強迫性痙攣(tetany)　(B)容易發生伺機感染　(C)是B淋巴球嚴重減少而起　(D)常併發其他畸型

(　　) 4. 下列何種先天性免疫缺乏疾病，常伴隨胸腺缺乏或發育不全？　(A)布魯頓氏病(Bruton disease)　(B)狄喬治氏症候群(DiGeorge syndrome)　(C)嚴重合併免疫缺乏症(severe combined immunodeficiency)　(D)慢性肉芽腫疾病(chronic granulomatous disease)

(　　) 5. 下列哪一種自體免疫疾病最常併發心內膜炎？　(A)類風濕性關節炎　(B)橋本氏甲狀腺炎　(C)全身性紅斑性狼瘡　(D)重症肌無力

(　　) 6. 下列何者不屬於類風濕性關節炎(rheumatoid arthritis)的特點？　(A)非侵蝕性關節炎　(B)對稱性關節炎　(C)晨間關節僵硬大於一小時　(D)特殊皮下結節

(　　) 7. 人體消化道會分泌何種免疫球蛋白來防禦病原菌的感染？　(A) IgD　(B) IgG　(C) IgM　(D) IgA

(　　) 8. 手錶帶（含鎳成分）引起之過敏為下列哪一型過敏反應(hypersensitivity)？　(A)第一型　(B)第二型　(C)第三型　(D)第四型

(　　) 9. 下列何者是自體免疫疾病？　(A)布魯頓氏病(Bruton disease)　(B)狄喬治氏症候群(DiGeorge syndrome)　(C)修格連氏症候群(Sjögren syndrome)　(D)威－亞氏症候群(Wiskott-Aldrich syndrome)

(　　) 10.有關後天免疫缺乏症候群之敘述，下列何者正確？　(A)由人類乳突瘤病毒(human papillomavirus)所引起　(B)病毒感染後主要是破壞B細胞　(C)卡波西氏肉瘤(Kaposi sarcoma)是常見的續發腫瘤　(D)此病極少造成神經病變或功能異常

（　）11.有一婦女呈現手部多個關節僵硬變形，無法打麻將，她最有可能罹患何種疾病？　(A)骨關節炎(osteoarthritis)　(B)類風濕性關節炎(rheumatoid arthritis)　(C)化膿性關節炎(pyogenic arthritis)　(D)結核性關節炎(tuberculous arthritis)

（　）12.後天免疫不全症候群(AIDS)免疫功能的主要異常，不包括：　(A)中性白血球缺乏　(B)淋巴細胞缺乏　(C) T細胞功能減低　(D) B細胞活化

（　）13.器官移植排斥(rejection) 其致病機轉屬何種過敏反應(hypersensitivity)類型？　(A)第I型　(B)第II型　(C)第III型　(D)第IV型

（　）14.在人類之第一型過敏反應中，哪一種細胞的作用最重要？　(A)漿細胞(plasma cell)　(B)嗜中性球(neutrophils)　(C)肥大細胞(mast cell)　(D)巨噬細胞(macrophage)

（　）15.全身性紅斑性狼瘡(SLE)之腎臟病變主要是屬於哪一型之過敏反應？　(A)第一型　(B)第二型　(C)第三型　(D)第四型

（　）16.器官移植後的排斥，病理上多先在下列何者看到變化？　(A)骨髓　(B)神經　(C)肌肉　(D)血管

（　）17.全身性紅斑性狼瘡主要是身體產生抗體對抗自身細胞的：　(A)粒腺體　(B)細胞質內醣蛋白　(C)細胞核　(D)細胞膜

（　）18.下列何者與後天免疫缺乏症候群的併發症最有關連？　(A)何杰金氏淋巴瘤　(B)肝癌　(C)胰臟癌　(D)卡波西氏肉瘤

（　）19.下列何者不是自體免疫疾病？　(A)川崎氏病　(B)橋本氏甲狀腺炎　(C)重症肌無力　(D)類風濕性關節炎

（　）20.年輕女性臉上出現「蝴蝶斑」皮疹常見於下列何種疾病？　(A)重症肌無力　(B)全身性紅斑性狼瘡　(C)古德帕斯德氏症候群　(D)葛略夫茲氏病

（　）21.下列何病灶與後天免疫不全症候群(AIDS)較無關？　(A) Kaposi氏肉瘤(Kaposi sarcoma)　(B)毛樣白斑(hairy leukoplakia)　(C)白斑(leukoplakia)　(D)念珠菌感染(candidiasis)

（　）22.鏈球菌感染後腎小球腎炎(post-streptoccocal glomerulonephritis)是屬於哪一型過敏反應(hypersensitivity reaction)？　(A)第一型　(B)第二型　(C)第三型　(D)第四型

（　）23.人類免疫不全病毒(HIV)進入T細胞需要何種分子當作病毒的高親和力受體？　(A) CD3　(B) CD4　(C) CD5　(D) CD10

（　）24.類風濕性關節炎的病理特徵為何？　(A)關節滑膜的增生和發炎，造成關節軟骨腐蝕，形成血管翳(pannus)的肉芽組織及纖維化，因而影響關節活動　(B)關節軟骨出現變性(degeneration)，使軟骨磨損，產生發炎反應或骨刺　(C)常發生於中軸骨關節的慢性發炎　(D)尿酸晶體沉積在關節內，導致肉芽腫發炎反應

（　）25.一位接受骨髓移植的病患，在術後數週後，皮膚出現皮疹，此皮膚症狀與下列何者最為相關？　(A)皮膚上皮發生嗜酸性細胞媒介損傷　(B)皮膚上皮發生肥胖細胞媒介損傷　(C)皮膚上皮發生T細胞媒介損傷　(D)皮膚上皮發生B細胞媒介損傷

（　）26.斯耶格雷症候群(Sjögren's syndrome)的病理學變化，下列何者在唾液腺有大量浸潤？　(A)嗜中性球　(B)嗜酸性球　(C)淋巴球　(D)組織球

（　）27.一位58歲的女性出現雷諾氏現象(Raynaud's phenomenon)及食道運動能障礙，血清學檢查抗核抗體試驗呈陽性反應，此婦人最有可能罹患下列何種病症？　(A)系統性紅斑性狼瘡(SLE)　(B)斯耶格雷症候群　(C)格雷夫氏症(Graves disease)　(D)侷限性硬皮病(limited systemic sclerosis)

（　）28.下列何種免疫性疾病，病人幾乎都是男性？　(A)全身性紅斑性狼瘡(SLE)　(B)迪喬治症候群(DiGeorge syndrome)　(C) IgA缺乏症(isolated IgA deficiency)　(D)布魯頓氏病(Bruton disease)／X-性聯遺傳無伽碼球蛋白血症

學習評量
解答請掃描
QR Code

MEMO:

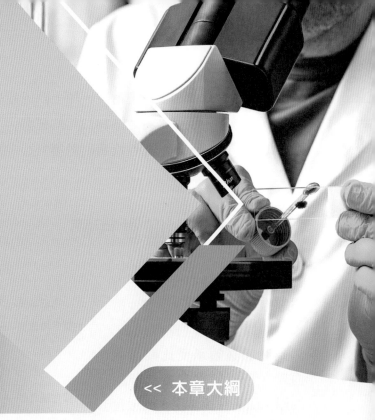

CHAPTER **09**

心臟血管疾病

編著者◎黃純真

<< **本章大綱**

PATHOLOGY

由於國人飲食習慣日趨精製，加上缺乏運動，使得心臟血管以及腦血管疾病的發生率逐年增加，根據臺灣地區2022年的統計，心臟疾病與腦血管疾病分別占國人十大死因的第2、5位，高血壓性疾病則居第7位，由此可見心臟血管疾病的重要性。

9-1 血管疾病

血管壁的基本成分包括內皮細胞、平滑肌細胞、彈性纖維、膠原蛋白等（圖9-1）。因為動脈必須承受比較高的血壓，所以管壁通常比靜脈的厚。隨著往遠端走，動脈管壁的厚度會慢慢變薄，相對而言，管徑與管壁的比例則逐漸提高。

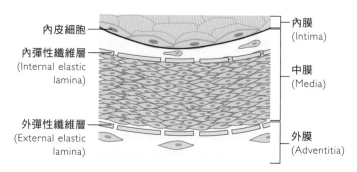

▶ 圖 9-1　中型動脈管壁切面。

先天性異常

一、漿果狀動脈瘤

漿果狀動脈瘤(berry aneurysm)為小球狀的動脈瘤，大小在1公分以下，主要發生在**大腦基底部**的**威利氏環**(circle of Willis)**及其分支**，是腦部最常見的動脈瘤。

二、動靜脈瘤和動靜脈瘻管

動靜脈瘤(arteriovenous aneurysm)是指動脈和靜脈之間有不正常且擴大的通道，外形好像腫瘤一般；動靜脈瘻管(arteriovenous fistula)則是指動脈和靜脈之間有不正常的管狀通道。兩者的發生原因包括先天性發育異常、穿刺傷、動脈瘤破裂和炎症等，尤以創傷最為常見。因為局部血液循環的壓力不平衡，所以容易發生出血，嚴重的病灶可能導致心衰竭。醫源性動靜脈瘻管又稱為動靜脈分流(arteriovenous shunt)，主要用於洗腎病人的血液透析(hemodialysis)。

三、動靜脈畸形

動靜脈畸形(arteriovenous malformation, AVM)屬先天性血管發育異常，由扭曲而複雜的動靜脈血管網所構成，動靜脈之間沒有微血管。由於動靜脈畸形的血管網相當扭曲，故又稱為蜿蜒狀動脈瘤(cirsoid aneurysm)。好犯年輕男性，最常見的位置是中大腦動脈的分支，可能引起頭痛、癲癇，或破裂而導致腦實質出血或蜘蛛膜下出血(subarachnoid hemorrhage, SAH)造成出血性中風。

動脈硬化

一、孟凱保氏動脈硬化

孟凱保氏動脈硬化(Mönckeberg medial calcific sclerosis)發生在50歲以上患者，中型肌肉性動脈血管中層的環狀鈣化，好發股動脈、脛動脈、橈動脈、尺動脈及顳動脈，其鈣化在X光片上清晰可見，雖然常使整條動脈硬化，但因為沒有造成管徑大小明顯的改變，所以並不會影響血液循環。

二、小動脈硬化

小動脈硬化(arteriolosclerosis)發生在細小動脈的血管硬化性疾病，病理有透明樣病變(hyaline change)（圖9-2）及增殖性病變(proliferative change)兩種，都會造成管徑變小，而影響血液循環，為高血壓主要的病理變化。

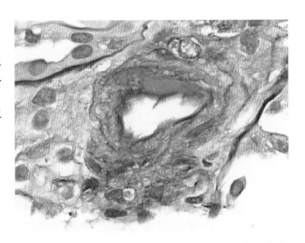

▶ 圖 9-2　小動脈管壁局部透明樣變化，常見於良性高血壓病人。

三、粥狀硬化

⊙ 定義

粥狀硬化(atherosclerosis)是指血管內層有**粥狀瘤**(atheroma)形成，是最常見的動脈硬化。粥狀硬化可以阻塞管腔，並使血管中層變弱，主要侵犯主動脈，尤其是**腹主動脈**比胸主動脈更常見，病灶在腹主動脈的分支開口處最明顯，好發部位依次為冠狀動脈、膕動脈、內頸動脈、威利氏環等中大型動脈。

➔ 病理變化

粥狀瘤的病理變化，從血管內膜受傷開始，因而吸引單核球與血小板黏著，接著，單核球與平滑肌細胞移動到血管內膜，巨噬細胞被活化；巨噬細胞與平滑肌細胞吞噬脂質，平滑肌細胞增生，製造胞外間質，形成**粥狀硬化斑塊** (atherosclerotic plaques)（圖9-3）。

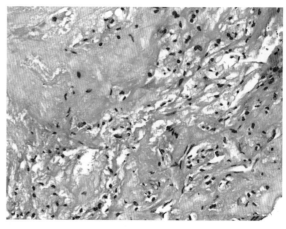

▶ **圖 9-3** 動脈粥狀硬塊由泡沫狀巨噬細胞、膽固醇、類脂肪及硬化基質組成。

粥狀硬化斑塊主要長在彈性動脈（如主動脈和頸動脈）和肌肉動脈（如冠狀動脈和膕動脈），是略為鼓起的斑塊，中心為黃色粥狀物，成分包括：**纖維**（圖9-4）、**脂肪**、**發炎性細胞**，如：單核球、**巨噬細胞**和淋巴球等。一般大小約為 0.3~1.5公分（圖9-5）。斑塊周圍常伴隨有微血管的增生。隨著時間經過，這些斑塊會越長越大，然後阻塞住整個管徑，或者也可能發生鈣化、表面碎裂引發血栓形成、碎片掉落變成小栓子、斑塊內出血，或是使血管中層變弱而形成**動脈瘤**。當粥狀硬化斑塊發生在供應心臟、大腦、腎臟、下肢的動脈時，比較容易表現出：

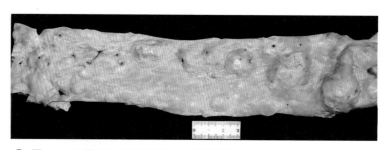

▶ **圖 9-4** 主動脈內壁可見黃白色纖維斑塊。

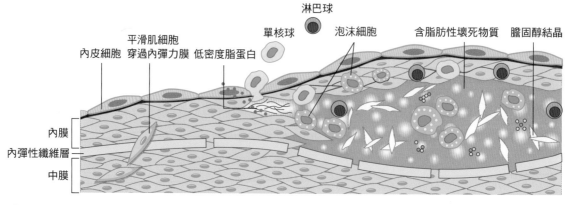

▶ **圖 9-5** 粥狀瘤。

1. **冠狀動脈疾病**(coronary artery disease, CAD)：動脈粥狀硬化（圖9-6）造成冠狀動脈阻塞，引起心肌缺血壞死。

2. **中風**(stroke)：動脈粥狀硬化造成腦部動脈阻塞，引起腦部細胞缺血壞死。

3. **動脈瘤**(aneurysm)：動脈粥狀硬化造成動脈管徑不正常的擴張，形成動脈瘤（圖9-7），若未加以處理，甚至會引起動脈瘤破裂，大量出血而死亡。

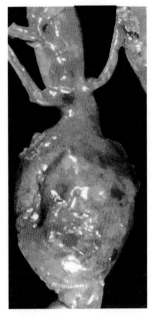

▶ 圖 9-7　腹主動脈瘤。腎動脈下腹主動脈粥狀硬化，伴有侷限性明顯擴張，動脈瘤形成。

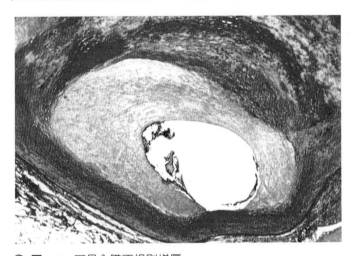

▶ 圖 9-6　可見內膜不規則增厚。

⊖ 流行病學及危險因子

　　粥狀硬化在已開發國家非常常見。美國心肌梗塞的死亡率曾經是全球最高的，不過醫療的進步及生活飲食習慣的改變，使得美國人心肌梗塞及腦血管疾病的死亡率大幅下降，已被非洲、印度、東南亞及東歐等國家超越。

　　引發粥狀硬化的危險因子如表9-1，不可控因子主要如下：

1. 年齡：心肌梗塞的死亡率隨著年齡增加而上升，40~60歲之間心肌梗塞的發生率陡增五倍之多。

2. 性別：停經前的婦女，除非有糖尿病、高血脂(hyperlipidemia)或嚴重高血壓，否則很少發生粥狀硬化所引起的臨床疾病。停經後，粥狀硬化相關疾病的發生率會逐漸上升，到了70~80歲時，兩性發生心肌梗塞的比率就差不多相等。

● 表9-1　引發粥狀硬化的危險因子

	主要危險因子	次要危險因子
不可控因子	年齡增加 男性 有家族史 基因異常	肥胖 A型人格性質 停經後女性荷爾蒙缺乏 攝食過高的醣類
可控因子	高血脂症 高血壓 吸菸 糖尿病 炎症	喝酒 脂蛋白(lipoprotein) 攝食過多飽和脂肪酸

3. 基因：家族性粥狀硬化可能是多基因(polygenic)所影響，目前只有家族性高膽固醇血症(familial hypercholesterolemia)的基因被研究的比較透徹。

高血壓

➲ 定義

根據2022年臺灣高血壓指引(Wang et al., 2022)之定義，以往高血壓診斷標準值為140/90 mmHg，現下修為130/80 mmHg，並採用「居家血壓」取代門診測量血壓。居家血壓的測量方式為「722原則」，意即連續7天、每天測量血壓2次（早、晚）、每次測量2次，每次間隔1分鐘，取其平均值。年紀越大，高血壓發生率也越高，越容易發生併發症。收縮壓的升高比舒張壓的升高更容易引發心臟血管疾病。

➲ 病因

血壓可能會受到其他因素的影響，例如進食之後、劇烈不當的運動、發怒、緊張、焦慮、失眠、天氣寒冷時血管收縮、過量飲酒等會使血壓上升；適度的運動之後血壓可能會下降，然而適量飲酒則對血壓沒有影響。

95%以上的高血壓病例，其發生原因不明，稱為**原發性高血壓**(primary hypertension)或**本態性高血壓**(essential hypertension)。可能與多基因遺傳、飲食（鹽分、油脂）、吸菸、個性、缺乏運動、肥胖及外在壓力等因素有關。

少部分知道原因的高血壓稱為**續發性高血壓**(secondary hypertension)（表9-2），大多與腎臟和腎上腺疾病有關。其致病機轉比較容易瞭解，例如當流經腎絲

球的血量減少，會刺激腎素分泌，使血管收縮而增加周邊阻力，加上腎小管會增加鈉離子與水分的回收，使血液循環量增加，則心輸出量也跟著增加。再如嗜鉻細胞瘤會分泌兒茶酚胺，使血管收縮導致陣發性高血壓(episodic hypertension)。還有製造醛固酮(aldosterone)的腎上腺腫瘤，也會讓腎小管增加鈉離子與水分的回收。

▶ 表9-2　續發性高血壓的原因

病因種類	可能導致高血壓的疾病
腎臟疾病	急性腎絲球腎炎(Acute glomerulonephritis) 腎絲球腎炎(Glomerulonephritis) 腎盂腎炎(Pyelonephritis) 慢性腎臟病(Chronic renal disease) 多囊性腎臟病(Polycystic renal disease) 產生腎素的腫瘤(Renin-producing tumors) 腎動脈狹窄(Renal artery stenosis) 腎動脈纖維肌肉異生(Renal artery fibromuscular dysplasia) 腎動脈炎(Renal vasculitis)
心臟血管疾病	主動脈狹窄(Coarctation of aorta) 血管炎(Vasculitis) 血液循環量增加(Increased intravascular volume) 心輸出量增加(Increased cardiac output) 主動脈變硬(Rigidity of the aorta)
內分泌疾病	庫欣氏症候群(Cushing's syndrome) 醛固酮過多症(Aldosteronism) 先天性腎上腺皮質增生(Congenital adrenal hyperplasia) 嗜鉻細胞瘤(Pheochromocytoma) 服用荷爾蒙製劑 肢端肥大症(Acromegaly) 甲狀腺機能亢進(Hyperthyroidism)
神經疾病	精神緊張或生活上的壓力 顱內壓增加 睡眠窒息症(Sleep apnea) 急性壓力，包括開刀
藥物	攝食甘草(Licorice) 口服避孕藥 類固醇 酒精
懷孕	妊娠高血壓(Gestational hypertension)、子癇前症(Preeclampsia)、子癇症(Eclampsia)

病理變化

良性高血壓病情可以在數年至數十年內保持穩定，多數發生在老年人。反之，惡性高血壓病程變化相當迅速，出現嚴重高血壓（收縮壓大於200 mmHg，舒張壓大於120 mmHg）、腎衰竭、視網膜出血，可能合併視乳突水腫(papilledema)。

高血壓主要在小動脈可以看到兩種病理變化：

1. 透明樣小動脈硬化：小血管壁有透明樣物質沉積，管腔會變狹窄，在H&E染色下此透明樣物質染成均勻粉紅色。常見於良性高血壓的病人或糖尿病病人的腎臟小動脈。

2. 增殖性小動脈硬化：與血壓急性且嚴重上升（惡性高血壓，舒張壓通常超過120 mmHg）有關，小動脈中層的橫紋肌細胞有環狀增生，橫切面呈現洋蔥皮(onion skin)的樣子，管腔也會變狹窄。在腎臟的小血管還常常併有管壁的壞死與纖維蛋白的沉積，即一般所稱的纖維蛋白樣壞死(fibrinoid necrosis)。常見於惡性高血壓的病人。

動脈瘤

定義

動脈瘤(aneurysm)是指動脈血管壁局部變弱，血管內的壓力使得該處**管腔不正常的擴大**，狀似腫瘤，但實際上並無腫瘤細胞產生。**真性動脈瘤**(true aneurysm)的管壁組成成分與正常動脈相同，而**假性動脈瘤**(false aneurysm, or pseudoaneurysm)的管壁成分只有間質組織（圖9-8）。

病因與病理變化

由**動脈粥狀硬化**引起的動脈瘤**好犯腹主動脈**和總髂動脈(common iliac arteries)，較常見於男性與吸菸者，極少發生於50歲之

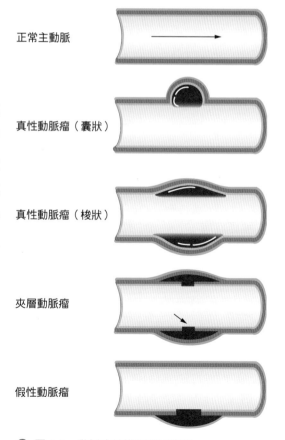

正常主動脈

真性動脈瘤（囊狀）

真性動脈瘤（梭狀）

夾層動脈瘤

假性動脈瘤

▶ **圖 9-8** 動脈瘤結構類型示意圖。

前。整段管壁腫大，形成**梭狀**(fusiform)。破裂的機率與其大小成正比，小於4公分者幾乎不會破裂，大於6公分者則每年有25%的病例會破裂。胸主動脈動脈瘤主要與高血壓有關。

大動脈因細菌或真菌感染，管壁變弱而形成的動脈瘤稱為菌性動脈瘤(mycotic aneurysm)，病因有感染性心內膜炎(infective endocarditis)、血管附近膿腫或菌血症。可能併發栓塞或破裂。

第三期梅毒所造成的動脈瘤則好犯升**主動脈和主動脈弓**，因為供應主動脈血管壁的血管（即血管滋養管(vasa vasorum)）發炎，造成主動脈單邊向管壁外鼓起，形成球囊狀(saccular)。病理下可以見到血管滋養管內膜層有漿細胞與淋巴球浸潤，造成管腔阻塞，主動脈中層因而缺血，平滑肌細胞與彈性纖維喪失並形成瘢痕組織。目前已經較為少見。

❷ 臨床表現

不管任何原因的胸主動脈瘤都可能引起下列症狀與結果：(1)壓到氣管支氣管，導致呼吸困難；(2)壓到食道而致吞嚥困難；(3)壓到喉返神經(recurrent laryngeal nerves)，引致咳嗽不停；(4)壓到肋骨或脊椎骨，引起疼痛；(5)牽涉到主動脈瓣膜或冠狀動脈開口，導致心臟方面疾病；(6)破裂。

❷ 主動脈剝離 (aortic dissection)

主動脈剝離為一種**夾層性動脈瘤**，因為主動脈的管壁中層發生剝離，裂口通常在距離主動脈瓣膜10公分以內，剝離通常沿著中層到外三分之一往下擴散，使得血液進入其空隙內。90%以上發生在40~60歲、有高血壓病史的男性病患；其餘的病人比較年輕，多半有間質組織異常疾病，如馬凡氏症候群(Marfan syndrome)。另外有少數可能因為做心導管等有侵襲性的檢查所引起。顯微鏡下可以看到所謂的中層退化(medial degeneration)，指的是主動脈中層的彈性纖維支離破碎、平滑肌纖維之間出現縫隙，這些縫隙裡面則充滿了黏液狀間質。發病時產生撕裂性胸痛。由於主動脈壓力大而管壁薄，經常引起主動脈破裂致死。血液也可能進入心包膜腔，造成心包膜填塞(cardiac tamponade)而影響心臟搏動。

主動脈剝離分類如下（圖9-9）：

1. 第一型：波及升主動脈和降主動脈。

2. 第二型：僅波及升主動脈。

3. 第三型：僅波及降主動脈，裂口通常在鎖骨下動脈(subclavian artery)之後。

第一、二型又合稱**A型**，是後果比較嚴重的，**需立即開刀**，第三型又稱為**B型**。過去主動脈剝離曾經是全然致命的疾病，目前視病人是否適合手術及是否存在其他不良預後因子，10年存活率為40~88%。

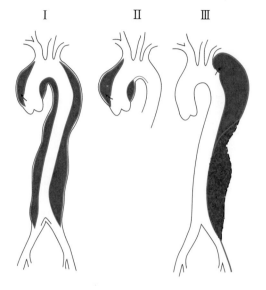

> **圖 9-9** 主動脈剝離的類型。

血管炎

血管炎(vasculitis)指血管壁的發炎，主要侵犯動脈，也可侵及靜脈和微血管，主要的致病機轉有兩個：被致病菌直接侵犯（感染性）以及由免疫媒介（非感染性）所引起。免疫媒介包括由免疫複合物沉積造成（如：紅斑性狼瘡）與抗嗜中性球細胞質抗體(antineutrophil cytoplasmic antibodies, ANCA)或者抗內皮細胞抗體相關及自發性T細胞反應有關。

一、顯微性多血管炎 (Microscopic Polyangiitis)

顯微性多血管炎亦稱為蝕白血球性血管炎(leukocytoclastic vasculitis)，為對藥物、微生物、外來蛋白質過敏所引起的小血管發炎與壞死，典型以皮膚或黏膜的紫斑(purpura)來表現，主要侵犯微血管及其鄰接的微小動靜脈，90%的病人會有壞死性腎絲球腎炎(necrotizing glomerulonephritis)，肺臟微血管炎也很常見。

臨床表現

症狀包括咳血、關節痛、血尿、蛋白尿、肌肉疼痛或無力。除非有瀰漫性腎炎或侵犯到腦部，否則大多數病人在移除過敏原之後就會痊癒。

同樣的但比較全身散播性的血管炎病變可在亨—許氏紫斑症(Henoch-Schönlein purpura)、冷凝球蛋白血症(cryoglobulinemia)、紅斑性狼瘡與類風濕性關節炎，或與惡性腫瘤有關的血管炎等疾病看到。

二、巨細胞動脈炎 (Giant Cell Arteritis)

是歐美老年人最常見的血管炎，通常是**肉芽腫性的炎症**(granulomatous inflammation)，好犯**顳動脈**(temporal artery)，但也侵犯椎動脈、眼動脈或主動脈。

臨床表現

眼動脈受侵犯時可能造成終身失明，病人突然有複視的情形、短暫性或完全看不見東西，是眼科的急症，須盡速治療。病人大多50歲以上，症狀為發燒、疲倦、體重減輕，頭痛與臉痛（尤其是沿著顳動脈處，隨脈搏跳動而疼痛）。

病理變化

受侵犯的動脈可摸到結節，即肉芽腫性炎症所在；有時並不形成典型肉芽腫，只有淋巴球、巨噬細胞、嗜中性球和嗜酸性球的浸潤；兩種病變皆可造成內膜增厚、彈性纖維斷裂、血管栓塞。到癒合期，則都可看到血管管壁纖維化。因為其病理變化是呈節段性的(segmental)，切片至少需要取1公分長的動脈才會看到病灶。一般而言，給予抗發炎藥(anti-inflammatory agents)相當有效。

三、結節性多動脈炎 (Polyarteritis Nodosa, PAN)

可發生於各種年齡，一般以年輕患者為主，男性多於女性，好發於內臟的中小型動脈，尤其是腎臟的動脈，其次是心臟、肝臟、腸胃道的動脈；相對的，肺臟的動脈幾乎不會受波及。三分之一的病人有慢性肝炎，其表面抗原抗體複合體沉積在受影響的血管而引起發炎反應，但大多數仍原因不明。

臨床表現

臨床表現根據被侵襲部位而異，如波及腎動脈可表現急性高血壓、波及腸胃道血管則表現腹痛與血便。其他也可能有倦怠乏力、食慾不振、體重減輕、全身肌肉酸痛、周邊神經炎等。常常在隔一段長時間後又發作，若不治療將會致命；主要死因是腎動脈被侵犯，但是以免疫抑制劑治療，90%會得到緩解，亦可能會痊癒。

病理變化

中小型動脈有節段性、透壁性(transmural)纖維素樣壞死(fibrinoid necrosis)，早期伴隨嗜中性球、嗜酸性球與單核球浸潤，晚期則纖維化。其特點是早期與晚期的變化可同時存在於同一條或不同條血管。常常併發動脈瘤與栓塞。

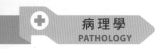
四、高安動脈炎 (Takayasu Arteritis)

是一種累及主動脈及其主要分支以及肺動脈的肉芽腫性血管炎，主要侵犯**主動脈弓**，而肢體的中小動脈則很少發生病變。其病理變化與前述巨細胞動脈炎極為相似。

◉ 臨床表現

典型症狀為上肢的血壓比下肢低得多、脈搏也較弱（因此稱為無脈症），手指冰冷、麻木。另外可造成眼睛失明、高血壓、神經功能失調。影響冠狀動脈的話，可能引起心肌梗塞。好犯**40歲以下的女性**，發病原因至今尚不明確。

五、堵塞性血栓血管炎 (Thromboangiitis Obliterans)

堵塞性血栓血管炎又稱為**柏格氏病**(Buerger's disease)，是一種節段性、栓塞性、中小型動脈的急慢性炎症，特別好犯**脛動脈**與橈動脈，並以慢性、復發性、週期性緩解和惡化交迭出現為特徵。顯微鏡下有透壁性的急慢性炎症細胞浸潤，合併管腔有血栓形成。這些血栓可能含有中性球聚集而成的微膿腫(microabscess)並被肉芽腫圍繞。炎症浸潤可波及鄰近靜脈與神經纖維，這在其他血管炎很少見到。

◉ 病因及臨床表現

病人幾乎都是重度**吸菸者**，通常小於35歲。致病機轉包括菸草的某些成分傷害到內皮細胞，或是此成分造成免疫反應傷害到血管壁。發病時十分疼痛，即使休息亦不能緩解（顯然與神經炎有關）。臨床以單側下肢發病較多，開始時表現足部和小腿發涼、麻木、疼痛、間歇跛行，逐漸出現肌肉萎縮，汗毛脫落，末期常併發末梢組織慢性潰瘍與壞疽，早期戒菸可預防再發病；一旦血管已經受傷，戒菸無助於該血管恢復。

雷諾氏現象

雷諾氏病是一種受寒冷或情緒刺激後引起**動脈與小動脈強烈收縮**的疾病，好犯四肢血管，尤其是手指與腳趾的血管，偶而見於鼻端、耳廓或嘴唇。**肢端**因缺血變蒼白，之後因缺氧而發紺。可分為原發性與次發性兩種：

1. 原發性：常見於**年輕女性**，對稱性分布於肢端，嚴重度與影響範圍通常不會增加，源於內因性平滑肌細胞過敏。

2. 次發性：由於其他血管疾病（如：紅斑性狼瘡、硬皮症、伯格氏症）造成血液供應不足的現象；分布不對稱，且嚴重度與影響範圍會隨時間而增加。

靜脈與淋巴管疾病 🔬

一、靜脈曲張 (Varicose Vein)

● 定義

因為靜脈管腔內壓力持久升高、管腔外支持力降低或靜脈壁薄弱和瓣膜缺陷，造成靜脈不正常的擴大而彎曲，稱為靜脈曲張，好犯**下肢的表淺靜脈**，即**大隱靜脈和小隱靜脈**為主，俗稱浮腳筋。

● 危險因子

好犯50歲以上肥胖者、孕婦、重體力勞動、慢性咳嗽、長期便祕和長時間站立者（如教師、衛兵、服務生、護理人員）。靜脈曲張也常發生在**肛門**（**痔瘡**－以直腸和肛門附近的**痔靜脈叢**為主。發生在**肛門的齒狀線以上為內痔**；發生在肛門的**齒狀線以下為外痔**；內痔和外痔同時發生者為混合痔）及**食道**（與**肝硬化**導致**門靜脈高壓**有關），另外，精索靜脈曲張，90%以上發生在**左側**，主要是因為精索內蔓狀靜脈叢不正常的靜脈血液鬱積（圖9-10），**容易導致男性不孕**。

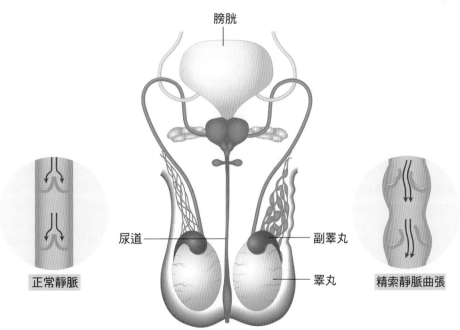

膀胱

尿道 — — 副睪丸

— 睪丸

正常靜脈　　　　　　　　　　　　　　精索靜脈曲張

▶ 圖 9-10　精索靜脈曲張。

⊙ 病理變化

　　靜脈曲張的病理變化主要發生在靜脈壁的中層。在初期，中層的彈力纖維組織和平滑肌都增厚，這種變化可視為靜脈壓力增大所引起的代償性反應。到晚期，彈力纖維組織和平滑肌都萎縮、消失，並為纖維組織所取代，靜脈壁變薄並失去彈性而擴張；靜脈瓣也發生萎縮、硬化。

　　靜脈瓣膜功能不全導致血液淤積、栓塞，周圍組織充血、水腫，並造成疼痛。因缺氧血無法回流，導致瘀滯性皮炎、皮膚潰瘍；併發症包括傷口癒合不良、感染。

二、血栓靜脈炎 (Thrombophlebitis)

　　90%以上發生在**下肢靜脈**，因靜脈發生血栓後，管壁出現發炎現象，故稱為血栓靜脈炎。血管內膜下有纖維細胞浸潤，並伴有繼發血栓形成，血栓阻塞的管腔，可因機化使血栓中間形成新的血流通路，靜脈壁產生結締組織增生和發炎現象。

(一) 血栓性淺靜脈炎

1. 良性血栓性淺靜脈炎：因靜脈內注射刺激性或高滲溶液、反覆置留插管超過24小時、下肢靜脈曲張血液淤滯等原因，造成靜脈壁損傷，而形成四肢血栓性淺靜脈炎。

2. **遊走性血栓性淺靜脈炎**(migratory thrombophlebitis)：又稱為**特魯索氏症候群** (Trousseau syndrome)：其靜脈血栓發生在某處、消失，然後在另一處發生。與**內臟癌症**（特別是腺癌）有密切關係。

(二) 深靜脈血栓 (Deep Vein Thrombosis)

　　常發生在有心衰竭、惡性腫瘤的病人或開完刀、長期臥床、懷孕、肥胖者。好發於**下肢深層靜脈**，血栓形成後，血栓遠端靜脈壓力升高，引起肢體腫脹、疼痛及淺靜脈擴張或曲張，嚴重者還可以影響動脈供血，並使靜脈瓣膜受損，遺留永久性的下肢深靜脈功能不全。症狀包括小腿後肌群有飽脹感、發紺、紅腫熱痛或廣泛性淺靜脈怒張，有時還會併發肺栓塞(pulmonary embolism)。

三、上腔靜脈症候群 (Superior Vena Caval Syndrome)

　　因為**肺臟腫瘤**或**中隔腔腫瘤**壓迫或侵犯上腔靜脈，使得頭頸部靜脈擴張、皮膚發紺，有時連肺動靜脈也受到壓迫，而產生呼吸困難的症狀。

四、下腔靜脈症候群 (Inferior Vena Caval Syndrome)

因腫瘤（**肝癌**或**腎細胞癌**）壓迫或來自股靜脈、髂靜脈(iliac vein)的血栓，阻礙了下腔靜脈的血流，造成下肢水腫、腹部靜脈曲張，如果腎靜脈被波及，則會有蛋白尿。

五、淋巴管炎 (Lymphangitis)

最常由A群β型溶血性鏈球菌所引起，多因四肢皮膚破損而受感染。發炎的淋巴管管腔內充滿嗜中性球與巨噬細胞。發炎的淋巴管在皮下呈現紅、痛的條紋，其引流淋巴結也會腫痛。由血絲蟲引起的急性淋巴管炎，從受侵犯淋巴管開始向肢體遠端延伸，稱為「逆行性淋巴管炎」。

六、淋巴水腫 (Lymphedema)

淋巴水腫以單側下肢比較常見，其次為乳腺癌根治術後的患側上肢。因淋巴循環受阻，造成該處遠端水腫，病因有惡性腫瘤轉移、癌症根除手術（**乳癌病人最常見**）、放射治療、**血絲蟲病**、淋巴結炎症癒後變成瘢痕組織。淋巴水腫早期抬高患肢可減輕或消退。晚期皮膚增厚、變硬、失去彈性，壓迫後不出現凹陷，感覺遲鈍。因皮膚角化、汗腺和皮脂腺破壞，使皮膚乾燥粗糙，像橘子皮一樣，成為典型的「象皮腿(elephantiasis)」。

血管及淋巴管腫瘤

血管及淋巴管腫瘤大多長在皮下組織或內臟，很少長在大血管。可由免疫組織化學染色CD31、CD34或是vWF等來證明細胞為內皮細胞。

一、血管瘤 (Hemangioma)

是很常見的良性腫瘤，大部分長在頭頸部的皮膚，內臟的話則有1/3長在肝臟。占小孩良性腫瘤的7%，大多是出生時就有，隨年齡增加而慢慢變大，大部分在青春期之前會自行退化。

其中以**微血管性血管瘤**(capillary hemangioma)最常見（圖9-11），由微血

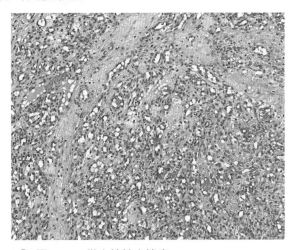

▶ **圖 9-11** 微血管性血管瘤。

管組成，從幾毫米到幾公分大小，最常發生於皮膚、皮下組織、口腔嘴唇黏膜。**海綿狀血管瘤**(cavernous hemangioma)由擴張的血管通道所組成，尺寸較大、邊緣較不明顯、較常發生於**內臟**，有時可能需要開刀治療。**化膿性肉芽腫**(pyogenic granuloma)好發於皮膚及口腔黏膜，**有大量的微血管增生**，1/3因外傷而引起，常伴隨水腫及發炎細胞浸潤。1%的孕婦在牙齦長出化膿性肉芽腫，稱為產婦肉芽腫(granuloma gravidarum)，大部分在生產後自行消退，少數仍需手術切除。

二、淋巴管瘤 (Lymphangioma)

1. 限界性淋巴管瘤(lymphangioma circumscriptum)：好犯頭**頸部**和**腋下**，常見於**剛出生**或是**1歲之前的孩童**，由類似微血管的小淋巴管組成，為1~2公分大小，稍微鼓起的皮下腫瘤，管腔內只有淋巴球而無紅血球。

2. 海綿狀淋巴管瘤(cavernous lymphangioma)：長在**小孩**頸部或腋下，可大到15公分，形成所謂的囊性水瘤(cystic hygroma)，其淋巴管腔呈現囊狀擴張，管壁常有淋巴球浸潤。因其邊緣不規則，所以開刀難以完全清除。

3. 淋巴管肉瘤(lymphangiosarcoma)：則是由淋巴管的內皮細胞所形成的惡性腫瘤，常發生在長期慢性淋巴腫的病灶處，如：**乳房切除病人引起長期淋巴腫病灶處**。預後不佳。

三、血管球瘤 (Glomus Tumor)

血管球瘤為由血管球的平滑肌細胞衍生出來的良性腫瘤，是一種動靜脈吻合(arteriovenous anastomosis)結構，可隨溫度而調節血管的收縮與擴張，常發生在指甲下而引起疼痛。如果血管球瘤中的血管像海綿狀，就稱為球塊狀血管瘤(glomangioma)。

四、細菌性血管瘤病(Bacillary Angiomatosis)

在免疫不全的病人因受到巴通氏菌(*Bartonella*)感染而造成的血管增生，病灶可發生在皮膚、骨頭、腦和其他器官。皮膚病灶為丘疹或結節狀，顯微鏡下可見微血管增生，內皮細胞表現核異型(nuclear atypia)，常見細胞分裂，伴隨少數嗜中性球浸潤。銀染色(Warthin-Starry stain)可以看到巴通氏菌。

五、卡波西氏肉瘤 (Kaposi's Sarcoma)

卡波西氏肉瘤是一種中等惡性的血管腫瘤（圖9-12），由**人類疱疹病毒第八型**(human herpesvirus-8, HHV-8)所引起，也稱為卡波西氏肉瘤疱疹病毒(Kaposi's sarcoma herpesvirus)。卡波西氏肉瘤在臨床上可分為四型：

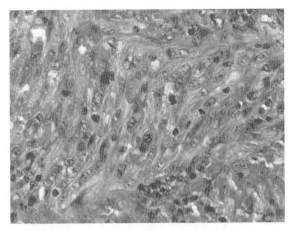

圖 9-12　卡波西氏肉瘤由梭狀細胞組成，細胞間縫隙有紅血球，染色質顆粒變粗，常見分裂相。

1. 典型卡波西氏肉瘤：發生於中東歐或地中海國家的老年男性，尤其是猶太人，起先手或腳的皮膚出現紅紫色斑塊，大小和數量往軀幹方向慢慢增加。基本沒有症狀，並侷限於皮膚和皮下組織。

2. 非洲流行性卡波西氏肉瘤：見於40歲以下、HIV陰性者，以局部或全身性淋巴結腫大表現。可以是生長緩慢或進展快速，其中最惡性的發生在青春期前的小孩，主要侵犯淋巴結與內臟，幾乎100%在3年內死亡。

3. 移植後卡波西氏肉瘤：發生於接受器官移植後，接受T細胞免疫抑制劑的病患。侵犯黏膜、淋巴結及內臟，病程十分惡性。停用或降低免疫抑制劑劑量後，病灶會消退，但又面臨排斥危險。

4. **後天免疫缺乏症候群相關型卡波西氏肉瘤**：是HIV患者最常見的惡性腫瘤，常侵犯淋巴結並迅速波及內臟，但是病人多半死於感染而非卡波西氏肉瘤。

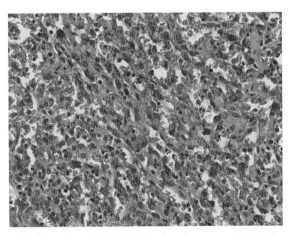

圖 9-13　血管肉瘤 (Angiosarcoma)：可見到大小不一的微血管，管腔內皮細胞有大小不一、濃染的核，並有明顯出血及炎症細胞浸潤。

六、血管肉瘤 (Angiosarcoma)

血管肉瘤為惡性內皮細胞腫瘤（圖9-13），好犯老年人的臉部，其次是身體其他部位皮膚、皮下組織、乳房和肝臟。為局部侵犯性且容易轉移的腫

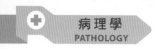

瘤，5年存活率約30%。肝臟血管肉瘤與**砷**(arsenic)、鉈化物(thorotrast)和**聚氯乙烯**(polyvinyl chloride, PVC)等致癌物質有關。

✴ 9-2   心臟疾病

　　心臟實際上是由兩個血液幫浦連接而成。每個血液幫浦又由兩部分組成：上方的稱為心房；下方的稱為心室。血液從心房進入心臟，然後流入下方的心室中。右心室輸送血液到肺，血液流經肺部後回到左心房，通過左心室再輸送至全身。

　　右心房壁較薄，有三個入口連接上、下腔靜脈和冠狀寶。右心房到右心室的入口有瓣膜垂向心室腔，即三尖瓣，有許多腱索與心室壁上的乳突肌相連。出口周緣有三個半月形瓣膜，稱肺動脈瓣。

　　左心房構成心底的大部分，在左心房後壁的兩側，各有一對肺靜脈入口；左心房通向左心室有二尖瓣（或稱僧帽瓣），它們亦有腱索分別與乳突肌相連。出口周緣有半月形的瓣膜，稱主動脈瓣。

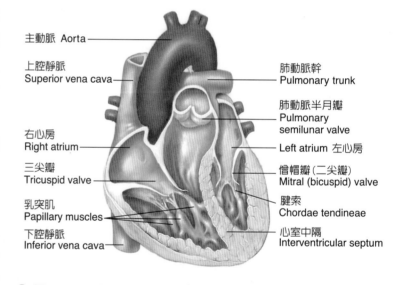

▶ **圖 9-14**　心臟切面。

　　心肌的血液由三條冠狀動脈(coronary artery)供應：(1)左前降支(left anterior descending branch)；(2)左旋動脈(left circumflex branch)；(3)右冠狀動脈(right coronary artery)。冠狀動脈的開口離主動脈瓣膜很近，正常在心臟舒張時，血液才能進入冠狀動脈。左前降支供血給心尖、左心室前壁及心室中隔前2/3的部分。左旋動脈供血給左心室外側壁。右冠狀動脈則供血給整個右心室、心室中隔後1/3以及左心室外側底部。

心衰竭

　　心衰竭(heart failure)係指因為心臟肌肉無法有效的收縮，使得心輸出量下降，組織灌流減少，導致全身靜脈系統鬱積，所以又稱為鬱血性心衰竭(congestive heart failure)。急性心衰竭發生原因如心肌梗塞、肺栓塞、心包填塞等；慢性心衰竭發生原因如缺血性心臟病、瓣膜性心臟病、高血壓性心臟病、心律不整、肺臟疾病等，會導致心肌代償性的肥大及腔室體積擴大。

　　當組織對氧的需求上升時，心臟血管系統會以多種機轉來反應，如法蘭克－史達林機轉(Frank-Starling mechanism)、心肌代償性肥大、活化神經及內分泌系統。但若情況沒有改善，肌節因彈性疲乏而失去收縮力，且心肌細胞為高度分化之細胞，幾乎沒有再生能力，一旦死亡，就被瘢痕組織取代。心衰竭可侷限於左心或右心，但嚴重時兩側均會衰竭（表9-3）。

▶ 表9-3　左、右心衰竭的比較

	左心衰竭	右心衰竭
病　因	1. 缺血性或高血壓性心臟病 2. 主動脈瓣、二尖瓣功能不全（易產生左心房肥厚） 3. 急性心肌梗塞 4. 風濕性心臟病 5. 貧血、惡病質等 6. 原發性心肌病變	1. 左心衰竭（最常見） 2. 三尖瓣膜狹窄或感染 3. **肺動脈狹窄**、心中隔缺損 4. 肺部疾病，如COPD、肺氣腫、肺栓塞 5. 左至右分流心臟病
臨床症狀	1. 活動型呼吸困難（最早出現）、**肺水腫**、肺充血、咳嗽、肺動脈高壓、端坐呼吸、夜間陣發性呼吸困難、粉紅色痰液、肺動脈血壓升高、肺部聽診有爆裂音 2. 肌肉無法有效地收縮 3. 心搏過速，出現奔馬節律的心音 4. 腦細胞缺氧而躁動不安，嚴重時導致昏迷 5. PCO_2上升、疲倦、軟弱 6. 腎血流減少（少尿）	1. 全身靜脈系統鬱血，造成血紅素和血比容減少 2. 發紺 3. **下肢下垂性水腫**（凹陷性水腫） 4. **腹水**（循環系統內壓力增加） 5. 體重增加 6. 肝脾充血腫大 7. 肋膜腔與心包膜腔積水、頸靜脈怒張（陽性肝頸返流反應） 8. 食慾不振（腸道充血）、噁心、腹痛、四肢冰冷、焦慮

一、左心衰竭的病理變化

除了二尖瓣狹窄之外，其餘都造成心室肥大與擴大。續發性左心房鬱血，可能引發心房纖維顫動(atrial fibrillation)，極易形成血栓子而造成腦中風。左心衰竭也會導致**肺水腫**，肺臟微血管周圍或肺泡間質及肺泡腔中充滿液體，在肺葉間隔的水腫，形成X光片可見的「Kerley B line」。鬱積在肺臟內的紅血球很容易被破壞，肺泡內有許多吞食了血鐵質(hemosiderin)的巨噬細胞，稱為心衰竭細胞(heart failure cells)或血鐵噬體(siderophage)。

二、右心衰竭的病理變化

右心衰竭大多發生在左心衰竭之後，很少單獨發生。單純右心衰竭通常發生在嚴重的慢性肺臟疾病，所以常被稱為肺心症(cor pulmonale)。肝臟因下腔靜脈壓力增加而鬱血腫大，可看到肝小葉中心充血，久之肝小葉中心會纖維化。

先天性心臟病

⮕ 病因

當胚胎在母體中發育至3~8週時，有染色體或基因異常、孕婦使用藥物、放射線照射或病毒感染時，可能會造成心臟或大血管的結構異常，但只占10%的病例數，其他90%病因不明。早產兒與死產胎兒的發生率較高，足月活產嬰兒有1%可能會罹患先天性心臟病(congenital heart disease)（表9-4）。

⮕ 分類

當先天性心臟病的異常結構，發生血液由右往左偏流(right-to-left shunt)，使得充氧血和缺氧血混合，病患皮膚及黏膜就會呈現藍色，稱為發紺(cyanosis)，屬於發紺性先天性心臟病(cyanotic congenital heart disease)。因為血液直接由右心房心室進入左心房心室，從靜脈來的栓子，就有可能造成體循環的栓塞，稱為矛盾栓塞(paradoxical embolism)。

嚴重且長期的發紺，會造成手指頭與腳趾頭的杵狀化(clubbing)，又稱為肥大性骨關節病(hypertrophic osteoarthropathy)。為了提供組織足夠的氧，病人血中的紅血球增加（即紅血球增多症(polycythemia)），以增加攜帶氧的血紅素。

▶ 表9-4　較常見的先天性心臟病

疾 病	發生率（每百萬個活產嬰兒）
發紺性先天性心臟病（血液由右往左偏流）	
法洛氏四重症(Tetralogy of Fallot)	577
大動脈轉位(Transposition of great arteries)	388
動脈幹(Truncus arteriosus)	136
完全性肺靜脈接合異常(Total anomalous pulmonary venous connection)	120
三尖瓣閉鎖(Tricuspid atresia)	118
非發紺性先天性心臟病（血液由左往右偏流）	
心室中隔缺損(Ventricular septal defect, VSD)	4482
心房中隔缺損(Atrial septal defect, ASD)	1043
肺動脈瓣狹窄(Pulmonary stenosis)	836
開放性動脈導管(Patent ductus arteriosus, PDA)	781
主動脈狹窄(Coarctation of aorta)	492
心房心室中隔缺損(Atrioventricular septal defect)	396
主動脈瓣狹窄(Aortic stenosis)	388

當血液由左往右偏流時，不會引起發紺，稱為非發紺性先天性心臟病(acyanotic congenital heart disease)。雖然不會引起發紺，但原本低壓力的肺循環必須承受較高的壓力與血量，右心室必須更費力才能把血打出去，久而久之，使右心衰竭。另外，肺動脈由於承受較高的壓力，管壁中層的平滑肌因而肥大，使得內膜變厚，結果肺部血管的阻力就會越來越大，偏流方向會反轉為由右向左，稱為艾森曼格症候群(Eisenmenger syndrome)，病人終將死亡。

一、法洛氏四重症

法洛氏四重症是**最常見的發紺性先天性心臟病**，其病變包括（圖9-15）：

1. **心室中隔缺損。**

2. **右心室出口狹窄：**主要是接近肺動脈瓣膜處狹窄，但也常合併肺動脈瓣膜本身狹窄。如果肺動脈瓣膜完全沒有發育(atresia)，則一定要合併有開放性動脈導管或擴大的支氣管動脈，病人才能存活。

3. **右心室肥大。**

4. **主動脈跨騎在心室中隔缺損之上。**

　　有些病人還可能合併有心房中隔缺損、主動脈瓣膜閉鎖不全，1/4的病人其主動脈弓是彎向右邊。在胸部X光攝影之下，因為右心室肥大，病患的心臟如靴狀。預後主要看右心室出口狹窄的嚴重程度而定，如果很輕微，可能類似心室中隔缺損，血液偏流由左往右，稱為粉紅四重症(pink tetralogy)；右心室出口狹窄嚴重者才會發紺。雖然大多數病患在出生後不久就出現**發紺**現象，但未接受治療者，有10%可活至20歲，有3%可活至40歲。

二、大動脈轉位

　　大動脈轉位指**主動脈**與**肺動脈**的位置互換，主動脈的血液由右心室發出，肺動脈的血液由左心室發出（圖9-16），病患的循環系統變成兩個獨立的肺循環與體循環，出生後無法存活。病患一出生就有嚴重的缺氧及發紺現象，除非有心房中隔缺損（約占大動脈轉位35%的病例），才能有穩定的血液交流而存活，若不接受手術治療，通常無法活超過1歲。

三、三尖瓣閉鎖

　　三尖瓣閉鎖幾乎都合併有右心室發育不全，血液循環靠心房中隔缺損或開放性心房卵圓窗來維持，往肺臟的血液則靠心室中隔缺損由左心室提供。病人一出生就發紺，多半只能存活數週到數個月。

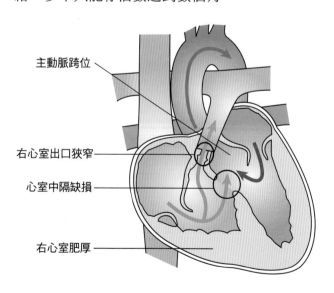

主動脈跨位

右心室出口狹窄

心室中隔缺損

右心室肥厚

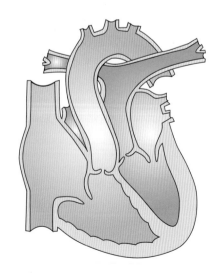

▶ **圖 9-15** 法洛氏四重症。

▶ **圖 9-16** 大動脈轉位。

四、心室中隔缺損

　　心室中隔缺損指在心室中隔出現不正常的開口（圖9-17），是**所有先天性心臟病中最常見的**。小的心室中隔缺損可能完全沒有症狀，且有一半的機會自行閉合，可以等到2歲時再複查。但如果在嬰兒期有反覆肺炎，藥物難以控制，或伴隨重度肺動脈高壓，則需1歲以內手術。大的心室中隔缺損，早期血偏流由左往右，導致出生不久就有右心室肥大與肺高壓，應該在1歲以前開刀矯正。

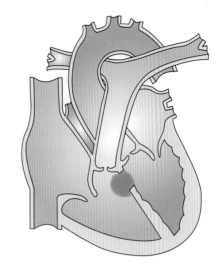

▶ 圖 **9-17**　心室中隔缺損。

五、心房中隔缺損

　　因左心房和右心房之間的卵圓窗閉鎖不全所引起，小的心房中隔缺損絕大多數不會引起症狀，大的心房中隔缺損也多在30歲以後才會出現症狀。大多單獨存在，很少合併其他先天性心臟病。大的心房中隔缺損（通常指直徑大於2公分），其血偏流由左往右（圖9-18），可能導致右心衰竭，若不治療，有10%產生不可逆肺高壓。手術治療後的壽命與正常人無異。

六、心房心室中隔缺損

　　心房心室中隔缺損又稱為房室管(atrioventricular canal, AV canal)，通常合併三尖瓣與僧帽瓣發育不良，四個心房心室的血液自由混合（圖9-19），1/3的病人有唐氏症(Down syndrome)，有可能施手術加以矯正。

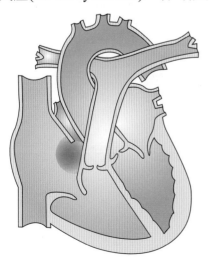

▶ 圖 **9-18**　心房中隔缺損。

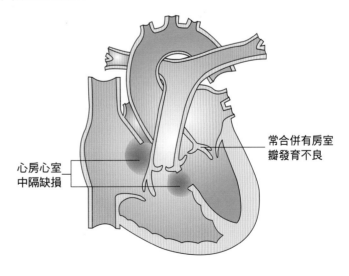

心房心室
中隔缺損

常合併有房室
瓣發育不良

▶ 圖 **9-19**　心房心室中隔缺損。

七、肺動脈瓣狹窄及閉鎖

　　肺動脈瓣若稍微狹窄，不會有影響；比較嚴重的狹窄，會造成右心室肥大以及發紺，其中90%是瓣膜的狹窄，使肺動脈瓣增厚，心臟收縮時，由於瓣膜打不開，而呈圓頂樣。目前多以球囊導管擴張術使粘連的肺動脈瓣撕開，而解決了狹窄問題，因此只有瓣膜發育不良、瓣環過小的病例，才需要手術治療。若完全閉鎖(atresia)常會合併右心室萎縮、心房中隔缺損，與肺動脈的血流交通必須靠開放性動脈導管。

八、開放性動脈導管

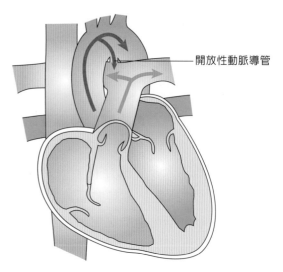

連接主動脈和肺動脈之間的**動脈導管**一般在出生後1~2天內會關閉，若出生後3個月仍然沒有關閉，即稱為開放性動脈導管，主動脈的血液會經由導管流入肺動脈中（圖9-20），引起類似機械聲的雜音(machinery-like murmur)。90%單獨發生，其餘可能合併心室中隔缺損、主動脈狹窄、肺動脈瓣膜或主動脈瓣膜狹窄。當動脈導管持續開放，久了會導致肺高壓，所以若無併發其他先天性心臟疾病，可給予非類固醇抗發炎藥物(non-steroid anti-inflammatory drugs, NSAID)，或手術使之閉合。但是若併有肺動脈瓣膜或主動脈瓣膜狹窄，則反而要給予前列腺素E (prostaglandin E)以保持動脈導管開放，病人才能存活。

開放性動脈導管

▶ **圖 9-20**　開放性動脈導管。

九、主動脈狹窄

　　主動脈狹窄在男嬰的發生率是女嬰的兩倍，但是罹患透納氏症候群(Turner's syndrome)的女嬰較常見有主動脈狹窄。主動脈狹窄有約一半的病例合併雙葉主動脈瓣（bicuspid aortic valve，正常應該是三葉），或再加上主動脈瓣膜狹窄、心房中隔缺損、心室中隔缺損、僧帽瓣閉鎖不全等。依其發生位置可分為（圖9-21）：

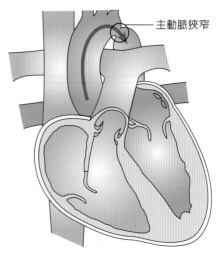

主動脈狹窄

▶ **圖 9-21**　主動脈狹窄。

1. 導管前型(preductal form)：又稱為嬰兒型(infantile form)，其主動脈狹窄部位在動脈導管之前，通常幼兒時期就出現症狀。

2. 導管後型(postductal form)：又稱為成人型(adult form)，其主動脈狹窄部位在動脈導管之後。

　　主動脈狹窄如果合併開放性動脈導管，病患的缺氧血，從開放性動脈導管跑到降主動脈，造成身體下半部發紺，若未手術閉合動脈導管，新生兒將難以存活。如果主動脈狹窄沒有合併開放性動脈導管，除非狹窄非常嚴重，否則小孩通常沒有症狀，直到成年後才被診斷出來，病人上肢血壓高而下肢血壓低且脈搏微弱。

　　主動脈狹窄造成心臟收縮期雜音(systolic murmur)及左心室肥大，若無併發其他異常，把狹窄處切除，再端對端接合(end-to-end anastomosis)，或是使用人工血管取代狹窄處，預後都非常好。

十、主動脈瓣膜狹窄及閉鎖

　　輕微主動脈瓣膜狹窄者，可能可以存活相當久。主動脈瓣膜嚴重狹窄或閉鎖時，會合併左心室和升主動脈發育不良，稱為左心發育不全症候群(hypoplastic left heart syndrome)，心內膜可能有纖維組織和彈性組織的增殖(fibroelastosis)，幾乎所有的患者在出生後一週內因動脈導管閉合而死亡。

缺血性心臟病

　　缺血性心臟病(ischemic heart disease) 90%的病因是**冠狀動脈粥狀硬化**，導致心肌缺血、缺氧，加上養分供應不足，代謝產物無法排除而引發的種種病變，因此又稱為**冠狀動脈性心臟病**(coronary heart disease)，簡稱**冠心病**。

一、心絞痛 (Angina Pectoris)

　　病患的心肌雖然有**短暫缺血**的現象，但尚未造成心肌壞死。病患感覺胸悶、胸痛或胸部壓迫感，又稱為**狹心症**。**心絞痛**為缺血反應，心肌細胞並未壞死，**是可逆的**；**心肌梗塞**為梗塞反應，心肌細胞已經壞死，所以**是不可逆的**（表9-5）。

1. **穩定型心絞痛**(stable angina)：發生在運動、用力、情緒激動或天氣寒冷時。通常可在休息或口含舌下硝基甘油(nitroglycerin)後緩解。

2. **普氏變異型心絞痛**(Prinzmetal variant angina)：因冠狀動脈痙攣而心絞痛。很少見。口含舌下硝基甘油或服用鈣離子通道阻斷劑(calcium channel blockers)可立刻見效。

3. **不穩定型心絞痛**(unstable angina)：指病患的臨床症狀越來越厲害、發生頻率越來越高、症狀持續時間越來越長、對硝基甘油反應越來越差，或症狀發生在休息時，大多是因為冠狀動脈粥狀硬化斑塊剝落，或附加血栓形成，使得阻塞情形變得相當嚴重。

▶ 表9-5　缺血性心臟病的冠狀動脈病理變化

症候群	管腔橫切面阻塞百分比	粥狀動脈斑塊剝落	粥狀動脈斑塊相關之血栓形成
穩定型心絞痛	>75%	無	無
不穩定型心絞痛	不一定	經常可見	未造成阻塞，常併有血栓栓子形成
整層心肌壞死	不一定	經常可見	造成阻塞
心內膜下心肌梗塞	不一定	不一定	病例間差異大，從無到部分阻塞到完全阻塞到溶解都有可能
猝死	通常很嚴重	經常可見	小撮血小板聚集、血栓形成或血栓栓子形成

二、心肌梗塞 (Myocardial Infarction)

當**冠狀動脈**完全阻塞，引起**心肌壞死**，就稱為心肌梗塞，大多數病人以急性發作表現，故常被稱為**急性心肌梗塞**(acute myocardial infarction, AMI)。一般都是整層心肌壞死(transmural infarction)；有時壞死部分侷限在靠近心內膜1/2的室壁，稱為心內膜下心肌梗塞(subendocardial infarction)。發生率隨年齡增加而升高，好發於男性。

◉ 臨床表現

最常發生阻塞的是**左冠狀動脈的前降支**（圖9-22）。典型症狀為突發且劇烈之**胸痛、盜汗、呼吸困難**及**噁心**，其**胸痛可延伸至左側肩膀、手臂、頸部、下巴和背部**，口含舌下硝基甘油通常無法緩解。但也有少數病患完全沒有症狀，尤其是糖尿病患者和老年人。

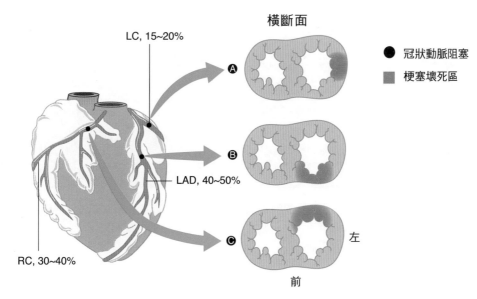

橫斷面

LC, 15~20%

● 冠狀動脈阻塞

■ 梗塞壞死區

Ⓐ

Ⓑ

— LAD, 40~50%

Ⓒ

左

RC, 30~40%

前

▶ **圖 9-22** 　心肌梗塞。LC ＝左冠狀動脈迴旋支 (left circuflex coronary artery)，LAD ＝左冠狀動脈前降支 (left anterior descending coronary artery)，RC ＝右冠狀動脈 (right coronary artery)。

◉ 診斷

　　心肌梗塞的典型心電圖變化為**ST區間上升或下降、Q波出現等變化，及心律不整**。過去以血清中的肌酸磷化酶－MB型(creatine kinase-MB, CK-MB)的濃度上升作為心肌細胞被破壞的指標；目前最常用的血清標記則是心肌旋轉蛋白(cardiac troponin, cTn) T與I（cTnT與cTnI），通常在急性心肌梗塞後2~4小時開始上升，24~48小時達到高峰，其中troponin I對心肌損傷更具特異性。

◉ 病理變化

　　壞死的心肌組織在**4~12小時**內開始產生凝固性壞死的病理變化，**12~24小時**，凝固狀壞死、嗜中性球浸潤的情況增加，**24~72小時**完成凝固性壞死，並有明顯的嗜中性球浸潤（圖9-23），**3~7天巨噬細胞出現**，壞死的肌纖維開始被移除，10天左右產生明顯的**肉芽組織**（圖9-24）。**約7週後**病灶**纖維化**形成瘢痕（表9-6）。

◉ 預後及併發症

　　只有持續20~40分鐘以上的缺血，才會導致心肌細胞壞死，如果能在20分鐘內恢復供血，則心肌細胞還有救。整體而言，年紀越大、女性、有糖尿病、有過心肌梗塞的病史，或是心肌功能喪失，則預後越差。

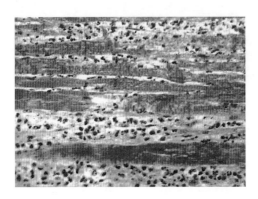

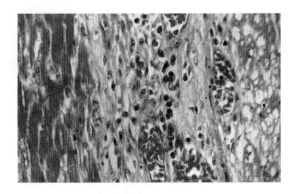

▶ 圖 9-23 心肌梗塞 48 小時後，心肌細胞核消失，肌漿變成均質細顆粒狀，橫紋近乎消失。擴大的心肌間隙中，可見多量嗜中性球浸潤。

▶ 圖 9-24 心肌梗塞 7 天後，心肌細胞核幾乎消失，可見增生的肉芽組織。

▶ 表9-6 心肌梗塞後肉眼與顯微鏡下的型態改變

時間	肉眼可見的變化	顯微鏡下的變化
可逆性損傷		
0~0.5小時	無	LM：無 EM：肌纖維變長、肝醣消耗、粒線體腫大
不可逆損傷		
0.5~4小時	無	LM：通常無，或者邊緣的肌纖維出現波浪狀 EM：肌節斷裂、粒線體變成模糊一團
4~12小時	偶爾有深色斑點	LM：開始凝固性壞死、水腫、出血
12~24小時	明顯深色斑點	LM：凝固性壞死繼續、核濃縮、肌細胞染色較紅較深、邊緣性收縮束壞死(marginal contraction band necrosis)、開始有嗜中性球浸潤
1~3天	斑點加上黃褐色的梗塞中心	LM：完全凝固性壞死：肌纖維失去細胞核與橫紋。更多嗜中性球浸潤
3~7天	梗塞邊緣充血、中心呈黃褐色但較軟	LM：壞死肌細胞開始分解，嗜中性球也開始死亡，梗塞邊緣有巨噬細胞開始來吞噬死亡的細胞
7~10天	柔軟的黃褐色中心加上凹陷的紅褐色邊緣	LM：巨噬細胞吞噬了大部分死亡的細胞，周圍開始形成肉芽組織
10~14天	凹陷的紅灰色邊緣	LM：完全變成肉芽組織，膠原蛋白開始沉積
2~8週	灰白色瘢痕組織由邊緣往中心進行	LM：膠原蛋白越來越多，細胞越來越少
> 2 個月	完全變成瘢痕組織	LM：由膠原蛋白組成的瘢痕組織

註：LM表光學顯微鏡，EM表電子顯微鏡。

存活的病患，有大多數仍會出現下列一種或多種併發症：心律不整、心因性休克、心衰竭、血栓栓塞、心臟破裂（好發於7天內）、心室囊狀瘤（發生於數天到數月之內）及纖維蛋白性心包炎。心肌梗塞可能復發，或變成慢性缺血性心臟病，或引起猝死。

高血壓性心臟病

高血壓性心臟病指全身性高血壓或肺動脈高血壓所引起的心臟病變。

一、全身性高血壓 (Systemic Hypertension)

全身性高血壓病患最少應符合下列兩種情形：

1. **左心室肥大**、但無冠狀動脈或心臟瓣膜等其他會引起左心室肥大的心臟血管疾病。

2. 有高血壓病史。

全身性高血壓心臟病的左心室可厚達2公分，相對的，它的容積並沒有增加那麼多；久了之後，過厚的心肌變硬、無法舒張，導致左心房壓力上升，心房擴大，並出現心衰竭等情形。顯微鏡檢可以看到心肌纖維直徑變粗、核變大以及間質纖維化。

二、肺動脈高血壓 (Pulmonary Hypertension)

肺動脈高血壓包含各種由肺臟病變所引起的右心室肥大，通稱為肺心症(cor pulmonale)。急性肺心症由廣泛的肺栓塞(pulmonary embolism)所造成，栓子可能是來自下肢靜脈的血栓、骨折產生的脂肪滴或是惡性腫瘤細胞，可令病患猝死。引起慢性肺心症的疾病很多，例如慢性阻塞性肺病(chronic obstructive pulmonary disease)、瀰漫性肺間質纖維化(diffuse pulmonary interstitial fibrosis)、塵肺病(pneumoconiosis)、囊性纖維化(cystic fibrosis)、支氣管擴張(bronchiectasis)、復發性肺栓塞、瀰漫性肺血管炎、藥物或放射線所造成的血管阻塞、脊柱後側彎、代謝性酸中毒、極度肥胖等，最後也會導致心衰竭。

急性肺心症只看到右心室擴大，但心肌並未肥厚；慢性肺心症則可以使右心室肥厚達1.0公分以上（圖9-25）。

瓣膜性心臟疾病

瓣膜發生病變主要造成狹窄(stenosis)，使血流無法順暢前行，或閉鎖不全(insufficiency or regurgitation)（圖9-26、9-27），使血液倒流；兩者都會造成心雜音(murmur)。病因可能是先天性發育不良，重要的後天性病因則如表9-7。

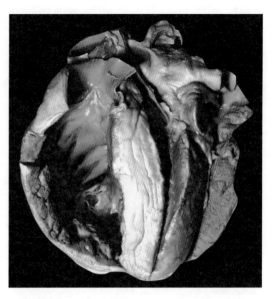

▶ 圖 9-25　右心室壁肥厚。

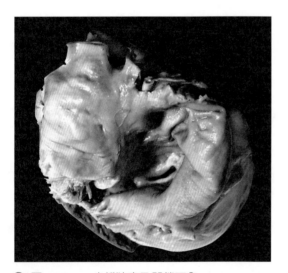

▶ 圖 9-26　二尖瓣狹窄及閉鎖不全。

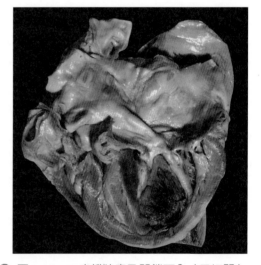

▶ 圖 9-27　二尖瓣狹窄及閉鎖不全（已切開）。

瓣膜疾病中，以**鈣化性主動脈瓣狹窄最常見**，通常是與老化、耗損有關，所以發生率隨年紀增加而上升。因左心室需要更費力把血液打出去，造成左心室肥大。當出現症狀（如心絞痛、心衰竭或暈厥），代表心肌代償失敗，如未治療，有心絞痛症狀者，多數病人活不過5年，有心衰竭者更可能在2年內死亡。

僧帽瓣閉鎖不全最常見的原因是**僧帽瓣脫垂**(mitral valve prolapse)，好犯**年輕女性**，僧帽瓣呈現黏液瘤樣退化(myxomatous degeneration)，心臟收縮時會往左心房脫

垂，無法緊閉。大多數患者是健康檢查時意外發現，只有少數出現心絞痛、呼吸困難、疲倦等症狀。

▶ 表9-7　常見的引起瓣膜病變之後天性疾病

瓣膜病變	病因
僧帽瓣狹窄	風濕性心臟病
僧帽瓣閉鎖不全	僧帽瓣脫垂 風濕性心臟病 感染性心內膜炎 乳突肌斷裂或纖維化 左心室擴大
主動脈瓣狹窄	鈣化 風濕性心臟病
主動脈瓣閉鎖不全	高血壓或老化所造成的升主動脈擴張 風濕性心臟病 感染性心內膜炎 第三期梅毒 僵直性脊椎炎 類風濕性關節炎 馬凡氏症候群

一、風濕性心臟病 (Rheumatic Heart Disease)

風濕性心臟病是由風濕熱(rheumatic fever)所引起的心臟病。風濕熱發生於**A群β型溶血性鏈球菌**咽炎(pharyngitis)之後數週，是一種急性多器官炎症，乃因對鏈球菌抗原的抗體與病患本身蛋白質產生交叉反應，少數發生在鏈球菌皮膚感染之後。

(一) 急性風濕熱

其診斷標準稱為**瓊斯氏標準**(Jones criteria)，病患必須有鏈球菌感染之病史，**同時符合兩項主要標準或一項主要標準加一項次要標準**（表9-8）。

大約3%的A群β型溶血性鏈球菌咽炎的病人，在痊癒後10天到6週發生急性風濕熱，多數病人為5~15歲的兒童和青少年。病人血中通常可以測到anti-streptolysin O和anti-DNAse B。臨床主要表現心臟炎和移動性多關節炎（一個大關節腫痛，好了之後又換另一個，通常沒有後遺症）及皮膚上呈現**皮下結節**及**邊緣性紅斑**。極少數可能因為猛爆性心肌炎而死亡。

▶ 表9-8　瓊斯氏標準

主要標準	次要標準
1. 全心臟炎(pancarditis)	1. 發燒
2. 邊緣性紅斑(erythema marginatum)：主要分布於軀幹	2. 關節痛
3. 皮下結節：主要見於四肢伸側(extensor surface)	3. 白血球增多
4. 大關節的移動性多關節炎(migratory polyarthritis)	4. 紅血球沉降速率增加
5. 希登漢氏舞蹈症(Sydenham chorea)：軀體和四肢不自覺的快速扭動	5. 心電圖變化（以PR期間拉長最常見）

　　風濕熱引起**急性風濕性心臟炎**可同時侵犯心肌、心內膜、心包膜的全心炎(pancarditis)，症狀包括摩擦聲(friction rub)、心跳聲音微弱、心跳過快、心律不整。患者的心臟組織出現纖維蛋白樣壞死病灶，周圍被淋巴球（主要是T細胞）和漿細胞，以及脹大的巨噬細胞（稱為阿尼胥考細胞(Anitschkow cells)）所圍繞，形成所謂的**阿索夫氏小體**(Aschoff body)（圖9-28）。阿尼胥考細胞的核染質(chromatin)形成修長、波浪狀的絲帶，所以也被叫做毛毛蟲細胞(caterpillar cells)；有時這些阿尼胥考細胞會融合成多核細胞，稱為阿索夫巨細胞(Aschoff giant cell)。

　　心內膜炎可在心瓣膜的膜瓣(cusp)或腱索(tendinous cord)上，由壞死組織形成許多疣狀增殖體(verrucous vegetation)（圖9-29）。

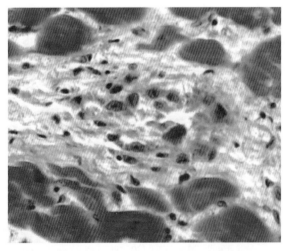

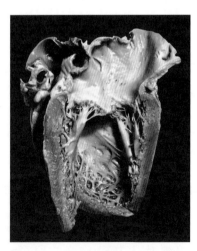

▶ 圖 9-28　風濕性心肌炎。心肌間質可見梭形的 Aschoff body。

▶ 圖 9-29　二尖瓣閉鎖緣處可見呈串珠狀單行排列的疣狀增殖體。

心包膜炎通常為纖維蛋白性心包炎(fibrinous pericarditis)，其心包膜腔存有纖維蛋白性滲出液，猶如兩片麵包夾著奶油一般。這些滲出液使得心包膜變粗糙，又稱為**絨毛心**(cor villosum)或多毛心(cor hirsutum)，痊癒後一般不會留下後遺症。

(二) 慢性風濕性心臟病

所有的慢性風濕性心臟病都會影響僧帽瓣。因發炎後的纖維化，造成心瓣膜變厚、連合(commissure)融合縮短、腱索變厚。僧帽瓣膜可因鈣化與纖維化而呈現「魚嘴樣」狹窄。2/3的病例只有僧帽瓣膜受影響，另有1/4則合併主動脈瓣膜病變。症狀可能在急性風濕熱之後數年到數十年才出現。風濕熱是引起二尖瓣狹窄最常見的原因，嚴重的二尖瓣狹窄可造成左心房擴大、肺臟鬱血、肺動脈高血壓、右心室肥大和右心衰竭。風濕熱也可造成瓣膜閉鎖不全或反流(regurgitation)。目前因為可以做人工瓣膜置換手術，已經大大地改善慢性風濕性心臟病的預後了。

二、感染性心內膜炎 (Infective Endocarditis)

感染性心內膜炎可分為急性或亞急性，主要看致病原的毒力而定：

1. **急性心內膜炎**(acute endocarditis)：由高毒性的病原體（如**金黃色葡萄球菌**）所引起，急速破壞原本正常的心瓣膜，造成壞死、潰瘍，臨床表現突然的高燒、畏寒、虛弱與乏力。很難以抗生素治療，需加上手術切除病灶。死亡率很高，即使使用抗生素加手術，仍有不少患者在數天到數週內死亡。

2. **亞急性心內膜炎**(subacute endocarditis)：一般由毒性較弱的病原體（如**草綠色鏈球菌**）所引起，常發生於拔牙或其他手術之後，瓣膜有問題（如風濕性心臟病）或先天性心臟病患者。可能只引起輕微發燒，尤其老年人可能甚至不會發燒，而以倦怠、體重減輕、類似感冒的症狀來表現，大多數的病人在適當治療後可以痊癒。

最常引起心內膜炎的病原為**草綠色鏈球菌**(*Streptococcus viridans*)，屬於口腔內正常菌群，約占50~60%感染性心內膜炎的病例。而最毒的金黃色葡萄球菌常見於皮膚表面，不管心臟瓣膜原先是正常或異常，都可能被侵犯，占所有感染性心內膜炎的20~30%，同時也是**靜脈施打毒品者最常見的致病原**。侵犯**人工瓣膜**的病原則主要由缺乏凝固酶的葡萄球菌所引起，如表皮葡萄球菌(*Staphylococcus epidermidis*)。

感染性心內膜炎預防勝於治療，對那些易感染者，如果將要接受拔牙、手術或其他具有侵襲性的醫療行為時，應先給予抗生素，則可以降低感染性心內膜炎的發生率。

三、非感染性心內膜炎

1. **血栓性心內膜炎**(thrombotic endocarditis)：瓣膜閉合線上有纖維蛋白、血小板和其他血漿成分的小增殖體（1~5毫米）沉積，但是不含細菌或是其他微生物，也沒有伴隨炎症反應或瓣膜的破壞。常見於因癌症（尤其是黏液性腺癌(mucinous adenocarcinoma)）或敗血症而消瘦的病人，所以過去被稱為消瘦性心內膜炎(marantic endocarditis)。此外，心導管所造成的心內膜損傷，也容易發生血栓性心內膜炎。

2. **紅斑性狼瘡之心內膜炎**(Libman-Sacks syndrome)：在僧帽瓣與三尖瓣的兩面，可以看到1~4毫米大小的粉紅色顆粒狀增殖體，有時這些增殖體也會出現在心內膜，因免疫複合物活化補體並吸引白血球所致，顯微鏡檢下可見嚴重的炎症反應和瓣膜纖維壞死。癒後可能造成瓣膜變形而需要開刀。

四、類癌心臟病 (Carcinoid Heart Disease)

瓣膜及心房心室的內膜變厚、纖維化，變厚的部分在病理下主要是富含酸性黏多醣的基質(acid mucopolysaccharide-rick matrix)，散布著一些平滑肌細胞和膠原蛋白，但是不含彈性纖維。因類癌所分泌的物質相當多，到底是哪一個與此種心臟病灶有關並不清楚，不過病人血中血清素的濃度與尿中5-羥吲哚乙酸（5-hydroxyindoleacetic acid，血清素的代謝產物）的濃度，確實和病灶的嚴重程度成正比。

五、人工瓣膜的併發症

人工瓣膜目前分兩大類，一類是機械瓣，另一類是生物瓣。兩者都容易發生感染性心內膜炎、血球被破壞、血流阻塞的併發症。

1. 機械瓣：由高級合金不銹鋼或其他材料為瓣架，裝上活動靈便的熱解碳的瓣片。它具有耐酸、耐鹼、耐高溫、尤其耐磨的特點。唯一不足之處是裝在體內容易產生血栓或血栓栓塞症，因此需要終生使用抗凝劑，但是又有出血性腦中風或腸胃道出血的危險。

2. 生物瓣：由不銹合金或高級塑料製成瓣架，其間縫上經過複雜化學處理的生物組織膜（大多是豬心瓣膜，其他還有牛心包或人的主動脈瓣等）作為瓣膜。最大優點是不需要終生使用抗凝劑，只需作短期抗凝，但它的主要缺點是不能耐久，容

易被排斥作用所破壞，經過數年的使用後會出現退化或穿孔，需要再次更換新的瓣膜。

60%接受人工瓣膜手術的病人在10年內發生與瓣膜相關的嚴重併發症，包括血栓栓塞、瓣膜毀損、感染性心內膜炎、抗凝劑導致出血。

心肌病

心肌病(cardiomyopathy)依功能可分為三種：擴大性心肌病、肥大性心肌病和限制性心肌病（表9-9），其中以擴大性心肌病和肥大性心肌病較為常見。

▶ 表9-9 心肌病的種類及其病因

分 類	左心室輸出量比例	機 轉	直接病因（心肌受到傷害）	間接病因（非心肌受傷害）
擴大性心肌病	<40%	收縮功能障礙	基因異常、酒精、生產前後、心肌炎、血鐵沉積症、慢性貧血、使用蒽環類藥物(anthracycline)、結節病(sarcoidosis)、原因不明等	缺血性心臟病、瓣膜性心臟病、高血壓性心臟病、先天性心臟病
肥大性心肌病	50~80%	舒張功能障礙	基因、Friedreich ataxia、貯積病、糖尿病母親所生的嬰兒	高血壓性心臟病、主動脈瓣膜狹窄
限制性心肌病	45~90%	舒張功能障礙	澱粉樣變性、放射治療後的纖維化、原因不明	心包膜攣縮(pericardial constriction)

1. **擴大性心肌病**(dilated cardiomyopathy)：也稱為鬱血性心肌病(congestive cardiomyopathy)，最常見。約50%的病例是與心肌細胞成分相關或粒線體的基因異常引起，大部分為體染色體顯性遺傳。所有心房心室都擴大，重量約為正常的2~3倍，臟壁厚度則增加不多。內膜常有血栓形成，心肌細胞有的肥大、有的萎縮，肌細胞之間可能有纖維化。多數患者因心衰竭進行性加重而死亡或因心律不整而發生猝死。

2. **肥大性心肌病**(hypertrophic cardiomyopathy)：是一種**體染色體顯性遺傳疾病**，基因異常發生肌小節(sarcomere)相關蛋白，最常見的是肌球蛋白結合蛋白C (myosin-binding protein C)、乙型心肌蛋白重鏈(beta-myosin heavy chain)、心肌旋轉蛋白(cTnI, cTnT)與甲型肌動蛋白(alpha-tropomyosin)，占所有病例的

70~80%。主要為左心室與心室中隔的**心肌變厚**（圖9-30），但心室沒有擴大，造成**左心室打出的血液量不足**，病人運動就容易喘。顯微鏡下心肌細胞變大，肌束與細胞的排列變得十分凌亂，連細胞內的肌節也失去原有的規則排列，肌細胞之間有纖維化。肥大性心肌病是導致年輕運動員猝死常見的原因之一。

3. **限制性心肌病**(restrictive cardiomyopathy)：因為心肌變得比較硬導致心房心室無法舒張。除了原因不明之外，類澱粉沉積

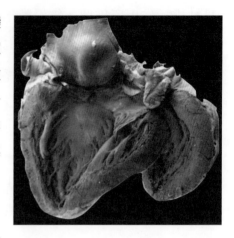

▶ **圖 9-30** 左心室壁增厚，肉柱增粗。

(amyloidosis)、結節病(sarcoidosis)、放射治療引起的纖維化、腫瘤轉移或是遺傳性代謝疾病因缺乏某種酶而導致受質堆積，都可造成限制性心肌病。另外，有三種限制性心肌病簡述如下：

(1) 心肌內膜纖維化(endomyocardial fibrosis)：是發生在非洲或熱帶地區、小孩與年輕人的心室內膜層纖維化，可延伸至三尖瓣與僧帽瓣，與營養不良或寄生蟲感染導致的嗜酸性球增加有關。

(2) 羅氏心內膜心肌炎(Loeffler endomyocarditis)：亦發生在熱帶地區，除了血中嗜酸性球增加，身體許多器官都有嗜酸性球浸潤，包括心臟。嗜酸性球釋放的某些物質可造成心內膜心肌壞死與纖維化。許多病人有骨髓增生疾病(myeloproliferative disorder)，血小板衍生生長因子受體(platelet-derived growth factor receptor, PDGFR)基因重組，使得PDGFR酪胺酸激酶(tyrosine kinase)處於活化狀態，因此可用酪胺酸激酶抑制劑治療。

(3) 心內膜彈性纖維增生病(endocardial fibroelastosis)：很少見，多發生於2歲之前，1/3的病例合併主動脈瓣膜阻塞或其他先天性心臟病，在左心室內膜有彈性纖維增生，使得內膜變厚；若其他心室心房亦受到侵襲，則病人很快會因心衰竭而死亡。

4. **心律失常性右心室心肌病**(arrhythmogenic right ventricular cardiomyopathy)：也是一種體染色體顯性遺傳疾病，典型表現右心室衰竭合併心律不整，可能發生猝死。右心室因缺乏心肌細胞而變薄，心肌被脂肪組織取代，局部有纖維化。

心肌炎 🔬

　　心肌發炎多源於感染，其他則因免疫問題如風濕熱、紅斑性狼瘡、藥物過敏、移植後排斥等造成。心臟可以是正常大小或擴張或肥大，顯微鏡下，活動性心肌炎呈現間質性發炎細胞浸潤，鄰近有局部心肌細胞壞死。急性期過後可能完全恢復或纖維化。

1. **病毒性心肌炎**：是所有心肌炎的原因中**最常見**的。病原體以**克沙奇病毒**(coxsackievirus)和**腸病毒**(enterovirus)占大多數。經常引起孩童的心臟衰竭，常見組織病理特徵：局部或是**廣泛性淋巴球浸潤、心肌細胞壞死**。

2. 其他非病毒性感染的心肌炎：較少見。

   (1) **細菌性心肌炎**：如**白喉桿菌**(*Corynebacterium diphtheriae*)釋放的毒素。

   (2) **原蟲性心肌炎**：如在南美洲中不算少見的**恰格司病**(Chagas' disease)，主要由**克氏錐蟲**(*Trypanosoma cruzi*)所引起。

   (3) **A群β型溶血性鏈球菌**(group A β-hemolytic *Streptococcous*)感染引發的免疫反應，造成心肌炎。

心包膜疾病 🔬

1. **心包膜腔積水**(pericardial effusion)與**心包積血**(hemopericardium)：正常心包膜腔含有**30~50毫升**的透明、略黃的液體。腔內積水或積血，可造成心包填塞(cardiac tamponade)，心臟無法收縮而致命。心包積血(hemopericardium)，主要因為**大動脈創傷**所致；若心包膜積液為清澈的漿液，常因為**心臟衰竭**引起。若是心包膜積液為乳白色的**淋巴液則常因淋巴管的回流阻塞**所造成。

2. **心包膜炎**(pericarditis)：其病因包括感染（**病毒感染**最常見）、免疫疾病、心肌梗塞、尿毒症、開刀後、腫瘤、外傷、放射線照射等。依其型態可分為病毒**感染**導致的**漿液性**(serous)心包膜炎、自體免疫疾病引起的纖維蛋白性(fibrinous)及漿液纖維蛋白性(serofibrinous)心包膜炎、**細菌**感染造成的**化膿性**(purulent or suppurative)心包膜炎、出血性心包膜炎、**結核菌**感染導致的**乾酪樣**心包膜炎。心包膜炎在癒合時期會發生纖維化及粘連現象，稱為粘連性心包膜炎(adhesive pericarditis)，嚴重的粘連及纖維化會影響心臟的收縮與舒張，此時稱為狹縮性心包膜炎(constrictive pericarditis)。

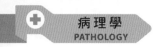

心臟腫瘤

一、黏液瘤 (Myxoma)

心臟的原發性腫瘤相當少見，其中成人以黏液瘤最多（圖9-31），這是一種良性腫瘤，90%位於心房，其中左心房又比右心房多（左：右＝4：1）。大小從1公分到十幾公分都有。臨床症狀可由心瓣膜阻塞而引起，或是腫瘤碎片掉落，形成栓子造成栓塞後才引起注意。也有一些病例出現發燒、倦怠不適等全身性症狀。通常用超音波就可以診斷，開刀取出通常就可以治癒，只有少數在數個月到數年後復發。

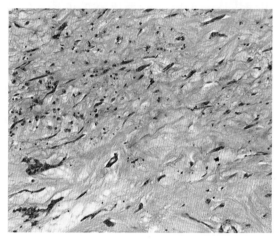

▶ 圖 9-31　黏液瘤。

二、橫紋肌瘤 (Rhabdomyoma)

是幼兒與小孩最常見的心臟原發性腫瘤，多半因瓣膜或心房心室阻塞而在一歲以前被發現。通常多顆、由心肌往腔室長，顯微鏡檢主要看到蜘蛛細胞(spider cells)，因為脹大的橫紋肌細胞其肌節被充滿肝醣的空泡隔開，細胞核又位於中心，所以很像由細胞核伸出蜘蛛腳一般。因為常常自行退化消失，所以被認為可能屬於一種錯構瘤(hamartoma)。

三、其他腫瘤

原發於心臟的腫瘤還有脂肪瘤(lipoma)、乳突纖維彈性瘤(papillary fibroelastoma)，更加少見原發於心臟的惡性腫瘤包括血管肉瘤和其他肉瘤；但是心臟的惡性腫瘤大多是由他處轉移來的，尤以肺癌及乳癌的轉移最常見。

心臟移植

因為免疫抑制劑的進步、器官接受者的審慎選擇，以及經心導管心肌切片幫助早期診斷排斥，大大提高了心臟移植的預後，1年存活率90%，5年存活率大於70%。

在所有心臟移植的併發症中，排斥反應是最需要被監測的問題，而經心導管心肌切片是唯一可靠的診斷方式。細胞性排斥在顯微鏡下呈現間質淋巴球浸潤與心肌細胞

被破壞，與心肌炎型態類似。抗體性排斥是因為器官接受者體內有針對捐贈者的抗體(donor-specific antibodies)，造成內皮細胞損傷，發炎細胞粘連，小血管血栓形成，血管周圍水腫，用免疫染色染補體C4d呈現微血管陽性。

移植後血管病變(allograft vasculopathy)是心臟移植後無法長期耐用的重要元凶，冠狀動脈血管內皮漸進性增生，導致管腔狹窄，而造成心肌缺氧。移植後5年約有一半的病人產生移植後血管病變，10年後幾乎所有病人都有移植後血管病變，可使病人心肌梗塞、心衰竭，甚至猝死。

參考資料 ▶ REFERENCE

王恩華主編(2005)．*病理學*．新文京。

朱旆億、李進成、郭雅雯(2023)．*全方位護理應考e寶典－病理學*（十五版）．新文京。

Kumar, V., Abbas, A. K., & Aster, J. C. (2021). *Robbins & Cotran pathologic basis of disease* (10th ed.). Elservier.

Wang, T. D., Chiang, C. E., Chao, T. H., Cheng, H. M., Wu, Y. W., Wu, Y. J., ... & Lin, T. H. (2022). 2022 guidelines of the Taiwan Society of Cardiology and the Taiwan hypertension society for the management of hypertension. *Acta Cardiologica Sinica, 38*(3), 225.

美國心臟協會網站：https://www.heart.org/

衛生福利部網站：https://www.mohw.gov.tw/mp-1.html

圖片來源：

圖9-4、圖9-6、圖9-7、圖9-23、圖9-24、圖9-25、圖9-26、圖9-27、圖9-28、圖9-29、圖9-30引用自劉信雄、賴宗鼎、彭瓊琿、蕭婉玉、韋建華(2005)．於王志生總校・*病理學*．新文京。

學習評量 REVIEW ACTIVITIES

( ) 1. 有關法洛氏四重症(tetralogy of Fallot)的病理變化，何者錯誤？ (A)心室中隔缺損 (B)主動脈跨騎在心室中隔缺損之上 (C)左心室出口阻塞 (D)右心室肥大

( ) 2. 心肌梗塞約在發生多久時，會在病灶中產生明顯纖維化？ (A) 3~6天 (B) 7~9天 (C) 10~12天 (D) 2~8週

( ) 3. 阿索夫氏小體(Aschoff's body)是何種心臟疾病的特徵？ (A)心肌梗塞 (B)病毒性心肌炎 (C)風濕熱 (D)黏液瘤

( ) 4. 痔瘡主要是何種血管曲張所造成？ (A)動脈 (B)靜脈 (C)淋巴管 (D)微血管

( ) 5. 引起心肌梗塞時，最常發生阻塞的血管是： (A)左頸動脈 (B)冠狀動脈左下枝 (C)冠狀動脈右枝 (D)冠狀動脈左環枝

( ) 6. 一位34歲男性因急性心衰竭被送進醫院，住院後發現血清中肌酸激酶(creatine kinase)濃度上升，心肌切片發現心肌有大量淋巴細胞浸潤伴隨心肌細胞壞死，下列何者是他的最可能的診斷？ (A)病毒性心肌炎 (B)急性心肌梗塞 (C)急性風濕熱 (D)全身性紅斑性狼瘡

( ) 7. 下列何者之血管壁較常發生纖維類蛋白性壞死(fibrinoid necrosis)？ (A)良性高血壓 (B)惡性高血壓 (C)急性風濕性心臟病 (D)慢性風濕性心臟病

( ) 8. 急性心肌炎最常見的感染原是： (A)化膿菌 (B)念珠菌 (C)立克次體 (D)病毒

( ) 9. 風濕熱(rheumatic fever)的病人，通常具有什麼病史？ (A)葡萄球菌肺炎 (B)鏈球菌咽喉炎 (C)腦膜炎 (D)丹毒

( ) 10. 法洛氏四重畸形症(tetralogy of Fallot)的特徵為： (A)是發紺性(cyanotic)先天性心臟病中較常見的一種 (B) 60%病患的父親或母親有相同之病變 (C) 90%的病患出生1個月之內會死亡 (D)最主要的病變為主動脈瓣狹窄

( ) 11. 下列何者是引起腹部主動脈動脈瘤最重要的原因？ (A)全身性紅斑性狼瘡 (B)第三期梅毒 (C)粥狀動脈硬化 (D)多發性結節性動脈炎

( ) 12. 急性心肌梗塞最容易發生在心臟的哪個腔室壁？ (A)左心室 (B)右心室 (C)左心房 (D)右心房

( ) 13. 下列何者並非引發心因性休克之原因？ (A)心肌梗塞 (B)大量腸胃道出血 (C)心律不整 (D)肺臟栓子

（　）14. 下列何者是引起感染性心肌炎的最常見病原體？　(A)金黃色葡萄球菌　(B)綠色鏈球菌　(C)科沙奇病毒　(D)白色念珠菌

（　）15. 下列何者是引起二尖瓣狹窄(mitral stenosis)最常見的原因？　(A)缺血性心臟病　(B)慢性風濕性心臟病　(C)感染性心內膜炎　(D)瓣膜黏液樣變性

（　）16. 下列何病症與腹部主動脈瘤最有關係？　(A)第二期梅毒　(B)肝硬化　(C)動脈粥狀硬化　(D)孟凱堡氏中膜鈣化性硬化(Monckeberg medial calcific sclerosis)

（　）17. 出生23天之嬰兒發現全身紫藍色，最可能之病變為：　(A)二尖瓣脫垂　(B)心房中隔缺損　(C)心室中隔缺損　(D)法洛氏四重畸形症(tetralogy of Fallot)

（　）18. 下列何者是心因性猝死最常發生的原因？　(A)左心肥大　(B)右心肥大　(C)充血性心臟病　(D)冠狀動脈粥狀硬化

（　）19. 右心衰竭最常見的原因為何？　(A)先天性心臟病　(B)左心衰竭　(C)慢性肝充血　(D)肥胖

（　）20. 下列何者不會造成末梢血液白血球數目減少？　(A)HIV病毒　(B)再生不良性貧血　(C)抗腫瘤藥物　(D)急性心肌梗塞

（　）21. 慢性風濕性心臟病最容易引發：　(A)心肌梗塞　(B)二尖瓣狹窄　(C)三尖瓣狹窄　(D)主動脈瓣狹窄

（　）22. 下列何者最不可能引起左心衰竭(left heart failure)？　(A)主動脈瓣功能不全　(B)二尖瓣功能不全　(C)缺血性心臟病　(D)肺動脈狹窄

（　）23. 下列哪一個心臟腔室發生原發性腫瘤的機率最高？　(A)左心房　(B)左心室　(C)右心房　(D)右心室

（　）24. 堵塞性血栓血管炎(thromboangiitis obliterans)最常侵犯身體何處的血管？　(A)腦　(B)腳　(C)腎　(D)脾

（　）25. 下列有關栓塞(embolism)的敘述，何者最不適當？　(A)發生嚴重長骨骨折的病人可能會發生脂肪栓塞　(B)全身性血栓栓塞是指靜脈循環中的栓子，大部分來自深部腿靜脈　(C)深海潛水伕上升水面速度太快易引發空氣栓塞　(D)羊水栓塞是羊水或其內容物經由破裂的子宮靜脈進入母體循環所造成

（　）26. 下列何種病灶的顯微變化與微血管性血管瘤相似，有大量的微血管增生？　(A)化膿性肉芽腫(pyogenic granuloma)　(B)囊性水瘤(cystic hygroma)　(C)血管球瘤(glomus tumor)　(D)蜘蛛網血管擴張症(spider telangiectasia)

學習評量
解答請掃描
QR Code

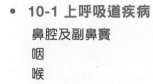

CHAPTER 10

呼吸系統疾病

編著者◎林秀玲
修訂者◎許麗芬

<< 本章大綱

PATHOLOGY

呼吸系統可概略分為上下兩呼吸道，其中上呼吸道(upper respiratory tract)包括鼻腔(nasal cavity)、咽(pharynx)、喉(larynx)（含會厭與聲帶）與鄰近相關部位如副鼻竇(paranasal sinus)；下呼吸道則包含氣管(trachea)、支氣管(bronchus)及肺臟(lung)（圖10-1）。

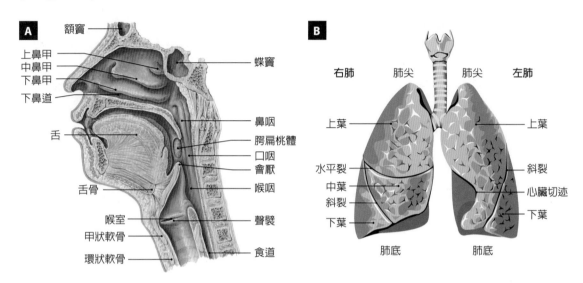

A
額竇
上鼻甲
中鼻甲
下鼻甲
下鼻道
舌
舌骨
喉室
甲狀軟骨
環狀軟骨
蝶竇
鼻咽
腭扁桃體
口咽
會厭
喉咽
聲襞
食道

B
右肺　肺尖　肺尖　左肺
上葉
水平裂
中葉
斜裂
下葉
上葉
斜裂
心臟切迹
下葉
肺底　肺底

▶ **圖 10-1** 呼吸系統。(A) 上呼吸道；(B) 下呼吸道。

✳ 10-1　上呼吸道疾病

上呼吸道疾病名列人生中最常見的疾病之一，幾乎無人能倖免，每個人的一生中總會有鼻塞、喉嚨痛、感冒的經驗。上呼吸道疾病常煩擾我們的生活，好在大多數疾病不致於危害生命。以下將介紹常見的上呼吸道炎症、息肉及腫瘤。

鼻腔及副鼻竇 🔬

一、感染性鼻炎 (Infectious Rhinitis)

感染性鼻炎俗稱為感冒(common cold)，大都是由病毒感染所引起，常見的病毒感染源包括**腺病毒**(adenovirus)、伊科病毒(echovirus)和鼻病毒(rhinovirus)。病變為鼻黏膜紅腫增厚、鼻腔狹窄，引起卡他性分泌物(catarrhal discharge)。可續發細菌感染，而使分泌物轉為膿性滲出物(suppurative exudate)。一般而言會在一週內痊癒。

二、過敏性鼻炎 (Allergic Rhinitis)

過敏性鼻炎又稱為乾草熱(hay fever)，暴露於環境中的過敏原而致病，常見的過敏原包括植物花粉、黴菌、動物皮毛及塵蟎(dust mite)。本病與氣喘一樣是屬於**免疫球蛋白E** (IgE)媒介的過敏反應，所以過敏性鼻炎屬於**第一型過敏反應**(type I hypersensitivity)（詳見第8章）。組織中的白血球浸潤以**嗜酸性球**(eosinophil)最顯著。值得一提的是，具有過敏性體質的病人，常具有過敏性鼻炎、氣喘(asthma)、異位性皮膚炎(atopic dermatitis)等相關疾病。

三、非感染性非過敏性鼻炎

此類鼻炎之症狀近似於過敏性鼻炎，如藥物性鼻炎(rhinitis medicamentosa)，也稱為化學性鼻炎(chemical rhinitis)，這是因為長期使用局部減充血劑的藥物後出現的不良鼻塞；局部減充血劑是血管收縮劑，通過收縮鼻腔內的血管起作用。這些藥物包括口服β-腎上腺素受體拮抗劑、抗精神病藥、口服避孕藥和抗高血壓藥。

藥物性鼻炎的典型症狀是鼻塞，且鼻塞的時間可長達數週甚至數月。其藥物造成病理組織學變化，包括鼻纖毛減少、鱗狀細胞化生、上皮水腫、上皮細胞脫落、杯狀細胞增生及炎症細胞浸潤。臨床症狀有鼻黏膜呈現「肉紅色」，有點狀區域出血和少量黏液，或水腫伴有大量黏液樣分泌物。黏膜可能蒼白、水腫甚至萎縮。如繼續使用鼻減充血劑後結痂；停止使用局部減充血劑的藥物會改善，因此這些藥物只能在最短時間內使用。

四、慢性鼻炎 (Chronic Rhinitis)

慢性鼻炎分過敏性鼻炎和血管運動鼻炎。過敏性鼻炎已於前述，而血管運動鼻炎是屬於原發非過敏性鼻炎(idiopathic non-allergic rhinitis)，此鼻炎多因環境（如氣溫、濕度、氣壓變化或強烈氣味）的刺激誘發呼吸道症狀。兩者臨床症狀都有鼻塞、流鼻水及打噴涕。慢性鼻炎反覆發作或治療不完全，會造成以下合併症，如睡眠呼吸中止症、中耳炎、鼻竇炎、鼻中隔彎曲等。

五、鼻息肉 (Nasal Polyp)

反覆鼻炎發作導致鼻黏膜局部突出而形成**鼻息肉**（圖10-2），可達數公分長。鼻息肉內含水腫的間質組織、增生或囊狀擴大的黏液腺體，及發炎細胞（如嗜酸

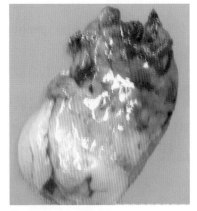

▶ 圖 10-2 鼻息肉。

性球、淋巴球、漿細胞等）數目增加並散布在間質中。鼻息肉數目過多或太大時，會阻塞鼻腔呼吸通道和鼻竇腔引流。

六、鼻竇炎 (Sinusitis)

急性鼻竇炎經常是先有鼻炎，而後再發生鼻竇炎。這是因為在鼻炎發作時，若造成鼻竇開口阻塞，鼻竇腔引流受阻，隨後便會導致鼻竇腔也發生炎症。鼻竇腔出口阻塞時，堆積大量黏液於鼻竇腔內，稱為黏液囊腫(mucocele)。鼻竇腔引流受阻，若合併有細菌或黴菌感染時，產生化膿性滲出液，鼻竇腔便呈蓄膿(empyema)的狀態。鼻竇腔引流持續受阻，一再反覆發生炎症，就導致慢性鼻竇炎。鼻竇炎的感染可蔓延至鄰近的眼睛到骨頭而導致骨髓炎，或進入顱腔內造成感染。糖尿病病人，其鼻竇炎常和黴菌，**尤其是白黴菌的感染**（稱為白黴菌病(mucomycosis)）有關。

七、鼻腔及副鼻竇腫瘤

最常見的良性腫瘤為乳突瘤(papilloma)，是鼻腔及副鼻竇黏膜長出的腫瘤，其上皮組織包含增生的鱗狀或柱狀上皮細胞，可夾雜著黏液分泌細胞及小囊(microcyst)。依組成細胞及生長型態而分為三型，分別是：(1)外突型(exophytic)，好發於鼻中隔；(2)倒生型(inverted)（圖10-3），好發於鼻腔側壁及副鼻竇；(3)嗜酸細胞型(oncocytic)，又稱為圓柱細胞型，最少見。乳突瘤有

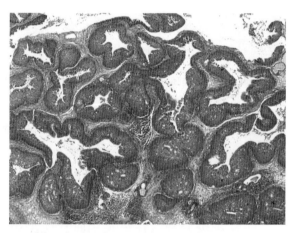

▶ **圖 10-3** 倒生型乳突瘤。

復發的傾向，其中以**倒生型最易復發，偶爾可轉變成癌**。鼻腔及副鼻竇最常見的惡性腫瘤是鱗狀細胞癌(squamous cell carcinoma)。

八、鼻中隔彎曲(Nasal Septal Deviation, NSD)

鼻中隔是指兩鼻腔之間的一塊骨板，是由鼻子前、後方所包覆的軟骨與硬骨所構成。當鼻中隔向左右一側彎曲，偏離中間位置呈現 "S" 曲線時，即造成鼻腔不適的症狀。

其彎曲的成因分為：(1)先天性鼻中隔彎曲：主要是因鼻中隔軟骨與硬骨生長發育方向及速度不同，形成互相擠壓，產生隆起彎曲的現象；(2)後天性鼻中隔彎曲：為外傷所致，如打球、打架、跌倒等撞擊性的情況下，撞傷鼻中隔而導致鼻子的軟、硬骨錯位及偏移。臨床症狀有鼻塞、流鼻血、睡覺時容易打呼、口乾、鼻因性頭痛。

咽 🔬

一、咽炎及扁桃腺炎 (Pharyngitis and Tonsillitis)

咽炎與扁桃腺炎兩者經常一起發生，大都是由病毒感染所引起，例如：腺病毒、鼻病毒、呼吸道融合病毒(respiratory syncytial virus)和流感病毒(influenza virus)等。細菌感染可獨自發生或續發於病毒感染之後，其中以**β型溶血性鏈球菌**(β-*hemolytic streptococcus*)感染最常見。鏈球菌感染需要特別注意，因為它可造成許多併發症，例如**風濕熱**(rheumatic fever)和**腎絲球腎炎**(glomerulonephritis)。

二、鼻咽癌 (Nasopharyngeal Carcinoma, NPC)

鼻咽癌盛行於大陸**東南沿海**及臺灣地區，發生的年齡層呈雙峰分布，在15~25歲及60~69歲的罹病率較高。致癌的因素和遺傳、環境及**EB病毒**(Epstein-Barr virus, EBV)有關，分子生物學及免疫組織化學檢查可在鼻咽癌腫瘤組織找到EB病毒。

在顯微組織學型態方面，它有三種類型：角化鱗狀細胞癌(keratinizing squamous cell carcinoma)、無角化有分化癌(nonkeratinizing differentiated carcinoma)及無角化未分化癌(nonkeratinizing undifferentiated carcinoma)。無角化癌常有癌細胞伴隨著大量淋巴球浸潤的現象，這種情形在未分化癌更顯著，又稱為淋巴上皮瘤(lymphoepithelioma)。

鼻咽癌**易轉移至頸部淋巴結**，**鼻涕帶血**、**流鼻血**、**鼻塞**及單側頸部淋巴結腫大是常見的臨床表徵，也可侵犯顱底或遠處轉移。治療方式是以放射線治療為主。**未分化癌對於放射療法的治療相當敏感且較有效。角化鱗狀細胞癌對於放射療法的治療較不敏感且效果不佳。**

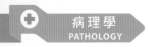

喉

一、喉炎 (Laryngitis)

　　喉炎大都是因病毒、細菌感染或吸菸化學物刺激而引起。結核病(tuberculosis)和白喉(diphtheria)可侵犯至喉部而形成喉炎。喉炎通常不嚴重，但有時候例外，尤其是嬰幼兒的喉會厭炎(laryngoepiglottitis)，常因為呼吸道融合病毒、**流行性感冒嗜血桿菌**(*Haemophilus influenza*)或是 **β型溶血性鏈球菌**(*β-hemolytic streptococci*)所引起，有時候可相當嚴重，造成會厭及聲帶急性水腫，且因嬰幼兒的呼吸道管徑較小，有致命的危險，須緊急處理。**哮吼**(croup)又叫做**喉氣管支氣管炎**(laryngotracheo-bronchitis)，主要發生在**小孩**，常因細菌感染引起阻塞氣道，產生類似**狗吠**的咳嗽聲。吸菸刺激引起喉炎，可導致呼吸道柱狀上皮細胞轉化為鱗狀上皮(squamous epithelium)，有時甚至可轉變成喉癌。

二、會厭炎(Epiglottitis)

　　會厭是在喉嚨裡的一片軟骨，位於舌頭後方深處，正常情況下是薄片狀。它主要的功能為當吞嚥時，往後蓋住氣管入口，防止食物進到呼吸道造成嗆到或窒息。會厭炎主要是受到細菌感染，導致會厭發炎，其造成的腫脹進而阻塞呼吸道，這是一種可能危及生命安全的疾病。常見的菌種包括A、B、C型鏈球菌、b型嗜血桿菌、肺炎鏈球菌和和金黃色葡萄球菌等。急性會厭炎的症狀與感冒類似，包括發燒、喉嚨痛、呼吸喘、呼吸困難和吞嚥困難等，兒童的會厭炎病情進展很快，病發後數小時內就會出現呼吸困難的症狀。

三、聲帶結節及息肉 (Vocal Cord Nodule and Polyp)

　　因聲帶遭刺激受損而產生結節或息肉狀突起（圖10-4），病灶通常很小，只有幾公釐大。常見於吸菸者及過度或錯誤發音者，例如教師和歌手，所以又稱為**歌手的結節**(singer's nodule)。病患聲音改變，逐漸沙啞，但不會轉變成癌症。

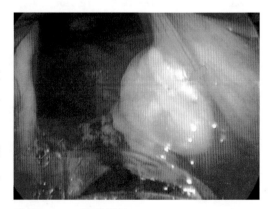

▶ 圖 10-4　聲帶結節。

四、喉癌 (Laryngeal Carcinoma)

好發於40歲以上的中老年人，男性居多。吸菸是其主要的致癌因子，吸菸若再加上酗酒更易引發喉癌。持續性的聲音沙啞是主要的臨床症狀。約六成的喉癌是長在聲帶部位，另外也可長在聲帶的上方或下方。因為聲帶部位較少淋巴供應，喉癌若只侷限於聲帶部位時預後較好，常以開刀合併**放射線療法**來治療。絕大多數喉癌的組織學型態是屬於**鱗狀細胞癌**(squamous cell carcinoma)。

10-2　肺臟及氣道疾病

感染性疾病

一、肺炎 (Pneumonia)

肺炎是指因細菌、黴菌和病毒等病原造成肺實質的感染，但廣義的肺炎還包括肺臟的非感染性炎症，例如吸入性肺炎(aspiration pneumonitis)。典型的**細菌性肺炎主要有兩種病理型態**，即大葉性肺炎和支氣管肺炎。而**病毒和黴漿菌**(*Mycoplasma*)的感染通常會造成間質性肺炎，其臨床及病理表現與典型細菌性肺炎不同，也稱之為**非典型肺炎**(atypical pneumonia)。有關肺臟的特殊感染症（如肺結核等）請參見第7章感染性疾病之討論。以下我們將簡介幾種較重要的肺炎。

(一) 大葉性肺炎 (Lobar Pneumonia)

大葉性肺炎是以肺葉為侵犯單位的肺炎，發炎症狀會波及肺葉的絕大部分或整個肺葉（圖10-5）。

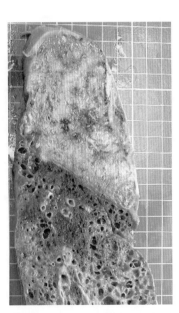

▶ **圖 10-5**　上肺葉之大葉性肺炎。

⊃ 臨床表現

最常見的病原菌是**肺炎鏈球菌**(*Streptococcus pneumoniae*)，症狀為高燒、鐵鏽色痰、胸痛、肋膜痛，部分患者出現菌血症、腦膜炎及心內膜炎等，目前以抗生素治療有延緩或阻止這些變化進展的作用。

⊃ 病理變化分期

1. 第一期為**充血期**(congestion)（圖10-6）：肺臟變紅、腫和潮濕。顯微鏡觀察可見肺臟血管充血，肺泡腔內含有液體、少許嗜中性球，也常有大量細菌。

2. 第二期為**紅色肝變期**(red hepatization)（圖10-7）：肉眼檢查可見肺葉變紅、硬和無氣狀態，硬度似肝臟而顏色呈紅色，因此稱為紅色肝變期。顯微鏡觀察可見肺泡腔內有大量的滲出液、紅血球、嗜中性球及纖維蛋白。

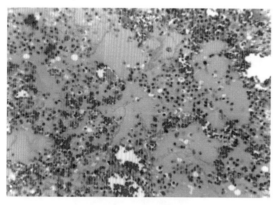 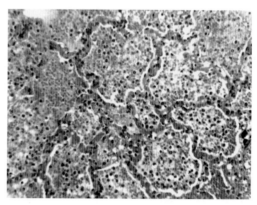

▶ 圖 10-6　大葉性肺炎充血期。肺泡壁微血管擴張及充血，可見肺泡腔內有大量漿液。 ▶ 圖 10-7　大葉性肺炎紅色肝變期。可見肺泡腔內有大量紅血球、嗜中性球和纖維蛋白。

3. 第三期為**灰色肝變期**(gray hepatization)（圖10-8）：此期紅血球逐漸崩解破壞，而纖維蛋白化膿性滲出液則持續存在，猶如灰色的肝臟，故稱為灰色肝變期，肉眼觀察肺臟呈現灰褐色乾燥表面。

4. 第四期為**消解期**(resolution)：肺泡腔內的滲出液逐漸被酶分解，殘屑經由巨噬細胞吞噬移除、咳嗽咳出，或因纖維母細胞增生而形成機化(organization)（圖10-9）。

(二) 支氣管肺炎 (Bronchopneumonia)

支氣管肺炎也稱為**小葉性肺炎**(lobular pneumonia)，通常是由於支氣管炎或細支氣管炎蔓延至周圍的肺泡組織所致，病灶因而呈現斑點狀分布（圖10-10），多肺葉

感染較單一肺葉感染常見，且常發生於雙側肺臟的基底部，這是由於發炎分泌物因重力關係多積聚於肺臟下葉的緣故。常見的病原菌包括**葡萄球菌、鏈球菌、流行性感冒嗜血桿菌**等。顯微鏡下，可見富含嗜中性球的化膿性滲出液充塞於支氣管、細支氣管和鄰近的肺泡腔內（圖10-11）。

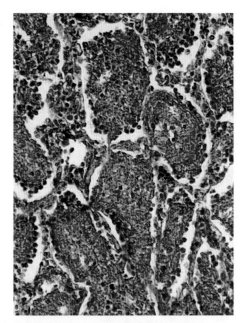

▶ **圖 10-8** 大葉性肺炎灰色肝變期。肺泡腔內充滿纖維蛋白性滲出物。

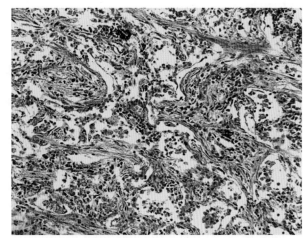

▶ **圖 10-9** 肺泡腔內發炎滲出物由纖維結締組織取代。

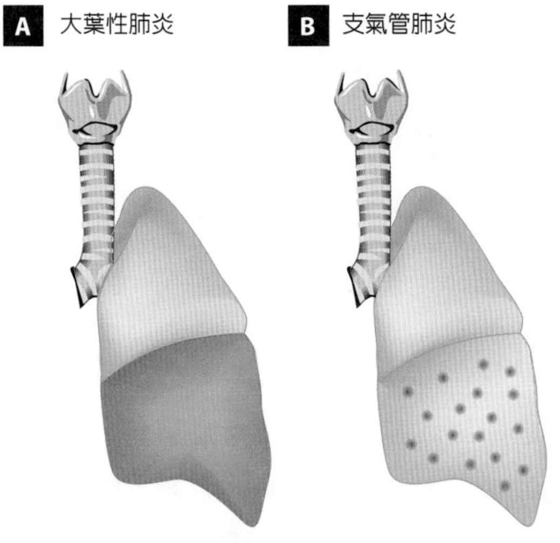

A 大葉性肺炎 **B** 支氣管肺炎

▶ **圖 10-10** 大葉性肺炎與支氣管肺炎之病灶分布比較。

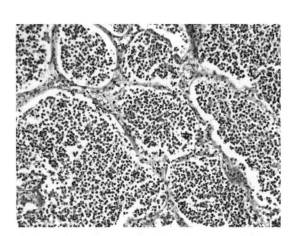

▶ **圖 10-11** 支氣管肺炎，肺泡腔內充滿嗜中性球。

⊃ 分類

　　細菌性肺炎雖可依病灶分布區域不同而分為大葉性肺炎和支氣管肺炎兩類，但兩者間彼此有交雜重疊之處。斑點狀分布可融合在一起而使整個肺葉受影響；另一方面，抗生素治療可阻止肺炎擴展至全肺葉，而只造成局部感染。換言之，在相同的病原菌雖然使某個病人罹患支氣管肺炎，但在抵抗力更差的病患可造成大葉性肺炎。因此以臨床觀點而言，最重要的是找出致病的病原菌和確定疾病影響範圍。

⊃ 併發症

1. 肺組織受破壞而壞死，形成肺膿瘍。

2. 炎症蔓延至胸膜，造成胸膜炎、胸膜腔滲液或膿胸。

3. 滲出液機化後，肺組織受損的細胞由結締組織取代變成堅硬的纖維組織。

4. 細菌侵入血管，造成菌血症，病菌可散播至身體各處器官，引起心內膜炎、腦膜炎及關節炎等疾病。

（三）間質性肺炎 (Interstitial Pneumonia)

　　肺炎黴漿菌(*Mycoplasma pneumonia*)和**病毒**感染引起間質性肺炎，此型肺炎的炎症反應是在肺臟的間質組織，主要在肺泡壁，病理變化部位和細菌性肺炎的炎症反應在肺泡腔內有所不同。顯微鏡下可見肺泡壁水腫變大，肺泡壁裡面常有單核細胞浸潤，包括淋巴球、組織球，偶爾有漿細胞。病毒感染有時可看到致病病毒的**包涵體**（圖10-12）。此型肺炎也可併發細菌感染，於是組織學上呈現兩種肺炎的混合型態。臨床症狀表現為少痰性的咳嗽。

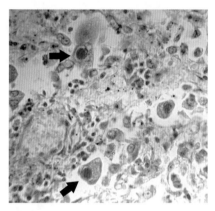

▶ **圖 10-12** 巨細胞病毒 (cytomegalovirus) 感染之肺炎可見到病毒的包涵體。

（四）黴菌性肺炎 (Mycoplasma Pneumonia)

　　此疾病之致病原為肺炎黴漿菌感染使得引發之肺部炎症；黴漿菌不是黴菌，是一種沒有細胞壁的微生物，肺炎黴漿菌是目前發現最小且可自行複製的病原體。肺炎黴漿菌是一種非典型的細菌，透過飛沫傳播及經由人傳人傳播，常造成呼吸道的輕微感染，也為社區性肺炎常見的致病菌之一，因多數感染者可自行痊癒，又稱為「會走路的肺炎(walking pneumonia)」。

（五）肺囊蟲肺炎 (Pneumocystis Jirovecii (Carinii) Pneumonia, PJP)

病原體是人類肺囊蟲(*Pneumocystis jirovecii*)的一種單細胞真菌所引起的肺炎，常見於早產兒及營養不良的嬰兒，成人則常見於癌症、使用免疫抑制劑或HIV感染者而導致後天免疫不全的病人身上。主要的症狀表現是漸進性的呼吸短促、發燒、乾咳，其他症狀包括胸痛，極少數會咳血。

（六）吸入性肺炎 (Aspiration Pneumonia)

吸入性肺炎是一種肺部感染，常見為不小心將異物如：食物、液體、唾液、胃內容物等吸入呼吸道，導致細菌在肺部造成發炎，嚴重時會造成肺部膿瘍甚至引發呼吸衰竭。其他如化學煙霧等的吸入也可以造成吸入性肺炎。可依造成的傷害不同而將吸入性肺炎分為兩種，一般指的多是吸入性細菌性肺炎。

1. 化學性肺炎：吸入胃酸或是有毒化學煙霧造成急性的肺部損傷。

2. 細菌性肺炎：反覆的將口咽部的分泌物帶著致病菌吸入或是嗆到吸入外物之後造成繼發的感染。

臨床症狀如：(1)發燒、畏寒；(2)咳嗽帶有痰變多：呼吸道發炎導致分泌物（痰）變多，顏色可能是黃綠膿痰；(3)呼吸喘、呼吸困難：肺部發炎無法進行正常的氣體交換。

➲ 嚴重急性呼吸道症候群

在2002年秋冬至2003年間，出現一種新型的非典型肺炎，稱為**嚴重急性呼吸道症候群**(severe acute respiratory syndrome, SARS)，疫情以華人地區最為嚴重，涵蓋中國大陸、香港、臺灣、加拿大多倫多、新加坡及越南。此病是由新種的**冠狀病毒**(coronavirus)所引起，潛伏期約2~10天，初期呈現乾咳、倦怠、肌痛、發燒和發冷現象，與其他非典型肺炎相比，此病較少呈現上呼吸道症狀（如喉嚨痛）。約1/3的患者感染後病情會有消解，但其餘病患則造成嚴重的呼吸道症狀（呼吸困難、呼吸急促），其死亡率約10%。死亡病患的肺臟病理變化為瀰漫性肺泡損害(diffuse alveolar damage)和多核巨細胞(multinucleated giant cell)。電子顯微鏡檢查可在肺泡細胞找到冠狀病毒。

➲ 嚴重特殊傳染性肺炎

於2019年出現的肺炎，病原體為SARS-CoV-2，詳見第7章。

二、肺膿瘍 (Lung Abscess)

肺膿瘍是肺臟的局部化膿性壞死變化（圖10-13）。致病機轉方面，病原可經由以下幾種方式造成肺膿瘍：

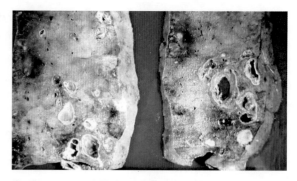

▶ 圖 10-13　肺膿瘍，肺臟化膿性壞死形成空洞。

1. 由呼吸道吸入感染物：酒醉、昏迷、麻醉、鼻竇炎和虛弱者的咳嗽反射受到抑制，容易吸入感染物。吸入胃內容物也可造成肺膿瘍。

2. 肺炎的併發症：前面已曾提過肺炎可併發肺膿瘍，以金黃色葡萄球菌、克雷白氏肺炎桿菌(*Klebsiella pneumoniae*)和第三型肺炎鏈球菌(type 3 *Streptococcus pneumoniae*)較易發生此併發症。

3. 敗血性栓塞(septic embolism)：來自右心的感染性心內膜炎或血栓靜脈炎(thrombophlebitis)的感染性栓子進入肺臟。

4. 敗血症(septicemia)：細菌經由血路散播至肺。

5. 腫瘤：腫瘤堵塞支氣管時容易續發感染，而腫瘤本身壞死部位也可形成膿瘍。

6. 創傷：病原菌隨穿刺傷進入肺中。

7. 鄰近器官感染的蔓延：食道、脊椎、橫膈膜下區或胸膜腔的感染蔓延入肺。

形態學方面，肺膿瘍的大小可差異很大，數目可為一或多個，其發生位置與數目和前述膿瘍形成的方式有關：

1. 吸入性感染所造成的膿瘍多發生於右肺（因右肺的主支氣管較直），且數目常為一個。

2. 因肺炎或支氣管擴張而導致膿瘍時，其膿瘍數目常為多個，瀰漫性分布，但大多位於肺的基底部（發炎分泌物因重力關係多積聚於肺臟下葉）。

3. 敗血性栓塞和菌血症的病原可隨血路到處散播，其膿瘍的數目常為多個，且在肺臟的任何區域都可能發生。

肺膿瘍經由抗生素治療可消解而無後遺症。嚴重的肺膿瘍可併發胸膜炎、腦膜炎、腦膿瘍及全身性感染。

慢性阻塞性肺病 🔬

慢性阻塞性肺病(chronic obstructive pulmonary disease, COPD)是因為肺臟對有害微粒或氣體（如吸菸、職場粉塵或化學物質、空氣汙染、廚房油煙等）的不正常發炎反應，所造成的一種呼吸氣流不可逆的阻滯且通常會漸進式惡化的疾病。目前已知吸菸是導致慢性阻塞性肺病最常見的一個原因。慢性阻塞性肺病的特徵為下呼吸道、肺實質及肺血管的慢性發炎。在有害微粒或氣體的長期刺激下，下呼吸道與肺內的巨噬細胞、淋巴球和嗜中性球的數量增加，且被活化而釋放出許多發炎介質，包括白三烯素B_4 (leukotriene B_4, LTB_4)、第八介白素(interleukin-8, IL-8)及腫瘤壞死因子(tumor necrosis factor, TNF)等，足以破壞肺的結構及延續嗜中性球造成的發炎反應。

慢性阻塞性肺病通常具有**慢性支氣管炎**(chronic bronchitis)及**肺氣腫**(emphysema)的病理變化與伴隨肺血管壁增厚的情形，導致下呼吸道氣流不可逆的阻滯、肺過度充氣、氣體交換異常、肺動脈高壓及肺心症(cor pulmonale)。主要症狀為長期咳嗽、咳痰與持續漸進性的呼吸困難。

慢性阻塞性肺病患者可能只有單純的慢性支氣管炎或單純的肺氣腫，但多半同時併有慢性支氣管炎與肺氣腫。茲將典型的慢性支氣管炎與肺氣腫簡介如下。

一、慢性支氣管炎

⊃ 定義

慢性支氣管炎好發於吸菸者或曝露於高濃度煙塵環境中的人，臨床上的定義是病患必須呼吸道**連續兩年以上，每年至少連續三個月以上大部分時間有持續帶痰的咳嗽**，並排除其他會造成慢性咳嗽的疾病，例如肺結核、肺癌、支氣管擴張症、囊性纖維化(cystic fibrosis)和鬱血性心衰竭(congestive heart failure)等。

⊃ 病理變化

主要的組織學病變是氣管和支氣管慢性發炎，**黏液腺體增生**（圖10-14），分泌大量的黏液或黏膿液，而**呼吸道上皮則出現杯狀細胞增加或**

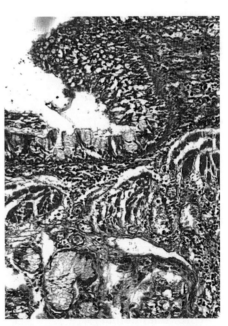

▶ **圖 10-14** 慢性支氣管炎。支氣管黏膜上皮出現較多杯狀細胞，固有層及黏膜下層慢性發炎細胞浸潤，腺體增生。

有鱗狀化生情形。黏液腺增大的情形可以用黎特氏指數(Reid index)來測量，測量黏液腺的厚度和介於上皮基底膜及軟骨間的管壁厚度的比值，正常黎特氏指數小於0.4，而慢性支氣管炎的黎特氏指數大於0.5。

臨床表現

嚴重的慢性支氣管炎患者外表有如藍色胖子(blue bloater)，有肥胖、嘴唇及指端發紺(cyanosis)、嗜睡等表現。

二、肺氣腫

肺臟腺泡及氣室不正常且永久性的擴大，同時**伴隨有腺泡壁破壞現象**（圖10-15）。所謂的**腺泡**(acinus)是指終末細支氣管遠端的肺構造，包括**呼吸性細支氣管**、**肺泡管**和**肺泡**。若**只有腺泡膨大**而**沒有發生腺泡壁受損**的情形，則稱為**過度充氣**(overinflation)。

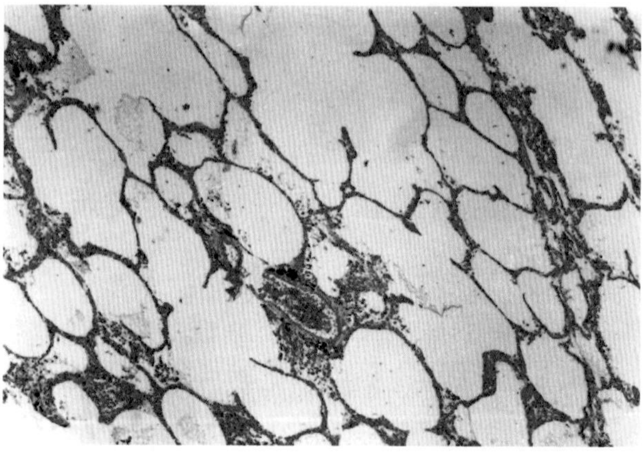

圖 10-15 肺氣腫。肺泡擴張、間隔變窄且斷裂，融合成較大的含氣囊腔。

相關病因

肺氣腫發生的原因，可能與基因有關，也可能是因發炎細胞和發炎介質的作用，引起肺內蛋白酶與抗蛋白酶失去平衡所致。

臨床表現

嚴重的肺氣腫患者之外表有如「粉紅色的吹氣者(pink puffer)」，體型乾瘦，噘嘴呼氣而無發紺現象。

分類

肺氣腫依據腺泡膨脹部位的不同，可分為四個主要類別：

1. **腺泡中央型**(centriacinar)肺氣腫，又稱為小葉中央型(centrilobular)或近端腺泡型(proximal acinar)肺氣腫（圖10-16）。
2. **全腺泡型**(panacinar)肺氣腫，又稱為全小葉型(panlobular)肺氣腫。

3. **遠端腺泡型**(distal acinar)肺氣腫，又稱為中隔旁型(paraseptal)肺氣腫（圖10-16）。

4. **不規則型**(irregular)肺氣腫。

各類型的膨脹部位及相關疾病如表10-1所示。

▶ **表10-1 肺氣腫的常見類型**

類 型	膨脹部位	相關疾病
腺泡中央型肺氣腫	侵犯腺泡近端部位的呼吸性細支氣管，遠端的肺泡未受波及	**與吸菸或礦工長期暴露於塵屑中**有關
全腺泡型肺氣腫	整個腺泡從呼吸性細支氣管到遠端的肺泡都擴大	與α₁抗胰蛋白**酶**缺乏症(α₁-antitrypsin deficiency)有關
遠端腺泡型肺氣腫	腺泡遠端的部分擴大，近端的呼吸性細支氣管是正常的	可形成胸膜下方的大氣泡，如果破裂的話，會造成氣胸，與年輕人自發性氣胸有關
不規則型肺氣腫	腺泡不規則地擴大	常有瘢痕存在

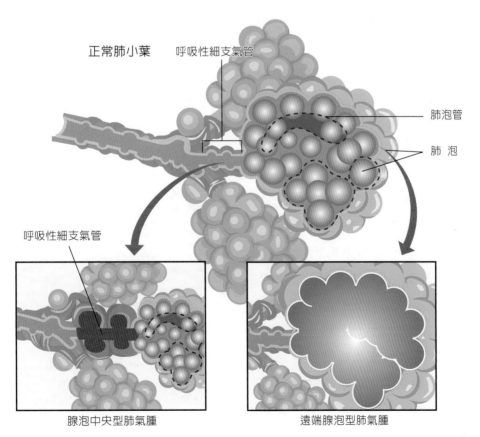

▶ **圖 10-16** 肺氣腫的類型。

氣喘

定義

氣喘(asthma)是一種下呼吸道（指氣管與支氣管，以下簡稱氣道）的慢性發炎，伴隨氣道過度反應及反覆發作，但可自行緩解或經治療而緩解之氣道內的氣流阻滯。未惡化時可以沒有症狀，惡化時可能出現咳嗽、咳痰、胸悶、呼吸有哮鳴或呼吸困難等症狀，嚴重的急性惡化可導致呼吸衰竭甚至死亡。雖然氣喘與慢性阻塞性肺病都是慢性發炎，但二者不論在病因、致病機轉或病理變化上都不一樣。氣喘病所造成的氣道內氣流阻滯通常是可逆的，可自行或經治療而復原。

相關病因

氣喘是世界上最常見的慢性疾病之一，盛行率在近年來有普遍上升的趨勢。氣喘常有家族傾向，異位性體質（與環境中過敏原接觸後會製造大量**免疫球蛋白E (IgE)** 的體質）是氣喘的重要危險因素之一；具異位性體質並有氣喘者，其親屬罹患氣喘的機會亦高；但僅有異位性體質而無氣喘時，並不會增加親屬的氣喘罹病率。其他可能誘發氣喘或使氣喘惡化的危險因素包括：室內過敏原（如塵蟎、貓狗皮毛、蟑螂、老鼠、黴菌等）、室外過敏原（如花粉、黴菌等）、職業性過敏原（如穀粉、有機化合物等）、藥物（如阿斯匹靈與其他非類固醇抗發炎藥）、食品添加物（如防腐劑）、空氣汙染（如二氧化硫）、呼吸道感染、運動及顯著的情緒變化等。

病理變化

氣喘的病理變化為支氣管和細支氣管被大量的黏液所阻塞，黏液中含有許多嗜酸性球，也常可看到庫爾席曼氏螺旋（Curschmann spiral，剝落的上皮呈螺旋狀排列）和夏柯－萊登氏結晶（Charcot-Leyden crystal，嗜酸性球的膜蛋白質所形成的結晶）。此外，支氣管管壁會有水腫及發炎細胞浸潤情形，以**嗜酸性球**最顯著（圖10-17）；管壁的平滑肌肥大；**支氣管上皮之基底膜增厚**；而黏膜下層的黏液腺體也常有增大現象。

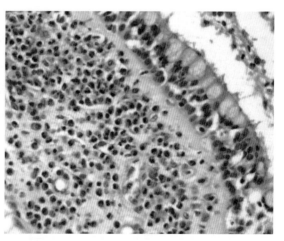

▶ **圖 10-17** 氣喘患者之支氣管壁可看到顯著的嗜酸性球浸潤。

支氣管擴張症 🔬

⊙ 定義

支氣管擴張症(bronchiectasis)是指**支氣管和細支氣管的管壁結構受到破壞**，因而造成**管腔不正常且永久性的擴大**，經常也伴隨著管壁的慢性、壞死性發炎變化。

⊙ 相關病因

阻塞和**感染**是致病的主要機轉，常見的病因包括：

1. 先天性疾病：例如**囊性纖維化(cystic fibrosis)因單一基因缺陷**而引起**細胞膜上氯離子的通道缺損**，而影響呼吸道腺體和汗腺腺體功能之疾病，常用**汗液中的氯離子來幫助診斷**。原發性纖毛運動困難(primary ciliary dyskinesia)**又稱為Kartagener症候群**(Kartagener syndrome)，是一種**隱性體染色體遺傳疾病**，導致纖毛結構異常，纖毛運動功能缺損的疾病及免疫功能不全。

2. 感染後遺症：例如細菌、肺結核菌、病毒和黴菌感染後，造成支氣管壁的破壞與擴張。

3. 支氣管的阻塞：例如腫瘤和異物阻塞導致分泌物滯留，感染蔓延而造成支氣管擴張。

⊙ 形態學

支氣管擴張可以是瀰漫性疾病，以**下肺葉**較嚴重，也可以只是局部性病變。其擴張的支氣管可以是圓柱狀(cylindrical)、紡錘狀(fusiform)或是囊球狀(saccular)。組織學型態為支氣管與細支氣管壁發生急性和慢性發炎變化，管腔擴大且可充滿黏液或膿液，內襯上皮細胞脫落與鱗狀化生，管壁組織遭受破壞而消失，慢性時期產生纖維化，其鄰近的肺泡組織可導致續發性肺炎。

⊙ 臨床表現

咳嗽、發燒、惡臭的痰或痰中帶血，嚴重的病例會有呼吸困難或致命性的咳血情形。其併發症包括肺膿瘍、支氣管及胸膜間瘻管(bronchopleural fistula)或甚至膿胸(empyema)、腦膿瘍或腦膜炎及肺心症等。

肺膨脹不全

　　肺膨脹不全(atelectasis)分為兩類，一類為新生兒肺膨脹不全(neonatal atelectasis)，出生時肺臟便無法完全擴張，另一類為後天性肺膨脹不全(acquired atelectasis)，原本能正常膨脹的肺，後來因某些原因而發生肺塌陷情形，通常發生於成人。

1. 新生兒肺膨脹不全：好發於早產兒，其造成的機轉大致可歸為下列兩大類：

    (1) 腦中的呼吸中樞尚未發育成熟，導致無法進行正常呼吸動作。

    (2) 第二型肺泡細胞所分泌的**肺表面張力素**(pulmonary surfactant)**不足**，造成肺臟之擴張不全，稱為**新生兒呼吸窘迫症候群**(neonatal respiratory distress syndrome)，又稱為**玻璃膜病**(hyaline membrane disease)。

2. 後天性肺膨脹不全（圖10-18）：

    係指充氣的肺部變成部分或完全無氣，原因是由於支氣管阻塞或肺部受外壓等所引起。支氣管阻塞包括：(1)內在因素：最常見的原因有吸入性異物、濃厚的黏液、炎性滲出物、支氣管腫瘤等；(2)外在因素：有因淋巴結腫大（包括結核、腫瘤和結節病等）、支氣管周圍腫瘤、主動脈瘤、心臟增大（如左房擴大）以及心包積水等引起。

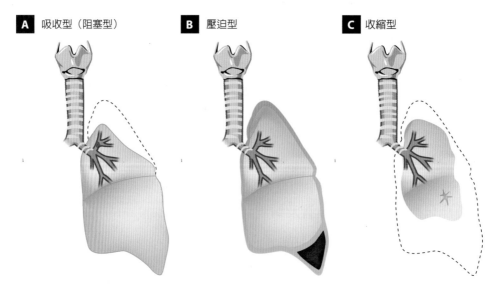

A 吸收型（阻塞型）　　**B** 壓迫型　　**C** 收縮型

▶ **圖 10-18**　後天性肺膨脹不全的類型：(A) 吸收型（阻塞型）；(B) 壓迫型；(C) 收縮型。

肺部受外壓時引起肺萎縮，可由於較大量的胸腔積水或積血或氣胸、肺膿腫、胸廓下陷（先天性、外傷性或手術後）以及橫膈上升等原因造成。另一原因是肺臟或胸膜纖維化，如急性肺損傷(ALI)和急性呼吸窘迫症候群(ARDS)。這些疾病對肺上皮和內皮的直接或間接傷害，導致肺水腫、肺膨脹不全、炎症和纖維化。在許多患者中呈現「瀰漫性肺泡損傷」，實際上是斑塊或片狀的病灶。

可概分為下列三類：

(1) **吸收型**(resorption)，或稱為**阻塞型**(obstruction)：大量的**黏液分泌、吸入的異物或腫瘤會阻塞氣道**，當氣道完全受阻後，空氣無法再進入，而阻塞前已存在於其末端肺泡內的氣體會逐漸被血流吸收帶走，因而引起肺泡塌陷。

(2) **壓迫型**(compression)：肺臟因受外部壓迫而塌陷，例如肺臟外面的胸膜腔內有**積液**、腫瘤、**血液**或**氣體**時可壓迫肺臟，而橫膈膜上移也會壓迫底部肺臟而塌陷。

(3) 收縮型(contraction)：肺臟或胸膜有纖維化瘢痕收縮情形時，造成吸氣時不易擴張而呼氣時卻極易回縮而塌陷。常見的原因有：肋膜腫瘤，如惡性間皮瘤、肺臟腫瘤。

肺栓塞、梗塞及出血

　　肺栓塞(pulmonary embolism)是指肺動脈被來自於其他處的栓子(embolus)所堵塞的現象，至於梗塞(infarction)及出血(hemorrhage)則是指肺栓塞發生後，肺臟所出現的兩種病理變化。

　　造成**肺栓塞**的栓子大都來自於**下肢深部靜脈的血栓**(thrombus)，肺栓塞好發於下列情況的患者，例如長期臥床、行動不便、骨折、心臟疾病、**癌症**、肥胖、口服避孕**藥**、**孕婦**及**外科手術後**等。肺栓塞後所產生的病理變化及臨床意義與下列三項因素有關：(1)栓子的大小；(2)被阻塞動脈的大小；(3)病患心臟血管循環功能的狀態。以下依此三項因素討論肺栓塞後的結果。

　　肺栓塞如果是因大栓子堵在大血管，例如堵塞在肺動脈的主幹或其主要分支，或是堵塞在肺動脈分叉處形成鞍狀栓子(saddle embolus)，此時入肺的血流受阻，病患經常因猝然缺氧或急性右心衰竭而立即死亡，在這種突然死亡的情形下，根本來不

及造成肺實質上的型態變化。小栓子可進入較末梢的小動脈造成栓塞，其後果則視病患的心臟血管循環功能而定。如果病患的心臟血管循環功能良好，雖然肺動脈受阻，但可由支氣管動脈提供足夠的血流供應以維持肺實質所需，在這種情形下，肺臟會出血(hemorrhage)，但不會有梗塞的現象。此時病患臨床表現為暫時性的胸痛、咳嗽和咳血，但也可能毫無症狀。如果病患心臟血管循環功能不良，肺實質無法獲得足夠的血流供應時，肺臟會發生梗塞(infarction)壞死變化。梗塞壞死區域常形成金字塔形，頂點朝向肺門，底部朝向胸膜表面，可在頂點處找到阻塞的血管。臨床表現為呼吸困難、呼吸急促、發燒、胸痛、咳嗽及咳血。

栓子的數目如為多個，會造成多處肺栓塞。栓子如果是屬於感染性栓子(infectious embolus)，會引起嚴重的嗜中性球浸潤發炎反應，稱為敗血性梗塞(septic infarct)，可進一步演變成肺膿瘍。

急性呼吸窘迫症候群

急性呼吸窘迫症候群(acute respiratory distress syndrome, ARDS)是一種臨床症候群名稱，是因**急性瀰漫性肺泡損害**，肺泡微血管通透性增加，引起非心因性肺水腫，而**出現呼吸窘迫**的現象。

過去亦稱為成人呼吸窘迫症候群(adult respiratory distress syndrome)，是為了與嬰兒呼吸窘迫症候群(infantile respiratory distress syndrome)做區分，後來確認此症候群可發生在任何年齡，於是改稱為急性呼吸窘迫症候群。

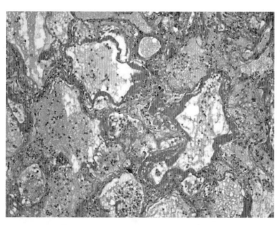

▶ 圖 10-19　急性呼吸窘迫症候群有一層紅色均勻的玻璃膜（透明膜）覆蓋於肺泡內表面。

➲ 臨床表現

急性發作的呼吸不足、發紺、嚴重的動脈血氧分壓過低，而且單以氧氣治療無效，甚至出現多器官衰竭，死亡率約在40~70%。

◉ 相關病因

可併發急性呼吸窘迫症候群的疾病很多，有些是直接傷及肺部並引起發炎及後續反應，如吸入胃液、肺挫傷、吸入有毒氣體、溺水或廣泛的肺部感染等，有些則是肺外器官組織的損傷或感染，引起全身性的發炎反應，作用在肺部的表現。敗血症、休克或大量輸血更是急性呼吸窘迫症候群常見的原因。

◉ 病理變化

急性呼吸窘迫症候群所呈現的病理學變化稱為**瀰漫性肺泡損害**(diffuse alveolar damage)，可分成以下三個時期的變化：

1. 滲出液期(exudative phase)：又稱為急性期(acute phase)，此期時間大約是在第一週內，肺泡微血管的內皮細胞受損，流出富含蛋白的水腫滲出液，水腫滲出液流入肺泡壁間質組織和肺泡腔內。第一型肺泡細胞也壞死脫落，富含纖維蛋白的水腫滲出液和壞死的肺泡細胞混合在一起，形成**玻璃膜**，玻璃膜覆蓋於肺泡的內表面，阻礙氣體交換而導致呼吸困難。顯微鏡下可見廣泛的肺泡腔與肺泡壁間質組織內發炎細胞聚集與水腫，以及玻璃膜覆蓋於肺泡的內表面（圖10-19）。**玻璃膜又稱為透明膜，是本病的典型病理變化。**

2. 增生期(proliferative phase)：又稱為機化期(organizing phase)，此期時間大約是在第1~3週時，肺泡壁間質組織和肺泡腔內的滲出液開始機化；第二型肺泡細胞增生，試圖恢復肺泡上皮內襯（因第一型不會再生）；肺泡壁間質組織中的纖維母細胞(fibroblast)也增生，使得肺泡壁增厚。

3. 纖維化期(fibrotic phase)：又稱為慢性期(chronic phase)，大約是3週後，肺臟纖維化，嚴重者將破壞原先的肺部結構，產生囊狀空洞。

肺塵埃沉著病

肺塵埃沉著病(pneumoconiosis)是因**吸入礦物粉塵而引起的肺部病變**。以下簡述常見的肺塵埃沉著病。

一、矽肺症 (Silicosis)

此病常見於陶器業、石器業、研磨業、水泥業等之工作人員，是因吸入結晶型矽微粒所引起。當直徑小於3微米的矽微粒吸入肺泡後，肺泡巨噬細胞將其吞食並因而死亡，所釋出的物質又吸引其他巨噬細胞與纖維母細胞前來，形成一個纖維性結節。結節周圍的細胞反應構成膠原纖維有如洋蔥皮般的排列（圖10-20）。多個結節可聚集形成一個大團塊，通常位於上

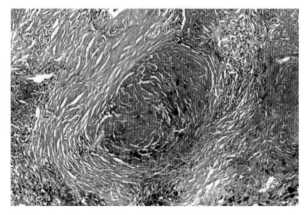

▶ 圖 10-20　矽結節由玻璃樣變性的膠原纖維構成。

肺葉。臨床症狀包括施力時呼吸困難、咳嗽、運動耐受力降低，及易於併發肺結核。患者於吸入大量矽微粒後，引起廣泛反應，病程可以快速進展，於3年內導致死亡。

二、炭末沉著症 (Anthracosis)

炭末沉著症常見於煤礦工作者或是空氣汙染嚴重的都市居住者。炭末吸入肺泡後，積聚於呼吸性細支氣管而形成炭斑（積炭結節）及輕微的纖維化。非吸菸者之單純的炭末沉著症通常沒有明顯的症狀，但持續在煤礦坑內工作多年者有機會進展成複雜的疾病，導致肺部廣泛的纖維化，此時可在上肺葉形成積炭團塊，患者會有咳嗽、咳痰及施力時呼吸困難等症狀。

三、石棉沉著症 (Asbestosis)

石棉沉著症常見於石棉相關之工廠工作者或使用者，是因吸入纖維狀的矽酸鹽所致。細小的石棉纖維於吸入後常沉積在呼吸性細支氣管內，並導致肺的纖維化。臨床表徵包括施力性呼吸困難、杵狀指，以及理學檢查可在下肺葉聽到囉音，而胸部X光要到十年甚至二十年後才會出現肺部纖維化或胸膜增厚的變化。顯微鏡下

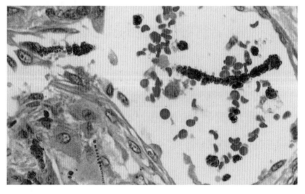

▶ 圖 10-21　增生的纖維組織及肺泡腔內可見石綿體。

可見廣泛的間質性纖維化與肺泡變形，以及胸膜的纖維化與鈣化，並可在肺泡與間質內發現石棉體(asbestos body)（為包被著蛋白質外殼的石棉纖維）（圖10-21）。

嚴重的石棉沉著症常併發支氣管上皮癌(bronchogenic carcinoma)或**胸膜間皮瘤**(pleural mesothelioma)。此外，嚴重的石棉沉著症是一種不可逆且逐漸惡化的疾病，目前尚無有效的治療方法，預後不佳。

四、鈹沉著病(Berylliosis)

當人體暴露在鈹的時候會造成急性和慢性鈹疾病的風險，這會導致肺部出現傷害。在急性疾病中，鈹扮演一種直接化學刺激物引發非特異性發炎反應，而對發生在具易感性體質的慢性鈹疾病來說，主要則是一種由細胞媒介的遲發性過敏反應。發炎性的急性疾病也能夠進展成肉芽腫性的慢性鈹疾病。

急性鈹疾病的症狀包括肺部、鼻子和喉嚨刺激，以及呼吸困難和肺水腫；慢性鈹疾病會在肺部出現導致疤痕的病變（腫塊），是一種非乾酪性肉芽腫與間質性的發炎反應，可能會胸痛、咳嗽或呼吸急促。

肺癌

肺臟的原發性腫瘤包含許多種良性及惡性腫瘤，但以肺癌發生率最高(>90%)，其中大多為支氣管上皮癌(bronchogenic carcinoma)，亦即源自支氣管上皮的惡性腫瘤。根據衛生福利部統計資料顯示，近年來臺灣地區每年主要的癌症死亡率中，肺癌總是排名首位，由此可知其重要性。肺癌目前在已開發國家也是最常被診斷的癌症及排名癌症死亡率的首位。

一、病因及流行病學

肺癌好發於中老年人，九成以上的病患發病年齡大於40歲。病患以男性居多，但近年來女性發生肺癌的機率有增加的現象。與肺癌發生有關的因素包括吸菸、空氣汙染、放射性物質、職業暴露和工業傷害（例如石棉、砷、鎘、鎳等）、遺傳因素及肺瘢痕纖維化等，其中吸菸是肺癌發生的最重要因素。統計資料顯示一般的吸菸者罹患肺癌的機率約為非吸菸者的10倍，而重度菸癮者（每日吸菸量超過40支，菸齡數年以上）罹患肺癌的機率約為非吸菸者的60倍。戒菸十年後雖可降低致癌危險性，但其罹患肺癌的機率仍較從未吸菸者高。吸菸可導致呼吸道上皮細胞轉變成鱗狀化生，其後再進展成異生、原位癌和侵襲癌。

二、病理分類

依據世界衛生組織(WHO)的肺臟腫瘤分類法，肺臟惡性上皮腫瘤可分為八大類（表10-2），其中較重要的是**鱗狀細胞癌**（約占25~40%）、**腺癌**（約占25~40%）、**小細胞癌**（約占10~25%）和大細胞癌（約占5~15%），茲簡介如下。

（一）鱗狀細胞癌

鱗狀細胞癌病患以男性居多，其**發生與吸菸的關係非常密切**。腫瘤部位**好發於肺門附近**（圖10-22）或較大的支氣管分支，長於管腔內的腫瘤常引起支氣管狹窄，可堵塞支氣管造成阻塞性肺炎或肺膨脹不全。此腫瘤也容易有中間壞死及開洞的傾向。組織學型態方面，鱗狀細胞癌具有角質化(keratinization)或細胞間橋(intercellular bridge)的特徵（圖10-23）。

▶ 表10-2　肺臟惡性上皮腫瘤的病理分類
分類
1. 鱗狀細胞癌(Squamous cell carcinoma)
2. 小細胞癌(Small cell carcinoma)
3. 腺癌(Adenocarcinoma)
4. 大細胞癌(Large cell carcinoma)
5. 腺鱗狀細胞癌(Adenosquamous carcinoma)
6. 類肉瘤癌(Sarcomatoid carcinoma)
7. 類癌(Carcinoid tumor)
8. 唾液腺型癌(Carcinoma of salivary gland type)

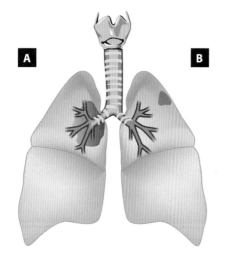

▶ 圖 10-22　肺癌發生區簡示圖：(A) 肺門附近；(B) 周邊位置。

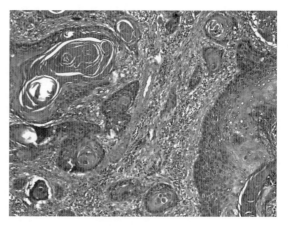

▶ 圖 10-23　鱗狀細胞癌。

（二）腺癌

雖然整體而言，腺癌病患男性仍比女性多，吸菸者仍比非吸菸者多，但這是**女性和非吸菸者最常見的肺癌型態**。發生於**肺臟瘢痕組織的肺癌也以腺癌居多**。近年來，

腺癌有超越鱗狀細胞癌而成為最常見的肺癌現象。和鱗狀細胞癌比較，腺癌傾向管外生長、較好發於肺臟的**周邊位置**（見圖10-22）、腫瘤較小、也較少開洞現象。組織學型態方面，腺癌具有腺體分化或黏液分泌的特徵，腫瘤細胞排列成腺管狀（圖10-24）、乳突狀，沿著細支氣管和肺泡壁生長（圖10-25），或是呈現分泌黏液的實心團。在早期一般沒有明顯的臨床症狀，往往在胸部X光檢查時才發現。生長較緩慢，但有的病例較早即發生血管轉移。較常在呈現腦轉移症狀後才發現肺部原發的肺腺癌。

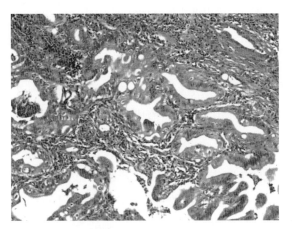

▶ **圖 10-24** 腺癌排列成腺管狀。

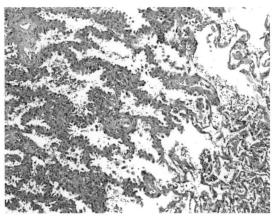

▶ **圖 10-25** 腺癌沿著肺泡壁生長。

(三) 小細胞癌

　　病患多為男性，較**好發於肺門**，與吸**菸的關係非常密切**。小細胞癌是**惡性極高**的腫瘤，常廣泛轉移，經常使用**放射線**及**化學藥物**治療，大都無法以手術切除。組織學型態方面，腫瘤細胞為小形細胞（大都小於3倍的淋巴球），**形狀可為圓形、橢圓形**或梭形，**細胞質很少**，無明顯核仁（圖10-26）。腫瘤細胞含有神經分泌顆粒(neurosecretory granule)，**具有神經內分泌的特性**，可分泌激素，是最容易引起**副贅瘤症候群**(paraneoplastic syndrome)的肺癌。

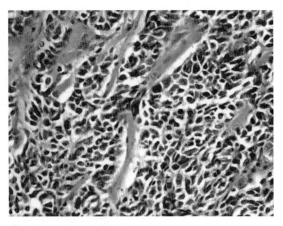

▶ **圖 10-26** 小細胞癌。

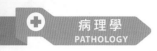

（四）大細胞癌

腫瘤好發於肺臟的周邊位置，這是未分化的非小細胞肺癌，腫瘤細胞較小細胞癌大，在普通光學顯微鏡檢查其缺乏鱗狀細胞癌及腺癌的分化，故歸類為大細胞癌。電子顯微鏡檢查常可看到極微小的腺癌或鱗狀細胞癌分化，因此大細胞癌可能是分化非常不良的腺癌或鱗狀細胞癌，在普通光學顯微鏡檢查無法辨認出分化。

三、治療

以治療而言，可將肺癌簡單地分為兩群，亦即小細胞肺癌(small cell lung cancer, SCLC)和非小細胞肺癌(non-small cell lung cancer, NSCLC)。診斷上最主要的是需區分出小細胞癌，而其他肺癌則歸類為非小細胞肺癌。這是因為**小細胞肺癌**在診斷出來時，幾乎都已轉移，無法用手術切除，必須使用**化學療法**（或加上放射線治療）。**小細胞肺癌對化學治療初期有較好的反應**，而非小細胞肺癌的治療則優先考慮是否能以手術切除。

肺癌晚期患者具有EGFR基因突變，以口服表皮生長因子接受器酪胺酸酶抑制劑作為第一線首選治療，對於患者無疑是一大契機。治療期間僅需在家口服每日一錠的藥物治療，相較於傳統的化學治療，多數患者對於標靶治療都具有不錯的耐受性與較好的治療遵從行為。

研究發現，在亞洲人具EGFR突變的晚期肺腺癌高達50%，接受口服標靶治療的患者比起傳統化學治療有更好的腫瘤反應率(tumor response rate)與無疾病惡化存活期(progression-free survival, PFS)，造就了晚期肺腺癌患者的平均存活延長。口服EGFR-TKIs（包括gefitinib（商品名艾瑞莎Iressa）與erlotinib（商品名得舒緩Tarceva））約近60%的患者會發生痤瘡樣皮疹。EGFR-TKIs抑制腸道的上皮細胞修復造成氯分泌性的腹瀉，也可能導致腸道蠕動改變、腸道絨毛損傷、腸道菌叢改變，以及腸道吸收功能異常。

結合免疫療法的新治療模式已經發展出來。目前肺癌免疫治療主要是通過檢查點抑制劑(checkpoint inhibitors)來調控免疫系統，這包括PD-1 (programmed cell death 1)和PD ligand 1/2 (Programmed cell death- ligand 1/2)，PD-1是一種位於T細胞、B細胞和NK細胞上的跨膜蛋白(transmembrane protein)之病患，可以使用PD-L1抑制劑durvalumab作為鞏固性治療，該藥物已獲美國FDA核准使用。

四、相關的症候群

肺癌的常見臨床症狀除了咳嗽、體重減輕、胸痛、多痰、咳血、呼吸困難、衰弱及發燒等症狀外，也可表現出下列症候群的症狀：

1. **上腔靜脈症候群**(superior vena cava syndrome, SVC syndrome)：因腫瘤壓迫上腔靜脈而造成靜脈回流受阻，導致頭頸部及上肢靜脈怒張腫脹。

2. **霍納氏症候群**(Horner syndrome)：腫瘤侵犯頸部交感神經叢(cervical sympathetic plexus)，引起同側的眼球內陷(enopthalmos)、上眼皮下垂(ptosis)、瞳孔縮小(miosis)和無汗(anhidrosis)。此種腫瘤位於肺尖，稱為潘寇斯特氏腫瘤(Pancoast tumor)。

3. **副贅瘤症候群**：或稱為肺癌之非轉移性肺外表徵，是由肺癌細胞分泌某些物質（多半是激素），經體液作用在其他組織或器官所形成的表徵。副贅瘤症候群包括了幾種的臨床表現，例如：**高血鈣**(hypercalcemia)、**庫欣氏症候群**(Cushing's syndrome)、**抗利尿激素分泌不當症候群**(syndrome of inappropriate secretion of antidiuretic hormone, SIADH)、重症肌無力症候群(myasthenia syndrome)。

五、轉移

肺癌可藉由淋巴或血路轉移至全身各處，轉移的部位較常見於**腎上腺、肝臟、腦**和**骨頭**等處。鱗狀細胞癌相對於其他常見類型的肺癌較晚發生胸腔外轉移情形。

✱ 10-3　胸膜疾病

胸膜(pleura)又稱為肋膜，分為兩層，包覆在肺臟外面的是臟層胸膜(visceral pleura)，襯於胸腔內壁的是壁層胸膜(parietal pleura)，在臟層胸膜和壁層胸膜間的腔隙稱為胸膜腔(pleural cavity)。在正常的情況下，胸膜腔內存有不到15毫升的液體，稱為胸膜液(pleural fluid)。胸膜和胸膜腔疾病以次發性居多，造成原因大都是其他疾病的續發性合併症，最常來自於肺臟的潛在疾病。

胸膜腔滲液

胸膜腔滲液(pleural effusion)是指胸膜液的量超過正常，造成的原因如下：

1. 靜水壓(hydrostatic pressure)升高：例如**鬱血性心衰竭**。

2. 血管通透性增加：例如肺炎。

3. 滲透壓(osmotic pressure)下降：例如腎病症候群(nephrotic syndrome)。

4. 胸膜腔內負壓增加：例如肺膨脹不全。

5. 淋巴洩流減少：例如縱膈腔腫瘤。

炎性胸膜腔滲液可為漿液纖維性滲出液(serofibrinous exudates)、膿液(pus)及血色滲出液(sanguineous exudate)。非炎性胸膜腔滲液包括漏出液(transudate)、血液和乳糜(chyle)。**胸膜腔中聚積膿液**稱為**膿胸**(empyema)，聚積水性漏出液稱為**水胸**(hydrothorax)，聚積血液稱為**血胸**(hemothorax)，而聚積乳糜（淋巴液）則稱為**乳糜胸**(chylothorax)。有關於胸膜腔滲液的種類、形式和相關疾病概述於表10-3。

▶ **表10-3　胸膜腔滲液的種類、形式和相關疾病**

類 別		滲液形式	相關疾病
炎性	漿液纖維性胸膜炎	漿液纖維性滲出液	鄰近肺臟發炎，膠原血管疾病(collagen vascular disease)，結核病
	化膿性胸膜炎（膿胸）	膿液	鄰近肺臟化膿性感染
	出血性胸膜炎	血色滲出液	腫瘤
非炎性	水胸	漏出液	鬱血性心衰竭
	血胸	血液	創傷引起血管破裂，主動脈瘤破裂
	乳糜胸	乳糜（淋巴液）	胸導管破裂，**腫瘤阻塞淋巴管**

氣 胸

氣胸(pneumothorax)是指氣體（通常為空氣）**進入胸膜腔**，氣胸依其發生的原因而分為自發性、創傷性及治療性氣胸。其中自發性氣胸(spontaneous pneumothorax)可再區分為原發性(primary)和續發性(secondary)兩類，後者的肺臟有已知疾病造成肺泡破裂，而前者的肺臟未有已知疾病。與**氣胸較相關的肺臟疾病包括肺氣腫、氣喘和肺結核**。原發性的自發性氣胸好發於**年輕、身材高瘦**的男性，大都是因肺尖小型胸膜

氣泡(bleb)破裂造成。創傷性氣胸(traumatic pneumothorax)通常是因穿透性傷害刺穿胸壁與肺臟而造成。治療性氣胸(therapeutic pneumothorax)是因醫療診斷或治療目的所實施的人為方法導致氣胸。

胸膜腫瘤

胸膜腫瘤以轉移性癌症居多，最常見的轉移性腫瘤是來自於肺臟及乳房。原發性胸膜腫瘤較少見，其中以單獨纖維腫瘤和惡性間皮瘤較為重要。

一、單獨纖維腫瘤 (Solitary Fibrous Tumor)

單獨纖維腫瘤又稱為局部纖維腫瘤(localized fibrous tumor)，昔日曾稱之為良性間皮瘤(benign mesothelioma)，但是此腫瘤並非源自於間皮細胞，而是屬於胸膜的間葉腫瘤。本病和石棉暴露無關。此腫瘤好發於胸膜，偶爾見於肺臟、縱膈腔等處。大多為單獨生長，少數為多發性。腫瘤的邊緣通常界限清楚，切面呈現白色堅硬樣（圖10-27）。顯微鏡學變化為類似纖維母細胞的梭狀細胞增生於纖維間質之間，常有類似鹿角分叉樣的血管變化。此腫瘤也可為惡性腫瘤。

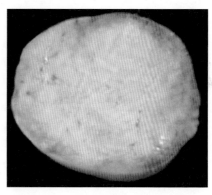

▶ 圖 10-27　單獨纖維腫瘤剖面圖。

二、惡性間皮瘤 (Malignant Mesothelioma)

間皮細胞(mesothelial cells)為覆蓋在胸膜、腹膜等處的細胞。惡性間皮瘤是源自於胸膜間皮細胞的腫瘤。惡性間皮瘤最好發在肺臟的臟層胸膜和壁層胸膜。**此腫瘤和石棉暴露有關**，潛伏期甚長，通常經過25~45年後，發展成惡性間皮瘤。組織學型態分為上皮型(epithelial)、類肉瘤型(sarcomatoid)和混合前兩種之雙相型(biphasic)。惡性間皮瘤常會侵犯胸壁和肺部實質，病患預後不佳，少數存活超過兩年。

參考資料 ▶ REFERENCE

王恩華主編(2005)・*病理學*・新文京。

朱旆億、李進成、郭雅雯(2023)・*全方位護理應考e寶典－病理學*（十五版）・新文京。

吳毅穎、王宗熙、劉之怡、彭瓊琿、劉佳宜、黃子豪、高久理、張慶宏(2021)・*病理學*・永大。

徐國成、韓秋生、舒強、于洪昭(2004)・*局部解剖學彩色圖譜*・新文京。

曾岐元(2015)・*最新病理學*（七版）・匯華。

Barnes, L., Eveson, J. W., Reichert, P., & Sidransky, D. (2005). World Health Organization classification of tumors. *Pathology and Genetics of head and neck tumors*. IARC Press: Lyon.

Hirsch, F. R., Scagliotti, G. V., Mulshine, J. L., Kwon, R., Curran, W. J., Wu, Y. L., & Paz-Ares, L. (2017). Lung cancer: Current therapies and new targeted treatments. *The Lancet, 389*(10066), 299-311.

Kumar, V., Abbas, A. K., Fausto, N., & Aster, J. C. (2014). *Robbins and Cotran pathologic basis of disease* (9th ed.). Elsevier Saunders.

Luce, J., M. (1998). Acute lung injury and the acute respiratory distress syndrome. *Critical Care Medicine, 26*(2), 369-376.

Ruiz-Cordero, R., & Devine, W. P. (2020). Targeted therapy and checkpoint immunotherapy in lung cancer. *Surgical Pathology Clinics, 13*(1), 17-33.

Travis, W. D., Brambilla, E., Muller-Hermelink, H. K., & Harris, C. C. (2004). World Health Organization classification of tumors. *Pathology and Genetics of Tumors of the lung, pleura, thymus and heart*. IARC Press: Lyon.

圖片來源：

圖10-6、圖10-7、圖10-8、圖10-9、圖10-14、圖10-15、圖10-20、圖10-21引用自劉信雄、賴宗鼎、彭瓊琿、蕭婉玉、韋建華(2005)・於王志生總校・*病理學*・新文京。

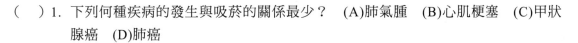

（　）1. 下列何種疾病的發生與吸菸的關係最少？　(A)肺氣腫　(B)心肌梗塞　(C)甲狀腺癌　(D)肺癌

（　）2. 下列何者為慢性支氣管炎(chronic bronchitis)最主要的病理學特徵？　(A)支氣管出現大量嗜酸性白血球　(B)分泌物減少　(C)支氣管黏膜腺體增生　(D)支氣管出現色素沉澱

（　）3. 關於肺塵埃沉著症(pneumoconiosis)的敘述，下列何者錯誤？　(A)因環境因素吸入微粒性物質，造成肺內局部堆積引起肺部纖維化　(B)常發生於各類礦工、玻璃切割工及陶瓷工　(C)石棉沉著症與肋膜惡性間皮瘤有關　(D)對吸入微粒性物質產生之過敏反應，導致肺纖維化

（　）4. 下列何種抗體造成過敏性氣喘(allergic asthma)？　(A) IgE　(B) IgM　(C) IgD　(D) IgA

（　）5. 下列何者是最常見的肺癌組織型(subtype)？　(A)腺癌　(B)鱗狀細胞癌　(C)小細胞癌　(D)大細胞癌

（　）6. 所謂的肺炎球菌(*Pneumococcus*)歸屬於下列何者？　(A)葡萄球菌(*Staphylococcus*)　(B)黴漿菌(*Mycoplasma*)　(C)披衣菌(*Chlamydia*)　(D)鏈球菌(*Streptococcus*)

（　）7. 一個39歲男性患者，最近三個月出現背痛，影像醫學檢查發現右上肺葉有病灶，同時第五胸椎也有壓迫性骨折。第五胸椎附近的軟組織也有膿瘍的變化。下列何種感染最有可能？　(A)梅毒螺旋菌(*Treponema pallidum*)　(B)隱球菌(*Cryptococcus neoformans*)　(C)白色念珠菌(*Candida albicans*)　(D)結核桿菌(*Mycobacterium tuberculosis*)

（　）8. 最有可能引起副腫瘤症候群(paraneoplastic syndrome)的腫瘤為：　(A)甲狀腺癌　(B)口腔鱗狀細胞癌　(C)大腸腺癌　(D)肺小型細胞癌

（　）9. 有關呼吸窘迫症候群之描述，下列何者錯誤？　(A)吸入性肺炎也會引起　(B)伴隨缺氧　(C)屬於心源性肺水腫　(D)蛋白質由肺微血管外滲至肺組織間隙及肺泡內

（　）10.在大葉性肺炎的病程中哪一時期出現的巨噬細胞及纖維芽細胞之數量最多？　(A)充血期(congestion)　(B)紅色肝變期(red hepatization)　(C)灰色肝變期(gray hepatization)　(D)消解期(resolution)

（　）11.間皮瘤(mesothelioma)好發於：　(A)支氣管　(B)細支氣管　(C)肺泡　(D)肋膜

（　）12.手術後於恢復室等待麻醉後之甦醒，此時應注意抽痰，因為過多之支氣管分泌物可能阻塞支氣管使得空氣無法進入肺實質，導致肺呈現無氣狀態，稱之為：　(A)膨脹不全(atelectasis)　(B)支氣管擴張症(bronchiectasis)　(C)肺氣腫(emphysema)　(D)肺塵埃沉著病(pneumoconiosis)

（　）13.肺水腫最常見之原因為：　(A)右心室衰竭　(B)高鈉鹽攝取　(C)左心室衰竭　(D)淋巴管阻塞

（　）14.肺部X光發現靠近支氣管處有腫瘤且有空洞化(cavitation)時，最應考慮是下列何種腫瘤？　(A)腺癌(adenocarcinoma)　(B)鱗狀細胞癌(squamous cell carcinoma)　(C)小細胞癌(small cell carcinoma)　(D)大細胞癌(large cell carcinoma)

（　）15.慢性支氣管炎的變化不包括下列何者？　(A)支氣管腺體過度分泌　(B)支氣管柱狀上皮的鱗狀化生　(C)淋巴球浸潤　(D)嗜伊紅性白血球浸潤

（　）16.臨床上引起肺栓塞(pulmonary embolism)栓子(embolus)最常見的來源，下列何者正確？　(A)上腔靜脈　(B)下腔靜脈　(C)大隱靜脈　(D)下肢深部靜脈

（　）17.在痰中看到Curschmann spiral時，要考慮此病人可能患有何種疾病？　(A)氣喘病(asthma)　(B)肺膨脹不全(atelectasis)　(C)支氣管擴張症(bronchiectasis)　(D)肺氣腫(emphysema)

（　）18.有關急性呼吸窘迫症(acute respiratory distress syndrome)的致病機轉，下列何者擔任重要角色？　(A)漿細胞　(B)嗜酸性白血球　(C)中性白血球　(D)嗜鹼性白血球

（　）19.當支氣管被一腫瘤堵塞導致空氣無法進入肺實質，使得肺呈現無氣狀態，稱之為：　(A)膨脹不全(atelectasis)　(B)支氣管擴張症(bronchiectasis)　(C)肺氣腫(emphysema)　(D)肺塵埃沉著病(pneumoconiosis)

（　）20.因感染導致支氣管或細支氣管的肌肉和彈性纖維的破壞，而造成支氣管或細支氣管的永久性擴張稱之為：　(A)肺氣腫(emphysema)　(B)支氣管擴張症(bronchiectasis)　(C)氣喘病(asthma)　(D)細支氣管炎(bronchiolitis)

（　）21.下列有關過敏性肺炎(hypersensitivity pneumonitis)的敘述，何者錯誤？　(A)是一種免疫發炎性疾病　(B)多與職業有關　(C)與氣喘一樣，病變主要發生在支氣管　(D)可能急性發作，也有可能是慢性疾病

（　）22.肺癌的預後很不好，主要是早期：　(A)容易出血　(B)容易感染　(C)通常沒有症狀　(D)容易壞死

( ) 23. 有關肉樣瘤病(sarcoidosis)之敘述，何者錯誤？ (A)屬於乾酪性肉芽腫(caseous granuloma) (B)常侵犯肺門淋巴結 (C)好發於四十歲以下 (D)淋巴結內可見多核巨細胞

( ) 24. 下列何者與肺氣腫(emphysema)最有關？ (A)吸菸 (B)流行性感冒 (C)喝酒 (D)自體免疫

( ) 25. 下列何者與氣胸(pneumothorax)的關聯性最低？ (A)肺氣腫(emphysema) (B)氣喘(asthma) (C)結核病(tuberculosis) (D)肺癌(lung cancer)

( ) 26. 下列何種肺部腫瘤是屬於神經內分泌腫瘤(neuroendocrine tumor)？ (A)鱗狀細胞癌(squamous cell carcinoma) (B)腺癌(adenocarcinoma) (C)大細胞癌(large cell carcinoma) (D)小細胞癌(small cell carcinoma)

( ) 27. 大多數的肺栓子(pulmonary emboli)是來自下列何部位血栓？ (A)手臂靜脈 (B)上腔靜脈 (C)小腿深層靜脈 (D)下腔靜脈

( ) 28. 當支氣管接觸到過敏原而引起氣喘發作是屬於哪一型過敏反應？ (A) type I (B) type II (C) type III (D) type IV

( ) 29. 下列何種肺部腫瘤預後最差，即使治療存活期平均也少於1年？ (A)腺癌(adenocarcinoma) (B)鱗狀細胞癌(squamous cell carcinoma) (C)小細胞癌(small cell carcinoma) (D)大細胞癌(large cell carcinoma)

( ) 30. 氣喘(asthma)病人常表現呼吸困難，主要是： (A)吸氣困難 (B)呼氣困難 (C)先吸氣困難後呼氣困難 (D)先呼氣困難後吸氣困難

( ) 31. 下列何者最不可能引起肺氣腫？ (A)外科切除部分肺葉 (B)腫瘤壓迫 (C)異物 (D)肺梗塞

( ) 32. 鱗狀上皮癌與下列何者最相關？ (A)神經內分泌顆粒(neurosecretory granules) (B)內因性因子(intrinsic factor) (C)角化珠(keratin pearls) (D)類澱粉(amyloid)

( ) 33. 下列何者不是造成肺高壓(pulmonary hypertension)的重要原因？ (A)心房中隔缺損 (B)心室中隔缺損 (C)二尖瓣狹窄 (D)三尖瓣狹窄

( ) 34. 肺病理切片在肺泡壁出現透明膜(hyaline membrane)是下列何種疾病很特別的變化？ (A)氣喘病(asthma) (B)支氣管擴張症(bronchiectasis) (C)急性呼吸窘迫症候群(acute respiratory distress syndrome) (D)肺膨脹不全(atelectasis)

( ) 35. 顯微鏡下，肺腫瘤細胞的細胞質少且呈圓形或橢圓形，具有神經內分泌的特性，是下列哪一種肺腫瘤？ (A)腺癌(adenocarcinoma) (B)鱗狀細胞癌(squamous cell carcinoma) (C)小細胞癌(small cell carcinoma) (D)大細胞未分化癌(large cell undifferentiated carcinoma)

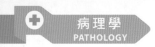

（　）36.下列何者與新生兒呼吸窘迫症候群最不相關？　(A)致病機轉主要與新生兒體重過大有關　(B)肺界面活性劑(surfactant)缺乏　(C)玻璃質膜(hyaline membrane)形成，導致缺氧　(D)新生兒出現呼吸困難現象

學習評量
解答請掃描
QR Code

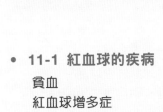

CHAPTER 11

造血系統疾病

編著者◎黃琬婷、邢福柳

<< 本章大綱

PATHOLOGY

✿ 11-1 紅血球的疾病

貧血 🔬

　　最常發生的血液異常疾病就是貧血(anemia)。紅血球的功能主要是攜帶氧氣至細胞組織，而貧血就是血液攜帶氧的能力降低。通常以血球容積比(hematocrit, Hct)或血紅素(hemoglobin, Hb)的降低來代表貧血，但有時候體液滯留或脫水也可能會造成這些測量值出現假性異常。此外，如果紅血球數量太少，血紅素也會隨之下降，亦可造成氧氣供應不足。臨床上貧血的症狀包括虛弱、頭暈、臉色蒼白，嚴重時可導致呼吸困難、心跳加速。指甲會變得易脆、失去光澤度，甚至往內凹形成湯匙的形狀，稱為匙狀指甲(koilonychia)。大部分的貧血會伴隨著紅血球生成素(erythropoietin)的上升，因此在骨髓可預見紅血球的增生，而在貧血嚴重時肝臟和脾臟也可能因為氧氣需求增加而出現骨髓外造血。

　　根據貧血產生的機制，貧血主要可分為失血性貧血、溶血性貧血及造血功能低下造成的貧血（表11-1）。另外一種分類方式則是以紅血球的大小和顏色為依據，可分成大球性、小球性、正球性貧血以及正色素性、低色素性貧血。這種分類和貧血形成的原因有很好的關聯性，是臨床常用來評估貧血的成因。最常見的缺鐵性貧血以小球性、低色素性紅血球為主；大球性貧血則常見於維生素B_{12}或葉酸缺乏的病人。

▶ 表11-1　貧血的分類

貧血類型	疾　病
失血性貧血	外傷 消化性潰瘍
溶血性貧血	遺傳性球狀紅血球症 葡萄糖-6-磷酸鹽去氫酶缺乏症 鐮刀型貧血 海洋性貧血 免疫溶血性貧血 瘧疾 鉛中毒 脾功能亢進
造血功能降低	巨母紅血球性貧血 缺鐵性貧血 再生不良性貧血

一、溶血性貧血 (Hemolytic Anemia)

　　溶血性貧血主要是紅血球被大量、不正常地破壞。在正常的生理機制下，衰老的紅血球會被脾臟的單核球銷毀。大部分的溶血性貧血屬於血管外溶血，即使年輕不成熟的紅血球也會遭到脾臟單核球的清除。少部分的溶血發生在血管內，稱之為血管內溶血。不管是哪一種溶血方式，都會造成骨髓紅血球的前驅細胞增生、網狀紅血球出現在周邊血液，甚至是在骨髓外造血(extramedullary hematopoiesis)。

1. **血管外溶血**：主要發生在**脾臟**和其他器官的網狀內皮系統。主要是紅血球的細胞膜受到損害，降低細胞的變形能力，導致容易被單核球破壞。脾臟因為負荷增加，所以會有腫大的現象。

2. **血管內溶血**：當紅血球遭受機械性傷害、抗體－補體調節或有寄生蟲時，容易造成血管內溶血。機械性傷害最常見的原因是人工心臟瓣膜、血栓或一些重複性的物理傷害。血型配合錯誤則會造成抗體－補體調節的血管內溶血。另外，寄生蟲的感染，如惡性瘧疾，也會造成嚴重的溶血性貧血。

(一) 遺傳性球狀紅血球症 (Hereditary Spherocytosis, HS)

　　大部分是經由體染色體顯性遺傳，少部分則是體染色體隱性遺傳。以北歐人較為常見。主要是**紅血球細胞膜**在構造上有缺陷，造成細胞膜不穩定，變形力降低、脆性增加，容易在脾臟被破壞。其紅血球體積變小且缺乏中間較白的區域，形成不正常的**圓球狀**(spherocytes)。這種圓球狀的紅血球在自體免疫性的溶血性貧血也可能出現。脾臟中可見血液淤積和明顯的紅血球吞噬現象(erythrophagocytosis)。臨床上，主要會有貧血、脾腫大及黃疸。大部分病人因為有代償性的骨髓增生，所以情況不嚴重；少部分病人則是一出生就必須接受輸血。切除脾臟可以改善貧血的狀況。

(二) 葡萄糖 -6- 磷酸鹽去氫酶缺乏症 (G-6-PD Deficiency)

　　葡萄糖-6-磷酸鹽去氫酶(glucose-6-phosphate dehydrogenase, G-6-PD)是一種可以保護紅血球避免受到氧化性傷害的酵素。一旦缺乏，若遇到氧化物，血紅素就會發生變性、沉澱，在細胞膜形成**海因茲小體**(Heinz body)（圖11-1）。這樣的血球細胞，除了容易被脾臟的吞噬細胞破壞外，也因為海因茲小體會損壞細胞膜，所以常造成血管內溶血。

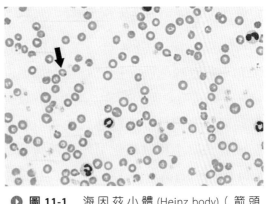

▶ **圖 11-1**　海因茲小體 (Heinz body)（箭頭處）。

　　葡萄糖-6-磷酸鹽去氫酶缺乏症的基因突變位於**X染色體**，是**性聯隱性遺傳疾病**，病患以**男性居多**，在臺灣以客家人較常罹患此病。當受到感染或接觸到某些具氧化性的食物、藥物或化學製品後，會因這些物質的氧化，造成自由基的產生，容易產生溶血。食用蠶豆，也會因為氧化物產生和葡萄糖-6-磷酸鹽去氫酶不足，而造成嚴重溶

血，故此病常又被稱為**蠶豆症**(favism)。一般而言，暴露於氧化物2~3天後，急性血管內溶血便會產生。

(三) 鐮刀型貧血 (Sickle Cell Anemia)

鐮刀型貧血是一種血紅素球蛋白基因的**點突變**所造成的遺傳性血紅素球蛋白病變。血紅素是由兩對球蛋白鏈組成，正常成人的血紅素主要是由 α 鏈和 β 鏈組成的HbA ($\alpha_2\beta_2$)，伴隨有少量的HbA$_2$ ($\alpha_2\delta_2$)和HbF ($\alpha_2\gamma_2$)。而鐮刀型貧血主要因為 β 球蛋白鏈(β-globin chain)的第6個胺基酸麩胺酸(glutamic acid)被取代成纈胺酸(valine)，就造成血紅素球蛋白S (hemoglobin S, HbS)的形成。

血紅素的 β 球蛋白是由第11對染色體上的一對基因所調控，假如兩條基因皆發生突變（同型合子(homozygote)），則所有的血紅素皆以**HbS**的型式存在。若只有其中一個基因出問題，則只有大約40%的HbS存在，其他為正常的血紅素，這就是所謂的異型合子(heterozygote)。在非洲瘧疾流行的地區，有30%的原住民為異型合子，這可能和抵抗惡性瘧疾的感染有關。

在缺氧時，紅血球的細胞質會從流動性的液體變成黏稠的膠質，形成**鐮刀狀紅血球**（圖11-2），造成紅血球聚集。如果一再缺氧，聚集的HbS會形成針狀的長纖維，無法恢復正常的型態。

臨床上除了慢性溶血、膽色素增加和小血管栓塞外，因為骨髓腔造血旺盛，不斷重複骨頭的吸收以及再生，使得骨骼變形。另外，反覆性的血管阻塞會造成脾臟縮小和纖維化引起**自體脾切除**(autosplenectomy)。病人因此很容易感

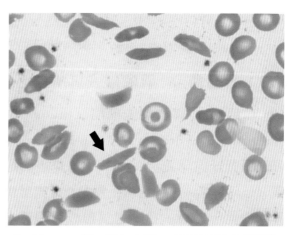

▶ **圖 11-2** 鐮刀狀紅血球。（圖片引用自美國維吉尼亞大學醫學院網站）

染有囊膜的細菌，像肺炎鏈球菌(*Streptococcus pneumoniae*)和流行性感冒嗜血桿菌(*Haemophilus influenzae*)。這兩種細菌感染所造成的敗血症和腦膜炎是造成鐮刀型貧血病人死亡的最大原因。

(四) 海洋性貧血 (Thalassemia Syndromes)

血紅素的 α 或 β 鏈異常引起的貧血稱為海洋性貧血，是一種**自體染色體隱性遺傳疾病**，大多數的血紅素主要由**2個 α 球蛋白和2個 β 球蛋白**所組成，這種正常的血紅素

稱為**血紅素A** (hemoglobin A)。缺乏或減少合成α球蛋白(α-globin)，稱為**α型海洋性貧血**；缺乏或減少合成β球蛋白(β-globin)，稱為**β型海洋性貧血**。β球蛋白由第11對染色體的一對基因所調控；α球蛋白則有兩對調控基因，位在第16對染色體上。若只有遺傳父母其中一方的異常基因，則病人的病情較輕微，稱為輕型海洋性貧血(thalassemia minor)；若同時遺傳到父母雙方的異常基因，則會造成重型海洋性貧血(thalassemia major)。

➲ β型海洋性貧血

最常見的突變是造成傳訊息核糖核酸(mRNA)不正常的接合(splicing)。如果接合的地方不影響β球蛋白產生，有部分正常的血紅素可以生成，這種類型即屬於 $β^+$ 海洋性貧血。若接合的位置影響β球蛋白產生，將完全沒有β球蛋白的生成，此為 $β^0$ 海洋性貧血，又稱為**Cooley's貧血**(Cooley's anemia)。

臨床症狀主要與基因突變的形式和遺傳型態（同型合子或異型合子）有關。重型海洋性貧血常見於地中海、非洲和東南亞。出生6~9個月，當血紅素從**HbF**轉變成**HbA**後，病人就會有嚴重的貧血產生。周邊紅血球呈現大小不一(anisocytosis)、形狀不一(poikilocytosis)，並出現**小球性**、**低色素**和箭靶狀紅血球(target cell)和不成熟的紅血球母細胞。

重型β型海洋性貧血因為無效性造血和溶血，伴隨紅血球生成素分泌增多，因此骨髓腔造血活動旺盛，骨頭不斷地被吸收破壞，造成骨架變形。髓外造血也很明顯，甚至在身體腔室形成團塊。這些病人因為貧血又長期接受輸血，會過量吸收飲食中的鐵而產生鐵負荷過多的副作用，可引起血鐵質沉積症(hemosiderosis)和血色素沉積症(hemochromatosis)，併發其他器官例如心臟、肝臟、胰臟等的損傷。所以，除了輸血外，還必須給予鐵的螯合劑。只有**骨髓移植**可以根治。

➲ α型海洋性貧血

α型海洋性貧血則是因為α球蛋白的基因發生刪除(deletion)的突變，造成α球蛋白的合成降低。重型海洋性貧血胎兒在子宮中極度缺氧，因而蒼白、肝脾腫大和全身水腫。胎兒往往死於腹中。臺灣地區的海洋性貧血以**α型海洋性貧血**較多。

(五) 免疫溶血性貧血 (Immunohemolytic Anemia)

主要是抗體－補體的調節，造成血管內溶血。大部分的抗體都是自體產生，少部分和服用的藥物有關。一個典型的例子就是**胎兒紅血球母細胞症**(erythroblastosis fetalis)，**因胎兒和母親的血型不相容所導致**，常見包括有**Rh血型不相容**或是**ABO血型不相容**，造成嚴重溶血的現象。舉例來說：當Rh陰性的母親，懷了第一胎Rh陽性的胎兒之後，母體產生對抗Rh抗原的抗體；若第二胎又為Rh陽性，則母體內的抗體會經由胎盤進入胎兒體內，胎兒會產生嚴重的溶血性貧血和**胎兒水腫**(hydrops fetalis)，或是因為嬰兒嚴重溶血，造成血中高濃度的膽紅素，引起黃疸，並穿過尚未成熟的血腦障壁(blood-brain barrier, BBB)，引起**核黃疸**。治療方法為**換血治療及光照射療法**。華人99.9%為Rh陽性，故此種問題較少。

● 分類

免疫溶血性貧血依其反應抗體的特色可以分為三類：

1. **溫性抗體**(warm antibody)**免疫溶血性貧血**：這是最常見的溶血性貧血，約占48~70%。有五成原因不明，五成和一些特殊情況有關，如惡性腫瘤、血癌、自體免疫或藥物的影響。大部分是**IgG抗體**所引發。屬於血管外溶血，會有中度肝脾腫大。

2. **冷凝集素**(cold agglutinin)**免疫溶血性貧血**：之所以稱為冷凝集素，是因為作用的**IgM抗體**須在0~4°C這個溫度區間結合紅血球，造成凝集和血管阻塞。這種型態的溶血性貧血較溫性抗體免疫溶血性貧血少見，約占了16~32%左右。

3. **冷溶血素**(cold hemolysin)**免疫溶血性貧血**：病人體內產生**IgG自體抗體**，在溫度低的時候會和紅血球的P抗原結合，當血液循環到溫度較高的區域時，補體會結合上抗體，引發血管內溶血和血尿。

二、巨母紅血球性貧血 (Megaloblastic Anemia)

巨母紅血球性貧血大部分是因為缺乏**維生素B$_{12}$**或**葉酸**，造成DNA的合成受阻，但RNA和蛋白質的合成正常，即細胞核和細胞質的成熟不一致(asynchrony)。屬於正色性大球性貧血，周邊會有較大體積的紅血球出現，平均紅血球體積大於100 fL。嗜中性球也大於正常體積，並產生5或6個以上多分葉的細胞核。骨髓造血通常有明顯的增生，但因為DNA的合成出問題，很多前驅細胞在骨髓腔即遭遇崩解，形成無效性造血，導致全血球減少(pancytopenia)。此外，鐵的吸收增加，會有輕度到中度鐵過量的問題。

➲ 相關病因

正常情況下，食物中的維生素B$_{12}$經過酵素的作用後，在十二指腸中與胃體壁細胞分泌的內在因子(intrinsic factor)結合，然後在迴腸被吸收。因此，除了需求增加或不適當的飲食之外，**迴腸切除、寄生蟲**感染，特別是**裂頭條蟲**(*Diphyllobothrium latum*)**感染**、無胃酸症及胃全切除或部分切除也會造成維生素B$_{12}$無法吸收而缺乏。此外，若是胃黏膜萎縮，造成壁細胞無法分泌足夠的內在因子，阻礙維生素B$_{12}$吸收，則稱之為**惡性貧血**(pernicious anemia)。通常是因為被活化的T細胞先破壞胃黏膜，啟動自體抗體形成，加重上皮的損壞，導致胃壁細胞大量消失。

➲ 臨床表現

葉酸缺乏與維生素B$_{12}$不足所造成的巨母紅血球性貧血類似，都有**貧血、萎縮性胃炎、萎縮性舌炎**的症狀，但不會有**神經學的病變**，如**脫髓鞘病變**等，故可以和維生素B$_{12}$缺乏的巨母紅血球性貧血作區別。

三、缺鐵性貧血 (Iron Deficiency Anemia)

這是最常見的貧血，尤其是在發展中國家。人體大約80%的鐵以血基質(heme)的成分存在於血紅素，其他則存於肌球蛋白(myoglobin)和一些含鐵酵素。而在血漿中的鐵離子和醣蛋白質結合成運鐵蛋白(transferrin)。運鐵蛋白會將鐵離子運送到血紅素製造的地方，像骨髓的紅血球先驅細胞。如果身體鐵的量充足，吸收的鐵會以鐵蛋白的形式儲存；若含鐵量不足則進入血漿運送到造血場所。

➲ 相關病因

一旦飲食不足、吸收有障礙、需求增加或是慢性出血，就會造成缺鐵性貧血。最常見的還是**慢性出血**，例如消化性潰瘍、女性經血過多等原因所引起。初期因為儲存的鐵可以代償流失的部分，病人不會有症狀；在一般缺鐵性貧血的情形下，血清鐵濃度低、運鐵蛋白高，因此運鐵蛋白飽和度會非常低。

➲ 臨床表現

在長期嚴重缺鐵的病患身上會表現出**Plummer-Vinson症候群**(Plummer-Vinson syndrome)：合併有**缺鐵、口角炎、舌炎、似湯匙狀的指甲、吞嚥困難、食道蹼**等症

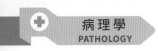
狀。在實驗室檢查中可見**紅血球體積變小**，顏色較正常為淺，中間蒼白的區域較正常為大，血紅素、血球容積比(Hct)及**血鐵蛋白(ferritin)降低**，屬於**低色素性小球性貧血**。

四、再生不良性貧血 (Aplastic Anemia)

再生不良性貧血大部分是不明原因的骨髓幹細胞受到抑制，同時影響紅血球、白血球和血小板的生成，這種現象叫做**全血球減少症**(pancytopenia)。故臨床上除了會產生貧血外，還會有白血球及血小板減少症，易發生感染和不正常出血。其他的病因包括藥物、放射治療、感染和遺傳疾病（Fanconi氏貧血(Fanconi anemia)）。最常見的骨髓抑制藥物有Benzene、Chloramphenicol、Alkylating agests、Vincristine和Busulfan等。

Fanconi氏貧血是一種少見的體染色體隱性遺傳疾病，因為修復DNA的多蛋白複合物缺乏，造成骨髓再生不良。通常伴隨有其他先天異常，包括腎臟、脾臟和骨頭發育不全。

不管是哪一種病因，都會造成骨髓細胞大量減少，只剩一些淋巴球和漿細胞，其餘則由脂肪細胞和基質細胞取代。因此，切片式的骨髓檢查方式會比抽取的方式容易用來診斷再生不良性貧血。

紅血球增多症

紅血球增多症(polycythemia)可分為相對性(relative)及絕對性(absolute)兩種。**相對性紅血球增多症**是因**體內水分流失**，造成紅血球相對增多。絕對性紅血球增多症則是指紅血球數量增加，可因骨髓造血細胞不正常繁殖，屬於惡性腫瘤，稱為真性紅血球增多症(polycythemia vera)或原發性紅血球增多症(primary polycythemia)；或因某些疾病，像心臟、肺臟疾病、肝癌、腎細胞癌、血管母細胞瘤，或居住在高海拔地區，造成紅血球生成素上升，使得紅血球數量增加，稱為次發性紅血球增多症(secondary polycythemia)。

🔬 11-2　血小板及凝血機制異常疾病

血小板減少症 🔬

　　血小板減少症(thrombocytopenia)的病人，血小板的數量降低，容易造成皮膚和黏膜的小血管出血，而發生瘀點(petechia)。當血小板數量**低於100,000/μL**即構成血小板減少症。然而，自發性出血要血小板數量低於20,000/μL才會發生。若血小板數量在20,000~50,000/μL之間，會有創傷後出血，不易止血。出血的地方包括皮膚或胃腸和泌尿道黏膜。病人的出血時間延長，但凝血酶原時間(PT)和部分凝血活酶時間(PTT)通常都是正常。

一、免疫性血小板減少紫斑症

　　免疫性血小板減少紫斑症(immune thrombocytopenic purpura, ITP)可分為原發性和次發性。引起次發性ITP的原因包括：紅斑性狼瘡、後天免疫缺乏症候群(AIDS)、病毒感染或藥物的影響。**原發性ITP**可再分為急性或慢性，兩者皆有**對抗血小板的自體抗體**形成。急性ITP較常發生於兒童，且一般在6個月內可以自我恢復。可能和病毒的感染有關。約20%的急性ITP沒有病毒感染相關的症狀出現，這些病人的預後不好，會轉變成慢性ITP。原發性慢性ITP好發於40歲前的成年女性。

➲ 相關病因

　　造成ITP的主要原因是有對抗血小板細胞膜醣蛋白的抗體出現，通常是抗IIb-IIIa和Ib-IX的抗體。這樣的抗體可以在80%的病人體內找到，大部分是IgG。當抗體和血小板上的IIb-IIIa或Ib-IX結合後，在脾臟被破壞，有大約八成的病人在脾切除後會有明顯的改善。

➲ 病理變化

　　組織學檢查，在脾臟可見明顯變大的淋巴濾泡，紅髓(red pulp)的竇狀血管裡可以看到少數巨核血小板細胞，代表有輕度的骨髓外造血。骨髓腔中巨核血小板細胞增生，包括不成熟、單核、不分葉的細胞。周邊血液抹片可見不正常變大的血小板。出血時間會延長，但凝血酶原時間(PT)和部分凝血活酶時間(PTT)都是正常的。

◉ 臨床表現

臨床上有皮膚或黏膜表面出血，皮下的出血以瘀點或瘀斑(ecchymosis)的形式呈現。病人容易有瘀血、流鼻血、牙齦流血產生。有些病患一開始即有黑便、血尿或經血過多的症狀。

二、血栓性血小板減少紫斑症及溶血性尿毒症候群

血栓性血小板減少紫斑症(thrombotic thrombocytopenic purpura, TTP)和溶血性尿毒症候群(hemolytic-uremic syndrome, HUS)都是屬於一種血栓性的血管病變。

◉ 臨床表現

此類疾病主要由五個臨床症狀所組成，包括：**發燒、血小板減少、溶血性貧血、暫時性神經缺失**和**腎衰竭**。HUS和TTP的差別在於HUS比較少有神經性的症狀，但容易有急性腎衰竭。這兩個疾病形成的基礎是血小板在微血管循環中聚集，導致廣泛性血栓的形成。因此，血小板和紅血球會被消耗，造成血小板減少、溶血性貧血和器官衰竭。

◉ 相關病因

TTP的致病原因在過去一直都是個謎。最近發現，很多TTP病人體內缺乏一種酵素：金屬蛋白酵素(metalloprotease-ADAMTS 13)。此酵素可以分解高分子量的von Willebrand因子(von Willebrand factor, vWF)聚合物。如果缺乏這種酵素，vWF聚合物無法被分解，累積在血漿中，導致在微循環中會造成血小板的聚集。這樣的致病機轉可以是遺傳，也可以是後天造成。

◉ 病理變化

HUS病人有正常的金屬蛋白酵素(metalloprotease-ADAMTS 13)，病理機制和TTP不同。發生在兒童和老人的HUS，與大腸桿菌(O157:H7)造成的感染性胃腸炎有關。此株大腸桿菌會產生Shiga-like的毒素，會和腎絲球或其他小血管的內皮細胞結合，導致血管表面的破壞，進而引起血小板的活化和聚集。被感染的兒童可能先以血痢的症狀表現。數天之後，HUS便會出現。如果給予適當的支持性治療，兒童一般都可痊癒。但也有嚴重病例產生不可逆的腎臟損害，甚至死亡。

血小板功能異常 🔬

　　血小板功能異常會阻礙吸附、聚集的功能；可分為先天性、後天性兩種。前者並不常見；後者則和藥物及尿毒症有關，像非類固醇抗發炎藥**阿斯匹靈**(Aspirin)是引發**血小板功能異常**最常見的。

凝血因子異常 🔬

　　凝血因子異常所造成的出血是以瘀斑或血腫(hematoma)為主，病人在受傷後常流血不止。常見的遺傳性凝血因子異常疾病包括：von Willebrand氏症、A型血友病、B型血友病等。

一、von Willebrand氏症 (von Willebrand Disease)

　　von Willebrand因子(von Willebrand factor, vWF)由血管內皮細胞和血小板釋放，有的會沉積在血管內皮細胞下的基質，有的會釋入血液循環。vWF在血漿中會與第八凝血因子(VIII)結合在一起，形成VIII-vWF複合物。在vWF的功能正常下，第八凝血因子的半衰期是12小時；但如果vWF的量不足或功能異常，半衰期只剩2.4小時。因此，von Willebrand氏症也會間接影響第八凝血因子的功能。儘管血小板的功能正常，出血時間仍會延長；若第八凝血因子的功能也受影響，部分凝血活酶時間(PTT)也會延長。大部分的病例是**體染色體顯性遺傳**，但體染色體隱性遺傳也曾被報告過。

二、A型血友病 (Hemophilia A)

　　A型血友病是先天性缺乏**第八凝血因子**(factor VIII)，為**性聯隱性遺傳疾病**，又稱為**典型血友病**。此型是最**常見的遺傳性出血疾病**，常見於**男性**，容易自發性出血，臨床症狀的嚴重程度與第八凝血因子的活性有關。如果小於正常活性的1%以下，病人會有嚴重的出血；若大於正常活性的6%以上，臨床症狀很輕微。這與其突變基因的異質性有關。在實驗室的檢查，出血時間和凝血酶原時間(PT)正常，但部分凝血活酶時間(PTT)延長。

三、B型血友病 (Hemophilia B, Christmas Disease)

　　B型血友病是先天性缺乏**第九凝血因子**(factor IX)，屬**性聯隱性遺傳**，**男性**較常見。與第九凝血因子缺乏的相關突變很多，有14%的病人，其第九凝血因子雖存在，

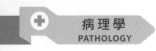
但完全缺乏凝血功能。如同A型血友病，病患的出血時間和凝血酶原時間(PT)正常，但部分凝血活酶時間(PTT)延長。

瀰漫性血管內凝血

瀰漫性血管內凝血(disseminated intravascular coagulation, DIC)是一種次發性疾病，會同時**啟動凝血和纖維蛋白溶解**兩種路徑。一方面活化內外在凝血途徑，在身體各處微循環形成**血栓**；另一方面不斷消耗血小板、纖維蛋白、凝血因子和活化纖維蛋白溶解的機制，造成**易出血體質**。它和很多臨床疾病有關，包括：產科疾病、感染、腫瘤（肝癌）、嚴重外傷。其中以產科疾病最常見，如胎盤剝離、死胎、敗血性流產、羊水栓塞和子癇症。

臨床表現有溶血性貧血、呼吸困難、發紫、呼吸衰竭、昏迷、急性腎衰竭和休克。實驗室的檢查會發現出血時間、部分血栓形成和凝血酶原時間(PT)均會延長。另外，血漿中纖維蛋白濃度下降，纖維蛋白的分解物(fibrin degradation products, FDP)會增加。治療上主要是支持性療法，維持病人的生命跡象，並儘速移除致病因子。

11-3　白血球疾病

白血球疾病和白血球的減少或增生有關；而增生又可分為反應性（非腫瘤性）和腫瘤性疾病兩大類。腫瘤性白血病通常和幾個因素有關，包括染色體和基因異常、病毒感染、環境或藥物影響以及遺傳因素。其中染色體和基因的異常扮演著重要的角色。在大部分的腫瘤性白血病可以找到特殊的染色體易位(translocation)，表示這可能是整個病理機轉的角色。在**病毒**方面，**人類T細胞白血病病毒**(human T-cell leukemia virus-1, HTLV-1)屬於**反轉錄病毒**(retrovirus)，和**成人T細胞白血病／淋巴瘤**(adult T-cell leukemia/lymphoma)**有關**；EB病毒(Epstein-Barr virus)和伯基特氏淋巴瘤(Burkitt's lymphoma)及30~40%的何杰金氏淋巴瘤(Hodgkin lymphoma)有關。HIV感染一開始會造成多株B淋巴球的增生，後來易演變成B細胞淋巴瘤。其他像胃的幽門螺旋桿菌(*Helicobacter pylori*)與邊緣區淋巴瘤(marginal zone lymphoma)有密切的關聯性。

白血球減少症 🔬

　　白血球減少症(leukopenia)是指白血球數量減少；最常見的是嗜中性球減少症(neutropenia)，易造成嚴重感染。病因包括：(1)**骨髓幹細胞受到抑制**，像再生不良性貧血和侵襲性的骨髓腫瘤，或和藥物（大部分是**化療藥物**）有關。這種情況下，貧血和血小板減少也會發生；(2)無效性造血，如巨母紅血球性貧血和骨髓發育不良症候群，會造成細胞異常，易在骨髓中死亡；(3)少數遺傳的疾病，像Kostmann syndrome，因為基因異常，抑制白血球先驅細胞的成熟分化；(4)免疫疾病和**脾功能亢進**造成**白血球破壞增加**，或因感染而需求增多，皆有可能造成血球數量減少。

　　臨床上典型的表現是發熱、發冷、疲倦和口腔潰爛，嚴重的病人有肺部、泌尿道的細菌或黴菌感染。最常見的黴菌感染是念珠菌(Candida)和麴黴菌(Aspergillus)。當白血球數量少於1,000 cells/μL時必須小心。一般嚴重的感染發生於白血球數量少於500 cells/μL時。

白血球增多症 🔬

一、非腫瘤性增多症

　　白血球增多症(leukocytosis)一般和發炎、感染或過敏有關；且會因為刺激來源不同，而影響不同種類的白血球。例如**嗜中性球增多症**(neutrophilia)和**細菌性感染**有關；淋巴球增多症(lymphocytosis)或單核球增多症(monocytosis)則和**病毒性感染**（如**肝炎病毒、巨大細胞病毒等**）、免疫疾病相關；而**嗜酸性球增多症**(eosinophilia)常和**過敏、寄生蟲感染**和藥物反應有關。

二、腫瘤性增多症－白血病

　　白血病(leukemia)又稱為血癌，可大致分為淋巴系類和骨髓系類。一般依其細胞組成和病程快慢可大致分成以下四類。

(一) 急性淋巴球性白血病

　　急性淋巴球性白血病(acute lympho-blastic leukemia, ALL)由一群不成熟的前驅淋巴母細胞增生所造成，大約85%均發生於**兒童**。有些是由不成熟的B淋巴球前驅細胞所組成，

影響骨髓或周邊血液；好發年齡在4歲左右，可能是因為這時期存在於正常骨髓的**B淋巴球前驅細胞的量最多**。另一小部分則由T淋巴球前驅細胞組成，常以「淋巴瘤」的形式存在，侵犯淋巴結和脾臟，且大約50~70%伴隨縱膈腔腫瘤，好發於年輕人。

臨床表現

急性淋巴球白血病的臨床表現為**肝脾腫大、神經病變、齒齦肥厚、貧血、容易出血及容易感染等**。

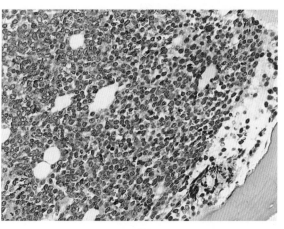

▶ **圖 11-3** 急性淋巴球性白血病影響骨髓。淋巴球前驅細胞通常有較濃縮的染色質，不明顯的核仁，少量、無顆粒性的細胞質。

病理變化

因為化療的藥物不同，必須和急性骨髓性白血病區分清楚。淋巴母細胞通常有較濃縮的染色質，不明顯的核仁，少量、無顆粒性的細胞質（圖11-3）。在組織切片上，細胞核膜可呈迴旋或分葉狀。另外有高度的有絲分裂，吸引吞噬細胞清除細胞碎片殘骸，形成所謂的「星空樣(starry sky)」的組織型態。在形態學上很難區分是B淋巴球或T淋巴球的急性淋巴球性白血病，必須靠免疫表現型作鑑別診斷。

大約九成的急性淋巴球性白血病有染色體數目或構造上的變化，使得基因表現異常，通常是影響造血細胞的成熟分化。最常見的是多套染色體(hyperdiploidy)。

預後

一般而言，超過九成的急性淋巴球性白血病患者可以獲得緩解；三分之二可痊癒。若病人年齡小於2歲、發生於青少年或**成人**的急性淋巴球性白血病、周邊血液的淋巴母細胞超過十萬顆或有不利的染色體的異常，**預後會比較差**。

(二) 慢性淋巴球性白血病／小淋巴球性淋巴瘤

慢性淋巴球性白血病(chronic lymphocytic leukemia, CLL)細胞的組成和小淋巴球性淋巴瘤(small lymphocytic lymphoma, SLL)的細胞有相似的型態和基因變化，故一般都合併一起討論。若骨髓、周邊血液有被侵犯，絕對淋巴球量大於15,000 cells/mm^3，則稱之為慢性淋巴球性白血病，是西方成人最常見的白血病。反之，若以侵

犯淋巴結為主，則稱為小淋巴球性淋巴瘤，約占非何杰金氏淋巴瘤(non-Hodgkin lymphoma)的4%，好發於中老年人。淋巴結由一群單株的小淋巴球浸潤，另外會有不等比例的前淋巴球(prolymphocyte)混合，形成所謂假的增殖中心(proliferation centers)（圖11-4）。

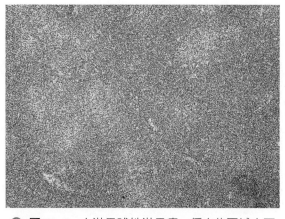

▶ 圖 11-4　小淋巴球性淋巴瘤。偏白的區域由不等比例的前淋巴球混合，形成假的增殖中心。

⊜ 臨床表現

　　病人通常沒有什麼特別的臨床症狀，一般以容易疲倦、體重減輕和食慾不振來表現。五到六成病人會有全身淋巴和肝脾腫大。另外會出現低球蛋白血症，容易造成感染。有大約10~15%產生自體抗體，攻擊紅血球和血小板，造成自體溶血性貧血和血小板減少症。

⊜ 預後

　　平均存活率在4~6年左右，若為第11或17染色體部分刪除或轉型為大細胞淋巴瘤，預後會比較不好。

(三) 急性骨髓性白血病

　　急性骨髓性白血病(acute myelogenous leukemia, AML)是一種源於骨髓造血前驅細胞的腫瘤，影響紅血球、白血球、單核球和血小板，因此會造成貧血、血小板和嗜中性球減少。好發於**成年人**，平均年齡在15~39歲之間，也可以發生在兒童身上。

⊜ 病理變化

　　診斷的依據是骨髓腔中有超過20%的母細胞(blasts)。骨髓母細胞有細緻的核染色質，2~4個小核仁，細胞質的量比淋巴母細胞多，且含有嗜天青顆粒，內含過氧化酶(peroxidase)。**奧爾氏桿**(Auer rod)就是一種不正常的嗜天青顆粒，呈紅色桿狀結構。單核球母細胞有摺疊或多葉的細胞核，缺乏嗜天青顆粒。少數的母細胞則呈巨核母細胞或紅血球母細胞的分化。周邊血液的白血病細胞數量變化大，有的每微升超過十萬個細胞，但有50%的病例低於一萬個細胞。偶爾在周邊血液找不到白血球母細胞，因此骨髓檢查變得格外重要。

大部分的AML和基因的改變有關，會抑制正常骨髓細胞的成熟，並增加未分化母細胞的存活。在染色體異常方面，原發性急性骨髓性白血病，常和平衡性的染色體轉位有關，會打斷與正常骨髓細胞分化有關的基因表現，製造出不正常的融合蛋白(chimeric fusion protein)。

⊙ 臨床表現

臨床上因為全血球減少(pancytopenia)，病人會表現出血、貧血和容易被感染的特徵。中樞神經的侵犯並不像ALL那麼常見。

⊙ 預後

AML是一個難以治癒的疾病，大約60%的病人經過化療可以得到完全的緩解，但是只有15~30%的病人可以維持5年不復發。治療的基本原則就是移除白血病母細胞，使正常的母細胞增生分化；或誘導白血病母細胞可以正常分化。最具代表性的是M3亞型，病變原因是第15對和第17對染色體發生轉位[t(15;17)]，可利用維生物A衍生物(all-trans-retinoic acid)成功地使腫瘤細胞分化。

(四) 慢性骨髓增生性疾病 (Chronic Myeloproliferative Disorders)

這一群疾病包括四大類：慢性骨髓性白血病、真性紅血球增多症、原發性血小板增多症、原發性骨髓纖維化。其腫瘤細胞是一種多元性的前驅細胞，可以分化為成熟的顆粒球、紅血球、血小板、單核球，甚至是淋巴球。這些腫瘤幹細胞會隨著血液循環到第二個造血器官，如脾臟，形成骨髓外造血。因此，所有的慢性骨髓增生性疾病都有程度不等的脾腫大。

⊙ 慢性骨髓性白血病 (chronic myelogenous leukemia, CML)

慢性骨髓性白血病好發於**成年人**，平均年齡在25~60歲之間，是**慢性骨髓增生性疾病中，最為常見的一類**。超過九成的病患有出現**費城染色體**(Philadelphia chromosome)的血球細胞；代表**第9對染色體**上的BCR基因和**第22對染色體**上的ABL基因發生轉位[t(9;22)]，形成BCR-ABL融合蛋白，造成細胞不斷分裂。這是用來區分其他慢性骨髓增生性疾病的重要特徵。

1. 病理變化

骨髓的細胞密度接近100%，由成熟中的顆粒球先驅細胞組成。血小板母細胞增多，伴隨有發育不良。紅血球系列的細胞則正常或降低。網狀纖維的沉積增多，但明

顯的纖維化並不常見。周邊血液有白血球增多症，每立方釐米超過10萬顆，包括不成熟的白血球，但母細胞的比例小於10%。五成以上有血小板增多症。通常有中度至重度的脾腫大，伴隨有局部的梗塞。

2. 臨床表現

臨床上病人可能出現疲倦、虛弱和體重減輕的症狀，但也有病人因**脾臟極度腫大**而以腹部拖曳感來表現。

3. 預後

病程進度緩慢，即使沒有治療，病人也可活過3年。大約一半的病人在3年後進入加速期；而在加速期後的半年到一年間，變成急性白血病。另外一半的病人，直接進入了急性轉化期(blast crisis)，轉變成急性白血病。有七成轉變成急性骨髓性白血病，其他則轉變成急性B淋巴球性白血病。但也有少數是轉變成急性T淋巴球性白血病。目前治療上有針對抑制BCR-ABL活性的藥物，但通常只可治標而無法治本。

➲ 真性紅血球增多症 (polycythemia vera)

骨髓和周邊血液皆可看到各種血球的增加。必須和相對性紅血球增多症區分。骨髓的細胞密度增加，但仍可見到剩餘的脂肪細胞。一般在診斷的時候，大約10%的病人有中度到重度網狀纖維的增多。早期器官腫大並不明顯。直到進入末期，骨髓外造血旺盛，才會出現明顯肝脾腫大。平均發生的年紀是60歲。血球容積比(Hct)和所有的血液量會上升，造成血流循環不正常，尤其在低壓力的靜脈端，病人會有血液滯留、缺氧和發紺等現象。頭痛、頭暈、高血壓、皮膚搔癢和胃腸症狀也是常見的症狀。5~10%的病人出現痛風。另外，比較嚴重的併發症是不正常血液滯留所引發的血栓栓塞，造成深層靜脈血栓、心肌梗塞和中風。

診斷上，血紅素的濃度範圍在14~28 gm/dL，血球容積比在60%以上，且未出現費城染色體的轉位。病人接受靜脈切開術(phlebotomy)的治療，維持血球容積比，通常可以維持10年以上的存活率。有15~20%的病例會在10年後進入消耗期，2%轉變成急性骨髓性白血病。

➲ 原發性血小板增多症 (essential thrombocytosis)

主要是血小板的增生，通常超過60萬cells/mm^3。因為慢性骨髓增生性疾病、發炎反應、沒有脾臟或其他因素，都會有血小板增多的情形，所以必須排除其他的可能性才能診斷為原發性血小板增多症。

1. 病理變化

和真性紅血球增多症一樣，這些腫瘤細胞不需要有太多生長因子的刺激，但真正的病理機制，目前仍不清楚。骨髓細胞密度只有輕度到中度的增加，血小板母細胞大量增多，包括不正常、大體積的血小板母細胞。有網狀纖維的沉積，但沒有明顯的纖維化。髓外造血和肝脾腫大也會出現。

2. 臨床表現

原發性血小板增多症是慢性骨髓增生性疾病中最少見的，一般發生在大於60歲的老人，但也有在年輕人身上發生過。臨床上主要是血小板的量和質有問題而造成出血或栓塞，而有類似真性紅血球增多症的併發症。平均存活率為12~15年。

➡ 原發性骨髓纖維化 (primary myelofibrosis)

主要的特徵在於骨髓會很快表現明顯的纖維化，類似其他慢性骨髓增生性疾病在消耗期的表現。

1. 病理變化

周邊血液的血球減少，嚴重的骨髓外造血和器官腫大。造成明顯纖維化的原因可能是血小板母細胞不正常的分泌纖維製造因子，例如PDGF和TGF-β。

早期骨髓細胞密度增加，各類細胞增生，但纖維化不明顯。隨著疾病的惡化，各類細胞減少，纖維化明顯。甚至到晚期，纖維化組織會轉變成骨頭，稱為骨硬化 (osteosclerosis)。此時，會有明顯的脾臟腫大，可能重達4,000公克。肝臟的靜脈竇也有明顯的骨髓外造血，而有中度的肝腫大。另外，因為骨髓纖維化和骨髓外造血，使得一些早期的細胞會釋放到血液中，並且可看到淚滴狀的紅血球。

2. 臨床表現

原發性骨髓纖維化常發生於**大於60歲的病人**。臨床上病人會有一些非特異性的症狀，像出現疲倦、夜裡出汗和體重減輕的症狀，可能會伴隨高尿酸血症或痛風。疾病的進程很難評估，但平均存活率在3~5年，5~20%的案例會轉變成AML。

✳ 11-4　淋巴腺疾病

　　淋巴腺疾病主要分成非腫瘤和腫瘤性兩大類，皆以淋巴結腫大來表現。非腫瘤性的淋巴腺疾病中，最常引起的原因是病毒或細菌感染，造成淋巴腺炎及淋巴結腫大。

　　發生於淋巴腺的腫瘤包括淋巴瘤及轉移性癌。一般淋巴瘤分為兩大類：何杰金氏淋巴瘤(Hodgkin lymphoma)及非何杰金氏淋巴瘤(non-Hodgkin lymphoma)。何杰金氏淋巴瘤常依淋巴引流方向，連續性影響特定淋巴結；非何杰金氏淋巴瘤則呈跳躍性散布，同時影響各個區域的淋巴結。何杰金氏淋巴瘤的影響範圍和治療方式有關；非何杰金氏淋巴瘤則因容易有廣泛性的散布，其影響範圍主要和預後有關，而非和治療方式有關。因臨床表現、預後以及型態變化不同，必須將兩者區分（表11-2）。

▶ 表11-2　何杰金氏及非何杰金氏淋巴瘤的臨床表現

何杰金氏淋巴瘤	非何杰金氏淋巴瘤
常侷限在某一群的淋巴結	同時影響各個區域的淋巴結
呈連續性散布	呈跳躍性散布
腸繫膜淋巴結和Waldeyer ring少被侵犯	腸繫膜淋巴結和Waldeyer ring常被侵犯
淋巴結以外的組織不常被侵犯	常影響淋巴結以外的組織

淋巴腺炎 🔬

　　淋巴腺炎(lymphadenitis)可分為急性和慢性。

1. 急性淋巴腺炎：當有微生物、細胞殘骸或外來物引流入淋巴結，便會造成一些反應性的變化。局部性的發炎最常見於頸部的淋巴結，常和牙齒或扁桃腺的發炎有關。四肢的感染則是造成腋下或腹股溝淋巴結腫大。如果是系統性的病毒或細菌感染，會有全身性的淋巴腺炎產生。臨床上淋巴結會有紅腫熱痛的症狀，組織檢查可見化膿性組織壞死。

2. 慢性淋巴腺炎：通常只有淋巴腺腫大現象，其淋巴組織會出現明顯增生。

　　由於大部分的淋巴腺炎不具特異性，因此很難由組織型態的變化來確認感染源。比較具特異性組織型態變化的疾病有：結核病、貓抓病(cat-scratch disease)、壞死性淋巴腺炎(necrotizing lymphadenitis)、弓漿蟲病(toxoplasmosis)等。但仍是需要臨床的具體證明。

非何杰金氏淋巴瘤

臨床上以無痛性的淋巴腺腫大為主,可以是局部區域,或全身都受影響。大部分是單株的B淋巴球或T淋巴球的增生,但也有少數來自自然殺手細胞(natural killer cell, NK cell)和組織球(histiocytes)。正常B淋巴球的免疫球蛋白基因和T淋巴球的接受器基因為了可以偵測多元性的抗原,所以會增加免疫球蛋白和T淋巴球接受器的多變性,相關的基因就會進行重組(rearrangement)的動作。因此,正常的組織是以多株的B淋巴球或T淋巴球存在。而淋巴瘤則是染色體方面有異常,造成這些進行重組的基因和腫瘤基因(proto-oncogenes)結合在一起,使腫瘤基因活化。這些腫瘤細胞的表現型很像,必須透過免疫染色,甚至分子生物技術才可將之區分。非何杰金氏淋巴瘤的分類法相當複雜,多年來經過血液腫瘤專家及病理學專家不斷地討論與改進,目前所採用的分類方式是2008年所提出之**世界衛生組織分類法**(WHO classification),是依據**REAL分類法**加以制訂(表11-3)。在此將非何杰金氏淋巴瘤分為B細胞及T細胞兩大範圍並再加以細分。

● 表11-3　REAL/WHO非何杰金氏淋巴瘤的分類法

分類	內容
成熟B細胞腫瘤(Mature B-cell neoplasms)	慢性淋巴性白血病／小淋巴球性淋巴瘤(Chronic lymphocytic leukemia/small lymphocytic lymphoma)
	B細胞前淋巴細胞白血病(B-cell prolymphocytic leukemia)
	毛髮狀細胞白血病(Hairy cell leukemia)
	淋巴漿細胞淋巴瘤(Lymphoplasmacytic lymphoma)
	Waldenström巨球蛋白血症(Waldenström macroglobulinemia)
	重鏈病(Heavy chain diseases)
	漿細胞瘤(Plasma cell myeloma)
	單一骨骼漿細胞瘤(Solitary plasmacytoma of bone)
	黏膜相關淋巴組織的淋巴外邊緣區淋巴瘤(Extranodal marginal zone lymphoma of mucosa-associated lymphoid tissue (MALT lymphoma))
	淋巴型邊緣區淋巴瘤(Nodal marginal zone lymphoma)
	濾泡型淋巴瘤(Follicular lymphoma)
	被套細胞淋巴瘤(Mantle cell lymphoma)

▶ 表11-4　REAL/WHO非何杰金氏淋巴瘤的分類法（續）

分類	內容
成熟B細胞腫瘤(Mature B-cell neoplasms) （續）	瀰漫型大B細胞淋巴瘤(Diffuse large B-cell lymphoma (DLBCL), NOS)
	淋巴瘤樣肉芽腫症(Lymphomatoid granulomatosis)
	ALK陽性大型B細胞淋巴瘤(ALK-positive large B-cell lymphoma)
	漿母細胞淋巴瘤(Plasmablastic lymphoma)
	起源於HHV8相關多中心性Castleman病的大B細胞淋巴瘤(Large B-cell lymphoma arising in HHV8-associated multicentric Castleman disease)
	原發滲出性淋巴瘤(Primary effusion lymphoma)
	伯基特氏淋巴瘤(Burkitt lymphoma)
成熟T細胞與自然殺手細胞腫瘤(Mature T-cell and NK-cell neoplasms)	T細胞幼淋巴細胞白血病(T-cell prolymphocytic leukemia)
	T細胞大型顆粒淋巴細胞白血病(T-cell large granular lymphocytic leukemia)
	侵襲性自然殺手細胞白血病(Aggressive NK-cell leukemia)
	水疱痘樣淋巴瘤(Hydroa vacciniforme-like lymphoma)
	成人T細胞白血病／淋巴瘤(Adult T-cell leukemia/lymphoma)
	非淋巴結NK／T細胞淋巴瘤(Extranodal NK/T-cell lymphoma)
	蕈狀肉芽腫(Mycosis fungoides)
	Sézary症候群(Sézary syndrome)
	淋巴瘤樣丘疹病(Lymphomatoid papulosis)
	原發性皮膚間變性大細胞淋巴瘤(Primary cutaneous anaplastic large cell lymphoma)
	周邊T細胞淋巴癌(Peripheral T-cell lymphoma, NOS)
	血管免疫母細胞T細胞淋巴瘤(Angioimmunoblastic T-cell lymphoma)
	ALK陽性間變性大細胞淋巴瘤(Anaplastic large cell lymphoma, ALK-positive)

一、周邊B細胞腫瘤

　　由一群成熟的B淋巴球所組成。依據細胞大小、分化程度以及組成的型態特徵，而有不同的臨床和基因變化。大部分以侵犯淋巴結為主；但少部分，像邊緣區淋巴瘤(marginal zone lymphoma)和伯基特氏淋巴瘤(Burkitt's lymphoma)主要侵犯非淋巴結組織。

(一) 濾泡型淋巴瘤 (Follicular Lymphoma)

濾泡型淋巴瘤是西方最常見的成人淋巴瘤之一，約占35%左右。男女比率差不多，好發於中年人。

病理變化

組織學上可見結節型或合併有瀰漫型的增生型態（圖11-5）。由大小兩種濾泡中心的細胞，以不等比例混合組成。小細胞稱為中心細胞(centrocyte)，有不規則內凹的細胞核，少量細胞質。大細胞稱為中心母細胞(centroblast)，染色質粗而且濃縮，幾顆小核仁和少量的細胞質。10%的病人其周邊血液有淋巴球增多(lymphocytosis)。骨髓、脾臟的白髓和肝臟的門脈區常被侵犯。

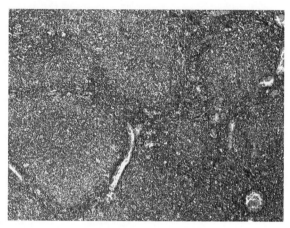

圖 11-5　濾泡型淋巴瘤。在低倍下可見大小不一的腫瘤細胞排列成濾泡樣。

臨床表現

以全身淋巴結腫大表現，侵犯淋巴結外的組織則少見。疾病進程緩慢，無法完全根治，平均存活7~9年。有三到五成的病人會轉變成瀰漫型大細胞淋巴瘤，少數則轉變為伯基特氏淋巴瘤。這些病人存活不到一年。

(二) 瀰漫型大 B 細胞淋巴瘤 (Diffuse Large B-Cell Lymphoma)

約占非何杰金氏淋巴瘤的30~40%，在進程快的淋巴瘤中是最常見的。男性比率多一點。平均年齡是60歲，但涵蓋年齡層廣，有5%發生於兒童。

病理變化

組成細胞一般大於4~5倍的淋巴球。細胞核通常比較淡染、水泡樣，有明顯的核仁和蒼白或偏藍的細胞質。有時可見多葉或分裂的細胞核。在瀰漫型大細胞淋巴瘤中，有一些亞型和病毒感染有關，在細胞免疫有缺陷的病人，容易罹患免疫缺陷相關的大B細胞淋巴瘤(immunodeficiency-associated large B-cell lymphoma)和體腔大細胞淋巴瘤(body cavity large cell lymphoma)，分別和EBV、HHV-8病毒有關。

⊜ **臨床表現**

　　臨床上，病人以快速腫大的淋巴結或組織腫塊來表現，晚期才會影響骨髓。如果不治療，很快會導致病人死亡，但一般對於化療的反應很好，六到八成的病人會達到完全的緩解。

（三）伯基特氏淋巴瘤 (Burkitt's Lymphoma)

⊜ **分類**

　　伯基特氏淋巴瘤可分為：(1)非洲型或流行性；(2)分散型或非流行性；(3) HIV相關的伯基特氏淋巴瘤。前兩種好發於非洲兒童和年輕人，常以非淋巴結組織腫塊來表現。流行性伯基特氏淋巴瘤比較容易侵犯**下頷骨**；非流行性型則以腹腔的腫瘤來表現。

⊜ **病理變化**

　　組織學上主要由中等大小的淋巴球組成，細胞核染色質較粗，有幾顆小核仁和中度適量的細胞質（圖11-6）。有

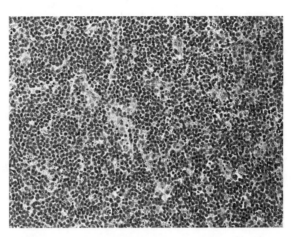

▶ **圖 11-6**　伯基特氏淋巴瘤。由中等大小的淋巴球組成，細胞核染色質較粗，有幾顆小核仁和中度適量的細胞質。

高的有絲分裂指數，吸引吞噬細胞清除細胞碎片殘骸，形成典型的「星空樣(starry sky)」組織型態。

⊜ **臨床表現**

　　幾乎所有的流行性伯基特氏淋巴瘤都和**EBV**有關，而非流行性和HIV相關的伯基特氏淋巴瘤分別只有15~20%和25%與EBV有關。臨床上，腫瘤長得相當快，但骨髓和周邊血液的侵犯並不常見。對於化療的反應很好，兒童或年輕的病人可以被治癒；老年人的預後則比較差。

（四）漿細胞腫瘤 (Plasma Cell Neoplasm) 和相關疾病

　　是**B細胞**的一種，這類疾病的特色是會合成分泌單一種免疫球蛋白或是免疫球蛋白斷片。大部分是惡性漿細胞的增殖，在血液中可發現單株免疫球蛋白，稱為M成分

(M component)或M蛋白，**和未結合的輕鏈或重鏈**。尿液中也有免疫球蛋白輕鏈的成分存在，稱為**本瓊氏蛋白**(Bence-Jones protein)。除非腎絲球有損壞，否則尿液中檢測不到的完整的免疫球蛋白。以下針對不同的單株免疫球蛋白病變作說明：

➡ 多發性骨髓瘤 (multiple myeloma)

腫瘤細胞大部分起源於骨髓，影響骨骼系統，以中軸骨最常見，依序為脊椎、肋骨、顱骨、骨盆、大腿骨、鎖骨和肩胛骨，但也會侵犯淋巴腺和其他組織。典型的影像學特徵是在X光片上呈挖空狀侵蝕(pouched-out appearance)。骨髓瘤細胞的增生和細胞激素有關，尤其是IL-6。血液中，IL-6的濃度越高，疾病的活動性越高，預後也越不好。另外也會分泌一些和活化蝕骨細胞有關的激素，可引起病理性骨折。

1. 病理變化

骨髓的組織學檢查發現漿細胞數量增多，通常超過30%的骨髓細胞密度（圖11-7）。這些腫瘤漿細胞的型態變化很多，有些類似正常的漿細胞，有些形成多核的古怪細胞或核仁明顯的漿母細胞。另外，由於退化的免疫球蛋白囤積在細胞內，會形成所謂的Russell小體(Russell bodies)和Dutcher小體(Dutcher bodies)，分別存在於細胞質和細胞核。在周邊血液中因為有高M成分，會串聯紅血球，造成串錢狀連結反應(rouleaux formation)（圖11-8）。約99%的病人在血液中可發現M成分或尿液中的本瓊氏蛋白。最常見的M成分是**IgG**，IgA次之。有60~70%的病人會同時有M成分和本瓊氏蛋白；20%的病人會單獨以本瓊氏蛋白來表現。另外，值得注意的是，有接近1%的骨髓瘤屬非分泌型。因此，當偵測不到M成分時，不可完全排除骨髓瘤的可能性。

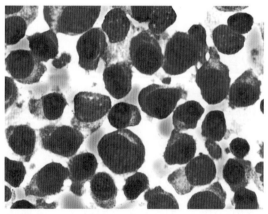

▶ **圖 11-7** 多發性骨髓瘤，在骨髓抹片中可見不正常漿細胞的增殖。

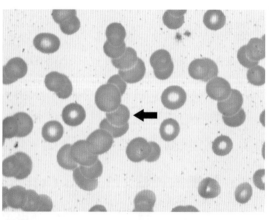

▶ **圖 11-8** 紅血球串錢狀連結反應。（圖片引用自美國維吉尼亞大學醫學院網站）

2. 臨床表現

　　臨床上，好發年齡在50~60歲，病人典型特徵有惡性漿細胞的增殖、過多單株免疫球蛋白的分泌、**病理性骨折**、**高血鈣症**、**腎臟病變**和體液免疫受到抑制等。造成其死亡的原因以感染和腎衰竭最為常見，預後並不好。

➡ 單一骨髓瘤 (solitary myeloma or plasmacytoma)

　　有大約3~5%的**漿細胞腫瘤單一存在於骨頭或結締組織稱為漿細胞瘤**。骨頭外的單一骨髓瘤常位於肺部、鼻咽、口咽和鼻竇。少數人會出現M蛋白。骨頭的單一骨髓瘤被認為是早期的多發性骨髓瘤，大部分的病人在幾十年後會有多發性的病灶出現。但骨頭外的單一骨髓瘤是侷限性的疾病，手術切除即可根除。

(五) 淋巴漿細胞淋巴瘤 (Lymphoplasmacytic Lymphoma)

　　通常發生於60或70歲的老年人為主。腫瘤細胞會分泌IgM，造成高黏著性症候群(hyperviscosity syndrome)，即所謂的Waldenström巨球蛋白血症(Waldenström macroglobulinemia)。骨髓、淋巴腺、脾臟和肝臟是最常被侵犯的器官。

➡ 病理變化

　　組織學上可見淋巴球、漿細胞和漿細胞樣的淋巴球呈不等比例增生。有時也伴隨有一些肥大細胞和大淋巴球。在其漿細胞內也可發現Russell小體和Dutcher小體（圖11-9），但卻不像骨髓瘤會明顯侵犯骨頭。

➡ 臨床表現

　　病人除了有淋巴腺腫大、肝脾腫大外，也會有貧血的產生。一部分的原因是腫瘤細胞侵犯骨髓，另一方面是IgM會在溫度低的時候結合紅血球，形成冷

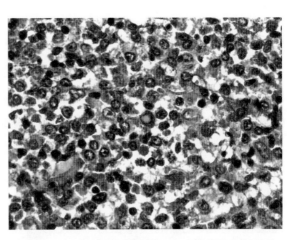

➡ **圖 11-9**　淋巴漿細胞淋巴瘤。漿細胞和漿細胞樣的淋巴球呈不等比例增生。在其細胞核內可發現Dutcher 小體。

凝集素(cold agglutinins)，造成溶血性貧血。此外，因為容易發生高黏著性症候群，病患會有視力不清、神經學症狀、出血和冷凝蛋白血症引起的蕁麻疹和雷諾氏現象(Raynaud phenomenon)。平均存活率4年，是一種目前無法治癒的進行性淋巴瘤。

（六）邊緣區淋巴瘤 (Marginal Zone Lymphoma)

包含一群異質性的B細胞腫瘤，發生於不同組織，包括淋巴腺、脾臟、胃腸道和唾液腺。因為一開始是在黏膜的地方發現這種淋巴瘤，因此又稱為黏膜相關淋巴組織的淋巴瘤(mucosa-associated lymphoid tissues lymphoma, MALToma)，類似正常圍繞在被套層(mantle zone)外的邊緣區(marginal zone)細胞，是一種記憶性的B淋巴球（圖11-10）。

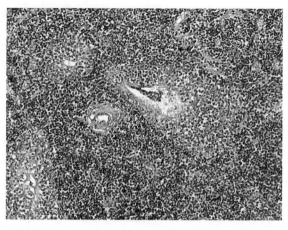

▶ **圖 11-10** 邊緣區淋巴瘤。邊緣區細胞侵犯、破壞腺體，形成特有的淋巴上皮。

發生在非淋巴結組織的邊緣區淋巴瘤有特殊的病理機制，發生於胃和唾液腺、甲狀腺的病灶，常與幽門螺旋桿菌及自體免疫疾病有關，當這些刺激因子被消除後，淋巴瘤可能會消失。這暗示疾病一開始受刺激因子的影響，會有反應性淋巴球的增生。這時期若將致病因子移除，腫瘤會變小甚至消失；若在此過程中有基因或染色體變化，就會形成單株的B細胞腫瘤。病人預後很好。

（七）毛髮狀細胞白血病 (Hairy Cell Leukemia)

是一種罕見的B細胞腫瘤，約占所有白血病的2%。好發於高加索的中年男性。因為在對比顯微鏡下看到細胞有毛髮狀凸起，因此得名。骨髓、脾臟的紅髓和肝臟的門脈區是常被侵犯的位置。血液中，循環的腫瘤細胞數變異高。在例行的周邊血液抹片，毛髮狀細胞有圓形、方形或腎形的細胞核，藍白色的細胞質。髮狀細胞通常表現B細胞免疫標記(CD19、CD20、sIgG)和單核球相關的抗原(CD11c、CD25、CD103)。病人臨床上有脾腫大、全血球減少。淋巴結或肝臟腫大則較少見。疾病進程緩慢，對於化療的反應很好，大部分的病人可以獲得長時間的緩解。

二、周邊T細胞腫瘤

由成熟的T淋巴球和自然殺手細胞(NK cell)所組成。這類淋巴瘤較好發於亞洲人，且常有皮膚的症狀出現。雖然WHO的分類包含了很多特殊種類的周邊T細胞腫瘤，仍然有一些無法區分。因此，這些腫瘤被歸入這個分類。

何杰金氏淋巴瘤

何杰金氏淋巴瘤(Hodgkin lymphoma)可分為五種：結節硬化型、混合細胞型、淋巴球充足型、淋巴球缺乏型以及結節性淋巴球突顯型。前面四種又可統稱為典型何杰金氏淋巴瘤，以**結節硬化型**最常見。

何杰金氏淋巴瘤的腫瘤細胞是**立德－史登堡氏細胞**(Reed-Sternberg cell)，簡稱**RS細胞**。大部分由發育中心或發育後的B細胞發展而來。典型的RS細胞有兩個對稱性的細胞核，含有明顯的嗜伊紅性核仁，猶如貓頭鷹的一對眼睛（圖11-11）。這些細胞只占了所有細胞的1~2%左右，其他的是反應性淋巴球、組織球和顆粒球。

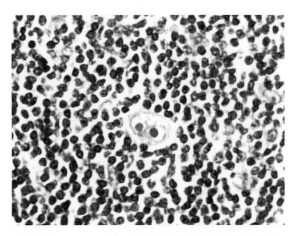

▶ 圖11-11　立德－史登堡氏細胞有兩個對稱性的細胞核，含有明顯的嗜伊紅性核仁，猶如貓頭鷹的一對眼睛。

何杰金氏淋巴瘤的臨床症狀除了**無痛性淋巴腺腫大**之外，病人也常有**發燒、夜間盜汗**以及**體重減輕**，即所謂的**B症狀**(B symptoms)。預後和細胞組成型態以及臨床分期有關；在何杰金氏淋巴瘤中，以**結節性淋巴球突顯型預後最佳**，淋巴球缺乏型預後最差。臨床分期如表11-4。

1. **結節硬化型**(nodular sclerosis)：占了65~70%的比率。它的腫瘤細胞是一種RS細胞的變異型，有摺疊或少葉的細胞核和豐富、被掏空的細胞質，稱為**空隙細胞**(lacunar cells)。EBV的感染少見。在腫瘤的背景裡，會有結締組織纖維形成帶狀

▶ 表11-4　淋巴瘤的臨床分期

分　期	說　明
第一期	侵犯單一區域的淋巴結(I)或單一其他淋巴組織或器官(I_E)
第二期	侵犯橫膈同一側的二個或二個以上區域的淋巴結(II)或伴隨有其他淋巴組織或器官(II_E)的侵犯
第三期	侵犯橫膈兩側的淋巴結(III)，可能伴隨脾臟(III_S)、其他淋巴組織或器官(III_E, III_{ES})的侵犯
第四期	侵犯多處淋巴結或一個以上的淋巴組織或器官

構造，將淋巴組織圍繞成結節。免疫染色表現CD15和CD30，但卻缺乏CD45、B或T細胞的免疫活性。好發於年輕人，女性的發生率多於男性。頸部和縱膈腔的淋巴結是常被侵犯的位置。預後非常好。

2. **混合細胞型**(mixed cellularity)：占了約20~25%的比率。可見很多典型的RS細胞，常可偵測到EBV病毒。免疫表現類似結節硬化型。好發於年紀較大的男性，通常有全身性的侵犯和系統性的症狀。但基本上預後也是相當好。

3. **淋巴球缺乏型**(lymphocyte depletion)：少於5%的病例是屬於這種淋巴球缺乏型。腫瘤細胞可以是典型的RS細胞或空隙細胞，但背景並沒有淋巴球的浸潤。腫瘤細胞會表現CD15和CD30的活性。常發現於老年人，男性多於女性，且和HIV、EBV的感染有關。因發現時通常已擴散，預後比其他型的何杰金氏淋巴瘤差。

4. **淋巴球充足型**(lymphocyte rich)：約占5%的何杰金氏淋巴瘤。組織切片下可見遺留的B細胞淋巴濾泡，形成模糊的結節型態特徵。腫瘤細胞可以是典型的RS細胞或單核細胞，表現CD15和CD30的活性，約40%有EBV的感染。背景只有淋巴球的浸潤，並沒有其他種類的反應性細胞。臨床上好發於男性。平均發生年齡較其他型為大，以侵犯周邊淋巴結為主。**預後非常好**。

5. **結節性淋巴球突顯型**(nodular lymphocyte predominant)：不常見，約占5%左右。組織學的特色是由一群小淋巴球和組織球形成結節，並且混合少量的腫瘤細胞，其富有豐富的細胞質和爆米花樣的細胞核，核仁並不明顯，稱為淋巴組織球細胞(lymphohistiocytic cell, L&H cell)，又稱為爆米花細胞(popcorn cell)。背景中只有少量或缺乏反應細胞，也沒有明顯的壞死或纖維化。免疫表現和典型的何杰金氏淋巴瘤不同，腫瘤細胞會表現CD20和BCL6，但缺乏CD15、CD30的免疫活性。有3~5%的病例會變成瀰漫型大B細胞淋巴瘤。EBV和這型的何杰金氏淋巴瘤並無相關性。臨床上好發於35歲以下的男性，以頸部或腋下淋巴腺腫大為主要表現。預後很好。

　　雖然何杰金氏淋巴瘤對於化療和放射線的治療反應很好，但引發第二種癌症產生的機會也相對的偏高，像急性骨髓性白血病、肺癌、乳癌、胃癌、肉瘤、惡性黑色素瘤和非何杰金氏淋巴瘤。這是另一個值得注意的問題。

淋巴腺的轉移性癌症 🔬

身體各部位的上皮癌(carcinomas)的轉移，絕大部分皆先至局部的淋巴結（圖11-12）。所以淋巴結是人體最常發生癌症轉移的器官。因此，在許多癌症的手術或放射治療，都包含癌症病灶附近的淋巴結。各主要部位淋巴結常見的轉移性癌症來源列於表11-5。

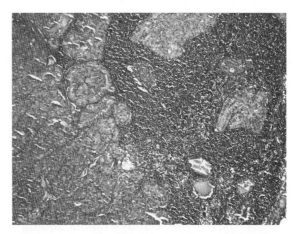

▶ 圖 11-12　淋巴腺的轉移性癌症，在淋巴組織中可見上皮細胞癌的增殖群。

▶ 表11-5　主要淋巴部位與其轉移性癌症來源

淋巴結	轉移性癌症來源
頸部淋巴結	鼻咽癌、口腔癌、喉癌、甲狀腺癌、食道癌、肺癌、胃癌
腋下淋巴結	乳癌
肺門淋巴結	肺癌
胸腔淋巴結	食道癌、肺癌
腹腔淋巴結	胃癌、大腸癌、胰臟癌
骨盆腔淋巴結	子宮頸癌、卵巢癌
鼠蹊部淋巴結	睪丸癌、陰道癌、下肢皮膚癌

✤ 11-5　脾臟疾病

正常的脾臟重量約150克，外層有一層透亮的結締組織薄膜。組織學上，脾臟實質分為白髓和紅髓兩個部分，前者由中型的脾動脈和淋巴球組成，後者由血管靜脈竇和富含吞噬細胞的脾索(cords of Billroth)組成。

脾臟的生理功能包括：(1)移除血液中不需要的物質；(2)屬於二級淋巴器官；(3)髓外造血。

脾腫大

脾腫大會有左上腹異物感，脾功能亢進(hypersplenism)造成貧血、白血球及血小板減少。一般將脾臟切除即可獲得改善。脾臟腫大的原因如表11-6，其他一些少見的腫瘤，像纖維瘤、骨瘤、血管瘤和軟骨瘤，也會以脾腫大來表現。

一般脾臟只有中等程度的腫大，很少超過500克。但如果經過長時間的鬱血，會造成脾臟過度腫大，重量超過1,000克，甚至5,000克。外膜變厚，脾臟切面呈灰紅色，有纖維化。組織學上，紅髓部分有明顯的鬱血、出血和纖維化，形成所謂的Gandy-Gamna小結(Gandy-Gamna nodule)。白髓的部分則是萎縮或消失。

▶ **表11-6 脾腫大的病因**

原 因	舉 例
感染	感染性單核球增多症、結核病、巨細胞病毒感染、梅毒、瘧疾、弓漿蟲病、黑熱病、血吸蟲病等
鬱血	肝硬化、脾靜脈栓塞、右心衰竭
淋巴血液疾病	何杰金氏及非何杰金氏淋巴瘤、白血病、多發性骨髓瘤、溶血性貧血等
免疫疾病	類風濕性關節炎、紅斑性狼瘡
代謝貯積疾病	高歇氏病(Gaucher disease)、尼曼－皮克氏病(Niemann-Pick disease)、黏多醣貯積病
其他	類澱粉沉積症(amyloidosis)、原發性或轉移性腫瘤

脾臟梗塞

造成脾臟梗塞(splenic infarcts)的原因主要是不正常的血液凝塊形成的栓子(emboli)，阻塞血流。腫大的脾臟則常因血液供應不足而缺血。梗塞的部位形成蒼白的V字型區域，寬底的部分在周邊。包膜上有纖維蛋白的滲出物。如果是敗血性梗塞會進一步有化膿性壞死。在癒合的過程，產生下陷的瘢痕。

✱ 11-6　胸腺疾病

　　胸腺和細胞免疫有關。其位於縱膈腔，但也會異位存在於頸部或肋膜表面。出生後會一直變大；至青春期後，則開始慢慢萎縮，並由纖維和脂肪取代淋巴組織。發育完整的胸腺呈角錐形，有被膜包覆。實質的部分，分為外層的皮質和中間的髓質，被來自於被膜的纖維延伸帶區分成數個小葉(lobules)。組成的細胞主要以胸腺上皮細胞和T淋巴球為主。在皮質的胸腺上皮細胞有豐富的細胞質，小泡性的細胞核，細染色質，和小的細胞核仁。位於髓質的胸腺上皮細胞形狀偏向橢圓或紡錘狀，有濃染的細胞核，但細胞質並不明顯。有些上皮細胞會有角化、呈同心圓狀的核心，稱為哈氏小體(Hassall corpuscles)。

　　胸腺的疾病和免疫、血液和腫瘤等各方面的異常有關，可分成發育異常、胸腺增生及胸腺瘤三類來討論。

發育異常 🔬

　　胸腺發育不良常見於**狄喬治氏症候群**(DiGeorge syndrome)，合併有副甲狀腺發育不良。另外一個較少見的是胸腺囊腫(thymic cyst)，通常是不小心被發現，很少超過4公分。囊腫的內襯上皮可以是複層或柱狀上皮。內含液體可能是漿液性、黏液性或伴隨有出血。因為腫瘤性的病灶可能會有退化性的囊腫出現，必須與之區分。

胸腺增生 🔬

　　在組織中可以看到淋巴濾泡的增生，其類似淋巴結中的反應性發生中心(germinal center)，由B淋巴球組成。最常見於有**重症肌無力**(myasthenia gravis)的病患，大概可以在65~75%的病人身上發現。其他一些慢性發炎和自體免疫疾病，像葛瑞夫茲氏病(Graves' disease)、全身性紅斑性狼瘡、硬皮症(scleroderma)和類風濕性關節炎，也可能會有胸腺增生的變化。

胸腺瘤 🔬

　　胸腺瘤(thymomas)是來自於**胸腺上皮細胞**的腫瘤，混合不成熟的T淋巴球。可以分為良性（或有被膜）的胸腺瘤，以及惡性的胸腺瘤。前者細胞型態和生物學上完全是良性。後者可再分為第一型和第二型的惡性胸腺瘤。第一型又稱為侵襲性胸腺瘤

(invasive thymoma)，細胞型態是良性，但會有局部侵襲性的行為，甚至少數會有轉移。第二型惡性胸腺瘤稱為胸腺癌(thymic carcinoma)，細胞型態和生物學上的行為是惡性。

不管是良性或惡性胸腺瘤，發生年齡通常大於40歲，很少出現在兒童；男女比率差不多。腫瘤的位置一般在**前上縱膈**，但有時候會出現在頸部、甲狀腺、肺門或其他地方。有少數甚至出現在後縱膈。

巨觀下的胸腺瘤有分葉、堅硬且成灰白色，平均大小15~20公分。有時候會出現囊腫樣壞死和鈣化。大部分有被膜包圍，20~25%的腫瘤則會穿透被膜，侵犯周圍的結構組織。組織切片下，腫瘤上皮細胞和淋巴球以不等比例混合。即使在轉移處，這些胸腺上皮細胞也會伴隨有淋巴球的浸潤。

良性胸腺瘤的腫瘤細胞主要是髓質型或混合皮質型。如果腫瘤含一定比例的髓質型上皮細胞時，通常是屬於良性。第一型惡性胸腺瘤的細胞通常是皮質型，伴隨有不成熟的T淋巴球，會表現TdT的免疫標記。在血管旁邊有時候可見腫瘤上皮細胞成柵欄狀排列。在小部分的區域可見髓質型的胸腺上皮細胞出現，只有少數病例以髓質型腫瘤細胞為主。如果手術可以完全切除，五年的存活率大於90%；如果侵犯的範圍太廣，轉移的機率較高，五年的存活率低於50%。第二型惡性胸腺瘤，即胸腺癌，約占所有胸腺瘤的5%。組織學上最常見的是鱗狀細胞癌(squamous cell carcinoma)，而淋巴上皮癌(lymphoepithelioma-like carcinoma)次之。後者的組織型態類似鼻咽癌，有豐富的淋巴組織，和一片片界限不清楚的腫瘤細胞混合一起。約五成的病人有EBV的感染。胸腺癌的細胞一般會表現CD5，可藉此和其他轉移性癌症作區分。

臨床上，大約40%的病人，腫瘤會影響縱膈腔其他構造。其他的30~45%則以重症肌無力來表現。

參考資料　▶ REFERENCE

朱旆億、李進成、郭雅雯(2023)·*全方位護理應考e寶典－病理學*（十五版）·新文京。

吳毅穎、王宗熙、劉之怡、彭瓊琿、劉佳宜、黃子豪、高久理、張慶宏(2021)·*病理學*·永大。

侯瑞城(2003)·*醫護病理學*（六版）·華杏。

Kumar, V., Abbas, A. K., Fausto, N., & Aster, J.C. (2014). *Robbins and Cotran pathologic basis of disease* (9th ed.). Elsevier Saunders.

美國維吉尼亞大學醫學院網站：http://www. healthsystem.virginia.edu

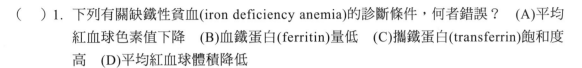

( )1. 下列有關缺鐵性貧血(iron deficiency anemia)的診斷條件，何者錯誤？ (A)平均紅血球色素值下降 (B)血鐵蛋白(ferritin)量低 (C)攜鐵蛋白(transferrin)飽和度高 (D)平均紅血球體積降低

( )2. 何杰金氏淋巴瘤(Hodgkin's lymphoma)是一群特殊的淋巴瘤，診斷此病最重要需在病變組織的病理切片見到下列哪種細胞？ (A) Langhans巨細胞(Langhans giant cell) (B) Langerhans細胞(Langerhans cell) (C) Kupffer細胞(Kupffer cell) (D) Reed-Sternberg細胞(Reed-Sternberg cell)

( )3. 下列何者最容易出現在全胃切除(total gastrectomy)後發生貧血之患者？ (A)血清中攜鐵蛋白(transferrin)濃度上升 (B)紅血球的葡萄糖-6-磷酸去氫酶(glucose-6-phosphatedehydrogenase)降低 (C)血清中vitamin B_{12}值降低 (D)血清中抗紅血球抗體上升

( )4. 下列何病症最常見於10歲以下兒童？ (A)急性骨髓細胞性白血病 (B)急性淋巴細胞性白血病 (C)慢性骨髓細胞性白血病 (D)慢性淋巴細胞性白血病

( )5. 下列哪一種腫瘤最容易伴隨散播性血管內凝血(disseminated intravascular coagulation)？ (A)大腸直腸癌 (B)腦瘤 (C)肝癌 (D)急性前骨髓細胞白血病(acute promyelocytic leukemia)

( )6. 下列何者屬於T淋巴細胞腫瘤？ (A)濾泡性淋巴瘤(follicular lymphoma) (B)漿細胞瘤(plasmacytoma) (C)邊緣區淋巴瘤(marginal zone lymphoma) (D)未分化大細胞淋巴瘤(anaplastic large cell lymphoma)

( )7. 下列何疾病的紅血球容易受氧化劑傷害？ (A)鐮刀形血球性貧血 (B)巨大血球性貧血 (C)葡萄糖-6-磷酸鹽去氫酶缺乏性貧血 (D)自體免疫溶血性貧血

( )8. 費城染色體(Philadelphia chromosome)異常，最常見於： (A)急性骨髓性白血病 (B)慢性骨髓性白血病 (C) T–細胞淋巴瘤 (D)多發性骨髓瘤

( )9. 下列何者是最常見的營養缺乏性貧血？ (A)缺鐵性貧血 (B)葉酸缺乏性貧血 (C)維生素B_{12}缺乏性貧血 (D)維生素C缺乏性貧血

( )10.何杰金氏淋巴瘤(Hodgkin's lymphoma)之何種亞型，RS細胞最多？ (A)結節硬化型(nodular sclerosis) (B)混合細胞型(mixed cellularity) (C)淋巴球優勢型(lymphocyte predominance) (D)淋巴球減少型(lymphocyte depletion)

(　) 11. 蕈樣黴菌病(mycosis fungoides)是一種淋巴瘤，此病的腫瘤細胞主要侵犯下列何種器官或組織？　(A)大腦　(B)肺臟　(C)肝臟　(D)皮膚

(　) 12. 一位45歲男性因無痛性頸部腫塊就醫，身體檢查發現全身性淋巴腺腫大，血液檢查正常，骨髓檢查發現骨質旁有不正常淋巴細胞聚集，則下列何者是最可能的診斷？　(A)濾泡性淋巴瘤(follicular lymphoma)　(B)柏基特氏淋巴瘤(Burkitt lymphoma)　(C)多發性骨髓瘤(multiple myeloma)　(D)廣泛性大B細胞淋巴瘤(diffuse large B-cell lymphoma)

(　) 13. 一位30歲女性因經血過多超過兩年而出現貧血，她的貧血屬於下列何型？　(A)小血球低血色素型　(B)大血球低血色素型　(C)大血球高血色素型　(D)正常血球正常血色素型

(　) 14. 一位8歲小女孩因長期臉色蒼白和發育不良而就醫，血液檢查發現紅血球數目及血紅素皆下降，血紅素球蛋白電泳發現缺乏甲型血紅素球蛋白(α-globin)。則下列何者是最可能的診斷？　(A)再生不良性貧血　(B)缺鐵性貧血　(C)地中海型貧血　(D)鐮刀形血球性貧血

(　) 15. 一位20歲男性的末梢血液出現各種血球數目均降低，骨髓切片中造血細胞也非常少。下列何者是最可能的診斷？　(A)急性骨髓細胞性白血病(acute myelogenous leukemia)　(B)溶血性貧血(hemolytic anemia)　(C)骨髓癆性貧血(myelophthisic anemia)　(D)再生不良性貧血(aplastic anemia)

(　) 16. 費城染色體(Philadelphia chromosome)具有下列何種染色體變化？　(A)第21對染色體多一條　(B)第9對染色體部分轉位到第22對染色體　(C)第11對染色體部分轉位到第14對染色體　(D)第7對染色體部分缺失

(　) 17. 葡萄糖-6-磷酸鹽去氫酶缺乏症(glucose-6-phosphate dehydrogenase deficiency)引起何種貧血？　(A)缺鐵性　(B)溶血性　(C)失血性　(D)巨母紅血球(megaloblastic)性

(　) 18. 下列何種末梢血液紅血球型態變化常見於缺鐵性貧血(iron deficiency anemia)？　(A)正球性正色素性(normocytic normochromic)　(B)小球性低色素性(microcytic hypochromic)　(C)大球性高色素性(macrocytic hyperchromic)　(D)正球性高色素性(normocytic hyperchromic)

(　) 19. 發生在骨頭外的局部性漿細胞瘤(localized plasmacytoma)，最常發生在下列哪一部位？　(A)鼻竇　(B)肝臟　(C)小腸　(D)四肢的軟組織

(　) 20. 蕈樣黴菌病(mycosis fungoides)是一種淋巴瘤，此病的腫瘤細胞會表現下列何種細胞表面抗原？　(A) CD4　(B) CD8　(C) CD20　(D) CD30

( )21.下列何者屬於B淋巴細胞腫瘤？　(A)伯基特氏淋巴瘤(Burkitt lymphoma)　(B)未分化大細胞淋巴瘤(anaplastic large cell lymphoma)　(C)混合細胞型何杰金氏淋巴瘤(mixed cellularity Hodgkin lymphoma)　(D) Sézary氏症候群(Sézary syndrome)

( )22.一位4歲小男孩因貧血和多處皮下瘀斑就醫，末梢血液和骨髓出現大量未成熟血液細胞，則下列何者是最可能的診斷？　(A)急性骨髓細胞性白血病　(B)急性淋巴細胞性白血病　(C)慢性骨髓細胞性白血病　(D)慢性淋巴細胞性白血病

( )23.下列何者是最常見伴隨嚴重出血的遺傳性疾病？　(A) von Willebrand氏病　(B) A型血友病　(C) B型血友病　(D)特異性血小板缺乏性紫斑

( )24.下列何者是典型(classic)何杰金氏淋巴瘤(Hodgkin lymphoma)的腫瘤細胞？　(A) Reed-Sternberg氏細胞　(B) Anitschkow氏細胞　(C) Langerhan氏細胞　(D) Cajal氏細胞

( )25.一位34歲男性從非洲旅行回國後，出現發燒、黃疸和貧血，他的末梢血液出現瘧原蟲，則他的貧血屬於下列何者？　(A)再生不良性貧血　(B)溶血性貧血　(C)缺鐵性貧血　(D)慢性疾病性貧血

( )26.下列有關葡萄糖-6-磷酸去氫酶缺乏(glucose-6-phosphate dehydrogenase deficiency)的敘述，何者錯誤？　(A)為自體隱性遺傳　(B)降低紅血球免於氧化傷害的能力　(C)藥物如磺胺藥可誘發急性溶血　(D)變性的血紅素以Heinz小體的形式存在於紅血球內，使紅血球易於在脾臟被吞噬與破壞

( )27.下列有關海洋性貧血(thalassemia)之敘述，何者錯誤？　(A)是染色體顯性遺傳(autosomal dominant)　(B)異接合體(heterozygous)為輕症海洋性型貧血(thalassemia minor)，可為無症狀或只有輕微症狀　(C)同接合體(homozygous)為重症海洋性貧血(thalassemia major)，會嚴重貧血　(D)造成海洋性貧血的突變基因多見於地中海、亞洲及非洲

( )28.下列關於急性淋巴母細胞性白血病(acute lymphoblastic leukemia/lymphoma)的臨床與預後的敘述，何者錯誤？　(A)病人可能出現骨髓功能抑制症狀，例如貧血及血小板過低　(B)病人有染色體多倍體(hyperdiploidy)通常預後較佳　(C)相對於小孩，成人急性淋巴母細胞性白血病的預後較佳　(D)有些病人亦可出現t (9;22)（染色體9及22轉位），而表現BCR-ABL tyrosine kinase

( )29.有關急性淋巴母細胞性白血病(acute lymphoblastic leukemia/lymphoma)的病理敘述，下列何者錯誤？　(A)此種腫瘤由不成熟的B or T淋巴性細胞構成　(B)以T細胞型(T-ALL)為多　(C)大多會表現terminal deoxynucleotidyl transferase (TdT)　(D)大部分的ALL會有染色體異常

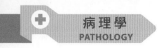
( )30.下列何者不是出血病症(bleeding disorder)之原因？　(A)維生素D缺乏　(B) Von Willebrand病　(C)第Ⅷ因子缺乏　(D)肝硬化

( )31.下列何者不屬於B細胞(B lymphocyte)腫瘤？　(A)慢性淋巴細胞白血病(chronic lymphocytic leukemia)　(B)濾泡性淋巴瘤(follicular lymphoma)　(C)伯基特氏淋巴瘤(Burkitt's lymphoma)　(D)蕈樣肉芽腫(mycosis fungoides)

( )32.胎兒紅血球母細胞症(erythroblastosis fetalis)的主要病因為何？　(A)母親的血紅素球蛋白β鏈異常　(B)母親與胎兒血型不合　(C)母親的紅血球細胞膜異常　(D)母親葉酸缺乏

( )33.Heinz氏小體是一種氧化的血紅素，下列何種溶血性貧血的紅血球內最常見到Heinz氏小體？　(A)免疫性溶血性貧血(immunohemolytic anemia)　(B)海洋性貧血(thalassemia)　(C)鐮刀血球性貧血(sickle cell anemia)　(D)葡萄糖-6-磷酸去氫酶缺乏症(glucose-6-phosphate dehydrogenase deficiency)

學習評量
解答請掃描
QR Code

CHAPTER **12**

消化系統疾病

編著者◎朱旆億
修訂者◎林宏昱

<< 本章大綱

PATHOLOGY

　　人體的消化道包括了各式不同的組織與器官，從食物入口到糞便排出，需要口腔的初步咀嚼、通過食道的蠕動運送至胃，食物在胃中由於酵素的作用轉變成食糜，食糜排入小腸之後，由小腸完成整個食物的消化並且吸收大部分的養分。最後經由大腸的吸收作用，剩下的廢物形成糞便經肛門排出體外。除了這些管狀構造的器官外，消化道還包括了消化腺器官如：唾液腺、肝臟及胰臟等。

　　肝臟疾病為臺灣地區重要的疾病，因為病毒性肝炎、肝硬化和肝癌，皆影響民眾甚鉅。而膽囊雖然只是儲存和濃縮膽汁的地方，但每年因膽囊發炎所造成健保費用支出及病患身心與工作影響也相當可觀。另外由於大家生活水準提升，應酬宴客不斷，飲酒過量者越來越多，因此急性和慢性胰臟炎的病患也不算少見。胰臟癌的發生率雖比肝癌還低，但是由於不易早期發現，加上手術複雜，所以存活率低。以下將介紹這些器官的相關構造與功能及較常見的消化道疾病。

✷ 12-1　口腔疾病

唇裂及顎裂

　　唇裂(cleft lip)和顎裂(cleft palate)是常見的口腔發育性疾病，唇裂和顎裂是兩種不同的疾病。兩者的致病機轉也不盡相同。人體在胚胎發育時期，有所謂的原生顎(primary cleft)和次生顎(secondary cleft)，原生顎會發育為唇和牙齦等，而次生顎會發育為軟顎和硬顎。如果原生顎發育不良而癒合不好的話，就會產生唇裂，又稱為原生顎裂(primary cleft palate)，如果次生顎發育不良而癒合不好的話，就會產生顎裂，又稱為次生顎裂(secondary cleft palate)。

　　唇裂比顎裂還常見，唇裂較好發於男嬰，顎裂較好發於女嬰。唇裂又稱為兔唇(hare lip)，通常不致影響到正常的口腔功能。但由於會影響嬰兒的顏面外觀，所以有其修補時機，所謂的「**十的準則」：年紀滿10週、體重大於10磅**和**血比容**(hematocrit)**大於10**等，即是開刀的適合時機。至於顎裂，由於病人口鼻相通，會造成鼻音、餵食時易嗆到而引起呼吸道感染以及語言學習等問題，所以應該儘早於6個月至2歲之間開刀矯正。

感染及發炎性疾病 🔬

一、鵝口瘡 (Oral Thrust)

鵝口瘡又稱為口腔念珠菌症(oral candidiasis)，是指嘴唇、牙齦及口腔內膜上之急性發炎，疼痛的白色斑塊病灶，就像鵝的口腔一樣，通常在數天內會自然痊癒，但常會再發。**主要的感染原是白色念珠菌感染**。一般而言，白色念珠菌在正常人體的口腔內即存在著。當在**免疫力低下**的人，如：新生兒、接受化療的癌症病人、AIDS患者等，白色念珠菌會大量增殖，甚至侵犯入血液造成廣泛性菌血症而導致死亡。

二、口腔潰瘍 (Aphthous Ulcers; Canker Sores)

口腔潰瘍又稱為口瘡，和鵝口瘡具有不一樣的臨床病理表現。口腔潰瘍是一種發生在口腔黏膜上，對病患造成相當疼痛的小潰瘍。病患剛開始時先在口腔黏膜如牙齦、口腔底、頰膜(cheek mucosa)等處，出現紅腫小斑點，之後形成潰瘍，外來的刺激如食物、唾液等，都會造成疼痛感。口腔潰瘍的引起原因目前仍不清楚，不過，患者多為年輕人，且發病前多半有**過大的壓力、熬夜或是過量食用刺激性的食物**等病史。雖然口腔潰瘍造成病患相當大的疼痛感，但一般而言，1~2週後會逐漸痊癒，不過有很高比率的病患會再度復發。

三、單純疱疹病毒感染

單純疱疹是由**單純疱疹病毒**(herpes simplex virus)所造成之一種傳染病。單純疱疹病毒有兩型，**第一型**主要在**嘴唇、口腔、眼部及顏面**，**第二型**主要在**男女生殖器部位產生水泡狀病灶**。第一型單純疱疹病毒主要經由**人和人之間的接觸**，特別是**接吻**而傳染，而第二型單純疱疹病毒主要經由**性接觸**而傳播。

⊙ 臨床表現

初次罹患第一型單純疱疹時，通常少有症狀。此時，病毒會入侵到臉的神經節，特別是三叉神經節(trigeminal ganglion)處潛伏，病人常在感冒或是發燒之後嘴唇會產生小小的聚集性水泡，主要侵犯皮膚及黏膜，會又癢又痛，臨床上叫做疱疹性口腔炎(herpetic stomatitis)，因為病人常在感冒或是發燒之後復發疱疹性口腔炎，所以又有人叫做感冒水泡(cold sore)或是發燒疱疹(fever blister)。免疫力低下者會產生較嚴重的病程，甚至會侵犯到食道、腦部，或是其他內臟器官。對於這些嚴重的併發症，目前並沒有很好的治療藥物。

➲ 病理變化

在組織學上常見到病灶處有所謂的**病毒包涵體**(viral inclusion bodies)和一些**多核性巨大細胞**(multinucleated giant cells)形成。

四、修格連氏症候群 (Sjögren's Syndrome)

修格連氏症候群是一種慢性、進行性的自體免疫疾病，主要以**破壞人體的外分泌腺**如**淚腺**、**唾液腺**為主。

➲ 臨床表現

唾液腺的破壞造成口腔內唾液減少，稱為**乾口症**(xerostomia)。其症狀包括口乾舌燥、味覺改變、吞嚥困難等。淚腺的破壞造成眼睛淚液分泌減少，稱為**乾眼症**或是**乾性角結膜炎**(keratoconjunctivitis sicca)。臨床表現包括眼睛乾澀、角膜受損等。

➲ 病理變化

在組織學上呈現腺體附近充滿淋巴球(lymphocytes)和漿細胞的聚集浸潤。

五、唾液腺炎 (Sialoadenitis)

人體有三對主唾液腺，分別為腮腺(parotid gland)、下頜下腺(submandibular gland)及舌下腺(sublingual gland)（圖12-1），其中以腮腺最大，另外還有分布在口腔的小唾液腺(minor salivary glands)。這些唾液腺的發炎就稱為唾液腺炎。

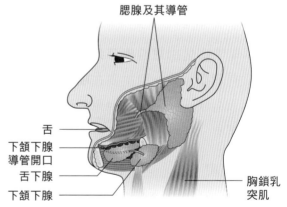

➤ 圖 12-1　三對主唾液腺：腮腺、下頜下腺及舌下腺。

➲ 相關病因

引起唾液腺炎的原因有很多，包括了病毒性唾液腺炎、細菌性唾液腺炎、肌上皮唾液腺炎(myoepithelial sialoadenitis)、放射線唾液腺炎(radiation sialoadenitis)及唾液腺結石症(sialolithiasis)等。

1. **病毒性唾液腺炎**最常見為**副黏液病毒屬**(paramyxovirus)的**腮腺炎病毒**(mumps virus)所引起的腮腺炎。腮腺炎有時候會波及第八對腦神經造成聽力受損，亦可能影響睪丸，引起睪丸炎(orchitis)，造成永久性傷害。

2. 細菌性唾液腺炎較常發生在免疫力差或是口腔衛生習慣不好的病人身上。若有膿瘍產生，則手術引流是必要的。

3. 肌上皮唾液腺炎，即修格連氏症候群，常伴有乾口症及乾性角結膜炎等。

4. 放射性唾液腺炎則常因頭頸部腫瘤接受放射線治療所引起的後遺症。

5. **唾液腺結石症**最常發生於**下頜下腺**，約占80%，原因是因為下頜下腺之唾液成分黏液素較高，故較黏稠易形成結石。

口腔腫瘤

一、白斑病 (Leukoplakia)

白斑病是口腔黏膜上的白色斑塊，組織學上為鱗狀上皮增生及角化過度(hyperkeratosis)，其成因很多，包括檳榔、菸、酒及慢性刺激等。雖然大部分的白斑病為良性，但有**少數的白斑病會演變成癌症**。所以應遵從醫囑、定期追蹤、戒除菸酒及檳榔、去除一切刺激因素及結合適當的治療。若是臨床上有懷疑有惡性的可能時，更應該接受切片檢查，因為白斑病是否有演變成癌症，一定要在顯微鏡下檢查才能確診。

另外有所謂的**紅斑症**(erythroplakia)，又稱為**發育不良性白斑**(dysplastic leukoplakia)，**比白斑症更具有惡性傾向且更容易演變成癌症**。

二、唾液腺腫瘤 (Salivary Gland Tumors)

唾液腺腫瘤**好發於腮腺**，較常見的依次為**多形性腺瘤**(pleomorphic adenomas)、**華欣氏腫瘤**(Warthin tumors)及惡性腫瘤。腮腺的腫瘤大多為良性，而唾液腺腫瘤較少發生於下頜下腺及舌下腺，但是這兩個腺體所發生的腫瘤中，大多是惡性的。

多形性腺瘤除了唾液腺主要的腺體成分之外，還常含有軟骨及黏液性組織分化，故又稱做**混合腫瘤**(mixed tumors)（圖12-2）。雖然**多形性腺瘤為良性**，但是顏面神經走在腮腺中，所以切除腫瘤時，常會傷到顏面神經而影響病人咀嚼和面部表情的表達。另外，腫瘤在切除之後常會復發，而且少數會有惡性變化。

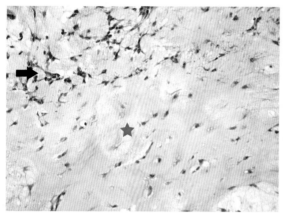

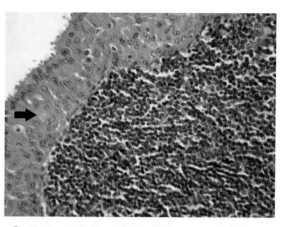

▶ 圖 12-2 多形性腺瘤。腫瘤主要含有上皮性細胞和間質性細胞的分化。圖的左上方可見上皮性細胞（箭頭所示），而圖的中央區域則是含有軟骨和黏液的間質性細胞（星號所示）。

▶ 圖 12-3 華欣氏腫瘤。圖片左方箭頭所指之處可見雙層的上皮細胞，淋巴細胞則聚集於上皮細胞之下。

　　華欣氏腫瘤為一良性腫瘤，又稱為**乳突狀淋巴囊腺瘤**(papillary cystadenoma lymphomatosum)。組織學上的特徵是有雙層的上皮細胞圍成一囊狀構造，囊狀構造內有分泌性物質，另外有淋巴組織散布在腫瘤之間（圖12-3）。少數腫瘤在切除之後會復發。

　　至於唾液腺的惡性腫瘤較為少見，其中最多為**黏液腺皮樣癌**(mucoepidermoid carcinoma)，腺癌次之。還有一種相當少見但較具惡性的**腺樣囊癌**(adenoid cystic carcinoma)，主要發生在腮腺，其特點是很容易沿著神經生長，不易切除乾淨而經常復發。腫瘤在顯微鏡下呈現篩板狀構造(cribriform pattern)。

三、口腔癌

　　口腔癌(oral cavity cancer)最常發生的型態為**鱗狀細胞癌**。鱗狀細胞癌好發於嚼食檳榔、吸菸及喝酒者，另外白斑病、紅斑病若未加以處理也有較高的機會演變成癌。鱗狀細胞癌可以發生在口腔任何部位，但主要好發在下嘴唇、口腔底部、舌頭、口腔黏膜、齒齦及扁桃腺。口腔癌在外觀上有時候和所謂的白斑病、紅斑病或甚至是長期潰瘍等病灶並不容易區分清

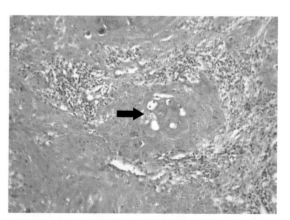

▶ 圖 12-4 口腔癌。口腔癌中，分化良好的角化性鱗狀細胞癌，常可見到所謂的角化珍珠狀團塊形成，如箭頭所示。

楚，所以常需要作切片在顯微鏡下檢查。鱗狀細胞癌的組織學特徵從分化程度不佳到良好的角化性癌症(keratinized squamous cell carcinoma)（圖12-4）都有可能發生。並且在侵襲癌病灶附近常可以見到原位癌或是嚴重異生等所謂侵襲癌的前驅性病變(precursor lesion)。口腔的鱗狀細胞癌常因為發現時間較晚且癌細胞較容易轉移，所以一般而言，病人的預後較不好。

✷ 12-2　食道疾病

發育性疾病及食道運動功能失調

一、食道閉鎖及氣管食道瘻管

食道的先天性疾病以**食道閉鎖**(esophageal atresia)及**氣管食道瘻管**(tracheo-esophageal fistula)最多，食道閉鎖也是**最早出現臨床症狀**的先天疾病。閉鎖是指管道形成盲端，而瘻管是指兩個內襯上皮的器官不正常的連結。食道未發育或是發育不全而造成食道不通稱為**食道閉鎖，新生兒常會口中有大量口水流出且無法餵食**。食道閉鎖經常伴隨氣管食道瘻管出現，食道和氣管之間相通稱為氣管食道瘻管。若嬰兒出生後有口水增多、吞嚥困難及吸入性肺炎時，就要小心是否有氣管食道瘻管的現象。食道氣管瘻管中，以**近端食道閉鎖，遠端食道與氣管相接通為最常見的類型**。

二、食道憩室

首先釐清一些容易混淆的名詞。**憩室**(diverticulum)是指消化道壁的一種外突囊(outpouch)，發現有**憩室的存在稱為憩室病**(diverticulosis)，**憩室有發炎的情形叫做憩室炎**(diverticulitis)，憩室引起的臨床症狀統稱為**憩室疾病**(diverticular disease)。

憩室的原因包括有先天性及後天性。先天性憩室常包括整個消化道壁，而後天性憩室常因為某個消化道壁肌肉較弱，造成黏膜和黏膜下層組織外突的現象，所以後天性憩室並不會包括肌肉組織。另外，這種**只含有黏膜及黏膜下層的憩室**，又稱為**偽憩室**(false diverticulum)。

然克氏憩室(Zenker's diverticulum)**好發於上食道括約肌以上的喉咽部**，牽引性憩室(traction diverticulum)好發於中三分之一食道，**上膈膜憩室**(epiphrenic diverticulum)好發於下食道括約肌之上。大部分有憩室的病人並不會有臨床上的表

現，一旦有了嚴重的食物逆流(regurgitation)、憩室炎，甚至憩室穿孔或出血，手術是必然的治療方式。

三、食道失弛症 (Achalasia)

食道失弛症主要是**食道下段的協調性及括約肌放鬆功能的喪失**，可能因為下段食道神經或肌肉損傷所造成。病人臨床上的表現常包括有嚴重的食物逆流、漸進性的食物吞嚥困難和食物養分消化吸收變慢等。這類病人大多是原發性病變，也就是找不到原因，但在南美洲，有一種叫做**南美錐蟲**(*Trypanosoma cruzi*)的寄生蟲，會使人類的**消化道和泌尿道肌肉中的神經節受到破壞**，所以若是食道受到破壞的話，就會引起食道失弛症的症狀。

食道炎

1. 感染性食道炎(infectious esophagitis)：較容易發生在免疫力不全的病人，感染的病菌例如食道念珠菌、單純疱疹病毒、巨細胞病毒等。

2. 腐蝕性食道炎(erosive esophagitis)：常因自殺或意外食入腐蝕性物質所引起。酸性物質較常引起表淺性腐蝕，而**鹼性物質**因為會和體內蛋白作用腐蝕，所以常常造成**比酸性物質更為嚴重的副作用**。

3. **逆流性食道炎**(reflux esophagitis)：因為遠端食道功能失調和下食道括約肌鬆弛，使酸性的胃內含物經常逆流入遠端食道中，短期逆流造成食道發炎、潰瘍。長期性的逆流會導致食道發炎後纖維化，**遠端食道的鱗狀細胞上皮被胃的柱狀上皮和散布在柱狀上皮中的杯狀細胞(goblet cells)所取代，稱為巴瑞氏食道症(Barrett's esophagus)，是細胞適應中的腸化生現象(intestinal metaplasia)**。

巴瑞氏食道症的診斷常需要臨床觀察和病理診斷配合。臨床以內視鏡在食道上可疑病灶處採取檢體作切片檢查，病理則以觀察到原本呈現鱗狀細胞的食道上皮被胃的柱狀上皮和杯狀細胞所取代。**巴瑞氏食道症有較高的機會演變成腺癌**。食道癌中的腺癌病例有逐年增加的趨勢，目前認為是和巴瑞氏食道症的病例越來越多有關。所以一旦病患被診斷出有所謂的巴瑞氏食道症，則應該要定期接受內視鏡切片檢查。

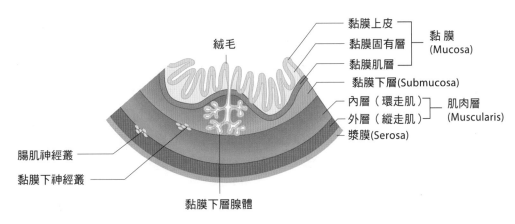

黏膜上皮
黏膜固有層
黏膜肌層
黏膜 (Mucosa)
黏膜下層(Submucosa)
內層（環走肌）
外層（縱走肌）
肌肉層 (Muscularis)
漿膜(Serosa)
絨毛
腸肌神經叢
黏膜下神經叢
黏膜下層腺體

▶ **圖 12-5** 消化道基本組織學構造。

🎯 延伸閱讀

消化道的基本組織學構造從內腔由內到外（圖12-5）包括了上皮(epithelium)、固有層(lamina propria)、黏膜肌層(muscularis mucosa)、黏膜下層(submucosa)、肌肉層(muscularis)、漿膜層(serosa)。上皮、固有層及黏膜肌層合稱為黏膜層(mucosa)。另外要注意的是，**食道並沒有漿膜層，膽囊則沒有黏膜下層。**

食道靜脈曲張 🔬

食道靜脈曲張(esophageal varices)（圖12-6）最常見於**肝硬化**病人。肝硬化後，血液循環的壓力上升，會引起門脈高壓(portal hypertension)。而門脈高壓，血流受到較高的阻力，會產生**側枝循環**，使得原本要流入肝臟中的血液，部分會分散引流至其他血管，長期下來，就會引起食道靜脈曲張，甚至食道靜脈破裂造成大出血而死亡。

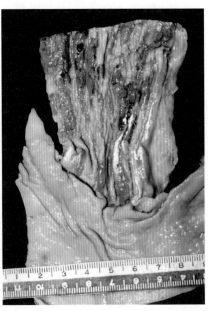

▶ **圖 12-6** 食道下段靜脈曲張。可見黏膜水腫，曲張的靜脈和食道長軸平行隆起於黏膜表面。

食道腫瘤 🔬

一、食道良性腫瘤

食道良性腫瘤並不常見，主要是**平滑肌瘤**(leiomyoma)，發生於黏膜下層及肌肉層中。常因吞嚥困難接受影像學檢查而發現。另外也可能發生的包括脂肪瘤(lipoma)、纖維瘤(fibroma)、血管瘤(hemangioma)等。這些食道的良性腫瘤，一般手術切除即可，完全切除後，很少復發，也幾乎不會有惡性變化的可能。

二、食道惡性腫瘤

食道惡性腫瘤（圖12-7）主要有鱗狀細胞癌（圖12-8）及腺癌，**鱗狀細胞癌較為常見，約占90%；而腺癌較少見，約占10%。**

鱗狀細胞癌和吸菸、喝酒及常喝熱的飲食習慣有關。有些特定的區域特別好發，例如北亞地區、中國大陸北方省份和裡海周圍等地方。另外有少數遺傳疾病如**胼胝症**(tylosis)，則有很高的機會伴有食道癌的發生。**胼胝症**的特徵就是**手掌**和**腳掌過度角化及併有食道乳突瘤**的現象，所以病人的手掌和腳掌會很厚。

在臨床上，若是病人有後環狀軟骨後的食道異生(postcricoid esophageal dysplasia)、上食道蹼(upper esophageal web)和缺鐵性貧血(iron deficiency anemia)的話，就是所謂的**Plummer-Vinson syndrome**，在英國，又被稱為Paterson-Brown Kelly syndrome。這類病人也有不小的機會可能會演變為食道癌，且其食道癌的好發部位為頸部食道部分。

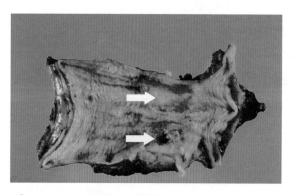

▶ **圖 12-7** 食道癌。箭頭所示為食道癌的區域。

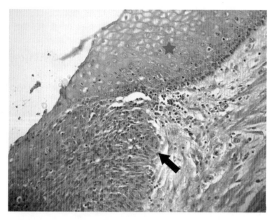

▶ **圖 12-8** 食道鱗狀細胞癌。箭頭所示，可見鱗狀細胞癌侵犯到黏膜下層，而星號所示為正常的食道鱗狀上皮。

鱗狀細胞癌**好發於食道的中三分之一段**，上三分之一段為第二常見者。中三分之一段的預後是最差的。食道腺癌目前有越來越多的趨勢，目前認為可能是和巴瑞氏食道症的病例增多有關，好發於食道的下三分之一。早期食道癌是指癌細胞未侵犯至黏膜下層，由於早期症狀不明顯，所以不易發現。等到進食困難、體重減輕等症狀出現後大多已經有轉移現象。加上食道外並無漿膜層，且食道的淋巴分布和引流相當的豐富，所以很容易侵犯縱膈腔內的淋巴組織及器官，增加手術的困難，造成食道癌較低的存活率。目前一般的食道癌病人多以接受同步化學放射治療(concurrent chemoradiotherapy, CCRT)為主。

✸ 12-3　胃部疾病

先天肥大性幽門狹窄

胃部的幽門部位之肌肉因為肥大及增生造成幽門出口處狹窄，導致食物不易通過幽門而進入十二指腸，稱為**先天肥大性幽門狹窄**(congenital hypertrophic pyloric stenosis)，較好發於**男嬰**，在小孩出生後2~4週引起嘔吐、反流，甚至嚴重時有**噴射性嘔吐**(projectile vomiting)的現象。在蠕動時可以在腹部摸到一個腫塊，此即胃部無法排空而形成的胃脹大所致。若未加以治療，則由於長期的嘔吐，造成胃液中的水分、電解質及營養流失，會造成小孩有體重減輕、營養不良及鹼中毒的現象。治療方式是以外科手術方式，將狹窄處的肥大幽門處的環狀肌肉切開。

胃炎及胃潰瘍

一、胃炎 (Gastritis)

胃炎就是胃部發炎的現象。胃炎可以分為急性或慢性胃炎。

➲ 相關病因

常見引起胃炎的原因包括有**幽門螺旋桿菌**(*Helicobacter pylori*)感染、十二指腸液逆流、藥物刺激等。自從1983年被發現以來，幽門螺旋桿菌已經被證實和急性胃炎、慢性胃炎、胃潰瘍、十二指腸潰瘍有關。藥物，特別是非類固醇抗發炎藥(non-steroid anti-inflammatory drugs, NSAID)等，較常引起急性胃炎。其他原因如暴飲暴食、飲酒過量、創傷壓力等，也可以引起胃炎。

病理變化

在顯微鏡下，急性胃炎的特徵是增生的嗜中性球浸潤在胃黏膜中，造成黏膜水腫，有時會合併出血現象。至於慢性胃炎的特徵是淋巴球和漿細胞浸潤在胃黏膜中（圖12-9）。慢性胃炎的胃黏膜變化則隨著病因而有不同之處。例如在自體免疫胃炎中，因為人體本身產生對抗胃黏膜中的壁細胞(parietal cells)的抗體，所以這類胃炎的病人，胃黏膜的壁細胞很少。另外在**慢性胃炎**中，如果有幽門螺旋桿菌的感染合併淋巴組織的不正常增生的

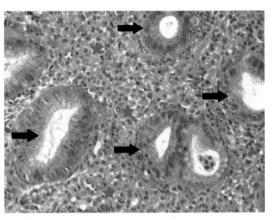

▶ 圖 12-9　慢性胃炎。圖中箭頭所示為胃腺體，星號所示為胃腺體附近聚集的慢性發炎細胞。

話，要小心演變為**黏膜相關性淋巴組織的淋巴瘤**(mucosa associated lymphoid tissue lymphoma, MALToma)。最後，要提到的是腸道細胞化生(intestinal metaplasia)。腸道細胞化生是指正常的胃黏膜上皮經過刺激之後，演變為具有杯狀細胞(goblet cells)的腸道細胞（請見第2章的圖2-2），在慢性胃炎的病人中，常可以見到這類型的變化，而發生腸道化生的胃黏膜上皮，有不小的機會可能會演變為胃癌。

二、消化性潰瘍 (Peptic Ulcer)

一般的消化性潰瘍包括了整個消化道的各式潰瘍，涵蓋了吞食酸鹼物質引起的食道潰瘍、和幽門螺旋桿菌有關的胃潰瘍及十二指腸潰瘍(duodenum ulcer)、Zollinger-Ellison症候群分泌大量胃泌素(gastrin)引起的胃潰瘍、大腦受傷後引起的庫欣氏潰瘍(Cushing's ulcer)和燒傷後引起的柯林氏潰瘍(Curling ulcer)等等，其中最為常見者為**胃潰瘍及十二指腸潰瘍**，胃潰瘍比較好發在**胃小彎處**，而**十二指腸潰瘍**則好發於**十二指腸第一段附近**。

相關病因

最近幾年來的研究，顯示**幽門螺旋桿菌**在消化性潰瘍的形成上扮演重要的角色，所以目前胃潰瘍和十二指腸潰瘍的治療多有使用抗生素類藥物來清除幽門螺旋桿菌。

藥物治療約2個月後一定要再做胃鏡追蹤，因為胃潰瘍中約5%和胃癌有相關，而十二指腸潰瘍幾乎和癌症沒有關係。

◎ 病理變化

在顯微鏡下，胃潰瘍特徵是胃黏膜破壞至黏膜下層以下，甚至可以到達肌肉層，破壞的胃黏膜組織附近可見由發炎細胞和死去的胃黏膜細胞所形成的組織碎屑(debris)。

◎ 延伸閱讀

潰瘍(ulcer)及糜爛(erosion)的差別：就病理學而言，**潰瘍**是指**損傷深及黏膜下層**，而糜爛則是指其受損處僅侷限於黏膜層中。**潰瘍**因為受傷程度**較深**，所以癒合時，形成瘢痕組織(scar tissue)，而**糜爛**受傷程度較淺，一般可以恢復為原來黏膜層而**不會形成瘢痕組織**。

胃部腫瘤

一、胃息肉 (Gastric Polyps)

胃息肉專指由腸胃道黏膜所形成的腫塊，最常見的胃息肉為**增生型息肉**(hyperplastic polyps)，其他的胃息肉還包括有**胃底部腺體息肉**(fundic gland polyps)和腺體樣息肉(adenomatous polyps)等。

在顯微鏡下，增生型息肉的腺體構造較正常胃黏膜增加許多，至於胃底部腺體息肉則是由部分胃底部腺體構造擴張所構成的。腺體樣息肉是指在臨床上觀察到胃黏膜有息肉狀的變化，但是顯微鏡下，其胃黏膜和一般正常者相似。至於胃息肉如果其黏膜上皮具有異生(dysplasia)的變化，就稱為腺瘤（請見下一段的介紹）。

二、胃的良性腫瘤

胃的良性腫瘤以**平滑肌瘤**(leiomyoma)最常見，位於黏膜下肌肉層，由於臨床症狀並不明顯，所以平滑肌瘤大多是意外發現的。其他像脂肪細胞形成的脂肪瘤(lipoma)等，也偶爾會見到。

過誤瘤(harmatoma)最常見於**普一浙氏症候群**(Peutz-Jeghers syndrome)。關於普一浙氏症候群，請見後文有較詳細的介紹。另外，常見於大腸的腺瘤也可能會出現在胃中。胃腺瘤和大腸腺瘤不一樣的是，胃腺瘤演變為胃癌的機會比大腸腺瘤高很多。

三、胃的惡性腫瘤

(一) 胃的腺癌

胃的惡性腫瘤以**腺癌最多，其次是淋巴癌**。歷年臺灣地區的癌症統計中，較常見於男性，且胃癌在癌症死亡率中常排名前十名內，所以一般胃癌的發現和治療時機都屬於較晚期，導致胃癌的死亡率偏高。

➜ 相關病因

形成胃癌的危險因子，目前認為有飲食，特別是鹽分過多、醃製品、胃手術後引起的膽汁逆流和**長期幽門螺旋桿菌感染**等。另外有一些疾病，如惡性貧血(pernicious anemia)和胃酸缺乏症(achlorhydria)等，病人也比較容易有胃癌產生。在歐美等國家中，胃癌的發生率在近幾十年來不斷的下降，一般相信，和食物得以冷藏保鮮應該有很大的關係。胃癌主要發生在幽門處和胃小彎，胃癌的症狀並不具特異性，例如體重減輕、腹痛、噁心嘔吐、貧血等，所以以往胃癌不易早期發現。

➜ 分類

現在由於內視鏡的進步與普及，越來越多的早期胃癌被發現，早期胃癌的定義是侷限在黏膜及黏膜下層內，不考慮淋巴腺的轉移與否。癌組織侵犯超過黏膜下層則稱為晚期胃癌。

波曼氏分類(Borrmann classification)把晚期胃癌依生長外觀分成四種類型，分別是：(1)第I型：息肉狀(polypoid)；(2)第II型：蕈傘狀(fungating)；(3)第III型：潰瘍型(ulcerative)（圖12-10）；(4)第IV型：廣泛浸潤型(infiltrative)，即平常所稱的**皮革胃**(linitis plastica)。

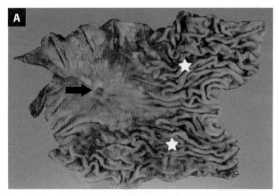 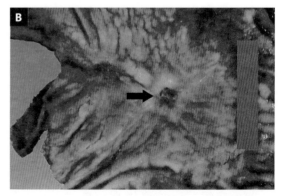

➤ **圖 12-10** 潰瘍型胃癌。(A) 箭頭所指處為胃癌，中央形成潰瘍。星號所指之處為正常的胃黏膜皺摺，而在胃癌處（箭頭處），這些皺摺都消失；(B) 為 A 圖的近照。可見胃癌中央形成的潰瘍，如箭頭所示。

在消化道腫瘤中，特別是腺癌，有時候腫瘤細胞會以戒環細胞(signet ring cell)出現，戒環細胞是因為細胞中含有大量的黏液素(mucin)，而把細胞核擠壓堆到細胞膜邊緣，而形成像戒指般的外觀，如果是這類組織型態占大部分的癌症，就會特別稱為**戒環細胞癌**(signet ring cell carcinoma)（圖12-11）。身體上很多部位都有可能會有戒環細胞癌產生，較常見到的是腸胃道，其中又以胃為最多。此種腫瘤細胞很容易廣泛擴散，所以預後比普通腺癌還要差。另外，所謂的"**Krukenberg tumor**"則是專指**從腸胃道轉移到卵巢的戒環細胞癌**。

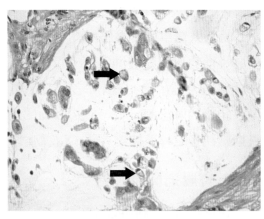

▶ **圖 12-11** 戒環細胞癌。在高倍顯微鏡下，圖中的癌細胞都是戒環細胞。戒環細胞內含多量的黏液，把細胞核推擠到細胞的一邊，形成像戒環一樣的形狀，如箭頭所示。

至於胃腺癌的顯微鏡下特徵，目前最被廣泛使用的分類方式是把胃腺癌分成兩種組織型態：**瀰漫型**(diffuse type)和**腸道型**(intestinal type)。這兩種類型具有不同的臨床病程、流行病學特徵和病理組織型態，關於兩者的比較整理於表12-1中。

▶ **表12-1 瀰漫型與腸道型胃腺癌的比較**

項 目	瀰漫型	腸道型
臨床病程	預後差	預後較好
年齡	較年輕	較年老
性別	以女性較多	以男性較多
病灶分布	常瀰漫整個胃，以胃賁門部(cardia)較多	侷限性病灶，以胃竇部(antrum)較多
癌前期病灶	經常沒有	經常有萎縮性胃炎或是腸道化生等癌前期病灶
危險因子	可能和遺傳有關	環境因素比較重要
發生率	較少見	較常見
遠端轉移	早期就已遠端轉移	較少早期就遠端轉移

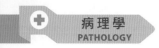
（二）胃的淋巴癌

胃是**人體中除了淋巴結外，淋巴癌最好發的地方**。不過在中亞的一些地區，十二指腸反而比胃更好發淋巴癌。胃的淋巴癌絕大部分是高度惡性B細胞淋巴癌，好發於50歲以上，男女發生的比率差不多。目前認為有些胃淋巴癌如**低度惡性**的**黏膜相關性淋巴組織的淋巴瘤**(mucosa associated lymphoid tissue lymphoma, MALToma)可能和**長期幽門螺旋桿菌感染**有關，這種腫瘤的預後比普通胃腺癌還要好些。

（三）胃腸道間質腫瘤

在以往，**胃腸道間質腫瘤**(gastrointestinal stromal tumor, GIST)**泛指胃的間質性腫瘤**(mesenchymal tumor)，並且不包括由**肌肉細胞特化的平滑肌瘤**及由**神經細胞特化的許旺氏瘤**(Schwannoma)。目前較新的研究證實，胃腸道間質腫瘤是由胃腸道內的一種名叫**卡氏間質細胞**(interstitial cells of Cajal)增生所形成的。卡氏間質細胞又被稱為是胃腸道節律器細胞(pacemaker cells)，主要的功能就如同心臟內的節律器細胞一樣，可以發出電刺激以控制胃腸道的蠕動。

✳ 12-4　小腸及大腸直腸疾病

發育性疾病

一、腹裂和臍膨出 (Gastroschisis and Omphalocele)

腹裂和臍膨出是兩個容易混淆的疾病。**腹裂是因為腸道移出腹壁外面，因為腸胃道無臍帶膜包覆**，所以容易受到子宮腔內胎兒的尿液刺激而發炎，造成麻痺性腸阻塞的後遺症。而**臍膨出雖然腸胃道也是移出至腹壁外面，但是外面有臍帶膜覆蓋**，因此較少有發炎的情形。但由於臍膨出常常伴隨其他器官的先天性異常，而腹裂較少伴隨其他器官的先天性異常，所以**臍膨出的死亡率比腹裂還要高**。

二、巨結腸病 (Hirchsprung's Disease)

大腸先天性疾病中較常見的是**巨結腸病**和**肛門閉鎖**(anal atresia)。巨結腸病是因為胚胎生長發育時，腸道的**奧爾巴赫氏神經叢**(Auerbach's plexuses)以及**梅森勒氏神經叢**(Meissener's plexuses)缺損而導致腸道蠕動異常，缺損處的遠端狹窄，而缺損處的近端膨

大擴張，臨床症狀為胎便延遲排出、嘔吐、阻塞、腹瀉，嚴重者甚至引起潰瘍及穿孔，造成感染。

腸炎 🔬

一、感染性腸炎 (Infectious Enterocolitis)

感染性腸炎的病因包括輪狀病毒(rotavirus)等引起的病毒性腸炎(viral enterocolitis)及大腸桿菌(*Escherichia coli*)、沙門氏菌(*Salmonella*)、霍亂弧菌(*Vibrio cholerae*)等所引起的細菌性腸炎(bacterial enterocolitis)等。病毒性腸炎常因飛沫及飲食而傳染，而大部分細菌性腸炎是因為食物不潔所引起的。兩者常引起腸胃道不適、噁心、上吐下瀉，甚至脫水的症狀。另外的**阿米巴腸炎，主要是經由阿米巴原蟲(*Entamoeba histolytica*)所引起的**，它會黏附在大腸黏膜，之後破壞形成管道，造成廣泛壞死，**特徵是具有燒瓶狀潰瘍**(flask-shape ulcers)。阿米巴原蟲的特徵是具有一小的細胞核並且常見被吞噬進入細胞體內的紅血球（圖12-12）。

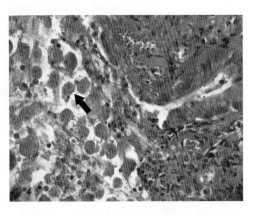

▶ 圖 12-12　阿米巴腸炎。箭頭所指之處為阿米巴原蟲的滋養體 (trophozoite)，滋養體內有大的空泡還有被吞噬的紅血球。

二、偽膜性大腸炎 (Pseudomembranous Colitis)

因服用**抗生素**（最常見者為**Clindamycin**），破壞腸道中菌種的平衡，致使一種革蘭氏陽性厭氧菌（即**困難梭狀芽胞桿菌**(*Clostridium difficile*)）分泌毒素，產生大量發炎反應，而在大腸黏膜上出現由炎性滲出物構成的黃色斑塊或偽膜，稱為偽膜性大腸炎。通常在抗生素使用的數天內發生噁心嘔吐、腹部絞痛、高燒、血壓降低。若是未及時加以處置，甚至腸道逐漸受損後引起毒性巨腸症(toxic megacolon)、腸道破裂引起休克而死亡。治療方式包括停止使用引起偽膜性大腸炎的抗生素，並且服用萬古黴素(Vancomycin)或是Metronidazole。

三、大腸的發炎性疾病

大腸炎的原因包括：(1)感染性大腸炎：例如大腸桿菌、痢疾桿菌、霍亂弧菌等，已於前述；(2)非感染性大腸炎：包括有克隆氏症(Crohn's disease)（圖12-13）、

潰瘍性大腸炎(ulcerative colitis)（圖12-14）等。這兩種大腸炎的特徵分別整理於表12-2。

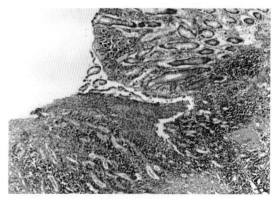

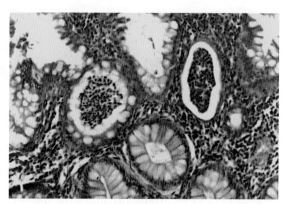

▶ **圖 12-13** 克隆氏症。腸黏膜可見裂隙狀潰瘍伴隨發炎細胞浸潤及肉芽組織形成。

▶ **圖 12-14** 潰瘍性大腸炎。可見嗜中性球浸潤侵入上皮隱窩，形成隱窩膿瘍。

▶ **表12-2 克隆氏症與潰瘍性大腸炎的比較**

特徵	克隆氏症	潰瘍性大腸炎
影響腸道	主要在十二指腸和大腸	**只有大腸**
病灶分布	**跳躍式**(skip)**分布**	**廣泛性**(diffuse)**分布**
腸道狹窄	疾病早期可能就**出現**	疾病晚期才會出現
偽息肉(pseudopolyp)	沒有	**有**
潰瘍	**深且線狀潰瘍**	淺部潰瘍
結節(granulation)	有	**沒有**
瘻管	有	**沒有**
營養吸收不良	會	不會
癌變可能	較少見	較常見
手術後反應	不佳	良好

腸道腫瘤 🔬

一、腸道息肉

腸道息肉(polyps)是指在外觀下，局部呈球狀突起於腸道黏膜之上的病灶。大部分腸道息肉在顯微鏡檢查下可以分成三種病理型態，分別是腺瘤(adenoma)、增生性

息肉(hyperplastic polyps)及過誤瘤性息肉(hamartomatous polyps)。過誤瘤性息肉，有時候中文又翻譯為畸形瘤，意思是指由正常組織細胞在不應該生長的地方所形成的腫瘤。上述三種病理變化中，只有少數腺瘤會有惡性變化，以下將分別介紹。

（一）腺瘤

腺瘤是腸道中最常見的良性腫瘤。腺瘤的三個亞型，**絨毛狀腺瘤**(villous adenoma)、**管狀腺瘤**(tubular adenoma)及**管狀絨毛狀腺瘤**(tubulovillous adenoma)中，雖然這些都屬於息肉，但是發生癌變的機會不太一樣，**發生癌變的機會由高至低依次是絨毛狀腺瘤、管狀絨毛狀腺瘤、管狀腺瘤**。通常息肉的大小越大，加上息肉的組織型態是絨毛狀腺瘤的話，發生癌變的機會也越大。雖然大腸息肉多為良性，但是因為腺瘤被認為是腺癌的前驅變化，所以在做大腸鏡檢查時，若發現時要做息肉切除或是做切片檢查，以免這些息肉有癌變的現象產生。

顯微鏡下，管狀腺瘤為腺體排列成管狀構造，絨毛狀腺瘤為腺體排列成絨毛狀構造，而管狀絨毛狀腺瘤則是具有管狀和絨毛狀構造。上述這三種腺瘤有個共同的特徵，那就是它們的黏膜上皮的腺體都有所謂的異生(dysplasia)的變化。

（二）增生性息肉

在顯微鏡下，增生性息肉的腺體構造較正常的腸黏膜增加許多。但和腺瘤不一樣的是，增生型息肉的腺體並沒有所謂的異生的變化。另外，增生性息肉少有機會轉變為腺癌，一般以內視鏡檢查並加以切除即可。

（三）過誤瘤性息肉

所謂的過誤瘤性息肉主要**包括兩種息肉**，分別是普一浙氏息肉(Peutz-Jeghers polyps)和少年型息肉(juvenile polyps)。兩者分別介紹如下。

▶ 普一浙氏息肉

普一浙氏息肉是屬於普一浙氏症候群(Peutz-Jeghers syndrome)的其中一種表現，是屬於一種**顯性遺傳疾病**，意指若是父母親有任何一人有此疾病的話，則他們的小孩將有二分之一的機會也會有同樣的疾病。

普一浙氏症候群的特徵就是在**腸胃道有多發性普一浙氏息肉**產生，其中以發生在小腸為最多。另外這些病人從小在嘴唇、口腔黏膜甚至**皮膚會有很多暗色斑點**產生。在臨床上，因為較好發於小腸，加上小腸的管徑較小，所以這些息肉容易造成小腸阻

塞(small bowel obstruction)、腸套疊(small bowel intussusception)、解黑便(hematochezia)等症狀。

普一浙氏息肉雖屬於低致癌性，但據統計病人終其一生有高於正常人產生癌病變之可能性，因此需密切長期臨床追蹤。

在顯微鏡下，普一浙氏息肉的特徵是廣泛性的平滑肌肉層交錯在整個息肉中（圖12-15），因為有些腺體會被這些增生的平滑肌肉層細胞包圍，看起來好像是腺癌侵犯到肌肉層一樣，所以有人把這種組織型態表現叫做假性侵犯(pseudoinvasion)。

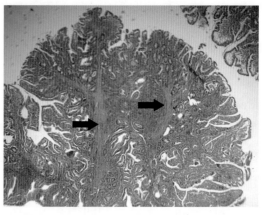

▶ 圖12-15　普一浙氏息肉。圖中箭頭所指之處為平滑肌肉層交錯在整個息肉中。

⟶ 少年型息肉

少年型息肉大都發生在**小孩**，但**有些成年人也可發生**，所以少年型息肉又稱為「**停滯性息肉**(retention polyps)」。

少年型息肉可以發生在腸胃道的任何一處，包括胃、小腸和大腸，不過通常是位在大腸的少年型息肉產生症狀。較常見的臨床表現包括了腹痛、腸胃道出血、腹瀉和貧血等。少年型息肉少有惡性的變化，所以通常治療主要以定期內視鏡檢查加上息肉切除術即可，但是當息肉太多或是息肉引起腸道阻塞扭轉壞死時，就必須要切除腸道。

二、小腸腫瘤

小腸的長度占整個消化道很大的比例，但是小腸腫瘤的發生比率卻較消化道的其他器官少很多，其原因不明。另外一個特點就是，小腸腫瘤中，惡性腫瘤的比率比良性腫瘤多。小腸惡性腫瘤中，以從其他器官轉移來的**轉移癌最為常見**，至於**小腸原發性惡性腫瘤中，以腺癌最多**，但淋巴癌、類癌腫瘤(carcinoid tumor)和肉瘤(sarcoma)等癌症也不算少見。小腸以十二指腸和胃相交接，以迴腸和大腸相交接，十二指腸和迴腸中間為空腸。小腸腫瘤的好發部位，由多到寡依次為：迴腸、空腸、十二指腸。

小腸的類癌腫瘤是起源自小腸黏膜的神經內分泌細胞(neuroendocrine cells)。**類癌腫瘤最常發生在消化道器官上，尤以闌尾最多，小腸為第二多的器官**。其他像大腸、胃等器官也可見到，甚至如肺臟也可以發生類癌腫瘤。在小腸中，以迴腸這一段較易產生類癌腫瘤。

類癌腫瘤細胞可以分泌多種內分泌物質，包括血清素(serotonin)、胰島素(insulin)、體制素(somatostatin)和胃泌素(gastrin)等。這些內分泌物質會導致多種臨床症狀的出現，例如：過多血清素的分泌和引起臉部潮紅、腹瀉、嘔吐、咳嗽等「**類癌症候群**(carcinoid syndrome)」的產生有關；過多胰島素的分泌造成低血糖；體制素的過度分泌會引起類似糖尿病的臨床表現；過量的胃泌素的製造，則會引起胃酸分泌過多、多發性胃潰瘍等Zollinger-Ellison症候群。

三、大腸直腸癌 (Colorectal Cancer)

大腸直腸癌在西方國家的發生率在所有癌症中所占的比率相當高，而臺灣地區由於生活型態逐漸西化，高脂低纖食品越來越多，造成國人得到大腸直腸癌的比率也逐年增加（圖12-16）。大腸直腸癌的發病年齡以老年人居多，若是年輕人得到大腸直腸癌，就要懷疑是否是家族性息肉症候群(familial polyposis syndrome)或是其他遺傳疾病。

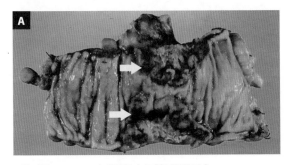
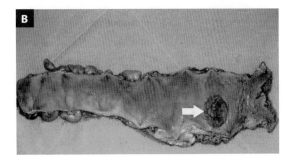

▶ **圖 12-16** 大腸癌（如箭頭所示）。

（一）大腸直腸癌的臨床症狀與篩檢

大腸直腸癌的早期症狀不明顯，一旦症狀開始出現，如體重減輕、血便、腹部疼痛、貧血等，通常代表已經進入癌症較晚期了。大腸直腸癌的症狀因位置的不同而稍有不同的表現，例如右側大腸癌常會有黏液性糞便，左側大腸癌常會有糞便變細，直腸癌常會造成阻塞性症狀及血便等症狀。大腸直腸癌的篩檢包括了肛門指診(digital rectal examination, DRE)、潛血檢查(occult blood test)、下消化道鋇劑檢查、大腸鏡和**腫瘤標記**如**CEA**等。

（二）大腸直腸癌的病理特徵

大腸直腸癌最常見的組織型態為**腺癌**(adenocarcinoma)（圖12-17），但若是有**黏液性癌**(mucinous carcinoma)，則可能代表**比較惡性，預後較差**。黏液性癌的病理組織特徵是癌細胞呈腺狀排列，但是癌細胞之間有大量黏液堆積，常見癌細胞團漂浮(floating)在黏液之中。腺瘤目前被認為是腺癌的前驅病灶，早期發現腺瘤並加以完全切除的話，可以避免腺癌的發生。

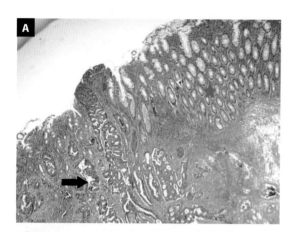
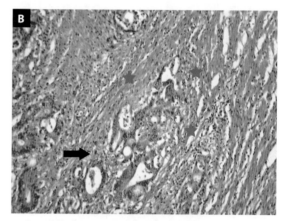

▶ **圖 12-17** 大腸癌。(A) 箭頭所示為大腸癌細胞，已經侵犯到黏膜下層；星號所指之處為正常的大腸黏膜細胞；(B) 箭頭為大腸癌細胞，已經侵犯到大腸的肌肉層，星號所示為被大腸癌細胞破壞的肌肉層組織。

（三）大腸直腸癌的癌症分期

臨床上的分期有TNM分期系統及杜克氏分期(Dukes' classification)。杜克氏分期系統可以分為A、B1、B2、C1、C2及D期。

A期是指癌細胞侷限於黏膜及黏膜下層；B1期是指癌細胞穿過黏膜下層，到達固有肌層；B2期是指癌細胞穿過固有肌層，到達漿膜層；C1期是指B1加上有局部淋巴轉移；C2期是指B2加上有局部淋巴轉移；D期是指有遠端轉移(distant metastasis)的現象。

（四）家族性息肉症候群 (Familial Polyposis Syndrome)

近幾年來，對於大腸直腸癌的發生原因有更完整的瞭解是因為對家族性息肉症候群病人的仔細觀察和研究（請參考第4章的圖4-8）。家族性息肉症候群主要包括有兩類，分別是：(1)家族性腺瘤樣息肉症(familial adenomatous polyposis, FAP)；(2)遺傳性非多息肉性大腸直腸癌(hereditary nonpolyposis colorectal cancer, HNPCC)。

（五）大腸直腸癌的治療

大腸癌的治療方式通常是以手術切除，有時合併化療。大腸癌的分期越早，沒有遠端轉移，癌細胞分化越好者，治療後的預後越好。

闌尾疾病

雖然闌尾在人體內是一種退化性的器官，但是闌尾炎卻是醫院中最常見的開刀原因之一。此外，闌尾也具有腸道的黏膜上皮，故也可能會有腺癌的出現，不過，在闌尾腫瘤中，最常見者為**類癌腫瘤**(carcinoid tumors)。關於闌尾炎和闌尾腫瘤，以下將分別介紹之。

一、闌尾炎 (Appendicitis)

闌尾炎好發於年輕人和老年人兩種年齡層，是造成**右下腹痛最常見的原因**，致病原因多是因為闌尾管腔受到糞石(fecalith)、寄生蟲或是腫瘤阻塞所造成。闌尾管腔阻塞之後，腺體分泌物無法順利排出，造成管腔內壓力不斷增加，引起黏膜缺血性損傷，細菌就有機會侵入黏膜，造成水腫和發炎反應而形成闌尾炎。闌尾炎在臨床上的表現為**右下腹痛、噁心、嘔吐、發燒和白血球升高**等。闌尾炎只要診斷正確，並在闌尾管腔破裂前加以手術切除，通常不至於引起嚴重的後遺症。如果闌尾炎導致管腔破裂，就有可能引起嚴重的腹膜炎(peritonitis)。

在病理檢查方面，闌尾炎依照發病的病程可以分成三種形式，分別是：**早期急性闌尾炎、急性化膿性闌尾炎、急性壞疽性闌尾炎**。以下分別介紹之。

（一）早期急性闌尾炎 (Early Acute Appendicitis)

早期急性闌尾炎在外觀上比正常的闌尾呈現較為暗紅，顯微鏡下呈現嗜中性球在黏膜層、黏膜下層或是肌肉層中浸潤，並有部分黏膜組織潰瘍壞死（圖12-18）。整個闌尾管壁和管腔外的結締組織呈現較為水腫的現象。嗜中性球浸潤和管壁內外水腫是造成早期急性闌尾炎在外觀上比正常的闌尾呈現較為暗紅的原因。

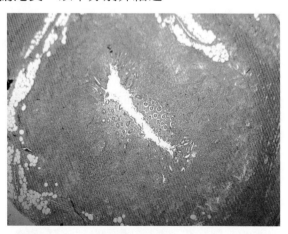

▶ 圖 12-18　早期急性闌尾炎。嗜中性球在黏膜層、黏膜下層和肌肉層中浸潤，並有部分黏膜組織潰瘍壞死。

(二) 急性化膿性闌尾炎 (Acute Suppurative Appendicitis)

早期急性闌尾炎若未即時加以處理，將會演變為急性化膿性闌尾炎。急性化膿性闌尾炎在外觀上的特徵是在管壁外或是闌尾繫膜(mesoappendix)形成纖維化膿性膜(fibropurulent membrane)。急性化膿性闌尾炎的嗜中性球浸潤更為厲害，引起更廣泛的發炎反應，死去的細胞和細菌及發炎反應的物質混雜形成管壁外的纖維化膿性膜。顯微鏡下還可以看到黏膜層和黏膜下層因為較為嚴重的發炎反應而導致潰瘍和壞死的情形（圖12-19）。

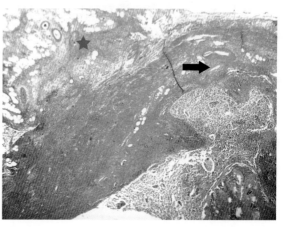

▶ 圖 12-19　急性化膿性闌尾炎。箭頭所示，可以看到黏膜層、黏膜下層和肌肉層因為較為嚴重的發炎反應而導致潰瘍和壞死。甚至有破裂到腹膜的現象，如星號所示。

(三) 急性壞疽性闌尾炎 (Acute Gangrenous Appendicitis)

急性化膿性闌尾炎若是繼續發炎而未手術切除的話，將會演變為急性壞疽性闌尾炎。急性壞疽性闌尾炎在外觀上呈現綠色壞疽區域，之後在此區域破裂穿孔，造成化膿性腹膜炎。顯微鏡下的特點是比急性化膿性闌尾炎有著更為嚴重的潰瘍和壞死區域。

二、闌尾腫瘤

(一) 類癌腫瘤

在人體中，有所謂的神經內分泌細胞(neuroendocrine cells)，這些細胞可以分泌許多種荷爾蒙。在消化道、肺臟等許多器官中，都有神經內分泌細胞分布，類癌腫瘤就是由這些細胞所增生而來的。由於類癌腫瘤的生長增殖速度較一般癌症緩慢，所以稱為「類癌」腫瘤。所有的闌尾腫瘤中，以**類癌腫瘤為最多**。類癌腫瘤也最好發於闌尾。闌尾的類癌腫瘤較常好發在尾端部位，且大部分都很小。闌尾的類癌腫瘤常是因為診斷為急性闌尾炎開刀後而意外發現的。

類癌腫瘤的惡性程度和臨床預後常與類癌腫瘤原發部位有關，一般而言，相對於前述的小腸類癌腫瘤，闌尾的類癌腫瘤較少有遠端轉移及局部廣泛侵犯的現象。

(二) 黏液囊腺瘤 (Mucinous Cystadenoma)

在提到黏液囊腺瘤和黏液囊腺癌之前，要先瞭解黏液囊腫(mucocele)，所謂的黏液囊腫是泛指任何原因造成闌尾所分泌的黏液無法排出，造成闌尾腫脹。而黏液囊腺瘤和黏液囊腺癌是形成黏液囊腫的原因之一。另外要提到的是**腹膜假性黏液腫瘤**(pseudomyxoma peritonei)，它是由良性或是惡性的黏液性腫瘤(mucinous tumor)的少數腫瘤細胞和腫瘤細胞所製造的大量黏液散播在腹膜上所形成的。腹膜假性黏液腫瘤比較常見的原發部位為**闌尾**和**卵巢**。

肛門疾病

一、痔瘡 (Hemorrhoids)

痔瘡是現代人的文明病，主要是因為**久坐、便祕、懷孕**或**肝硬化**引起。痔瘡是因為直腸和肛門附近的靜脈叢發生了靜脈曲張所引起。肛門有齒狀線(dentate line)（圖12-20），痔瘡若是**發生在齒狀線以上**，稱為**內痔**(internal hemorrhoids)，若**發生在齒狀線以下**，就稱為**外痔**。若**內痔和外痔同時發生者**，就稱為**混合痔**(mixed hemorrhoids)。

二、肛門膿瘍 (Anal Abscess)

肛門膿瘍是因為肛門發炎後，在附近形成潰瘍化膿造成。若未加以排膿引流或是切除的話，等到膿瘍擴大到肛門附近的皮膚，就會形成所謂的肛門瘻管。

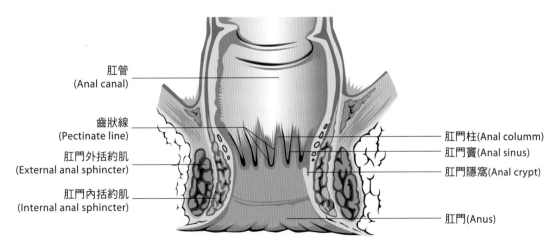

肛管 (Anal canal)

齒狀線 (Pectinate line)

肛門外括約肌 (External anal sphincter)

肛門內括約肌 (Internal anal sphincter)

肛門柱(Anal columm)

肛門竇(Anal sinus)

肛門隱窩(Anal crypt)

肛門(Anus)

▶ **圖 12-20** 肛門的齒狀線。圖中可見肛門的內括約肌、外括約肌和齒狀線。

三、肛門瘻管 (Anal Fistula)

　　肛門膿瘍未處理，導致在肛門附近皮膚上形成開口，就是肛門瘻管。肛門膿瘍或是肛門瘻管在顯微鏡下主要為發炎細胞聚集和壞死組織（圖12-21）。肛門膿瘍或是肛門瘻管可能進一步演變為複雜性肛門瘻管，破壞肛門括約肌，影響正常排便功能。

四、肛門癌 (Anal Cancer)

　　肛門癌僅占所有腸胃道癌症的一小部分，大多發生於中老年人。發生肛門癌的原因不明，但肛門感染菜花、有多

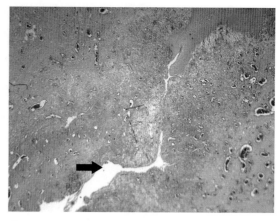

▶ **圖 12-21**　肛門瘻管。箭頭所示為肛門瘻管，附近皆為聚集的發炎細胞和壞死組織。星號處為肛門鱗狀上皮。

重性伴侶且有肛交等危險性行為者，較易發生肛門癌，所以肛門感染**人類乳突瘤病毒**(human papillomavirus, HPV)是導致肛門癌的一個重要危險因子。肛門癌病理組織型態主要以**鱗狀細胞癌**(squamous cell carcinoma)為最多，但因為肛門在發育過程包括了內胚層和外胚層的參與，所以肛門癌也包括了腺癌、泄殖腔上皮癌(cloacogenic carcinoma)等。

✳ 12-5　　肝臟疾病

　　肝臟是人體內一個具多重功能的重要器官，也**是最大的器官**。肝臟具有儲存養分如肝醣及鐵質的功能，並且是製造具生理重要機能蛋白質的地方，如**白蛋白**(albumin)、**凝血因子**(coagulation factors)。肝臟還具有很多酵素，可以幫助分解、合成和解毒的作用。肝臟還可以製造膽汁。肝小葉(hepatic lobules)是肝臟的組成部分，可以完成上述的各種功能。

　　肝臟比較常見的疾病包括有病毒性肝炎、自體免疫性肝炎、毒性肝炎(toxic hepatitis)、肝硬化、肝臟腫瘤、肝膿瘍和代謝性肝臟疾病等。以下將分別加以介紹。

肝炎 🔬

一、病毒性肝炎

　　肝炎是指肝臟細胞(hepatocytes)因為各種原因而導致發炎。肝炎的原因很多，包括病毒感染、酒精損害、化學毒物和自體免疫疾病等。其中在臺灣地區最常見的就是病毒性肝炎。很多種病毒也會引起肝炎，但是我們一般講的病毒性肝炎是指由肝炎病毒所引起的肝炎。而肝炎病毒主要有五種，包括A型、B型、C型、D型、E型。其中B型肝炎病毒(hepatitis B virus, HBV)為DNA病毒，其餘四種均為RNA病毒，且D型肝炎病毒(hepatitis D virus, HDV)是一種缺陷病毒，需要和其他病毒共生才能生存，所以一定要有B型肝炎病毒的存在，才會導致D型肝炎病毒的感染。上述五種肝炎病毒中，B型及C型肝炎病毒(hepatitis C virus, HCV)的感染容易造成慢性肝炎，甚至有些人會有肝硬化、肝癌出現。病毒性肝炎的臨床症狀從沒有症狀到肝衰竭都有可能出現，典型的病毒性肝炎在初期會有發燒、腸胃不適、食慾不振等現象。之後可能出現右上腹部疼痛、黃疸(jaundice)、茶色尿(tea-color urine)等症狀，大部分的人會逐漸康復且好轉，但如果症狀未改善且逐漸惡化的話，就要小心肝衰竭(hepatic failure)的出現。

(一) A 型肝炎 (Hepatitis A)

　　A型肝炎病毒為一種**RNA病毒**，較好發於衛生落後的地區，主要經由**糞口途徑**傳染，病患因為食入受到A型肝炎病毒汙染的飲水或是食物而引起感染，並於感染後數天，再經由糞便將A型肝炎病毒排出體外。

　　A型肝炎的潛伏期為2~6週。和B型肝炎病毒不同的是，**感染A型肝炎病毒後，並不會有長期慢性帶原的現象發生**，而且一般人感染A型肝炎病毒後，會產生抗體，使人體具有免疫力。另外，感染A型肝炎病毒後，也不會導致肝癌的發生，也幾乎沒有猛爆性肝炎致死的現象。臺灣地區由於公共衛生的改善，目前已經很少有A型肝炎的流行爆發。目前世界上主要的流行區域多是衛生設施不佳，居住環境髒亂的地方。

⊙ 相關實驗室檢查

　　與A型肝炎病毒相關的實驗室檢查包括了anti-HAV IgM及anti-HAV IgG，anti-HAV IgM(+)代表感染期的急性期或是最近曾感染A型肝炎，而anti-HAV IgG(+)代表感染過A型肝炎，或是注射A型肝炎疫苗，目前已經有抗體產生。

A型肝炎是種**自限性的疾病**(self-limiting disease)，也就是絕大部分病患會自行好轉，所以一般並不會引起嚴重的後遺症。

(二) B型肝炎 (Hepatitis B)

B型肝炎病毒是**肝炎病毒中唯一的DNA病毒**，主要是血液和體液經由皮膚黏膜的傷口而傳染，潛伏期約2~6個月。全世界B型肝炎好發的區域包括有東亞、東南亞、非洲等地區。B型肝炎一直嚴重地影響臺灣地區民眾的健康，雖然近十幾年來的B型肝炎疫苗注射，使年輕的帶原者比率大為下降，但是還有不少成年人是B型肝炎帶原者。由於這些帶原者不僅可能會將病毒水平傳染給別人、垂直傳染給下一代，一些人還會因長期肝炎而有肝硬化，甚至肝癌的產生。所以對於這些高危險群，定期的追蹤和檢查是必要的。目前臺灣地區的主要傳染途徑是**母子之間垂直傳染**，所以除了B型肝炎疫苗的接種注射外，出生嬰兒是高危險群者，皆應注射B型肝炎免疫球蛋白。

➲ 臨床表現

B型肝炎臨床症狀主要是發生在急性B型肝炎感染或是慢性B型肝炎急性發作的病人，包括有紅疹、關節疼痛、黃疸、茶色尿、全身無力、倦怠感、發燒、右上腹部疼痛及腸胃不適等。

➲ 相關實驗室檢查

可以抽血檢驗肝臟發炎指數，如GOT (AST)、GPT (ALT)等，急性期常可以高達數百至數千，但是GOT及GPT數值高低並不能反應病人的臨床病程之預後。血清膽色素(bilirubin)的高低、凝血時間(prothrombin time, PT)的長短與白蛋白血清濃度的高低則與病人的預後有關，血清膽色素越高、凝血時間越長和白蛋白濃度越低則此病人的預後越差。

要特別注意的是，並非所有感染B型肝炎病毒者，都會有臨床症狀，在臺灣，大約65~80%的B型肝炎病人並不會有明顯的自覺症狀。在剩下有症狀的病人中，也只有較少數的人會有所謂持續帶原的情況。所謂的慢性帶原者，意指在間隔6個月以上的兩次血清生化檢查中，肝功能都不正常，並持續感染B型肝炎病毒。這些慢性帶原者中，有部分的人會逐漸演變為肝硬化，甚至肝細胞癌而死亡。雖然所有感染B型肝炎病毒者，只有少數人最後會有肝硬化和肝細胞癌出現，但因為臺灣感染B型肝炎病毒的患者相當多，所以就造成了肝癌的發生率和死亡率長年居高不下。

常見的B型肝炎病毒血清標記有HBsAg、HBeAg、anti-HBe、anti-HBs、anti-HBc IgM、anti-HBc IgG等。**HBsAg代表急性或慢性B型肝炎**。**anti-HBs代表人體對B型肝炎病毒有免疫力的產生**，發生在急性感染的恢復期，或是接種疫苗之後。**HBeAg代表病毒仍持續複製分裂**，為一高度傳染性狀態。**anti-HBe代表著急性感染的恢復期或是低傳染力的慢性帶原狀態**，和anti-HBs不同的是，anti-HBe的出現並不代表對B型肝炎病毒有免疫力的產生。**anti-HBc IgM代表肝炎的急性期感染**。**anti-HBc IgG代表曾感染B型肝炎**，由於慢性帶原者亦可出現anti-HBc IgG，所以anti-HBc IgG和anti-HBe一樣，都不能代表對B型肝炎病毒有免疫力的產生。

(三) C 型肝炎 (Hepatitis C)

C型肝炎以往稱為非A非B型肝炎，是由感染C型肝炎病毒所引起，潛伏期約4~8週左右。C型肝炎病毒的傳播途徑和B型肝炎病毒相同，主要經血液和體液傳染，不過，C型肝炎病毒大部分是經由血液所傳染，較少由體液傳染。

C型肝炎病毒是**RNA病毒**。若經血液感染C型肝炎病毒，病人會有相當高的比率有持續性感染和**轉變成慢性肝炎**。雖然目前對於C型肝炎並無疫苗可以注射，但若不幸感染，目前隨著數款新上市的口服抗C型肝炎病毒藥物，已經可以治療甚至治癒大多數的感染患者。

❯ 相關實驗室檢查

常用的C型肝炎病毒相關檢查有anti-HCV IgG及HCV RNA。**anti-HCV IgG(+)代表曾受C型肝炎感染**，此抗體陽性者，大部分體內仍有病毒存在。**HCV RNA可以直接偵測體中有無病毒存在，用以確定有無急性C型肝炎感染**。

(四) D 型肝炎 (Hepatitis D)

D型肝炎是由D型肝炎病毒所引起，是一個**缺陷性RNA病毒，必須要和B型肝炎病毒共存才可以複製**。感染途徑和B型肝炎相同，包括血液或體液接觸。潛伏期一般約2~6週。

❯ 相關實驗室檢查

D型肝炎的實驗室相關檢查有anti-HDV IgM、anti-HDV IgG及HDV RNA。anti-HDV IgM(+)代表目前正感染或是最近曾感染D型肝炎病毒；anti-HDV IgG(+)代表曾受D型肝炎病毒感染；而測HDV RNA存在與否可以知道體內的D型病毒目前的感染情形。

傳染途徑

人體感染D型肝炎主要有兩種途徑，一種是健康者同時感染B型肝炎病毒和D型肝炎病毒，另外一種情況是B型肝炎帶原者感染D型肝炎病毒。這兩種途徑引起的臨床後果卻相當的不同。絕大多數的健康者在同時感染B型肝炎病毒和D型肝炎病毒後，都可以引起適當的免疫反應而康復，只有少數人會有猛爆性肝炎產生而導致死亡，另外也有少數的人會引起肝硬化。若B型肝炎帶原者感染D型肝炎病毒，有較高的比率會引起猛爆性肝炎而死亡，另外大多數帶原者會加速肝硬化的形成。

(五) E 型肝炎 (Hepatitis E)

E型肝炎由E型肝炎病毒所引起，是一種**RNA病毒**，經由**糞口途徑傳染**，類似A型肝炎，主要由於吃了遭汙染的食物及飲水所致。潛伏期1~2個月，主要好發於年輕族群，大多數病患在症狀出現後會逐漸自行康復，但是如果**孕婦感染**的話，則有**10~20%的死亡率**。以上五種主要的肝炎性病毒的比較整理於表12-3中。

在顯微鏡下，病毒性肝炎的組織型態可以分為急性和慢性兩類。急性肝炎主要變化為肝細胞腫脹、壞死、橋樑狀壞死(bridging necrosis)、細小膽道(cholangiole)有

▶ 表12-3　五種病毒性肝炎的比較

肝炎類型	病毒類型	傳播途徑	潛伏期	帶原	實驗診斷	治療	疫苗
A型	RNA病毒	糞口	2~6週	無	anti-HAV IgM anti-HAV IgG	支持性療法	有
B型	DNA病毒	血液	2~6月	可能	HBsAg anti-HBs HBeAg anti-HBe anti-HBc IgM anti-HBc IgG	干擾素和口服抗病毒藥物	有
C型	RNA病毒	血液	4~8週	可能	anti-HCV IgG HCV RNA	直接抗病毒藥物 (direct-acting antiviral, DAA)	無
D型	RNA病毒	血液	2~6月	可能	HDV RNA anti-HDV IgM ant-HDV IgG	支持性療法	無
E型	RNA病毒	糞口	1~2月	無	HEV IgG	支持性療法	無

膽汁鬱積(cholestasis)、發炎細胞聚集在門脈區域附近，且主要以單核球為主。另外還有庫弗氏細胞(Kupffer cells)增生，庫弗氏細胞的功能類似血液中的單核球，在肝臟中執行吞噬作用，所以像病毒性肝炎造成細胞壞死，庫弗氏細胞就會開始增生並吞噬這些細胞碎片。這些細胞碎片在庫弗氏細胞內堆積就形成了所謂的脂褐質色素(lipofuscin pigments)。

至於慢性肝炎的主要變化為肝細胞壞死、肝細胞再生(regeneration)、膽道上皮增生(bile duct proliferation)、纖維化和淋巴球等慢性發炎細胞聚集。慢性肝炎若是發生門脈區域附近一群肝細胞壞死的現象，就稱為碎片狀壞死(piecemeal necrosis)。壞死的肝細胞會萎縮，呈現嗜伊紅性，這類的細胞稱為所謂的康系門小體(Councilman bodies)。也由於大量的肝細胞壞死和纖維化產生，使得慢性肝炎的肝臟體積縮小。

二、自體免疫性肝炎 (Autoimmune Hepatitis)

若長期GOT及GPT上升數倍，且病毒性肝炎的可能性被排除，這時候就要小心是否就是自體免疫性肝炎。自體免疫性肝炎就如同其他的自體免疫疾病一樣，由於人體的免疫系統攻擊肝臟細胞，引起肝臟細胞的發炎及壞死。自體免疫性肝炎通常**好發於15~30歲年輕女性**，除了發燒、黃疸、皮膚癢、疲倦等類似病毒性肝炎的症狀外，可能尚有一些全身性症狀，如肌肉痛、凝血時間延長、多發性肌肉炎(polymyositis)等。在臨床上，自體免疫性肝炎常合併其他自體免疫疾病出現，例如：類風濕性關節炎(rheumatoid arthritis)、修格連氏症候群和潰瘍性大腸炎。

三、脂肪變性肝炎 (Steatohepatitis)

脂肪變性肝炎的主要特徵就是疾病初期會有**脂肪變性**，之後有肝炎反應，到了疾病末期，則會有嚴重的肝硬化，甚至死亡。

⊙ 相關病因

脂肪變性肝炎主要可以分為**酒精性**(alcoholic)和**非酒精性**(non-alcoholic)**脂肪變性肝炎**。前者是因為過量酒精所引起的肝病，而後者主要因為過度肥胖、糖尿病所造成。兩者在組織學上的特徵相似，主要區別在於是否有過量飲酒。不過，兩者常很難去分辨清楚，因為有些過度肥胖的病人也常酗酒。

酒精對肝細胞造成的傷害可以分成三個階段，剛開始可能僅是**脂肪肝**(fatty liver)，後來演變成為**酒精性肝炎**(alcoholic hepatitis)，最後就會變成**酒精性肝硬化**(alcoholic cirrhosis)而引起嚴重的併發症甚至死亡。

病理變化

脂肪肝初期的病人，大多數並不自覺，也少有臨床症狀，實驗室的生化檢查也常常是在正常範圍中。在顯微鏡下，可以見到在肝細胞中，有脂肪小泡堆積。但如果酒精持續性傷害的話，脂肪小泡會逐漸聚集成大空泡，把細胞核推擠到一旁。肝細胞也會因為氧氣營養灌流不足，造成腫脹變大，這種現象稱為空泡化(ballooning)（圖12-22）。另外在中央靜脈附近開始會有纖維化，隨著脂肪肝越來越嚴重，纖維化越厲害，加上脂肪堆積，會有肝腫大(hepatomegaly)的情況。

急性酒精性肝炎的症狀和急性病毒性肝炎差不多，包括有發燒、疲倦、厭食，黃疸等。比較病毒學檢查及組織學檢查，兩者有些不同的地方，例如**酒精性肝炎**患者的肝臟呈現**小結節狀**(micronodular)，而**病毒性肝炎**患者的肝則是大結節狀(macronodular)。**酒精性肝炎會在一些肝細胞中呈現嗜伊紅性的馬洛里小體(Mallory bodies)**（圖12-23），它主要是因為肝細胞受到酒精的傷害，使得細胞內形成細胞骨架的支撐物質，例如角質蛋白(keratin)的受損而造成。含有馬洛里小體的肝細胞，因為受傷的關係，所以常吸引嗜中性球聚集在旁。馬洛里小體並非是酒精性肝炎的專一性表現，亦可見於許多其他肝臟疾病，例如：病毒性肝炎、膽道阻塞(biliary obstruction)引起的肝炎等，但是酒精性肝炎會出現較多比率的馬洛里小體。

酒精性肝硬化在早期階段，肝臟呈現腫大和黃色油膩狀外觀，但到了較晚期肝臟體積反而因為大量肝細胞壞死合併纖維化導致萎縮，並且呈現棕褐色。臨床上最重要

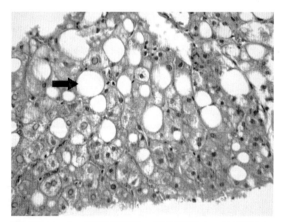

▶ **圖 12-22** 肝脂肪變性。在肝細胞中，有脂肪小泡堆積。並且脂肪小泡聚集成大空泡，把細胞核推擠到一旁。肝細胞也會因為氧氣營養灌流不足，造成腫脹變大，這種現象稱為空泡化（如箭頭所示）。

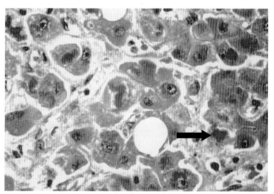

▶ **圖 12-23** 馬洛里小體（箭頭處）。

的是避免讓酒精性肝病進入肝硬化階段，因為一旦進入所謂的肝硬化階段，患者將會出現腹水、門脈高壓引起食道靜脈叢出血等危及生命的現象。

肝硬化

由於臺灣地區B型肝炎的高盛行率以及飲酒人口的增加，造成國人肝硬化(liver cirrhosis)的比率偏高。引起肝硬化的原因尚有藥物作用、自體免疫性肝炎、威爾森氏病(Wilson disease)及寄生蟲感染如中華肝吸蟲等。臺灣地區的肝硬化大多是因為病毒性肝炎所致，而西方國家則與酒精性肝病相關。

肝硬化係指肝臟纖維化及結節的形成。依結節大小可以分成大結節型(macro-nodular type)、小結節型(micronodular type)及混合型(mixed type)等三型，大小在3 mm以下者稱小結節，而在3 mm以上者稱大結節。另外依肝炎的存在與否可以分成活動型(active)及不活動型(inactive)兩種。大結節通常代表病毒性肝硬化，酒精性肝硬化常引起小結節。較輕微的肝硬化通常沒有症狀，需靠超音波及GOT、GPT的上升來得知。肝硬化末期可導致**肝衰竭**，症狀包括**腹水**、肝昏迷（又稱為**肝性腦病變**）、黃疸、**高氨血症**、**血液凝固異常**、肝腎症候群、動情素代謝異常（**男性女乳症、蜘蛛斑**）、**肝門靜脈高壓（肝硬化為引起肝門靜脈高壓最主要的肝內原因）**，進而使得食道靜脈曲張擴大，管壁易破裂而引起出血，嚴重者可致死。食道靜脈曲張出血，是引起肝硬化病人死亡的最主要原因，而實驗室檢查常會有**血清白蛋白下降**、膽紅素升高、凝血時間延長等。

肝臟腫瘤

肝臟腫瘤中，轉移性癌(metastatic cancer)反而比原發性癌(primary cancer)還要常見。至於原發性肝臟腫瘤中，最常見的惡性腫瘤為**肝細胞癌**(hepatocellular carcinoma)，其次是膽管癌(cholangiocarcinoma)，由於大部分肝臟腫瘤皆為肝細胞癌，所以一般肝癌即指肝細胞癌。肝臟中最常見的良性腫瘤為血管瘤(hemangioma)。至於肝母細胞瘤(hepatoblastoma)，雖然少見，但卻是小兒肝臟惡性腫瘤中最常見者。其他少見的肝臟腫瘤還包括了肝腺瘤(liver cell adenoma)、血管肉瘤(angiosarcoma)等。以下分別介紹這些腫瘤。

一、轉移性癌

由於肝臟的血流豐富,所以轉移性癌症較為常見。這些轉移性癌症原發自**腸胃道癌、乳癌、肺癌**等。肺臟和肝臟一樣,也是血流相當豐富,所以肺臟腫瘤診斷也常需要排除轉移性癌症的可能。另外,由於肉瘤(sarcoma)的轉移經常是血行性傳播(hematogenous spread),所以**肝臟和肺臟是肉瘤最常見的遠端轉移器官**。

二、肝細胞癌

臺灣地區由於B型肝炎的盛行率高,造成肝癌為臺灣常見癌症死因之一。肝癌的發生,男性病人比女性多,好發年齡多為中老年人。但有一種亞型,即纖維板狀肝癌(fibro-lamellar type hepatocellular carcinoma),這種亞型好發於年輕人,且經常沒有肝硬化。纖維板狀肝癌在西方國家較多,但在肝癌盛行的臺灣地區,反而比西方國家較少見,纖維板狀肝癌的預後比一般肝癌較好。

⊙ 相關病因

肝癌的高危險群患者包括**B型肝炎病毒感染、C型肝炎病毒感染**或**肝硬化**等,其他的危險因子尚有黴菌毒素尤其是**黃麴毒素**(aflatoxin)的汙染和工業上接觸二氧化釷(thorium dioxide)等。

⊙ 臨床表現

早期的肝癌經常沒有症狀,等到病人出現腹部腫大、疲倦、體重減輕、腹水等,通常已經到了癌症晚期而無法完全治癒。具有危險因子的病人,最好定期接受腹部超音波及**α胎兒蛋白**(alpha-fetoprotein)的篩檢,以期能夠早期發現早期治療。如果發現肝癌時,應給予手術、肝動脈酒精或藥物栓塞的方式來治療之。但由於肝癌患者常合併肝硬化,造成肝功能嚴重低下,因此常無法施行上述治療而加速其死亡。

⊙ 病理變化

肝癌在切面上常呈現大小形狀不一的黃白色結節狀腫塊(圖12-24),有小於5公分,也有大於10公分以上的腫瘤。一般而言,依照肝癌腫瘤的大小,小於5公分以下的肝癌稱為小肝細胞癌(small hepatocellular carcinoma),大於5公分的肝癌稱為大肝細胞癌(large hepatocellular carcinoma)。

顯微鏡下,肝細胞癌的癌細胞主要排列成樑柱狀或是腺泡狀(圖12-25)。癌細胞的主要表現包括了細胞大小不一,呈多形性(pleomorphism)、細胞核濃染

(hyperchromatic)、核質比增加、並且具有明顯的核仁等，另外肝癌細胞也會製造膽汁，所以這也是區分肝癌和其他轉移腺癌的特徵。

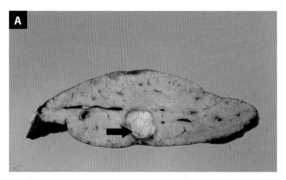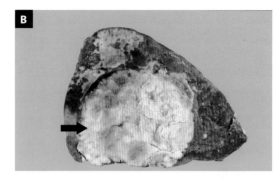

▶ **圖 12-24** 肝細胞癌。箭頭所指之處為肝細胞癌，呈現一顆黃白色的結節狀腫塊。

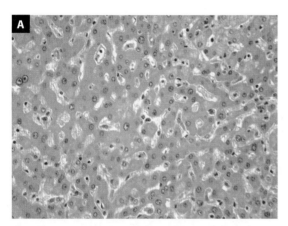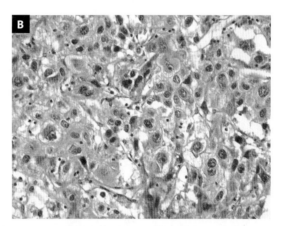

▶ **圖 12-25** (A) 為正常的肝細胞；(B) 為肝癌。顯微鏡下，肝細胞癌的癌細胞主要排列成樑柱狀或是腺泡狀。癌細胞的主要表現包括了細胞大小不一，呈多形性、細胞核濃染、核質比增加和明顯的細胞核仁等變化。

三、肝母細胞瘤

肝母細胞瘤是**小兒肝臟惡性腫瘤中最常見者**，它幾乎發生在嬰兒時期，且常合併有其他先天性異常出現。一般來說，預後不佳。

四、肝腺瘤

肝腺瘤主要好發於**年輕女性**，特別是**長期服用避孕藥**的人。一般來說，並沒有臨床症狀，除非腫瘤過大造成破裂引起出血。長期而言，有少數肝腺瘤會轉變為惡性腫瘤。顯微鏡下，肝腺瘤的特徵為緻密的肝臟腫瘤細胞，並且腫瘤細胞之間並沒有門脈系統或是中央靜脈的存在。

肝膿瘍

肝膿瘍(liver abscess)較易發生在整體衛生環境較差的地區，常因為腸道、膽道感染或周圍器官膿瘍的直接侵犯所造成。病人的臨床表現常包括有發燒和右上腹痛。臺灣地區的肝膿瘍常和**克雷白氏肺炎桿菌**(*Klebsiella pneumonia*)有關，其他像**痢疾阿米巴**(*Entamoeba histolytica*)等寄生蟲也有可能發生肝膿瘍。肝膿瘍常在肝臟形成一個大的空洞(abscess cavity)，空洞中含有膿瘍，若是克雷白氏肺炎桿菌造成的肝膿瘍，顯微鏡下可見到肝細胞壞死併有許多嗜中性球浸潤，革蘭氏染色(Gram stain)可以幫助辨識細菌。阿米巴原蟲造成的肝膿瘍，則可以見到壞死的肝細胞和呈現梨形狀的阿米巴原蟲。

代謝性肝臟疾病

代謝性肝臟疾病(metabolic liver disease)是一類特殊的肝臟疾病，主要是某些物質在代謝過程中出現問題，因此這些物質在肝臟及身體其他器官組織中堆積，引起各種臨床症狀。這類代謝性肝臟疾病有很多，這邊將介紹兩種較重要的疾病：威爾森氏病和血色素沉積症。

一、威爾森氏病 (Wilson Disease)

威爾森氏病是一種**銅**(copper)**代謝**出現問題而產生的疾病，身體內過多的銅堆積在許多器官組織中，特別是肝臟、眼睛和腦部，造成這些器官的損傷而引起症狀。腦部損傷會引起神經學的症狀，而眼睛，特別是**角膜上銅的堆積**，會引起呈現棕綠色的環，特稱為**Kayser-Fleischer rings**。至於肝臟中銅的堆積，則會因為時間的不同，而引起不同程度的病理變化。在疾病較早期，會引起類似病毒性肝炎的急性肝炎變化，在疾病較晚期，則會造成嚴重的發炎反應、肝細胞壞死等等變化。因為威爾森氏病的肝臟組織學變化較無專一性，故威爾森氏病的診斷，一般是以每克的乾燥肝臟組織中，含有超過250微克的銅為主，配合血液中**銅漿蛋白**(ceruloplasmin)**減少**、**尿液中銅分泌量增加**為輔。

威爾森氏病很少在小孩時期表現，一般多在青少年時期之後發病，治療是以早期發現早期治療，配合銅螯合劑(copper chelating agents)，例如D-penicillamine的長期治療控制為主。當肝臟因為銅的逐漸堆積，到最後引起肝臟衰竭時，就必須要考慮肝臟移植來加以治療。

二、血色素沉積症 (Hemochromatosis)

血色素沉積症主要是因為**身體內鐵的過度堆積，而引起各種的臨床症狀**。依照引起原因可以分為遺傳性血色素沉積症(hereditary hemochromatosis)和次發性血色素沉積症(secondary hemochromatosis)等兩大類。遺傳性血色素沉積症主要是因為HFE這個基因發生變異，造成小腸內調控鐵代謝的機制出現問題，而引起全身鐵的沉積。而次發性血色素沉積症主要是因為經常輸血、鐵的攝取增加等，造成身體內鐵的含量增加，進而引起鐵的堆積。

遺傳性血色素沉積症或是次發性血色素沉積症，所引起的臨床症狀很相似。鐵過度堆積在肝臟，引起小結節性肝硬化(micronodular cirrhosis)；在胰臟則因為鐵毒性破壞蘭氏小島細胞(islet cells of Langerhans)引起糖尿病；在皮膚沉積，則會造成皮膚呈現褐色；在心臟常會引起心肌病變，導致心臟衰竭。

在治療方面，遺傳性血色素沉積症若能早期發現，並早期施以定期放血療法，則預後相當良好，但仍須定期追蹤檢查，因為遺傳性血色素沉積症的病人發生肝細胞癌的比率較高。次發性血色素沉積症則需要矯正引起鐵質過多的原因，才能獲得根本的治療。

12-6　膽囊及膽道疾病

肝臟每天排出0.5~1公升的膽汁，經由肝內膽管(intrahepatic bile duct)匯集為左右肝管，左右肝管再匯集為總肝管，膽汁可以經由膽囊管進入膽囊中，膽囊約可儲存50毫升的膽汁並且可以將其濃縮5~10倍，當需要分泌膽汁時，膽囊會收縮將膽汁排出，經由膽囊管，進入總膽管，再匯入十二指腸內。在組織學上，膽囊比較特殊之處在於它只有一層由柱狀上皮細胞構成的黏膜，並沒有黏膜下層。

膽囊及膽道雖然占身體的一小部分，但是膽囊及膽道疾病，卻造成人體健康和醫療成本相當大的負擔。以下將分別介紹這些相關的疾病。

膽囊炎及膽道炎

一、膽囊炎 (Cholecystitis)

膽囊炎在國人中是常見的疾病，造成相當可觀的醫療費用支出。膽囊炎是指膽囊壁的發炎，和膽道炎不同，膽道炎係指膽囊外的膽道急性發炎的情形。

急性膽囊炎

　　絕大部分的膽囊炎都有膽結石的存在，非結石性膽囊炎比較少見。急性膽囊炎的臨床症狀包括有右上腹部疼痛、白血球增高等，確定診斷常需要超音波的幫助。在超音波下通常可以見到膽囊結石、膽囊壁增厚等。在顯微鏡下可見膽囊壁黏膜中有白血球浸潤、黏膜受損等。膽囊若沒有破裂的話，則急性膽囊炎可以經由腹腔鏡膽囊切除術(laparoscopic cholecystectomy, LC)或是開腹式膽囊切除術(open cholecystectomy)獲得改善。膽囊中如果有膿瘍蓄積，稱為膽囊積膿(gallbladder empyema)。急性膽囊炎如果持續惡化，則水腫會越來越厲害導致血液引流阻塞，之後甚至會有全壁性壞死(transmural necrosis)的現象，這時候會稱為急性壞疽性膽囊炎(acute gangrenous cholecystitis)。若膽囊破裂，則常因無法行腹腔鏡膽囊切除術，需要執行開腹式膽囊切除術，且會引起較為嚴重的後遺症。

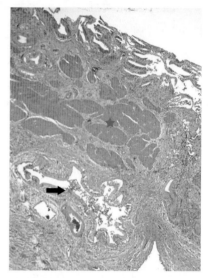

▶ **圖 12-26**　慢性膽囊炎。星號所指之處為慢性膽囊炎長期發炎之後，增厚的肌肉層。箭頭所指之處為羅基坦斯基－阿索夫瘻管。要注意勿誤認為膽囊癌侵犯至肌肉層，請和圖 12-28 膽囊癌做比較。

慢性膽囊炎

　　慢性膽囊炎（圖12-26）也多和膽結石有關係。慢性結石性膽囊炎和慢性非結石性膽囊炎在臨床表現或是病理組織檢查常是相似的，兩者最大的區別在於結石的存在與否。慢性膽囊在顯微鏡下呈現很大的差異，從小部分區域的慢性發炎變化到整個膽囊壁因為長期慢性發炎而增厚，甚至有慢性膽囊炎合併急性發作的情況出現。

二、膽道炎 (Cholangitis)

　　膽道炎是指引流膽汁的膽道發炎的情況。在所有的膽道炎中，以急性膽道炎較為常見。急性膽道炎是指膽囊外膽道急性發炎的情形。急性膽道炎常見的原因有肝內結石(intrahepatic stones)以及總膽管結石(common bile duct stones)等。急性膽道炎臨床三**藏**(clinical triads)包括有**右上腹痛、發燒及畏寒**。不過病人不一定會三種症狀都出現。

　　治療方式則依病人的病況而定。肝內結石通常會進行部分肝切除加上膽道接合術，總膽管結石通常會進行總膽管附近括約肌切開術，以便取出總膽管結石以及膽汁引流。而在無法清除所有結石時，通常會做括約肌整型手術。

三、膽結石 (Cholelithiasis / Gallstones)

雖然急性膽囊炎大部分和膽結石有關，但人體內的膽結石多數並不會引起症狀。膽結石依照組成成分可以分為**膽固醇性膽結石**(cholesterol gallstones)和**色素性膽結石**(pigmented gallstones)兩大類。色素性膽結石還可以分成黑色性膽結石(black pigmented gallstones)（圖12-27）和褐色性膽結石(brown pigmented gallstones)。

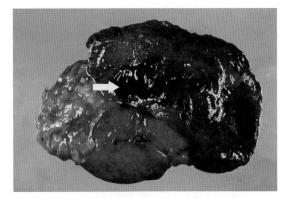

▶ **圖 12-27** 黑色性膽結石。圖中箭頭所指之處為膽結石所在之處。

目前對於膽固醇性膽結石的成因有比較清楚的瞭解，其形成主要和**膽固醇的分解失調**有關。人體內膽固醇的排泄主要靠膽汁。膽固醇為一親脂性的物質，不溶於水，需要靠和膽汁中的膽鹽(bile salts)和卵磷脂(lecithins)結合後，才能溶於水而經由膽汁分泌而排出體外。當體內膽固醇濃度過高、膽汁分泌過少，或是膽囊蠕動發生問題等，常會影響膽固醇的代謝而使膽固醇形成結石。

西方國家居民大多是**膽固醇性膽結石**，呈現**灰白色**外觀，主要和血中**膽固醇過高**有關。東方國家居民的膽結石則大多呈現**黑色性膽結石**或**褐色性膽結石**，黑色性膽結石主要和**肝硬化或血管內溶血**有關，而褐色性膽結石主要和**膽道感染**有關。膽結石比較容易**好發在40歲以上的肥胖女性**，而且年齡越大，膽結石的盛行率也越高。膽結石除了最常造成膽囊炎外，還有可能會引起胰臟炎、阻塞性黃疸、肝膿瘍等。

膽囊及膽道腫瘤

一、膽囊癌 (Gallbladder Cancer)

膽囊癌好發於老年人，以女性較多，膽囊癌常常和慢性結石發炎、陶瓷狀膽囊(porcelain gallbladder)等因素相關。若是癌細胞未侵犯至膽囊壁外，則通常膽囊切除即可以獲得很好預後，但若癌細胞侵犯至膽囊壁外，甚至到肝臟或膽囊附近組織或淋巴結，則預後就相當不好。由於膽囊癌大多數並沒有臨床症狀，經常是因為膽結石引起膽囊炎執行膽囊切除術而意外發現，所以一般來說，膽囊癌確診時，常已是癌症末期。

顯微鏡下，膽囊癌最常見的種類是**腺癌**(adenocarcinoma)（圖12-28）。膽囊癌的組織型態主要為蕈傘狀(fungating)或是浸潤狀(infiltrating)。蕈傘狀的膽囊癌一般有明顯的腫瘤塊，而浸潤狀的膽囊癌沒有明顯的腫瘤塊，腫瘤細胞侵犯浸潤膽囊壁，而使得整個膽囊呈現增厚的現象，常常在手術前影像學檢查或是手術中被誤認為是慢性膽囊炎。

正常的膽囊中，常會有所謂的**羅基坦斯基－阿索夫瘻管**(Rokitansky-Aschoff sinuses)（圖12-29），這是因為正常膽囊黏膜上皮延伸到膽囊黏膜下組織所形成。所以在顯微鏡下，應注意勿將羅基坦斯基－阿索夫瘻管診斷為侵犯性腺癌(invasive adenocarcinoma)。

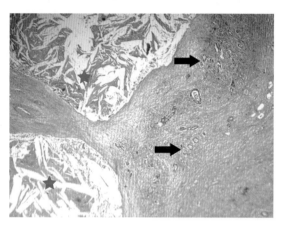

▶ **圖 12-28** 膽囊癌。箭頭所指之處為癌細胞侵犯浸潤膽囊壁，星號所指為膽結石。

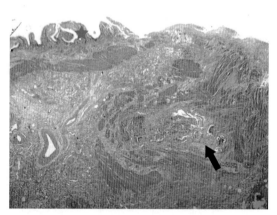

▶ **圖 12-29** 羅基坦斯基－阿索夫瘻管。為正常膽囊黏膜上皮（星號之處）延伸到膽囊黏膜下組織所形成，如箭頭所示。

二、膽管癌 (Cholangiocarcinoma)

膽管癌是由膽道上皮所發展出來的惡性腫瘤。膽管癌又分成肝內膽管癌(intrahepatic cholangiocarcinoma)和肝外膽管癌(extrahepatic cholangiocarcinoma)。在肝門附近的膽管癌特稱為克拉斯基氏腫瘤(Klatskin tumor)。克拉斯基氏腫瘤一般歸類為肝外膽管癌。

膽管癌常常和膽囊癌相提並論，但是它們在流行病學上的特徵有些不同，膽管癌的發生率以東南亞國家較多，但是膽囊癌的發生率，黑種人比黃種人或是白種人多。另外肝外膽管癌以老年男性居多，而膽囊癌卻是老年女性居多。和膽管癌相關的危險因素有自體免疫疾病的硬化性膽管炎(sclerosing cholangitis)、潰瘍性腸炎，另外還有膽管囊腫(choledochal cysts)及寄生蟲，如中華肝吸蟲的感染。膽囊癌最主要和膽結石有關。

膽管癌在外觀上可以分成息肉狀(polypoid)、結節狀(nodular)、浸潤狀(infiltrating)等，不過實際上常有兩者以上外觀出現。肝內膽管癌會引起腹部腫脹、腹痛等症狀，肝外膽管癌則會阻塞膽道，所以相關症狀如黃疸、茶色尿、灰白色糞便(clay-color stool)就會出現。由於癌細胞易於散播及手術的高困難度，使膽管癌的存活率不高。

膽道閉鎖

膽道閉鎖(biliary atresia)是**嬰兒肝臟疾病中，最常見的致死原因**，也是嬰兒肝臟移植中，最常見的原因，但是致病原因仍不清楚。膽道閉鎖包括有肝外膽道閉鎖(extrahepatic biliary atresia)和肝內膽道閉鎖(intrahepatic biliary atresia)。

膽道閉鎖患者在**出生時，與一般正常嬰兒無異**，但是在幾星期到幾個月之內，隨著肝外膽道的逐漸變窄，**肝內膽汁鬱積**(cholestasis)、膽汁無法排出導致**糞便顏色變白、黃疸、茶色尿**等臨床表現會出現，之後逐漸肝硬化，若未即時加以處理，會導致嬰兒死亡。

關於膽道閉鎖的治療，如果是肝外膽道閉鎖，治療方式為**葛西氏術式**(Kasai operation)，主要是把肝外膽道閉鎖處切除，再把膽道縫合接通。如果膽道閉鎖有包括肝內膽道閉鎖，或是執行葛西氏術式後，病情仍未改善，則需要考慮肝臟移植才能治癒。

顯微鏡下可見到肝外膽道周圍有發炎細胞浸潤、膽道細胞破壞和膽道周圍有纖維化發生。伴隨著纖維化的是膽道管徑的逐漸狹窄，導致膽汁的排泄出現問題，引起肝硬化的產生。

12-7 胰臟疾病

胰臟位於人體的後腹腔中，在正常的成人中長約15公分，重量約70~150公克，包含了頭部、體部及尾部等三個解剖位置。大部分主胰管(main pancreatic duct)在接近法特氏壺腹部(ampulla of Vater)和總膽管會合後經十二指腸中的開口分泌至腸胃道。胰臟在生理上可分為內分泌腺(endocrine gland)和外分泌腺(exocrine gland)，內分泌腺由蘭氏小島所構成，重約1~1.5公克，雖然在胰臟中所占的比率不高，但是卻扮演重要角色。外分泌腺每天分泌2~2.5公升富含碳酸鹽(bicarbonate)促進消化的酵素。

胰臟炎 🔬

一、急性胰臟炎 (Acute Pancreatitis)

急性胰臟炎最常見的原因是酗酒和膽結石，其他還包括高三酸甘油酯症(hypertriglyceride)、外傷、執行經內視鏡逆行性膽胰管造影術(endoscopic retrograde cholangiopancreatography, ERCP)等等。

急性胰臟炎的病人會有腹痛、噁心、嘔吐、發燒及**血清中澱粉酶**(amylase)**和脂肪酶**(lipase)**比正常值上升數倍、白血球上升**以及**血清鈣離子濃度下降**等。經由支持性療法，例如液體補充、止痛藥給予、鈣質補充、禁食及鼻胃管引流後，應可以逐步恢復飲食並改善發炎的情形，但是有少數病人可能會產生危及生命的併發症，如：腸道破裂、電解質失衡引起意識不清和腎臟衰竭、脂肪壞死及休克等。

瑞森計分法(Ranson score)可以用來評估急性胰臟炎的嚴重程度，主要的計分項目包括以年齡、一些實驗室數值，如白血球、血糖值、動脈含氧量、血鈣值，和身體的整體情形，如體液的缺失量及酸鹼平衡的情形。

二、慢性胰臟炎 (Chronic Pancreatitis)

慢性胰臟炎是指重複性**急性胰臟發炎造成胰臟實質部逐漸缺失而被纖維組織所取代**。所以慢性胰臟炎和急性胰臟炎最大的區別在於胰臟發炎之前胰臟組織正常與否。慢性胰臟炎最常好發於**中年酗酒男性**，其他較少見的原因包括胰管構造異常、先天性胰臟炎所造成的胰臟重複發炎。慢性胰臟炎最常見的症狀是長期難以忍受的疼痛，病人往往需要長期藉助止痛藥物。很多病人因為大部分胰臟實質部纖維化，導致產生胰島素的蘭氏小島遭到破壞而造成糖尿病的後遺症，另外慢性胰臟炎或是急性胰臟炎也常引起下列將介紹的胰臟偽囊腫(pancreatic pseudocyst)。

胰臟囊腫 🔬

胰臟的囊腫病變(pancreatic cyst)中，**最多的就是偽囊腫**(pseudocyst)。另外在多囊性疾病(polycystic disease)中，常見腎臟、肝臟或胰臟的多處囊腫。

胰臟偽囊腫是指在急性或慢性胰臟炎之後，胰臟的實質組織壞死，在這些壞死的組織外面包覆有纖維包膜(fibrous capsule)，因為纖維包膜並不具有上皮組織，所以稱為偽囊腫。胰臟偽囊腫通常是單一病灶，常引起腹部疼痛、出血、感染及腹膜炎。囊腫和偽囊腫最大的不同處在於囊腫有上皮組織內襯，而偽囊腫並沒有上皮組織。

胰臟腫瘤 🔬

一、胰臟癌 (Pancreatic Carcinoma)

胰臟癌好發於老年人，男性比女性稍多，和西方國家相較，臺灣地區胰臟癌的發生率相對較低。在臺灣地區，雖然**惠普氏手術**(Whipple operation)及術後照顧的進步，但胰臟癌的治療情形和預後還是未臻理想，大部分沒有治療的癌症末期病人在數個月內去世，而接受治療的病人，多數預後也相當不好。

胰臟癌中最常見的類型是**管狀腺癌**(ductal adenocarcinoma)，目前確認的危險因子是吸菸。胰臟癌約60~70%發生在**胰臟頭部**，剩下則發生在胰臟的體部(15~20%)和尾部(5~10%)。胰臟頭部的胰臟癌由於容易壓迫膽道系統，故較早產生阻塞性黃疸症狀，而體部和尾部的胰臟癌則較不容易早期發現，等到被診斷出來時，常常已經有周圍組織侵犯和遠端轉移的現象。其他常合併胰臟癌出現的臨床症狀包括體重減輕、厭食、皮膚癢和糖尿病等。

二、胰臟囊性腫瘤 (Pancreatic Cystic Tumor)

胰臟囊性腫瘤比胰臟癌少見，大約占整個胰臟腫瘤的5~10%左右。胰臟囊性腫瘤可以大約分為良性的囊腺瘤(cystadenoma)和惡性的囊腺癌(cystadenocarcinoma)，和胰臟癌較好發於胰臟頭部不同的是，胰臟囊性腫瘤較好發於體部和尾部。

參考資料 ▶ REFERENCE

王恩華主編(2005)·*病理學*·新文京。

朱旆億、李進成、郭雅雯(2023)·*全方位護理應考e寶典－病理學*（十五版）·新文京。

Kumar, V., Abbas, A. K., Fausto, N., & Aster, J.C. (2014). *Robbins and Cotran pathologic basis of disease* (9th ed.). Elsevier Saunders.

圖片來源：

圖12-6、圖12-13、圖12-14、圖12-23引用自劉信雄、賴宗鼎、彭瓊琿、蕭婉玉、韋建華(2005)·於王志生總校·*病理學*·新文京。

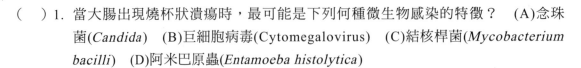

( )1. 當大腸出現燒杯狀潰瘍時，最可能是下列何種微生物感染的特徵？ (A)念珠菌(*Candida*) (B)巨細胞病毒(Cytomegalovirus) (C)結核桿菌(*Mycobacterium bacilli*) (D)阿米巴原蟲(*Entamoeba histolytica*)

( )2. 一個剛出生的嬰兒，口中有大量口水流出且無法餵食，是因下列何者先天性異常？ (A)食道閉鎖 (B)先天性幽門狹窄 (C)梅克耳氏憩室(Meckel's diverticulum) (D)巨結腸症

( )3. 胃腸道之原位癌(carcinoma in situ)是表示癌細胞尚未穿過下列何者？ (A)基膜(basement membrane) (B)漿膜層(serosa) (C)肌肉層(muscularis propria) (D)黏膜下層(submucosa)

( )4. 何謂波雷特氏食道(Barrett esophagus)？ (A)遠端食道潰瘍(ulcer) (B)遠端食道狹窄(stricture) (C)遠端食道鱗狀上皮發生腸化生(intestinal metaplasia) (D)遠端食道鱗狀上皮過度增生(hyperplasia)

( )5. 有關大腸息肉(polyp)，下列敘述何者正確？ (A)增生性息肉(hyperplastic polyp)是一種非贅瘤性息肉 (B)普茲－耶格司息肉(Peutz-Jegher polyp)是一種贅瘤性息肉 (C)腺瘤(adenoma)的大小不影響其惡性化的機率 (D)腺瘤的組織結構（管狀、管絨毛狀或絨毛狀）不影響其惡性化的機率

( )6. 下列有關類癌(carcinoid)之敘述，何者正確？ (A)是一種神經內分泌瘤(neuroendocrine tumor) (B)是腺癌的亞型(subtype of adenocarcinoma) (C)是良性腫瘤 (D)不可能同時出現在許多器官

( )7. 有關於潰瘍性結腸炎(ulcerative colitis)和克隆氏病(Crohn's disease)的比較，下列敘述何者正確？ (A)潰瘍性結腸炎多呈跳躍式病灶 (B)肉芽腫較常見於潰瘍性結腸炎 (C)克隆氏病較易產生瘻管 (D)克隆氏病只侷限發生於大腸

( )8. 有關Hirschsprung疾病，下列敘述何者錯誤？ (A)主要是某一段大腸的黏膜下及肌肉層的神經節細胞(ganglion)發育有問題 (B)又稱巨結腸症(megacolon) (C)被影響到的那一段大腸呈顯著的擴大 (D)男生發生的比例高於女生

( )9. 下列何者有變化為口腔癌之最高機率？ (A)白斑(leukoplakia) (B)紅斑(erythroplakia) (C)扁平苔癬(lichen planus) (D)口瘡性潰瘍(aphthus ulcer)

( )10. 有關瀰漫型(diffuse type)與腸型(intestinal type)胃癌，下列敘述何者正確？ (A)與幽門螺旋桿菌的感染關係較密切的是瀰漫型 (B)與食物中的硝酸鹽關係較密

切的是瀰漫型　(C)好發年齡較年輕的是瀰漫型　(D)與曾接受過部分胃切除較有關的是瀰漫型

（　）11.偽膜性結腸炎(pseudomembranous colitis)與下列何種細菌過度增生有關？　(A)大腸桿菌(*E. coli*)　(B)志賀桿菌(*Shigella*)　(C)結核桿菌(*Mycobacterium tuberculosis*)　(D)困難梭狀桿菌(*Clostridium difficile*)

（　）12.巴瑞特食道症(Barrett's esophagus)病灶中的上皮中出現下列何種細胞為最具診斷意義？　(A)梭狀纖維芽細胞　(B)移形細胞　(C)杯狀細胞　(D)纖毛柱狀細胞

（　）13.食道靜脈曲張時，下列哪一部位的血管擴張最明顯？　(A)黏膜層　(B)黏膜下層　(C)肌肉層　(D)漿膜層

（　）14.有關大腸癌，下列敘述何者正確？　(A)大部分的大腸癌起源於腺瘤　(B)發生在左側的大腸癌，臨床上經常以貧血來表現　(C)大腸癌最重要的預後因子是腺體的分化程度　(D)發生在右側的大腸癌，臨床上經常以阻塞來表現

（　）15.下列何種肝炎病毒，最常藉由垂直傳染的方式，由母親傳染給嬰兒？　(A) A型　(B) B型　(C) C型　(D) D型

（　）16.下列何者最不易造成肝硬化？　(A)病毒性肝炎　(B)血色素沈著症　(C)硬化性膽管炎　(D)雷氏症候群(Reye's syndrome)

（　）17.非結合型高膽紅素血症(unconjugated hyperbilirubinemia)最常見的原因是：(A)溶血性貧血　(B)肝硬化　(C)總膽管結石　(D)新生兒肝炎

（　）18.下列何者與長期口服避孕藥最為相關？　(A)肝細胞腺瘤(hepatic adenoma)　(B)肝細胞癌(hepatocellular carcinoma)　(C)肝母細胞瘤(hepatoblastoma)　(D)膽管癌(cholangiocarcinoma)

（　）19.關於A型肝炎的敘述，下列何者錯誤？　(A)被稱為是傳染性肝炎　(B)是由一種小RNA病毒(picornavirus)所導致　(C)藉糞－口路徑傳播　(D)會造成慢性肝病

（　）20.有關病毒性肝炎，下列敘述何者正確？(A) A型肝炎主要是經血液傳染，是一種可自癒的感染症　(B) Anti-HBe抗體的出現表示病人具有抵抗B型肝炎病毒的免疫力　(C) E型肝炎主要是經飲食傳染，有相當高的機會將來發展成肝細胞癌(D) C型肝炎比B型肝炎更容易發展成慢性肝病及肝硬化

（　）21.下列何種感染與慢性胃炎(chronic gastritis)最相關？　(A)幽門螺旋桿菌　(B)念珠菌　(C)葡萄球菌　(D)輪狀病毒

（　）22.下列有關大腸直腸癌的敘述，何者錯誤？　(A)不到一半的大腸直腸癌由腺瘤(adenoma)惡性變化而來　(B)多攝取蔬菜、纖維、維生素A、C、E可減少大腸

直腸癌的發生　　(C)長期服用非類固醇抗發炎(NSAID)藥物，如Aspirin可減少大腸直腸癌的發生　　(D)攝食高油脂食物會增加大腸直腸癌的機會

（　）23.50歲男性有漸進性吞嚥困難(progressive dysphagia)及體重減輕症狀，則下列何種疾病最有可能？　　(A)大腸癌　　(B)食道癌　　(C)膀胱癌　　(D)淋巴瘤

（　）24.下列哪一項與急性胃炎最不相關？　　(A)服用阿斯匹靈　　(B)飲用大量酒精　　(C)重度吸菸　　(D)念珠菌感染

（　）25.幽門螺旋桿菌(*Helicobacter pylori*)與下列何種胃之疾病最無關連？　　(A)癌(carcinoma)　　(B)淋巴瘤(lymphoma)　　(C)潰瘍(ulcer)　　(D)平滑肌肉瘤(leiomyosarcoma)

（　）26.胃癌最好發於下列哪一部位？　　(A)胃小彎體部(body)　　(B)胃小彎竇部(antrum)　　(C)胃大彎體部(body)　　(D)胃大彎竇部(antrum)

（　）27.下列關於Barrett食道的敘述，何者錯誤？　　(A)出現在食道末端　　(B)柱狀上皮取代鱗狀上皮　　(C)與長期胃食道逆流有關　　(D)引起癌症的機會不會增加

（　）28.胃腸道黏膜相關淋巴瘤(MALToma)最常發生在：　　(A)食道　　(B)胃　　(C)小腸　　(D)大腸

（　）29.下列有關胃幽門螺旋桿菌之敘述，何者最不正確？　　(A)誘發胃黏膜發炎和免疫反應　　(B)產生磷脂酶(phospholipase)，破壞胃上皮細胞　　(C)刺激胃酸分泌　　(D)侵入胃腺體，刺激黏液產生

（　）30.下列何者與胃的黏膜相關淋巴瘤(MALToma)最有關？　　(A)部分胃切除手術　　(B)幽門螺旋桿菌感染　　(C)長期食用醃製食品　　(D)長期使用止痛藥物

（　）31.下列有關胃幽門螺旋桿菌之敘述，何者最正確？　　(A)具侵犯性之革蘭氏陰性菌　　(B)具侵犯性之革蘭氏陽性菌　　(C)不具侵犯性之革蘭氏陰性菌　　(D)不具侵犯性之革蘭氏陽性菌

（　）32.下列有關Hischsprung氏病（先天性巨大結腸症）的敘述，何者錯誤？　　(A)胚胎時期神經嵴細胞(neural crest-derived cells)在達到肛門前就停止　　(B)部分結腸可缺少神經節細胞　　(C)無神經節細胞的結腸會逐漸地膨大　　(D)新生兒有胎糞(meconium)延遲排出的情況

（　）33.下列何種人最有可能長出聲帶息肉？　　(A)學生　　(B)警察　　(C)歌星　　(D)家庭主婦

（　）34.一名24歲的男性病人因反覆性黏液血樣腹瀉接受大腸鏡檢查，發現從直腸至結腸近脾臟彎曲處有嚴重的潰瘍及許多殘存假息肉(pseudopolyp)存在。下列何者

最有可能？　(A)缺血性大腸炎　(B)潰瘍性大腸炎　(C)偽膜性大腸炎　(D)家族性腺性息肉症

(　) 35. 乳糖不耐症(lactose intolerance)患者喝下鮮奶後會拉肚子的最常見原因為下列何者？　(A)鈉離子濃度不足導致乳糖無法透過對鈉依賴性的運輸器(transporter)被吸收　(B)鈣離子濃度偏高導致乳糖被維他命D變性而無法分解　(C)小腸上皮細胞微絨毛上乳糖酶表現量過低導致乳糖分子無法被消化吸收　(D)小腸上皮細胞的乳糖運輸器(transporter)製造不足

(　) 36. 下列何者發生食道鱗狀細胞癌(squamous cell carcinoma)的機會最高？　(A) 40歲婦女有裂孔疝氣(hiatal hernia)　(B) 50歲婦女有惡性貧血(pernicious anemia)　(C) 60歲男性有Barrett食道　(D) 70歲長期吸菸男性

(　) 37. 關於急性糜爛性胃炎(acute erosive gastritis)之病理變化，下列何者最不正確？　(A)黏膜水腫　(B)中性白血球浸潤　(C)點狀出血　(D)黏膜萎縮

(　) 38. 下列何者並非造成peptic ulcer之原因？　(A)低胃酸分泌　(B)進食刺激物　(C) *H. pylori*感染　(D)黏液分泌下降

(　) 39. Megacolon是腸胃道何種結構的缺失所造成？　(A) Meissner's nerve plexus　(B) myenteric nerve plexus　(C) circular muscle　(D) longitudinal muscle

(　) 40. 下列有關大腸癌的敘述，何者正確？　(A)主要發生在30至50歲婦女　(B)以戒環細胞(signet ring cell)浸潤性大腸癌最常見　(C)常與p53基因缺損有關　(D)預後與腫瘤發生位置(location)最有關

(　) 41. 胃腸道間質細胞瘤(gastrointestinal stromal tumor)與下列何種基因最有關？　(A) APC　(B) KIT　(C) p53　(D) RAS

(　) 42. 下列何機轉與逆流性食道炎(reflux esophagitis)較無關？　(A)滑動性裂孔疝氣(sliding hiatal hernia)　(B)大量胃內容物　(C)食道對胃酸有很強的修復率　(D)食道之抗逆流機制下降

(　) 43. 慢性胃炎以何種型態變化最罕見？　(A)黏膜萎縮(mucosal atrophy)　(B)小腸化生(intestinal metaplasia)　(C)淋巴細胞聚集(lymphocyte aggregates)　(D)泡沫樣吞噬細胞浸潤(foamy macrophage infiltration)

(　) 44. 下列哪一個特殊構造，經常出現在酒精性肝炎(alcoholic hepatitis)的肝細胞中？　(A) Mallory小體　(B) Schiller-Duval小體　(C) Call-Exner小體　(D) Psammoma小體

(　) 45. 下列何型肝炎病毒並非RNA病毒？　(A) A型　(B) B型　(C) C型　(D) E型

（　）46. 下列何者最可能發生結合性(conjugated)黃疸？　(A)新生兒　(B)溶血性貧血　(C)血腫破裂吸收　(D)肝外膽管阻塞

（　）47. 下列何者發生肝細胞癌的機會最小？　(A)急性A型病毒肝炎患者　(B) B型病毒肝炎帶原者　(C)慢性C型病毒肝炎患者　(D)遺傳性血色素症(hemochromatosis)

（　）48. 下列何種診斷方法對於鑑別膽道閉鎖(biliary atresia)和新生兒肝炎(neonatal hepatitis)最具診斷價值？　(A)腹部X光　(B)肝臟生檢(biopsy)　(C)實驗室數據　(D)血管攝影

（　）49. 下列何者是門脈高血壓(portal hypertension)最常見的原因？　(A)肝硬化　(B)肝靜脈阻塞　(C)肝門靜脈阻塞　(D)癌細胞在肝臟浸潤

（　）50. 50歲男性，酗酒20年，其肝臟最有可能的病變是：　(A)點狀出血　(B)脂肪變性　(C)濁腫　(D)凝固壞死

（　）51. 化學致癌物質「黃麴毒素」(aflatoxin B1)源自被黴菌汙染之穀類，與下列哪一種癌症發生最相關？　(A)肝細胞癌　(B)胃癌　(C)大腸癌　(D)肺癌

（　）52. 脂肪病變(fatty change)為在實質細胞內不正常聚積三酸甘油脂(triglycerides)，其最易發生在下列何器官？　(A)心臟　(B)肝臟　(C)腎臟　(D)大腦

（　）53. 臨床上篩檢肝細胞癌的腫瘤因子中最常用的是：　(A)甲型胎兒蛋白(α-fetoprotein)　(B) CA-125　(C) CA19-9　(D)癌胚胎抗原(CEA)

（　）54. 下列有關原發性膽汁肝硬化(primary biliary cirrhosis)的敘述，何者正確？　(A)好發在中年女性　(B)肝硬化是此病初期的主要變化　(C)可見明顯肝外膽管閉鎖的變化　(D)經常伴隨膽結石發生

（　）55. 急性膽囊炎最常見的原因是：　(A)胰臟炎　(B)膽結石　(C)膽囊癌　(D)中華肝吸蟲感染

（　）56. 下列何者不是痔瘡發生常見的原因？　(A)動脈粥狀硬化　(B)肝硬化　(C)長期便祕　(D)懷孕

（　）57. 關於胃腸道基質瘤(gastrointestinal stromal tumor)的敘述，下列何者錯誤？　(A)最好發在小腸　(B)被認為起源於Cajal氏間質細胞(interstitial cells of Cajal)　(C)大部份具有c-KIT或PDGFRA基因的突變　(D)預後和腫瘤大小、腫瘤細胞有絲分裂數目及發生位置有關

（　）58. 克林氏潰瘍(Curling ulcer)最容易發生在哪種病人身上？　(A)長期服用阿司匹靈(Aspirin)　(B)嚴重燒傷　(C)車禍之後嚴重頭痛　(D)感染幽門螺旋桿菌

( ) 59.關於發生於胃的黏膜相關淋巴組織淋巴瘤(mucosa-associated lymphoid tissue lymphoma, MALToma)之敘述，下列何者錯誤？ (A)與慢性胃炎(chronic gastritis)有關 (B)可以經由消除幽門螺旋桿菌來治療，屬於低惡性度淋巴瘤 (C)屬於T細胞淋巴瘤(T-cell lymphoma) (D)顯微鏡下可見淋巴上皮病灶 (lymphoepithelial lesions)

( ) 60.下列哪一項因素與波雷特氏食道(Barrett esophagus)發生腺癌(adenocarcinoma)最有關係？ (A)上皮細胞的異生程度 (B)波雷特氏食道的長短 (C)波雷特氏食道的發炎程度 (D)有無食道狹窄發生

( ) 61.下列哪一種肝炎病毒主要是經口傳染的？ (A) A型肝炎病毒 (B) B型肝炎病毒 (C) C型肝炎病毒 (D) D型肝炎病毒

( ) 62.下列何者不是肝衰竭(hepatic failure)的臨床症狀？ (A)凝血病變(coagulopathy)引發出血傾向 (B)男子女乳症(gynecomastia) (C)高氨血症(hyperammonemia) (D)高白蛋白血症(hyperalbuminemia)

( ) 63.下列何種肝炎病毒，只能在B型肝炎病毒存在的情況下共同感染？ (A) A型 (B) C型 (C) D型 (D) E型

學習評量
解答請掃描
QR Code

MEMO:

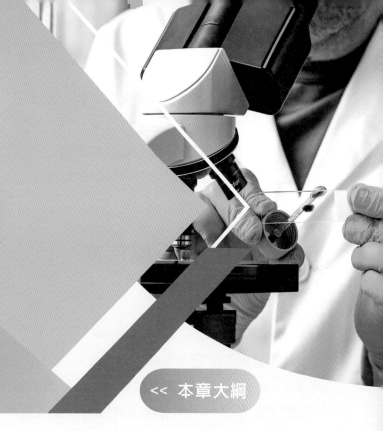

CHAPTER 13

泌尿系統疾病

編著者◎潘競成

<< 本章大綱

泉尿系統包括腎臟、輸尿管、膀胱及尿道。一般而言，輸尿管以下在臨床被稱為下泌尿道；而輸尿管以上包含腎臟，則被稱為上泌尿道。依功能而言，腎臟除製造尿液外，尚有維持體液、酸鹼度與電解質之濃度及平衡，以及內分泌功能。而輸尿管、膀胱及尿道則只有輸送與貯存尿液的功能。

❈ 13-1　腎臟疾病

腎臟疾病的臨床表現

腎臟依其構造與功能，可分成四種基本型態的病變：腎絲球(glomerulus)、腎小管(renal tubule)、間質及血管。由於腎臟的解剖學構造彼此會相互影響，因此對於一個構造的傷害久了，必會次發性地影響其他構造。所有的病因，最後的趨勢就是破壞腎臟的所有功能，而形成慢性腎衰竭(chronic renal failure)，也就是末期腎臟(end stage kidney)。

一、氮血症 (Azotemia)

腎臟疾病最早出現的臨床生化異常乃是氮血症，即是血液中的尿素氮(blood urea nitrogen, BUN)及肌酸酐(creatinine)值的升高，多因腎絲球過濾率(glomerular filtration rate, GFR)的減少有關。氮血症持續發展後便會出現一連串臨床症狀及生化異常，還會導致胃腸道、神經及心血管等異常，該症候群便是尿毒症(uremia)。

二、腎臟的症候群

依照不同之臨床表現，腎臟症候群可分為下列數種：

1. **腎炎症候群**(nephritic syndrome)：出現急性發作的血尿(hematuria)（尿中有紅血球），輕至中度蛋白尿(proteinuria)及高血壓等症狀。是**急性鏈球菌後腎絲球腎炎**(acute poststreptococcal glomerulonephritis)的典型表現。

2. **腎病症候群**(nephrotic syndrome)：出現重度**蛋白尿（每天3.5公克以上）**、**低白蛋白血症**(hypoalbuminemia)、**嚴重水腫**、**高血脂症**(hyperlipidemia)及**脂尿症**(lipiduria)。

3. **急性腎損害**(acute kidney injury)：**過去稱急性腎衰竭**(acute renal failure)，出現寡尿(oliguria)或無尿(anuria)，定義為24小時內尿量小於400毫升，以及急性發作的氮血症。同時可見尿素氮、肌酸酐升高。它可能源自於廣泛性腎內血管阻塞、腎絲球傷害、急性腎小管間質腎炎、重度感染導致腎乳突壞死、輸尿管阻塞（如腫瘤、前列腺肥大、血塊）或急性腎小管壞死。

4. **慢性腎衰竭**：特徵是長期的尿毒症狀及徵象，這是所有慢性腎疾病的最終結果。

三、腎衰竭

腎衰竭所造成的功能異常有下列數點：

1. 廢物排泄異常：蛋白質和胺基酸之代謝物（尿素及有機化合物）主要是由腎臟排泄，當體內累積過多的尿素時，會導致病人出現厭食、噁心、嘔吐、身體不適等症狀。

2. 容量調節異常：若腎小管濃縮與再吸收能力受損，造成尿液過於稀釋，而有脫水的現象。晚期病變則因腎絲球硬化，致腎絲球過濾率顯著下降，造成寡尿或無尿，使得水分無法排泄，體液滯留而致水腫，甚至引發鬱血性心衰竭合併肺水腫。

3. 酸鹼平衡異常：當腎功能不全時，尿中氨、有機酸及無機酸之排泄減少，造成代謝性酸中毒。

4. 電解質平衡異常：重度腎衰竭時，代償機制無法彌補失去的腎臟功能，而最後出現低血鈉、高血鉀與高磷低鈣血。

5. 內分泌功能異常：腎衰竭時，因腎臟實質減少，紅血球生成素(erythropoietin)便減少，故腎衰竭病人常有貧血。此外腎臟也負責一部分$1,25\text{-}(OH)_2VitD_3$之合成。$1,25\text{-}(OH)_2VitD_3$之合成減少後，腸道之鈣吸收減少，造成低血鈣。

腎絲球疾病

一、腎絲球疾病的組織學變化

不同之腎絲球腎炎常以下列一種或多種之組織學變化來表現。

1. 細胞增多(hypercellularity)：腎絲球內增多的細胞可能是環間質細胞(mesangial cell)、內皮細胞或壁層上皮細胞之增生，也有可能是發炎細胞，如嗜中性球或淋巴球的浸潤。

2. 基底膜增厚(basement membrane thickening)：在光學顯微鏡下，可見腎絲球微血管壁增厚，在電子顯微鏡下，可分辨其增厚乃由基底膜物質本身的增厚（如糖尿病腎絲球硬化），或者是其他物質，如免疫複合體，堆積在基底膜內，或基底膜之內皮細胞或上皮細胞側。

3. 玻璃樣化或硬化(hyalinization and sclerosis)：在光學顯微鏡下，可見腎絲球內堆積了均勻之嗜伊紅性物質，在電子顯微鏡下，可見該種堆積是由細胞外之血漿蛋白質與增加之基底膜物質及環間質所構成。這種變化將阻塞腎絲球結構，常是多種腎絲球疾病之最終後果。

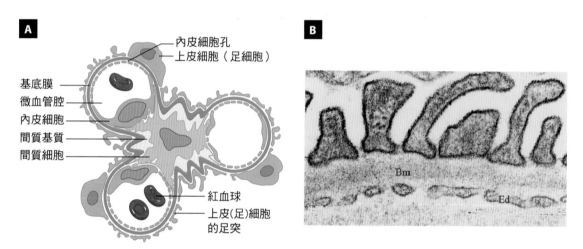

▶ **圖 13-1**　腎絲球超微結構：(A) 示意圖；(B) 電子顯微鏡可見足突 (Fp)、基底膜 (Bm) 及內皮細胞 (Ed)。

二、腎炎症候群

　　腎炎症候群包括急性發作之血尿、寡尿、氮血症及高血壓。雖然也可以有輕度蛋白尿或水腫，但通常並不嚴重到腎病症候群的程度。此症候群的病理特徵為腎絲球發炎。病灶共同點是腎絲球內有細胞的增殖，時常伴隨有白血球浸潤。此發炎反應傷害微血管壁，降低腎血漿流量及過濾率，造成尿量減少（寡尿）、體液滯留及氮血症。高血壓可能是體液滯留及從缺血的腎臟釋放腎素的共同結果。

（一）急性增生性（鏈球菌感染後）腎絲球腎炎

　　急性增生性腎絲球腎炎是一較常見的腎絲球疾病，典型由**免疫複合體**所造成。

◉ 相關病因

　　引發的抗原可以是外因性（鏈球菌、肺炎鏈球菌、腮腺炎、麻疹、水痘、B型肝炎）或內因性（紅斑性狼瘡）。

臨床表現

鏈球菌後腎絲球腎炎的典型例子發生於**A群β溶血性鏈球菌**感染後1~2週。好發於小孩和青少年，男比女約2:1。在大多數的病例中，一開始是咽喉炎或皮膚感染。約90%的病患會有**嚴重血尿**，尿液呈深茶或褐紅色，約3~5天後自行緩解成輕微血尿。有時由於腎絲球過濾率的下降，會有短暫之急性腎衰竭症狀，如寡尿、**高血壓**及體液過量。實驗室檢查可見抗鏈球菌抗體效價升高，血清中補體濃度降低（因免疫反應而消耗），及血清中出現急性發炎反應之冷凝球蛋白(cryoglobulin)。治療以維持電解質與體液平衡的支持性療法為主。超過95%兒童皆可完全緩解。成人的病程較嚴重，只有60%之病患可快速緩解。其餘病人**有些演變成快速進行性腎炎**，有些則慢慢變成慢性腎絲球腎炎。

病理變化

急性增生性腎絲球腎炎在光學顯微鏡下最主要的變化是幾乎所有腎絲球中的細胞數皆明顯增加，通常是嗜中性球與單核球的浸潤，伴隨內皮細胞與腎絲球環間質細胞的增生。也可見間質水腫、發炎與白血球浸潤阻塞。在微血管腔內與間質中可見纖維蛋白沉積，腎小管內有時可見紅血球圓柱。

免疫螢光顯微鏡下可見基底膜及腎絲球環間質中有免疫球蛋白(IgG、IgM)與補體(C3)的顆粒狀沉積。電子顯微鏡下的特徵是在基底膜的上皮細胞側有「峰狀(humps)」的免疫複合體的堆積（圖13-2）。

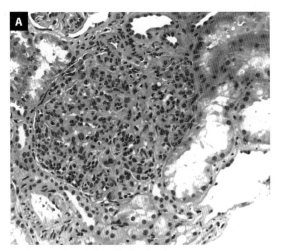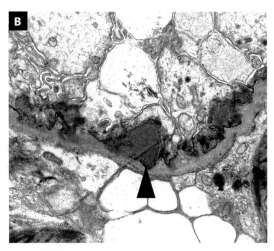

▶ **圖 13-2**　急性增生性腎絲球腎炎。(A) 腎絲球內細胞浸潤增多；(B) 電子顯微鏡下可見基底膜的上皮細胞側有「峰狀」的免疫複合體的堆積。（照片由楊安航教授提供）

(二) 快速進行性腎絲球腎炎
(Rapid Progressive Glomerulonephritis)

快速進行性腎絲球腎炎（又稱**新月體腎絲球腎炎**(crescentic glomerulonephritis)）並非特定病因形式之腎炎，乃為一臨床病理症候群。

➜ 臨床表現

臨床上其特徵是快速進行之腎功能喪失。雖然少數病灶輕微的案例可能緩解，大部分病人會在數週內惡化成嚴重寡尿。

➜ 病理變化

組織學特徵是在大多數腎絲球出現新月狀鮑氏囊的**壁層上皮細胞增生**，稱為新月體(crescents)（圖13-3），並有單核球及巨噬細胞浸潤，及纖維蛋白滲出。最後腎絲球會被增殖浸潤的細胞塞滿而完全硬化。基底膜破裂為電子顯微鏡下的重要特徵。

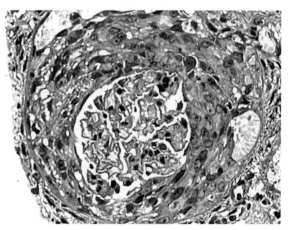

➤ **圖 13-3** 快速進行性腎絲球腎炎。鮑氏囊壁層上皮細胞增生，形成新月體。（照片由楊安航教授提供）

➜ 分類

大多數的病例均由免疫媒介，依不同免疫機轉，快速進行性腎絲球腎炎可分為三類：

1. 第一型是出現抗腎絲球基底膜抗體，如**Goodpasture氏症候群**。原因不明，在某些病人中可能是病毒感染、接觸顏料或染劑中的碳水化合物溶劑。吸菸可能也是原因之一，因為大部分有肺臟症狀者都是吸菸者。某些HLA型（如HLA-DRB1）之族群中罹病率也甚高，顯示出某些遺傳傾向。

2. 第二型由免疫複合體媒介，如**紅斑性狼瘡**、過敏性紫斑症（即Henoch-Schönlein氏症候群）、IgA腎病。在所有的病例中都可見顆粒狀之免疫螢光反應。這些病人無法用血漿置換術治療，而需控制其原本之疾病。

3. 第三型則缺乏免疫複合體及抗基底膜抗體，如結節性多動脈炎、多發性關節炎、**Wegener氏肉芽腫病**。這些病人大多有抗嗜中性球細胞質抗體(antineutrophil cytoplasmic antibody, ANCA)，如**C-ANCA**或P-ANCA。

　　有半數以上之病患，症狀一出現便需洗腎。血漿置換術對某些病人，如Goodpasture氏症候群有益。類固醇等免疫抑制劑則對某些病例有療效。一些病人最終變成無腎狀態，需要長期透析或移植。

三、腎病症候群 (Nephrotic Syndrome)

　　腎病症候群症狀包括大量**蛋白尿**、全身水腫、低白蛋白血症、高血脂症及脂尿症。主要病因學為腎絲球微血管壁及其內皮細胞或腎絲球基底膜的異常，導致對血漿蛋白的通透性上升，而產生大量蛋白尿。當血漿白蛋白逐漸流失後便造成低白蛋白血症及白蛋白與球蛋白的比例反轉。低白蛋白血症接著造成滲透壓減少，即引起全身水腫。此外，當體液從血管流到組織後，血漿體積減少，導致腎絲球過濾減少；醛固酮（留鹽激素）便代償性增加，也能提升水分及鹽分的滯留而加重水腫。高血脂症可能是低白蛋白血症引發肝臟代償性合成脂蛋白。脂尿症則反映腎絲球基底膜對脂蛋白的通透性增加。表13-1列出各種腎病症候群的病因。

▶ 表13-1　腎病症候群的病因

病　因		罹病率（%）	
		兒童	成人
原發性腎絲球疾病	膜性腎絲球腎炎	3	30
	微小變化性腎病	75	8
	局部分葉性腎絲球硬化	10	35
	膜增殖性腎絲球腎炎	10	10
	其他增生性腎絲球腎炎（局部、純環間質性、IgA腎病）	2	17
系統性疾病	糖尿病		
	類澱粉沉積症		
	全身性紅斑性狼瘡		
	藥物（金、Penicillamine、毒品）		
	感染（瘧疾、梅毒、B型肝炎、後天免疫缺乏症候群）		
	癌症（上皮癌、淋巴癌）		
	其他（蜂咬過敏、遺傳性腎炎）		

(一) 微小變化性腎病 (Minimal Change Disease)

　　微小變化性腎病是在15歲以下，尤其是2~6歲間的**孩童常見的腎病症候群**。臨床表現以**腎病症候群**為主，蛋白尿主要是選擇性的（白蛋白占90％）。通常不會有高血壓或血尿。其病理特徵是腎絲球在光學顯微鏡下有正常外觀，但在電子顯微鏡下可見瀰漫性臟層上皮細胞足突之喪失（圖13-4）。此外，在腎近曲小管的管壁細胞內也見有很多的脂肪顆粒，代表腎小管再吸收由腎絲球流失的脂肪。

　　臨床上，微小變化性腎病以反覆緩解與復發來表現。治療方面以**皮質類固醇為第一線選擇的藥物**。兒童對皮質類固醇反應率達90％以上。成人反應較慢，但**長期預後良好**。

(二) 膜性腎絲球腎炎（膜性腎病變）
(Membranous Glomerulonephritis, Membranous Nephropathy)

　　此種慢性進行性疾病，通常以腎病症候群來表現，15％病患則是以未達腎病症候群程度之蛋白尿為主要表徵。此病之蛋白尿是非選擇性的，球蛋白及較小的白蛋白亦會喪失。膜性腎病變是一種慢性免疫複合體腎炎。病理型態特徵為在光學顯微鏡下出現腎絲球微血管壁的瀰漫性增厚。在電子顯微鏡下，此種增厚乃是由沿著腎絲球基底膜的上皮下沉積造成（圖13-5）。疾病進行至最後，腎絲球則完全硬化。螢光顯微鏡下顯示免疫球蛋白及補體沿著腎絲球基底膜呈現顆粒狀沉積。

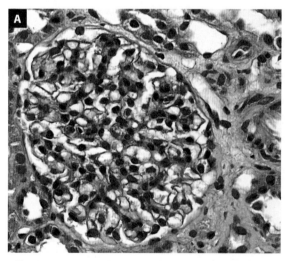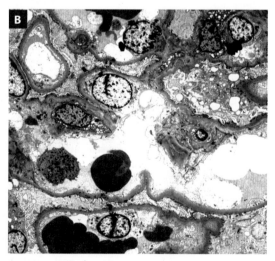

▶ **圖 13-4**　微小變化性腎病。(A) 光學顯微鏡下腎絲球正常；(B) 電子顯微鏡下可見臟層上皮細胞足突之喪失（可比照圖 13-1B 之足突）。（照片由楊安航教授提供）

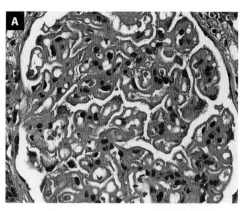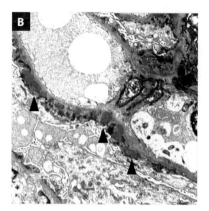

▶ **圖 13-5** 膜性腎絲球腎炎。(A) 光學顯微鏡下出現腎絲球微血管壁的瀰漫性增厚；(B) 電子顯微鏡下可見腎絲球基底膜的上皮下沉積。（照片由楊安航教授提供）

膜性腎病變可以與下列已知的疾病或病原有關：(1)感染，如慢性B型或C型肝炎、梅毒、血吸蟲病、瘧疾；(2)惡性腫瘤，如肺癌、大腸癌及黑色素瘤；(3)紅斑性狼瘡；(4)無機鹽類，如金、汞；(5)藥物，如Penicillamine、Captopril；(6)自體免疫疾病，如甲狀腺炎。此外，有75%之病例原因不明，其中有60~70%之病例可偵測到對抗M型磷脂酶A_2受器(phospholipase A_2 receptor, PLA_2R)的抗體。

膜性腎病變之病程漸進而多變。最後超過六成的病人持續有蛋白尿，約四成的病人可安全或局部緩解，一成在10年內進行至腎衰竭或死亡。由於病程多變，很難評估療效。

(三) 局部分葉性腎絲球硬化 (Focal Segmental Glomerulosclerosis)

局部分葉性腎絲球硬化的組織學特徵是有一些但非全部的腎絲球發生硬化（腎絲球環間質基質增加），每個腎絲球只影響一些片段。硬化常是以腎髓質近端開始，而逐漸影響腎臟全部。隨著時間進行，最後腎絲球完全硬化，腎小管萎縮及間質纖維化。電子顯微鏡下在硬化及非硬化區域均可見類似微小變化性腎病之足突喪失，但更伴隨有明顯的上皮細胞脫落與基底膜裸露。螢光顯微鏡下在硬化處可見IgM與補體C3之沉積。

局部分葉性腎絲球硬化可能伴隨其他已知疾病發生，原發性疾病則原因不明。原發性不明原因的局部分葉性腎絲球硬化約占所有腎病症候群之10~35%。局部分葉性腎絲球硬化的病人較易發生血尿及高血壓，且其蛋白尿是非選擇性的。一般而言，此病對類固醇的反應不良。成人一般而言預後比小孩差。即使換腎後，也有25~50%之復發率。

此外尚有人類免疫缺乏病毒相關腎病(HIV-associated nephropathy)。病理表現為塌陷性腎絲球腎病(collapsing glomerulopathy)，為局部分葉性腎絲球硬化之亞型，顯微鏡下特徵為整個腎絲球叢的塌陷與硬化。此病變致病機轉不明，但可能與*APOL1*帶有G1/G2之對偶基因有關。

（四）膜增殖性腎絲球腎炎 (Membranoproliferative Glomerulonephritis)

膜增殖性腎絲球腎炎在組織學上的表現為基底膜的改變及腎絲球細胞的增生與白血球浸潤（圖13-6）。由於增生主要發生在腎絲球環間質中，所以又稱為腎絲球環間質微血管腎絲球腎炎(mesangiocapillary glomerulonephritis)。它約占兒童及年輕成人不明原因的腎病症候群中之10~20%。有些病人只出現血尿或非腎病範圍的蛋白尿，其他會合併腎炎及腎病。由於基底膜的明顯增厚，在銀染色與PAS染色中可見微血管壁有如雙層(double-contour)或車軌狀(tram-track)現象。基於特殊的超顯微構造與免疫螢光及病理發現，可分為兩型。第一型有內皮細胞下沉積，免疫螢光顯微鏡下可見C3之顆粒狀沉積，也常見IgG與早期補體，如C1q與C4之沉積，顯示此病為免疫複合體造成。第二型則出現基底膜的膜內沉積，又稱緻密沉積症(dense-deposit disease)。在電子顯微鏡下可見緻密層充滿成分不明的堆積物，使得基底膜狀似不規則之彩帶。螢光顯微鏡下可見C3並非位於基底膜的緻密沉積內，而是在基底膜兩側，並在腎絲球環間質中形成圈狀堆積（環間質環(mesangial ring)）。IgG與早期補體(C1q, C4)則通常不會出現。

大多數第一型膜增殖性腎絲球腎炎似由慢性免疫複合體疾病所造成，第二型發病原理可能與血液中之C3腎炎因子(C3 nephritic factor, C3NeF)有關。本症預後不良，超過半數進行至慢性腎衰竭，換腎後亦容易復發。

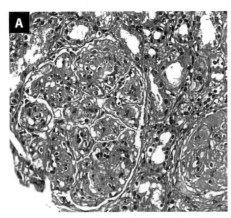
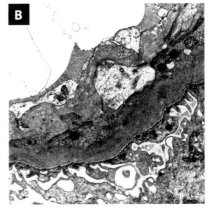

▶ **圖 13-6** 膜增殖性腎絲球腎炎。(A) 光學顯微鏡下基底膜及間質的改變及腎絲球細胞的增生與白血球浸潤；(B) 電子顯微鏡下可見內皮細胞下沉積。（照片由楊安航教授提供）

四、其他腎絲球疾病

（一）IgA 腎病（Berger 氏病）

　　IgA腎病是反覆巨觀（肉眼可見）與微觀**血尿**的常見原因，也可能是最常見之腎絲球腎炎。許多證據指出，IgA腎病是一種先天或後天的缺陷，導致IgA分子的異常醣化，以及對抗異常IgA的自體IgG，免疫複合體便滯留在腎絲球環間質中，活化補體的替代途徑而造成腎絲球損害。

　　IgA腎病之病理特徵為腎絲球環間質中沉積IgA，造成光學顯微鏡下腎絲球環間質擴張與螢光顯微鏡（圖13-7）及電子顯微鏡下腎絲球環間質中緻密堆積的病理變化。病人在換腎後也常會復發，復發後的病變也呈現出原發IgA腎病類似的潛伏且緩慢進行之病程。

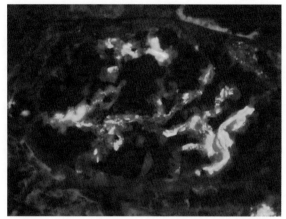

▶ **圖 13-7**　IgA 腎病變。螢光顯微鏡下可見腎絲球環間質中 IgA 緻密堆積。（照片由楊安航教授提供）

（二）遺傳性腎炎

➲ Alport氏症候群(Alport syndrome)

　　遺傳性腎炎的代表性疾病為**Alport氏症候群**。主要病因為第四型膠原蛋白之基因突變。此病除腎炎外，尚伴隨有**神經性聽障**及各種眼部疾病，包括水晶體脫位、後白內障及角膜失養(corneal dystrophy)。

　　組織學上有段落性腎絲球增生或硬化及周質基質的增加。在一些腎絲球或腎小管的上皮細胞中有中性脂肪及黏多醣的堆積而出現泡沫狀之變化（泡沫細胞）。隨疾病的進行會出現腎絲球硬化、血管狹窄、腎小管萎縮及間質纖維化。在電子顯微鏡下可見腎絲球及腎小管的基底膜的厚度出現不規則的變化，及緻密層斷裂或多層化。

五、慢性腎絲球腎炎

　　慢性腎絲球腎炎是各種腎絲球疾病的最終階段。到達慢性腎絲球腎炎時，腎絲球的變化已經嚴重到無法區分病因。慢性腎絲球腎炎是慢性腎衰竭的末期腎病的重要原因。需要長期透析或腎臟移植的病人中，有三至五成的診斷是慢性腎絲球腎炎。

　　腎臟巨觀上呈現對稱性萎縮，表面為紅棕色瀰漫性顆粒狀。皮質變薄，腎盂旁脂肪增加。顯微鏡下典型特徵有腎絲球玻璃樣化，由血漿蛋白、增加的環間質基質、類基底膜物質與膠原蛋白構成。由此腎絲球血流量改變，最後也有出現嚴重間質纖維化與皮質腎小管萎縮的變化。

　　除此之外，在長期洗腎的病患中，尚可見動脈血管內膜增厚、鈣化、草酸鈣結晶與囊性病變。尿毒症病患也常有各種腎臟外之併發症，如尿毒性心包膜炎、尿毒性腸胃炎、繼發性副甲狀腺機能亢進、因高血壓引起之左心室肥大，以及尿毒症引起的廣泛性肺泡損壞（尿毒性肺炎）。

六、系統性疾病相關之腎絲球病變

(一) 狼瘡性腎炎 (Lupus Nephritis)

　　全身性紅斑性狼瘡(systemic lupus erythematosus, SLE)是一種典型的免疫複合體作用的疾病，可侵犯全身系統。在腎臟病程方面可以緩慢進行，或發生猛爆性破壞而迅速導致腎衰竭。狼瘡性腎炎出現在約50％之全身性紅斑性狼瘡病人，一般在發病兩年內出現。在光學顯微鏡下，約有七成至八成之病例可見腎臟病變，但若使用螢光及電子顯微鏡，幾乎所有的病例均可發現腎臟病變。主要之致病機轉是DNA-anti-DNA之複合體在腎絲球內沉積造成傷害。螢光顯微鏡下可見多樣沉積，包括IgG、IgM、IgA、C1、C3及纖維蛋白沉積。根據世界衛生組織之分類，全身性紅斑性狼瘡的腎臟病理變化可分為下列幾種型態：

1. 第一型：輕微環間質變化(minimal mesangial lupus nephritis)。

2. 第二型：腎絲球環間增生性狼瘡性腎炎(mesangial proliferative lupus nephritis)。

3. 第三型：局部狼瘡性腎炎(focal lupus nephritis)，病灶影響少於半數腎絲球。

4. 第四型：瀰漫性狼瘡性腎炎(diffuse lupus nephritis)，最常見，影響之腎絲球超過半數。

5. 第五型：膜型狼瘡性腎絲球腎炎(membranous lupus nephritis)。

6. 第六型：嚴重硬化型腎炎(advanced sclerosing lupus nephritis)，九成以上腎絲球硬化。

▶ 表13-2 原發性腎絲球腎炎總覽

疾 病	臨床表現	致病機轉	腎絲球病理變化		
			光學顯微鏡	螢光顯微鏡	電子顯微鏡
鏈球菌後腎絲球腎炎	急性腎炎	抗體媒介	瀰漫性增生、白血球浸潤	基底膜或腎絲球環間質中顆粒狀IgG、C3沉積	上皮下「峰狀」堆積
Goodpasture氏症候群	快速進行性腎絲球腎炎	抗基底膜抗體	增生、新月體	線狀IgG、C3沉積	無沉積、基底膜破裂、纖維蛋白
原因不明快速進行性腎絲球腎炎	快速進行性腎絲球腎炎	抗基底膜免疫複合體、抗嗜中性球細胞質抗體	增生、新月體、局部壞死	線狀IgG、C3沉積；顆粒狀IgG、IgA或IgM無沉積	無沉積
微小變化性腎病	腎病症候群	不明	腎絲球正常，腎小管脂肪堆積	無	足突喪失
膜性腎絲球腎炎	腎病症候群	原位抗體媒介	微血管壁瀰漫性增厚	瀰漫性顆粒狀IgG、C3沉積	上皮下堆積
局部分葉性腎絲球硬化	蛋白尿、腎病症候群	不明	局部分葉性硬化或玻璃樣化	局部；IgM、C3	臟層上皮細胞破壞
膜增殖性腎絲球腎炎第一型	腎病症候群	免疫複合體	腎絲球間質增生、基底膜增厚分裂	IgG+C3；C1q+C4	內皮細胞下沉積
膜增殖性腎絲球腎炎第二型（緻密沉積症）	血尿、慢性腎衰竭	自體免疫；補體的替代途徑活化		C3±IgG；無C1q或C4	緻密沉積
IgA腎病	反覆血尿或蛋白尿	不明	局部增生性腎絲球腎炎、腎絲球環間質擴張	腎絲球環間質中IgA、C3沉積	腎絲球環間質緻密堆積
慢性腎絲球腎炎	慢性腎衰竭	多種原因	腎絲球玻璃樣化	顆粒狀或無沉積	

（二）過敏性紫斑症（Henoch-Schönlein 氏症候群）

本症是一種全身性壞死性血管炎，主要侵犯微血管及小動脈。常見於3~8歲兒童，亦可發生於成年。成年較嚴重。病理可見小血管有急性炎症現象。在腎臟通常可見瀰漫性腎絲球環間質細胞增生或局部增殖性腎絲球腎炎，但嚴重者可見瀰漫性增殖性腎絲球腎炎，甚至有時可見血管外增生（新月體）。免疫螢光下，可見與IgA腎病相類似的變化，暗示著此病與IgA腎病相關。大多數兒童病患預後很好，若病患有廣泛性腎臟病變或出現腎病症候群則預後較差；若腎絲球出現新月體則通常導致腎衰竭。

（三）糖尿病腎病變 (Diabetic Nephropathy)

糖尿病是導致腎臟病與死亡的主要原因之一。糖尿病最常引起的病灶是腎絲球的病變，臨床則以三種症狀表現：非腎病性蛋白尿、腎病症候群與慢性腎衰竭。糖尿病腎病變包含糖尿病引起之所有腎臟病變，諸如腎絲球硬化（圖13-8）、玻璃狀腎動脈硬化(hyalinizing arteriolar sclerosis)、慢性間質炎、腎乳頭壞死(papillary necrosis)及各種腎小管病變。糖尿病腎病變在腎絲球方面主要有三種病理變化：

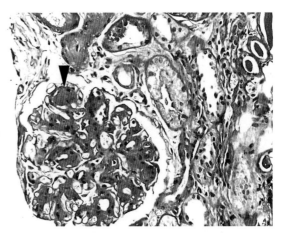

▶ **圖 13-8** 糖尿病腎絲球病變。腎絲球環間質有嗜伊紅性基質的堆積與結節性腎絲球硬化（箭頭）。（照片由楊安航教授提供）

1. 微血管基底膜增厚(capillary basement membrane thickening)：幾乎所有類型之糖尿病，均會發生。

2. 瀰漫性腎絲球硬化（diffuse glomerulosclerosis)：多以環間質之基質持續擴張來表現，與腎功能惡化程度相關。

3. 結節性腎絲球硬化(nodular glomerulosclerosis)：又稱Kimmelstiel-Wilson結節。即在腎絲球之間有結節狀之基質增加，結節內不含細胞。

臨床上，糖尿病腎病變最早症狀為微白蛋白尿(microalbuminuria)。一旦明顯蛋白尿持續出現，則80%第一型糖尿病與20~40%第二型糖尿病患會惡化為重度白蛋白尿(macroalbuinuria, >300 mg/day)。

(四) 類澱粉沉積症 (Amyloidosis)

大部分系統性類澱粉沉積症都會在腎絲球內造成沉積，尤其是輕鏈AL型及AA型。沉積通常發生於腎絲球環間質與微血管壁中，最後完全阻塞腎絲球。病人會呈現腎病症候群並常因尿毒症而死亡。

腎小管與間質性疾病

間質性腎炎是指腎臟的炎症發生在間質和腎小管，腎絲球可能不被影響或在病程後期方被繼發性波及。

急性腎小管間質腎炎在組織學上可見腎間質水腫，通常伴隨有白血球浸潤與局部腎小管壞死。慢性腎小管間質腎炎則可見單核球浸潤與顯著間質纖維化與廣泛之腎小管萎縮。表13-3列出導致腎小管間質腎炎(tubulointerstitial nephritis)之各種原因。

表13-3 腎小管間質腎炎之病因

種 類	原 因
感染	急性細菌性腎盂腎炎、慢性腎盂腎炎（包含逆流性腎病）、其他感染（如病毒、寄生蟲）
毒物	藥物、急性過敏性間質腎病、止痛藥腎病、重金屬、鉛、鎘
代謝性疾病	尿酸腎病、高血鈣腎病、低血鉀腎病、草酸鹽腎病
物理性因素	慢性尿道阻塞、輻射性腎炎
腫瘤	多發性骨髓瘤
免疫反應	移植排斥、Sjörgren氏症
其他	巴爾幹腎病、髓質性囊病、其他罕見病因（類肉瘤）、原因不明間質腎炎

一、急性腎盂腎炎 (Acute Pyelonephritis)

在大部分細菌感染引起的腎小管間質腎炎中，腎盂是最常被侵犯的地方。急性腎盂腎炎是一種常見的腎臟及腎盂的化膿性發炎，**通常來自尿路細菌感染**。

相關病因

最常見的是大腸桿菌，或其他革蘭氏陰性腸內桿菌(*Proteus*, *Klebsiella*, *Enterobacter*)。感染的途徑可經由血流或經由下泌尿道上行而感染腎臟。**上行感染**是

造成臨床腎盂腎炎最常見的原因，尤其在女性、長期使用導尿管者、有尿液滯留現象者（如前列腺肥大、腫瘤、結石）更易發生上行感染。血流感染則較少見。

➡ 病理變化

急性腎盂腎炎巨觀上可見腎臟腫大，表面可見許多黃色之小膿瘍(microabscess)，腎臟實質部分有瀰漫性化膿性細胞壞死現象。在組織學上特徵就是腎間質中可以看見斑塊狀化膿性壞死或是膿瘍，伴隨有腎小管壞死（圖13-9）。嚴重時這些化膿性滲出液會塞滿腎盂、腎盞和輸尿管，造成膿腎(pyonephrosis)。另外一種腎盂腎炎是腎乳突缺血性和化膿性壞死，稱作壞死性乳突炎(necrotizing papillitis)，尤其好發於糖尿病患者。當化膿性發炎穿透腎莢膜而侵犯腎周邊組織時，則形成腎周邊膿瘍(perirenal abscess)。當急性期消退後，嗜中性球浸潤則逐漸被單核球、巨噬細胞、漿細胞與淋巴球取代。間質則發生腎小管萎縮與間質纖維化，而最後皮質會結痂而改變腎臟外形，造成皮質纖維化凹痕。

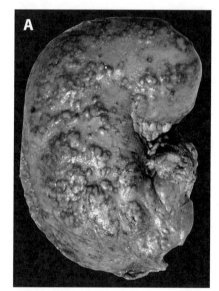 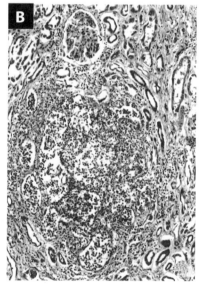

▶ 圖 13-9 急性腎盂腎炎。(A) 腎表面散布黃白色小膿瘍；(B) 腎皮質內大量嗜中性球浸潤且破壞腎小管，形成膿瘍。

二、慢性腎盂腎炎 (Chronic Pyelonephritis)

➡ 病理變化

慢性腎盂腎炎是間質組織發炎及腎實質結疤纖維化，巨觀下可看到腎臟不對稱萎縮、表面有特殊的粗痂以及腎盞系統鈍化變形（圖13-10）。顯微鏡下可見不對稱的

間質纖維化，並有淋巴球、漿細胞、嗜中性球浸潤。腎小管萎縮；部分腎小管擴張並塞滿膠質圓柱(colloid casts)（圖13-11），狀似甲狀腺組織（甲狀腺化）。慢性腎盂腎炎是導致末期腎臟的重要原因之一，約占所有腎臟移植與洗腎病人中之10~20%。

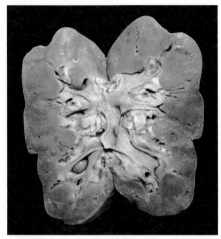

▶ 圖 13-10　慢性腎盂腎炎。可見腎體積變小，表面有凹陷性瘢痕。

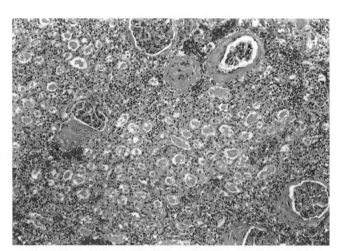

▶ 圖 13-11　部分腎小管萎縮，間質有大量慢性發炎細胞浸潤，部分腎小管擴張，管腔塞滿膠質圓柱。

◉ 臨床表現

　　慢性腎盂腎炎病程進展緩慢，通常病人直到晚期才會因腎功能不足、高血壓，或在尿液檢查中發現膿尿或菌尿才來就醫，是造成慢性腎衰竭的重要因素。可分成慢性阻塞性腎盂腎炎(chronic obstructive pyelonephritis)和慢性逆流性腎盂腎炎(chronic reflux pyelonephritis)。

三、急性腎小管損傷／壞死 (Acute Tubular Injury / Necrosis)

　　急性腎小管壞死的特徵是**腎小管表皮細胞**的破壞造成急性腎功能惡化，是造成**急性腎衰竭**的最常見原因。

◉ 相關病因

　　急性腎小管壞死是一種可逆的腎臟病變，可能原因有**血流供應不足**，導致低血壓和休克，即缺血性急性腎小管壞死。也可能起因於**毒物**，包括**重金屬**（如汞）、**有機溶劑**（如四氯化碳）、藥物如抗生素、顯影劑、毒物等，稱為腎毒性急性腎小管壞死。

⊙ **病理變化**

在缺血性急性腎小管壞死中，腎小管壞死的區域是分散的，通常影響腎小管較短的段落，近側小管的直段與亨利氏環的升段最易被影響。在腎毒性急性腎小管壞死中，通常在近側小管有廣泛的壞死，但亨利氏環的升段也會壞死。二種急性腎小管壞死均可在遠側曲小管與集尿管中見到圓柱體。

⊙ **臨床表現**

臨床表現多樣化，典型的病程分為發病期、持續期與恢復期三階段。

1. 發病期大約在病因發生36小時內，出現尿量輕微減少與血液尿素氮增高。

2. 在持續期時，尿量持續減少，鹽分與水分滯留，血液尿素氮繼續增高，且出現高血鉀與代謝性酸中毒等尿毒症狀。

3. 在恢復期中，病人尿量持續增高，到達每日3公升。最後血液尿素氮與肌酸酐值恢復正常。預後依腎小管及其是否有嚴重傷害而定。

四、藥物引起之腎間質腎炎
(Drug-Induced Interstitial Nephritis)

毒物與藥物至少可以引起三種腎臟病變：(1)間質性免疫反應，如Methicillin類藥物引起之急性過敏性腎炎；(2)急性腎衰竭，如前文所述；(3)腎小管的緩慢但累積損害，最後導致慢性腎功能不足。這種病變不易被病人察覺，最後發現時往往已有腎臟嚴重傷害。

會引起腎間質腎炎的藥物包括磺胺類、青黴素類(Penicillin, Methicillin, Ampicillin)、Rifampin等抗生素，利尿劑(thiazides)、**非類固醇類抗發炎藥物**與其他類藥物(Allopurinol, Cimetidine)。病理變化上可見腎臟間質中有多種發炎細胞浸潤。常可見淋巴球浸潤腎小管（腎小管炎）。有時尚可見巨細胞與肉芽腫。半數的病人血清中肌酸酐會升高或有急性腎衰竭和寡尿的現象。把會造成傷害的藥物停掉就可以讓腎臟功能恢復，不過可能要花上好幾個月的時間才能恢復正常的腎臟功能。

最有可能的致病機轉是藥物作為附著素從腎小管分泌出來後，和細胞質或胞外的某些物質結合而具有免疫性。接著引發IgE和細胞免疫反應傷害腎小管細胞及其基底膜。

(一) 止痛藥腎病 (Analgesic Nephropathy)

止痛藥腎病是複方止痛藥引起的一種慢性間質性腎炎，合併有**腎乳頭壞死**。病患通常服用高量含有Phenacetin之複方止痛藥，加上Aspirin、Caffeine、Codeine等。

⟳ 致病機轉

Phenacetin與Aspirin等藥物藉由共價結合與氧化傷害，以及Aspirin引發的血管收縮，造成腎乳突毒性與缺血性壞死。繼而造成皮質的慢性間質性腎炎。顯微鏡下可見腎乳突塊狀或廣泛壞死脫落。也可見失養性鈣化。**間質可見腎小管萎縮、纖維化與發炎**。

⟳ 臨床表現

病人的初期症狀是無法濃縮尿液，主要是因腎乳突病灶所引起。同時有頭痛、貧血、腸胃道症狀與高血壓，有半數的病人會併發泌尿道感染，最後會進展成慢性腎衰竭，但若停止使用止痛藥並適當控制感染，則腎臟功能有可能穩定或改善。不過有一部分病人即使在停藥後最後仍不幸罹患腎盂泌尿上皮癌。

(二) 馬兜鈴酸腎病 (Aristolochic Acid Nephropathy)

馬兜鈴酸腎病是含有馬兜鈴酸(aristolochic acid)的中藥引起的腎病，它造成特殊的病理變化，特徵是顯著的間質纖維化，但甚少發炎細胞浸潤。病患罹患腎臟與膀胱癌的機率也大幅升高。

血管疾病 🔬

一、良性腎硬化 (Benign Nephrosclerosis)

良性腎硬化是指伴有繼發於**良性原發性高血壓**的細小動脈狹窄硬化，造成局部腎臟實質缺血。腎臟對稱地萎縮，有瀰漫、細微的表面顆粒，由於缺血而表面顯得蒼白而呈灰色皮革狀。顯微鏡下基本的變化是小動脈與細小動脈壁增厚，即玻璃樣小動脈硬化症(hyaline

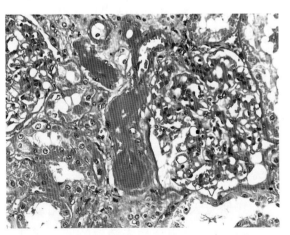

⟳ 圖 13-12　高血壓之良性腎硬化。細小動脈玻璃樣硬化。（照片由楊安航教授提供）

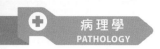

arteriosclerosis)（圖13-12），造成通過的血流明顯下降，因此造成腎的缺血性萎縮。除此之外，腎葉間動脈會呈現特殊的血管中層肥大、彈性層增厚與血管內壁肌肉纖維組織增生，稱為纖維彈性增生(fibroelastic hyperplasia)。

二、惡性腎硬化 (Malignant Nephrosclerosis)

此種腎病變繼發於**惡性高血壓**（常大於200/120 mmHg），乃是腎臟缺血引發腎素－血管收縮素系統(renin-angiotensin system)作用後，造成的一連串惡性循環，導致全身血管血壓上升，即所謂的惡性高血壓，受影響最嚴重的為腎臟的小動脈，形成惡性腎硬化。

⊙ 病理變化

腎臟巨觀特徵是腎皮質表面因細小動脈與微血管破裂所造成的斑狀出血，呈「跳蚤咬傷狀」。顯微鏡下可見因小血管對纖維蛋白原和其他血漿蛋白的通透性增加所造成之內皮細胞受損，而導致的微動脈和小動脈的纖維蛋白樣壞死(fibrinoid necrosis)。此外尚可見血管內皮細胞增生所形成之洋蔥樣增生性小動脈硬化(hyperplastic arteriolosclerosis)。可能造成小動脈阻塞。此病之病理變化與血栓性微血管病(thrombotic microangiopathy)重疊。

⊙ 臨床表現

惡性腎硬化病程進行相當快速，惡性高血壓的臨床特徵包括視乳頭水腫、腦病變、心臟血管異常和腎衰竭。通常在血壓快速上升時，會發生顯著的蛋白尿、微觀或巨觀的血尿。腎衰竭迅速出現。此併發症為一急症，需要在不可逆的腎病灶發展前快速處理並給予抗高血壓治療，否則將產生腎衰竭和尿毒死亡。

先天性異常

先天性腎臟異常可以是遺傳性的，但常是在胚胎發生期間遭受的後天缺陷。最常見的先天性腎臟異常是馬蹄形腎臟(horseshoe kidney)（圖13-13），即二個腎臟的上端（約占10%）或下端（約占90%）連結在一起。相連部分可為纖維組織，也可有腎臟實質組織。

其他先天性腎臟異常包括單側或雙側的腎臟發育不全(hypogenesis)或未發育(agenesis)。雙側腎臟未發育的嬰兒無法存活，並常合併其他的先天異常，如四肢缺

陷或肺臟發育不全。單側腎臟未發育若無合併其他的先天異常則可存活，不過對側腎臟常會代償性肥大，甚至逐漸產生腎絲球硬化而成為慢性腎衰竭。

　　腎臟也可以形成在不正常的解剖部位，稱為腎臟異位(ectopic kidney)，如骨盆腔內，造成尿道的扭曲，而阻礙尿液排出，並導致細菌感染。

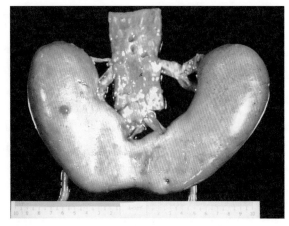

▶ 圖 13-13　馬蹄形腎臟。雙側腎臟下端連結。

囊性腎病變

一、單純囊腫 (Simple Cyst)

　　單純囊腫多是無害的病灶，常位於皮質，可為單個或多個，大小通常是1~5公分，但有時可大到10公分以上。由灰色發亮平滑的膜包住，內含清澈之液體。在顯微鏡下，單純囊腫的膜是由單層的立方或扁平立方細胞組成。雖然單純囊腫一般無臨床顯著性，但有時會引發囊內出血而造成突發性疼痛。在影像學檢查上區別單純囊腫與腫瘤是臨床診斷上很重要的課題。

二、多囊性腎病 (Polycystic Kidney Disease, PKD)

(一) 體染色體顯性遺傳（成人）多囊性腎病

　　體染色體顯性遺傳(autosomal dominant)多囊性腎病(ADPKD)為一常見之遺傳性疾病，與*PKD1*及*PKD2*之基因突變有關。大部分在40歲以後才開始出現腎臟囊腫，發生率約為1/1,000至1/400，且在需要洗腎或移植的慢性腎衰竭病患中占5~10%。其特徵是兩側腎臟會變得非常巨大，且有多發性囊腫，最後會破壞腎實質（圖13-14）。

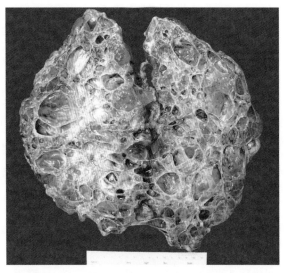

▶ 圖 13-14　體染色體顯性遺傳多囊性腎病。腎臟大幅增大，並含多發囊腫。

(二) 體染色體隱性遺傳 (兒童) 多囊性腎病

體染色體隱性(autosomal recessive)多囊性腎病(ARPKD)的異常基因是*PKHD1*。此病依發病年齡可分為出生前、新生兒、嬰兒、幼年等型。前兩種較常見，通常出生時就有嚴重臨床表徵，且很快就會腎衰竭。病理變化是雙側腎臟皮質與髓質出現無數小囊，使得腎臟狀如海綿。幾乎所有病例在肝臟也會出現類似之囊性病變與肝門纖維化。在較大的兒童中，肝臟病變比腎臟病變更明顯，且可能導致門脈高壓與脾臟肥大。

四、後天性囊性腎病 (Acquired Cystic Kidney Disease)

後天性囊性腎病係指非遺傳性、發生於末期腎衰竭的腎臟中之囊性病灶。相反於體染色體顯性遺傳多囊性腎病的巨觀特徵，後天性囊性腎病的腎臟不會變大，通常反而萎縮變小（圖13-15）。洗腎長達3~5年的病人中有五成會發生後天性囊性腎病，洗腎達10年者有九成會產生此病變。囊的上皮可由單層的立方或扁平立方細胞組成，但常有增生現象，內含清澈液體，並常有草酸鈣結晶。後天性囊性腎病最嚴重的併發症是

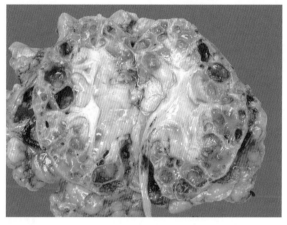

▶ 圖 13-15　後天性囊性腎病。腎臟未變大，含多發囊腫。

腎細胞癌的機率增高，在洗腎超過10年的病人中，約有7%會發生腎細胞癌。

泌尿道阻塞

泌尿道機械性阻塞可發生於腎盞至尿道口任何一處，其中以輸尿管與腎盂交界、輸尿管與膀胱交接處、膀胱頸和尿道口最為常見。一般常見的原因如先天性異常、膀胱結石、前列腺肥大、腫瘤、發炎、脫落的腎乳突或血塊、懷孕、子宮脫垂或膀胱脫垂、功能性疾病等。

一、尿石症 (Urolithiasis)

尿石症是指在泌尿集尿系統內發生的結石，最常見於腎臟內，稱為**腎結石** (nephrolithiasis)。約80%的病人結石發生在單側，好發部位是腎盞、腎盂及膀胱。

70%的腎結石成分是**草酸鈣**或草酸鈣混合**磷酸鈣**之含鈣鹽類。其餘15%的成分是**磷酸銨鎂**，又稱**鳥糞石**(struvite)，5～10％為**尿酸石**，1～2％是胱胺酸(cystine)。

相關病因

結石形成的原因不明，但最重要的決定因素是尿中的結石組成物質（鈣鹽或尿酸）的濃度上升。結石機轉是因結晶造成的成核作用(nucleation)而造成結石。5%之高血鈣症病患會發生草酸鈣結石，如副甲狀腺機能亢進、廣泛性骨骼

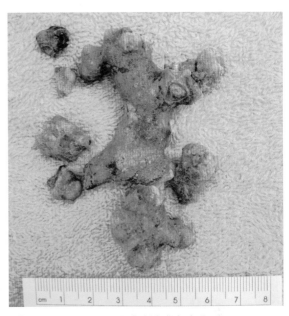

▶ 圖 13-16　因尿路感染造成之鹿角石。

疾病等。55%之病人只有尿鈣過高，但沒有高血鈣症。會造成這種狀況的因素有小腸吸收過量之鈣（吸收性高尿鈣）、腎小管無法回收鈣。此外，5%病人有草酸過高。磷酸銨鎂石幾乎都發生在**泌尿道重複感染**（如*Proteus*或一些葡萄球菌等會分解尿素之細菌）所造成的持續性鹼性尿的病患。由感染而造成的結石往往很大，例如形成在腎盂與腎盞分枝狀結晶之**鹿角石**(staghorn stone)（圖13-16）。**尿酸石**則發生在高尿酸血症的病患中，如痛風或血癌等。

二、水腎 (Hydronephrosis)

水腎是指因為尿液流出受到阻礙而導致的腎盂和腎盞的擴張，並伴有腎實質的萎縮（圖13-17）。兩側性的水腎只會發生於阻塞在輸尿管以下的部位。如果阻塞是在輸尿管或是輸尿管以上的部位，病灶通常是單側性的。

相關病因

阻塞的原因可以是先天性的，如尿道閉鎖、輸尿管或尿道有瓣膜形成、異常的腎動脈壓迫輸尿管等；也可以是後天的，如異物（結石）、腫瘤、發炎、懷孕等。

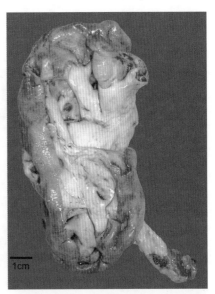

▶ 圖 13-17　水腎。腎實質萎縮變薄；腎盂腎盞擴張。

⊙ 病理變化

早期的病變是腎小管擴張，隨後腎小管上皮萎縮並由纖維組織取代。腎絲球較少波及，但最後腎絲球也萎縮消失，此時整個腎轉變成為一個纖維組織的薄水囊。

⊙ 臨床表現

臨床病程上，急性的阻塞通常會導致疼痛。雙側完全性的阻塞因會造成無尿而立即被注意到，而雙側部分性阻塞則以尿液無法濃縮的症狀呈現，如多尿及夜尿。單側性完全或部分水腎會潛伏一段長時間，直到對側腎臟沒有功能才被發現，或在例行性檢查時偶然發現到變大的腎臟。將阻塞的原因去除後，可能在幾個星期內腎功能可以完全的恢復，恢復前會有一段利尿期，然而隨著阻塞的時間越久就越不容易恢復。

腎臟腫瘤

一、良性腫瘤

一般說來，良性腫瘤如小的皮質腺瘤(cortical adenoma)或髓質間質細胞瘤(renomedullary interstitital cell tumor)並沒有什麼臨床重要性，有許多良性腫瘤均在死後解剖時才被發現。較重要的良性腫瘤是**血管肌肉脂肪瘤**(angiomyolipoma)。大多為偶發，少數合併於*TSC1*與*TSC2*突變之結節硬化症(tuberous sclerosis)。最常見的症狀是後腰痛、血尿及高血壓等。血管肌肉脂肪瘤組織學上的特性為不正常的血管、梭狀類肌肉細胞與脂肪細胞的混合增生（圖13-18）。血管肌肉脂肪瘤雖為良性，但可長得很大，也可引發出血等併發症。此外，由富含粒線體之嗜酸腫脹細胞

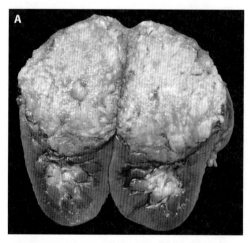
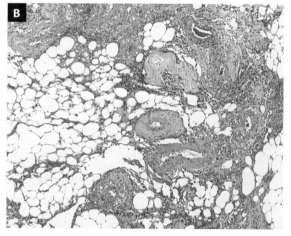

▶ **圖 13-18** 血管肌肉脂肪瘤。(A) 巨觀；(B) 顯微鏡下可見血管、類肌肉細胞與脂肪細胞混合增生。

(oncocyte)所組成的腫脹細胞瘤(oncocytoma)，亦為有可能長得很大之良性腫瘤。血管肌肉脂肪瘤與腫脹細胞瘤由於術前並非完全能與腎細胞癌區別，往往需要外科切除。

二、腎細胞癌 (Renal Cell Carcinoma)

腎細胞癌是指腎臟**腎小管細胞**衍生出來的惡性腺癌之通稱，占了80~90%的腎臟惡性腫瘤。最常發生的年齡是**60~70多歲**，且**男性**是女性的兩倍多。**吸菸**是最主要之危險因子。

➔ 臨床表現

典型症狀為血尿、後窩痛、後腹部腫塊。但只見於10%病例。

➔ 分類

腎細胞癌主要分為**亮細胞型**(clear cell renal cell carcinoma)（占70~80%）、**乳突細胞型**(papillary renal cell carcinoma)（占10~15%）、**厭色細胞型**(chromophobe renal cell carcinoma)（占5%）、**集尿管型**(collecting duct carcinoma)與**未分類型**(unclassified renal cell carcinoma)五大類。近年亦發現多種基因突變或重組相關之型別。亮細胞型大多有第3對染色體短臂上*VHL*基因的異常，而乳突細胞型則多有三套第7與17染色體，厭色細胞型則通常呈現多條染色體物質喪失。腎細胞癌也有家族遺傳的形式。如半數至三分之二患有von Hippel-Lindau症候群的病人會有雙側多發性亮細胞型腎細胞癌，其突變之基因即為*VHL*基因。而遺傳性乳突癌(hereditary papillary carcinoma)之病患會有雙側多發性乳突細胞型腎細胞癌，變異之基因為*MET*致癌基因。

➔ 病理變化

腎細胞癌之巨觀與微觀特徵依不同組織型而不同。若是亮細胞型，因其細胞中富含脂肪，巨觀成黃色。其他類型則顏色變化較大。腫瘤中常有壞死、囊化與出血區。晚期腫瘤可侵犯腎莢膜、腎盂腎盞、腎靜脈與腎上腺。光學顯微鏡下，亮細胞型腎細胞癌細胞富含肝醣與脂肪，常排列成索狀。腫瘤中常有許多細緻分支的血管。乳突細胞型腎細胞癌由立方狀或柱狀細胞排列成乳突結構。有時在乳突索間質中可見泡沫狀組織細胞。厭色細胞型腎細胞癌細胞含有清澈至淡嗜酸性細胞質，常見核周圍清澈

環狀區域（圖13-19C）。集尿管型腎細胞癌則形成複雜不規則管狀結構。不同腎細胞癌之電子顯微鏡下特徵也有所不同。亮細胞型腎細胞癌細胞質中富含肝醣顆粒與脂肪，而厭色細胞型腎細胞癌則含有特別的微囊體(microvesicle)。

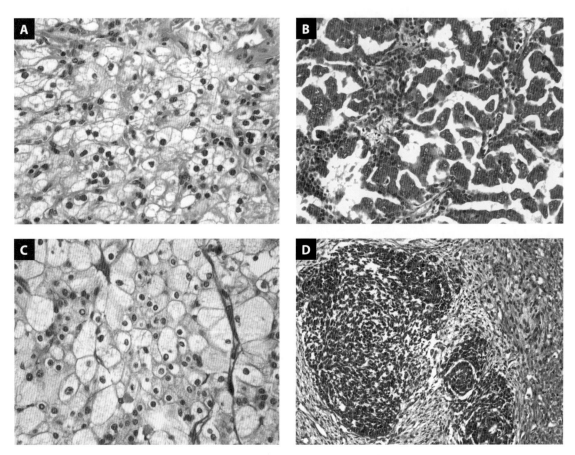

● 圖 13-19　(A) 亮細胞型腎細胞癌；(B) 乳突細胞型腎細胞癌；(C) 厭色細胞型腎細胞癌；(D) 腎母細胞瘤。

⊃ 預後

組織型態與預後也有關，一般而言，集尿管型腎細胞癌預後最差，其次是亮細胞型。乳突細胞型與厭色細胞型則預後較好。但癌症分期仍是決定預後的最重要指標。若無遠處轉移，五年存活率可達70%。

三、腎母細胞瘤 (Nephroblastoma)

腎母細胞瘤又稱**威爾姆氏腫瘤**(Wilms tumor)，是**10歲以下的兒童**第四常見的癌症，也是**兒童**最常見之腎臟腫瘤。**大多數病例皆發生於2~5歲兒童**，主要症狀是

腹內腫塊。腎母細胞瘤可以是偶發性的或有家族遺傳性，如WAGR症候群及Denys-Drash症候群。很多的腫瘤都和第11對染色體短臂11p13的缺損有關，因此導致了癌細胞抑制基因 *WT-1* 的變異。有部分病例，如Beckwith-Wiedemann症候群之病患，則與第11對染色體短臂p15.5之 *WT-2* 基因有關。顯微鏡下典型的特徵是腎胚胎細胞(blastema)、上皮與間質的三重結構（圖13-19D）。早期有腎門(hilar)及主動脈旁淋巴結轉移，續有肺、肝及骨骼之轉移。預後隨著侵犯程度（有遠處轉移者較差）及腫瘤中是否有未分化(anaplasia)的成分有關。

四、集尿系統的腫瘤

集尿系統包括腎盞、腎盂、輸尿管、膀胱與尿道。這些結構均由**泌尿上皮**(urothelium)，又稱**移形上皮**(transitional epithelium)所覆蓋，所以衍生出的腫瘤也以**泌尿上皮腫瘤**為主。在腎臟，約有5~10%之腫瘤發生於腎盂。集尿系統的腫瘤常呈多發性(multicentricity)，因此可同時發生或再發於泌尿道的多處部位。半數以上腎盂泌尿上皮腫瘤之病例同時也有膀胱泌尿上皮腫瘤。有關泌尿上皮腫瘤之特性，將於下節中敘述。預後取決於期別與分級。在腎臟，非侵犯性低惡性度泌尿上皮癌之病患的五年存活率約為50~100%，而侵犯性高惡性度泌尿上皮癌之病患的五年存活率約為10%。

✸ 13-2　輸尿管、膀胱與尿道疾病

先天性異常

膀胱尿路回流是最常見且也是最嚴重的先天性異常，由於不斷地尿液逆流，導致反覆的發炎及結疤，並且造成腎盂腎炎。

輸尿管與腎盂接合處的先天性阻塞(ureteropelvic junction obstruction)是嬰幼兒水腎的最常見原因。較常發生於男嬰，20％為雙側。

憩室(diverticulum)是一種常見之膀胱先天性異常。先天性憩室通常起因於膀胱肌肉的發育缺陷。相對於先天性憩室，後天性的憩室的起因為阻塞等原因造成的膀胱內壓力增加，而使肌肉層中結構較弱的部分膨出造成。

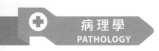

膀胱外翻(extrophy)乃是膀胱前壁與腹肌的發育缺陷，導致膀胱黏膜暴露在腹腔外。由於慢性刺激，膀胱黏膜發生腺體化生，癌症機率也提高。膀胱外翻最常併發的癌症為腺癌。膀胱外翻可由外科手術矯治。

此外，胎兒時期的臍尿管若退化不完全(persistent urachus)，可在膀胱頂部或腹壁留下遺跡。臍尿管的上皮（泌尿上皮或變生的腺體上皮）可以增生而形成囊腫，最嚴重的狀況是癌變，通常是腺癌。

發炎性疾病

膀胱與尿道最重要的非腫瘤疾病就是發炎，可以是急性或慢性。膀胱炎之病原菌常見有大腸桿菌，或其他革蘭氏陰性腸內桿菌，也可由病毒（如腺病毒）、披衣菌(*Chlamydia*)或黴漿菌(*Mycoplasma*)引起。此外，非感染性疾病，如化學藥物或放射線治療也會引起發炎。

發炎反應可在泌尿上皮造成不同病理變化，如化膿性膀胱炎(suppurative cystitis)、**出血性膀胱炎**(hemorrhagic cystitis)，常見於**化學藥物**治療、放射線治療、濾泡性膀胱炎(follicular cystitis)，在膀胱黏膜中形成淋巴濾泡、嗜酸性球膀胱炎(eosinophilic cystitis)，可見大量嗜酸性球浸潤，或因慢性刺激黏膜增生形成之息肉狀膀胱炎(polypoid cystitis)。長期慢性刺激亦會使泌尿上皮發生化生性病灶，如鱗狀化生(squamous metaplasia)或腺體化生(glandular metaplasia)。廣泛的角質性鱗狀化生可見於埃及血吸蟲(*Schistosoma haematobium*)感染，使得鱗狀細胞癌的罹病率大幅增高。廣泛的腺體化生也會使腺癌的罹病率提高。此外尚有下列三種特別型式之發炎反應。

一、間質性膀胱炎

間質性膀胱炎(interstitial cystitis)，又稱慢性骨盆疼痛症候群(chronic pelvic pain synsrome)，為一持續性、疼痛性之慢性膀胱炎。多發生於女性，並導致膀胱壁各層之發炎與纖維化。臨床特徵為間歇性恥骨上劇痛，伴隨有頻尿、尿急、血尿與排尿疼痛等症狀。然而尿液檢查為無菌，在膀胱鏡檢查灌注擴充膀胱時可見黏膜裂縫，部分病人會有慢性黏膜潰瘍，稱為Hunner潰瘍。間質性膀胱炎病因不明，然而有些人認為可能與自體免疫相關，因為此病常合併全身性紅斑性狼瘡或其他自體免疫疾病。

二、軟斑症

軟斑症(malakoplakia)為一特殊的內臟發炎反應，巨觀上呈現3~4公分柔軟之黃色略為隆起之黏膜斑塊，微觀上則見大量大型、細胞質富含嗜酸性顆粒之巨噬細胞，偶爾可見多核巨細胞與淋巴球。巨噬細胞中之顆粒在PAS染色中呈陽性反應，由細菌等膜性殘渣構成。軟斑症最顯著之特徵為牛眼狀Michaelis-Gutman小體（圖13-20），乃一多層礦物質化顆粒，內含鈣等金屬。除膀胱外，軟斑症也可在腎臟、前列腺、副睪、大腸、肺臟與骨骼中發現。

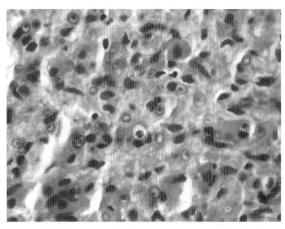

▶ 圖 13-20　軟斑症。可見大量大型、細胞質富含嗜酸性顆粒之巨噬細胞，也可見牛眼狀 Michaelis-Gutman 小體。

現已知軟斑症是一種慢性細菌感染，最常見為大腸桿菌，偶爾是*Proteus*等菌種。該病中之特殊巨噬細胞可能由於吞噬或消化細菌的功能發生障礙，以致細胞質內堆滿了無法消化的細菌物質。

三、腺體狀膀胱炎與囊狀膀胱炎

此二種變化為一種常見的泌尿上皮發炎反應，為泌尿上皮小巢向下在黏膜固有層中生長，且變形為立方狀或柱狀腺體上皮（腺體狀膀胱炎(cystitis glandularis)）或形成囊狀空腔（囊狀膀胱炎(cystitis cystica)）。若形成杯狀細胞，則稱為腸道化生(intestinal metaplasia)。腺體狀膀胱炎與囊狀膀胱炎在正常的膀胱中也常被發現，但在長期慢性發炎刺激的膀胱中更顯著。類似的變化也可發生在腎盂或輸尿管中。

腫瘤

由於膀胱與尿道的主要上皮是泌尿上皮，所以這些器官最常見的腫瘤是**泌尿上皮腫瘤**，約占95%之膀胱腫瘤，其餘腫瘤均很少見。泌尿上皮腫瘤的發生與環境中的致癌物有很大關係。下列主要之致癌因子：

1. **吸菸**：為最重要之致癌因子，將致癌率提高約3~7倍，50~80%之膀胱癌患者有吸菸習慣。

2. 長期曝露在各種芳香胺(aromatic amine)中之染料、化學、橡膠工廠的員工，膀胱癌的罹患率較一般人為高。

3. **埃及血吸蟲**感染所併發之**膀胱癌**中，七成為**鱗狀細胞癌**，其餘為泌尿上皮癌。這些寄生蟲在膀胱壁中產卵，引發劇烈發炎反應以及黏膜化生與異生，最後進行至癌變。

4. 長期使用止痛藥，如止痛藥腎病。

5. 大量使用**Cyclophosphamide**等藥物，會引起**出血性膀胱炎**，並提高膀胱癌之罹病率。

　　腫瘤生長模式可為乳突狀或扁平狀。乳突狀腫瘤的分級決定於細胞的分化程度。依照世界衛生組織的命名，分化最好的乳突狀泌尿上皮腫瘤稱為乳突瘤(papilloma)，為一良性腫瘤。其次為低惡性潛能乳突狀泌尿上皮瘤(papillary urothelial neoplasm of low malignant potential)，再其次為低惡性度乳突狀泌尿上皮癌(low grade papillary urothelial carcinoma)，惡性度最高者為高惡性度乳突狀泌尿上皮癌(high grade papillary urothelial carcinoma)（圖13-21）。

　　膀胱泌尿上皮腫瘤最主要之症狀為**無痛性血尿**。若腫瘤生長的部位在輸尿管，或輸尿管與腎盂及膀胱的交接處，也可造成阻塞的症狀。影響預後的因子主要是期別與級別。乳突瘤或低惡性潛能乳突狀泌尿上皮瘤及低惡性度泌尿上皮癌不論有無復發，可達98%之十年存活期，只有少數病人會進行至較惡性之腫瘤。反之，高惡性度乳突泌尿上皮癌病人中，大約有25％會死亡。早期發現與充分追蹤是臨床上的重要課題。

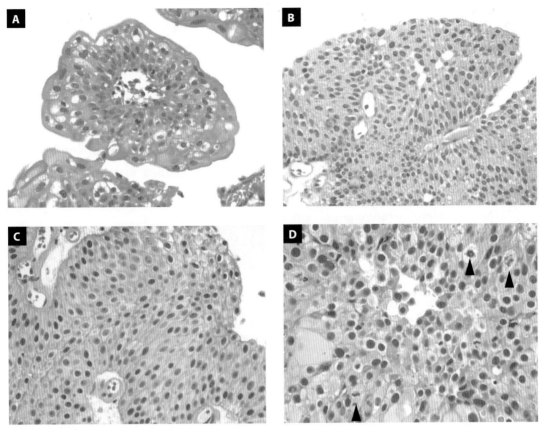

▶ **圖 13-21** (A) 泌尿上皮乳突瘤；(B) 低惡性潛能乳突狀泌尿上皮瘤；(C) 低惡性度乳突狀泌尿上皮癌；(D) 高惡性度乳突狀泌尿上皮癌，箭頭指出分裂體。

🔍 **參考資料** ▶ REFERENCE

朱旆億、李進成、郭雅雯(2023)·*全方位護理應考e寶典－病理學*（十五版）·新文京。

Kumar, V., Abbas, A. K., Fausto, N., & Aster, J. C. (2021). *Robbins and Cotran pathologic basis of disease* (10th ed.). Saunders.

圖片來源：

圖13-1B、圖13-9、圖13-10、圖13-11引用自劉信雄、賴宗鼎、彭瓊琿、蕭婉玉、韋建華(2005)·於王志生總校·*病理學*·新文京。

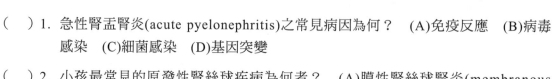

學習評量　REVIEW ACTIVITIES

（　）1. 急性腎盂腎炎(acute pyelonephritis)之常見病因為何？　(A)免疫反應　(B)病毒感染　(C)細菌感染　(D)基因突變

（　）2. 小孩最常見的原發性腎絲球疾病為何者？　(A)膜性腎絲球腎炎(membranous glomerulonephritis)　(B)微小變化疾病(minimal change disease)　(C)局部段落性腎硬化(focal segmental glomerulosclerosis)　(D)膜性增殖性腎絲球腎炎(membranoproliferative glomerulonephritis)

（　）3. 最常見之膀胱癌的組織型態為：　(A)泌尿（移形）上皮癌(urothelial / transitional cell carcinoma)　(B)透亮細胞癌(clear cell carcinoma)　(C)腺癌(adenocarcinoma)　(D)鱗狀上皮癌(squamous cell carcinoma)

（　）4. 微小變化性腎病(minimal change disease)主要的病理變化是：　(A)瀰漫性臟層上皮細胞足突之喪失　(B)基底膜增厚　(C)基底膜的上皮細胞側免疫複合體沉積　(D)環間質細胞增生

（　）5. 以下何處並非結石好發部位？　(A)腎盂　(B)腎盞　(C)尿道　(D)膀胱

（　）6. 下列何者是造成狼瘡性腎絲球腎炎(lupus nephritis)的主要原因？　(A)鈣化　(B)免疫複合體沉積　(C)類澱粉(amyloid)沉積　(D)嗜中性球浸潤

（　）7. 腎病症候群(nephrotic syndrome)之指標包括下列何者？　(A)血尿　(B)少尿　(C)高血壓　(D)大量蛋白尿

（　）8. 最常見之遺傳性腎臟囊性疾病是：　(A)體染色體顯性遺傳(autosomal dominant)多囊性腎病(ADPKD)　(B)體染色體隱性(autosomal recessive)多囊性腎病(ARPKD)　(C)單純囊腫　(D)後天性囊性腎病

（　）9. 下列有關Goodpasture症候群之敘述，哪一項錯誤？　(A)只代表出血性間質性肺炎　(B)會合併迅速進行性腎絲球腎炎　(C)是由對抗基底膜抗原之自體抗體引起傷害　(D)大部分病例開始都以咳血症狀表現

（　）10.一名5歲兒童在鏈球菌感染二週後，發生血尿，最可能的診斷為：　(A)急性增殖性腎小球腎炎(acute proliferative glomerulonephritis)　(B)快速進行性腎小球腎炎(rapidly progressive glomerulonephritis)　(C)微細變化性腎病(minimal change disease)　(D)膜性腎小球腎炎(membranous glomerulonephritis)

（　）11.下列何者致病因子與膀胱之泌尿上皮癌(urothelial carcinoma)較無關？　(A)吸菸　(B)工業用染料　(C)石綿物質　(D)埃及血吸蟲感染

（　）12.膀胱最常見之惡性腫瘤為：　(A)腺癌　(B)鱗狀細胞癌　(C)移形上皮癌　(D)淋巴癌

（　）13.下列何種為最常見之尿路結石？　(A)草酸鈣石　(B)鳥糞石　(C)尿酸石　(D)半胱胺酸石

（　）14.下列有關膀胱泌尿上皮癌之敘述，何者有誤？　(A)此癌切除後可能再復發　(B)臨床上無痛性血尿為主要特徵　(C)與吸菸無關　(D)常會多發

（　）15.微小變化性腎病之蛋白尿以何種成份為主？　(A)免疫球蛋白　(B)血紅素　(C)白蛋白　(D)脂蛋白

（　）16.威爾姆氏腫瘤是：　(A)大人最多　(B)常見於小孩　(C)是一種腎臟惡性腫瘤　(D) B、C皆是

（　）17.下列何者不是腎病症候群(nephrotic syndrome)的表現？　(A)每日尿蛋白超過3.5 gm　(B)高血脂症(hyperlipidemia)　(C)低白蛋白血症(hypoalbulinemia)　(D)高膽紅素血症(hyperbilirubinemia)

（　）18.惡性腎硬化之臨床特徵主要是：　(A)腎衰竭　(B)高血壓　(C)視網膜出血　(D)以上皆是

（　）19.慢性腎絲球腎炎之臨床表現主要是：　(A)高血壓　(B)蛋白尿　(C)氮血症　(D)以上皆是

（　）20.新月型腎絲球腎炎(crescentic glomerulonephritis)之新月狀增生，是出現在什麼細胞？　(A)間質細胞(mesangial cell)　(B)內皮細胞(endothelial cell)　(C)足細胞(podocyte)　(D)壁細胞(parietal cell)

（　）21.最常見的腎細胞癌(renal cell carcinoma)是哪一種型態？　(A)亮細胞型(clear cell carcinoma)　(B)乳突細胞型(papillary renal cell carcinoma)　(C)嫌色細胞型(chromophobe renal carcinoma)　(D)移形細胞癌(transitional cell carcinoma)

（　）22.藥物引發之急性過敏性間質性腎炎(acute interstitial nephritis)，可見何種特別的細胞浸潤？　(A)嗜酸性球　(B)巨噬細胞　(C)嗜中性球　(D)漿細胞

（　）23.腎絲球中位於足細胞和內皮細胞之間的構造是什麼？　(A)鮑氏囊(Bowman's capsule)　(B)基底膜(basement membrane)　(C)環間質(mesangium)　(D)壁細胞(parietal cell)

（　）24.下列何者最常造成急性腎小管壞死(acute tubular necrosis)？　(A)缺氧　(B)感染　(C)中毒　(D)過敏反應

（　）25.IgA腎病(IgA nephropathy)之臨床表現，以下列何者為主？　(A)血尿(hematuria)　(B)高血脂症　(C)高血壓　(D)氮血症(azotemia)

（　）26.慢性C型肝炎與下列哪一種腎絲球腎炎關聯性最密切？　(A)膜性腎絲球腎炎(membranous glomerulonephritis)　(B)微小變化型腎病(minimal change disease)　(C)局部段落性腎絲球硬化(focal segmental glomerulosclerosis)　(D)膜性增殖性腎絲球腎炎(membranoproliferative glomerulonephritis)

（　）27.下列何種腎絲球疾病較常見於HIV感染者？　(A)膜性腎絲球腎炎(membranous glomerulonephritis)　(B)微小變化性腎病(minimal change disease)　(C)局部分葉性腎絲球硬化(focal segmental glomerulosclerosis)　(D)膜性增殖性腎絲球腎炎(membranoproliferative glomerulonephritis)

（　）28.腎臟最常見的囊性病灶是：　(A)胚胎性瘤　(B)多囊性腎　(C)囊性異生(cystic dysplasia)　(D)單純性囊腫(simple cyst)

（　）29.下列何者不是IgA腎病變(IgA nephropathy)之主要症狀？　(A) IgA 沉積於腎小球　(B)好發於年輕人　(C)重度蛋白尿　(D)大多數病患之症狀輕微，少數可造成腎衰竭

（　）30.下列何種腎炎，其腎臟之外表可見很多膿瘍形成？　(A)慢性腎盂腎炎　(B)急性腎盂腎炎　(C)慢性腎間質腎炎　(D)急性腎小管壞死

（　）31.癌症病人發生腎病症候群，並有IgG及C3沉積於腎小球，則下列何者最可能？　(A)膜厚性腎小球腎炎(membranous glomerulonephritis)　(B)快速進行腎小球腎炎(rapidly progressive glomerulonephritis)　(C)結節性腎小球硬化症(nodular glomerulosclerosis)　(D)膜厚增殖性腎小球腎炎(membranoproliferative glomerulonephritis)

（　）32.腎炎症候群(nephritic syndrome)之症候，不包括下列何者？　(A)急性發作　(B)血尿，並有紅血球圓柱體(RBC casts)　(C)蛋白尿每天超過3.5克(gram)　(D)高血壓

（　）33.以生檢(biopsy)來診斷膀胱組織之泌尿細胞癌(urothelial carcinoma)，其最重要的預後指標是：　(A)保存有乳突式的生長模式　(B)上皮細胞之厚度和細胞層數　(C)細胞分裂數　(D)侵襲程度

（　）34.下列病人中，何者最不會發生腎乳突壞死？　(A)糖尿病人發生尿道感染　(B)口服大量acetaminophen和phenacetin之病人　(C)菌血症病人　(D)高血壓病人

（　）35.5歲小孩眼睛周邊有浮腫，尿液試紙測試未見血液反應，但有4+蛋白反應，最可能的疾病是：　(A)微小變化性疾病(minimal change disease)　(B) Goodpasture

氏症候群(Goodpasture's syndrome)　(C)局部分葉性腎絲球硬化(focal segmental glomerulosclerosis)　(D)膜厚增生性腎絲球腎炎(membranoproliferative glomerulonephritis)

（　）36.有關局部分葉性腎小球硬化(focal segmental glomerulosclerosis)的敘述，何者錯誤？　(A)不常發生末期腎衰竭(end stage renal failure)　(B)在小孩的發生頻率比微小變化疾病低　(C)移植腎會復發　(D)對類固醇之反應不佳

（　）37.在休克狀態下，通常不會表現下列何種臨床及病理變化？　(A)急性腎小管壞死　(B)尿量減少或呈無尿狀態　(C)體液電解質失調　(D)腎絲球腎炎

（　）38.一位腎衰竭病患接受一週三次血液透析治療以維持其生命。在他吃入許多橘子一小時後，發生心悸現象而被送入急診，他最有可能發生之電解質異常為下列何者？　(A)高血鈉症　(B)高血鉀症　(C)低血鈉症　(D)低血鉀症

（　）39.下列有關Wilms氏腫瘤(Wilms tumor)的敘述，何者錯誤？　(A)是2歲到5歲兒童腎臟最常見之原發性腫瘤　(B)若干先天性畸形，如生殖器異常、性腺形成不良、腎臟異常等，此腫瘤發生機會不會增加　(C)腫瘤與發育中的腎臟(nephrogenesis)在顯微鏡檢下有若干相似處　(D)與癌症抑制基因*WT1*突變有關

（　）40.急性泌尿道感染的細菌大多為：　(A) *Proteus*　(B) *Escherichia coli*　(C) *Klebsiella*　(D) *Enterococcus*

（　）41.長期服用止痛劑如阿斯匹靈(Aspirin)或乙醯胺酚(Acetaminophen)造成的止痛劑腎病(analgesic nephropathy)常伴隨腎臟哪一個部位的壞死？　(A)腎皮質　(B)腎絲球　(C)腎小管及間質　(D)腎莢膜

（　）42.一般而言，腎結石以下列哪一類結石最常見？　(A)草酸鈣及磷酸鈣(calcium oxalate/calcium phosphate)　(B)磷酸銨鎂(struvite)　(C)尿酸(uric acid)　(D)胱胺酸(cystine)

（　）43.下列何者最常引起兒童腎病症候群(nephrotic syndrome)？　(A)膜性腎絲球腎炎(membranous glomerulonephritis)　(B)微小變化型腎絲球腎炎(minimal change glomerulonephritis)　(C)局部節段性腎絲球硬化(focal segmental glomerulonephritis)　(D)膜增殖性腎絲球腎炎(mebranoproliferative glomerulonephritis)

（　）44.下列關於急性腎小管傷害(acute tubular injury, ATI)的敘述何者錯誤？　(A)臨床上可能造成少尿(<400mL/day)　(B)缺血(ischemia)為常見的原因之一　(C)一些重金屬或有機溶劑亦可能造成急性腎小管傷害　(D)典型病理會出現絲球體壞死

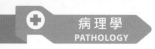
（　）45.有關威爾斯瘤(Wilms tumor)之敘述，下列何者正確？　(A)主要發生於五歲以下幼童　(B)主要於腎盂處出現　(C)血尿為最常見之臨床表現　(D)為良性腫瘤

（　）46.有關微量變化疾病(minimal change disease)之敘述，下列何者正確？　(A) 90%以上的病人對類固醇治療反應良好　(B) 50%以上的病人，終究會出現慢性腎衰竭　(C)以血尿(hematuria)為主要表現　(D)因免疫沉澱物所引發

（　）47.關於腎臟囊腫疾病(cystic disease of the kidney)，下列何者錯誤？　(A)單純性囊腫(simple cyst)一般為臨床上無害的變異　(B)成人多囊性腎病(adult polycystic kidney disease)典型為雙側腎臟囊腫，且伴隨肝臟囊腫　(C)兒童多囊性腎病(childhood polycystic kidney disease)遺傳上多為體染色體顯性(autosomal dominant)　(D)成人多囊性腎病有許多病例與*PKD1*基因缺陷有關

（　）48.下列哪一種腎臟腫瘤主要常見於10歲以下的小孩？　(A)亮細胞癌(clear cell carcinoma)　(B)威爾斯氏瘤(Wilms tumor)　(C)嫌色腎細胞癌(chromophobe renal cell carcinoma)　(D)乳突狀腎細胞癌(papillary renal cell carcinoma)

（　）49.下列何者不是引起快速進行（新月形）腎小球腎炎（rapidly progressive (crescentic) glomerulonephritis）的原因？　(A) Goodpasture's症候群　(B)全身性紅斑性狼瘡　(C)鏈球菌感染後腎小球腎炎(post-streptococcal glomerulonephritis)　(D)非類固醇抗消炎藥(non-steroidal anti-inflammatory drug, NSAID)引起之腎病變

學習評量
解答請掃描
QR Code

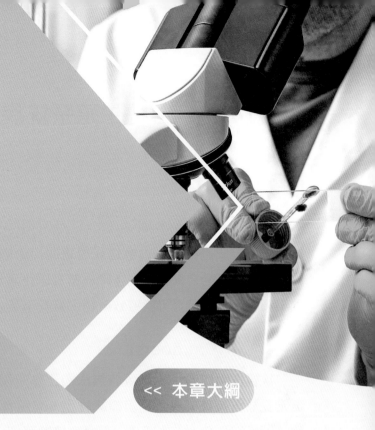

CHAPTER 14

生殖系統疾病

編著者◎黃昭誠、盧聖芸

<< 本章大綱

PATHOLOGY

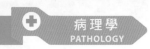

❋ 14-1　男性生殖系統疾病

先天異常 🔬

一、尿道下裂及尿道上裂 (Hypospadia and Epispadia)

尿道形成過程的異常會造成尿道開口於陰莖之腹側或背側。尿道下裂比上裂常見，兩者均可能合併有睪丸下降異常及尿路異常，常見之併發症包括尿路阻塞及尿道感染頻率升高，甚至可能導致射精困難及不孕症，**需及早開刀矯正治療**。

二、包莖 (Phimosis)

當包皮開口過小，以致於無法褪至龜頭後方，稱之為包莖，少數為先天異常，更常見於重複感染導致之組織纖維化。包莖會導致清潔不易與**包皮垢**(smegma)的沉積，不但容易發生二次感染，而且會使**陰莖癌**(penile carcinoma)**之發生機率升高，若併有HPV感染者，其性伴侶則較易有子宮頸癌的發生**。若強制將此包莖之包皮褪下，會卡住龜頭，稱之為箝頓包皮(paraphimosis)，不僅會非常疼痛，且會發生尿路狹窄及嚴重之急性尿液滯留。

三、隱睪 (Cryptorchidism)

在胚胎時期，睪丸於腹腔內成形，於胎兒成熟過程，會下降至陰囊內，若出生後睪丸仍未到達陰囊部位，稱之為隱睪，約占1歲男孩之1%。這種異常通常單獨發生，但亦可能合併其他異常，如生殖泌尿道畸形或尿道下裂。

大多數患者，未下降之睪丸多位於鼠蹊管中。雖然睪丸下降受到荷爾蒙所控制，然而只有極少數隱睪患者有荷爾蒙異常，因此隱睪發生之確實原因仍未完全明瞭。這種異常臨床上並無症狀，多因為陰囊內無睪丸而被發現。

組織學的變化主要為生殖細胞發育停止，精索之基底膜(basement membrane)變厚且玻璃樣化(hyalinization)，間質組織增多，最終精索將因萎縮而完全被玻璃樣結締組織所取代，整個睪丸會因纖維化而變小且變硬，對側隱睪亦會有生殖細胞減少的現象。隱睪的併發症主要為**不孕**，此外，隱睪之睪丸發生**睪丸癌之機率頗高**。

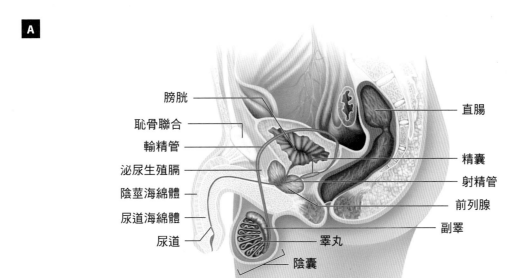

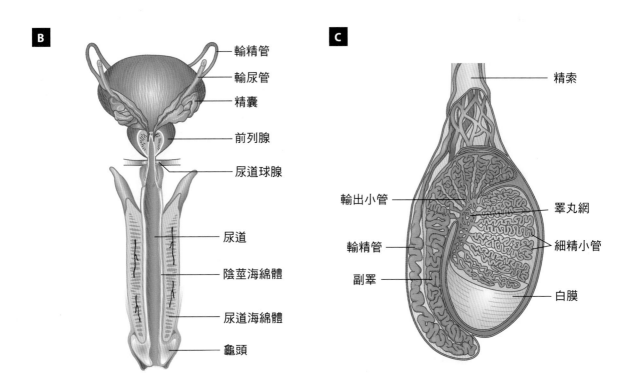

🔘 **圖 14-1** 男性生殖系統：(A) 骨盆腔正中矢狀切面；(B) 背面觀；(C) 睪丸。

功能性障礙

一、睪丸萎縮 (Testicular Atrophy)

睪丸萎縮引起之原因有很多，少數基因異常之狀況亦可導致睪丸萎縮或發育異常，如性染色體異常之Klinefelter氏症（多數為47, XXY）。睪丸萎縮之病理變化如同隱睪的變化，兩側發生萎縮時可導致不孕。即使睪丸因許多不同原因而導致傷害，尚未達到完全萎縮之階段，仍有可能造成受孕困難之情況，其病理變化為精子數量減少與停止成熟，及輸精管阻塞。在某些情形下，若傷害睪丸之因素能在造成萎縮之前去除，仍有機會使睪丸回復正常機能。

二、血管相關病變

精索(spermatic cord)扭轉會阻斷睪丸之動脈血液供應及靜脈血液回流，但通常管壁較厚之動脈仍可能維持暢通，因此會造成睪丸極度**充血而發生梗塞**(infarction)。成人睪丸扭轉多發生於青春期，引起突發性之睪丸疼痛，若能於六小時內以外科手術矯正還有可能避免睪丸之壞死。睪丸扭轉之病理變化主要為腫脹充血，組織發生出血性壞死。

發炎性疾病

一、龜頭包皮炎 (Balanoposthitis)

龜頭及包皮的發炎可由許多不同病原所引起，較常見的有白色念珠菌(*Candida albicans*)、厭氧菌及化膿菌等。大多發生於未切除包皮而局部衛生不良之男性，因包皮垢堆積造成局部之感染。若持續感染發炎，可導致纖維化及形成疤痕，這是包莖常見的原因。

二、睪丸炎及副睪炎 (Orchitis and Epididymis)

副睪炎比睪丸炎更為常見，副睪炎及續發之睪丸炎常因泌尿道感染造成膀胱炎、尿道炎及前列腺炎等而引起，這些感染可能經由精索中之輸精管及淋巴管到達副睪及睪丸。副睪炎常與先天之生殖泌尿系統異常及革蘭氏陰性桿菌感染有關。在**35歲以下具性活動之男性**，經性交傳染之**砂眼披衣菌**(*Chlamydia trachomatis*)及**奈瑟氏淋病雙球菌**(*Neisseria gonorrhoeae*)**是最常見之病原**。而35歲以上之男性，則以常見的泌尿道感染之病原，如大腸桿菌(*Escherichia coli*)及綠膿桿菌(*Pseudomonas*)為主要之感染源。

❖ 腮腺病毒性

青春期之後才發生之**腮腺炎**，約有20~30%之男性患者會導致**睪丸炎**，通常是在腮腺炎造成腮腺腫脹之後約一星期發生急性間質性睪丸炎(acute interstitial orchitis)，少數則在腮腺炎之前即發生，這種與腮腺炎相關之睪丸炎有可能造成男性不孕之後遺症。

❖ 結核性

結核病(tuberculosis)的發生幾乎都由副睪開始，再影響睪丸。這類病例常合併有結核性前列腺炎及精囊炎，故一般認為其源頭來自於這些部位之感染，再波及副睪與睪丸。其病理變化如同典型結核病之乾酪樣肉芽腫性發炎(caseating granulomatous inflammation)（圖14-2）。

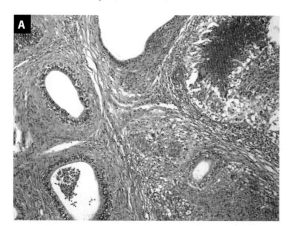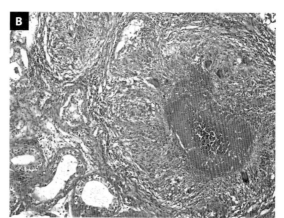

▶ **圖 14-2** 結核桿菌引起之肉芽腫性發炎於：(A) 副睪；(B) 睪丸。

❖ 梅毒腫

不論先天性或後天性**梅毒**(syphilis)，均可感染睪丸及副睪，且以睪丸為先，不一定伴隨有副睪炎。病理變化可分兩種：一種是由巨噬細胞、纖維母細胞及主要包含漿細胞(plasma cell)之單核球圍繞壞死組織所構成之梅毒腫(gumma)；另一種是瀰慢性間質發炎，主要有水腫與淋巴球及漿細胞浸潤且圍繞於血管周圍，形成阻塞性動脈內膜炎(obliterative endarteritis)。

三、前列腺炎 (Prostatitis)

急性細菌性前列腺炎(acute bacterial prostatitis)多肇因於泌尿道感染，大多由**大腸桿菌**所引起，藉由尿液自膀胱或尿道逆流進入前列腺，偶爾也可由遠處感染經淋巴

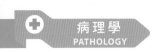

或血液帶至前列腺而引發。此外，尿道或前列腺手術、導尿、膀胱鏡及尿道擴張均可能成為誘因。急性細菌性前列腺炎之臨床表現有發燒、畏寒及排尿困難，前列腺會有壓痛現象。

慢性細菌性前列腺炎(chronic bacterial prostatitis)多具有泌尿道反覆感染的病史，以**披衣菌**及**尿漿菌**較常見，由於抗生素不易到達前列腺，因此細菌可在此持續存在。慢性非細菌性前列腺炎(chronic non-bacterial prostatitis)是目前最常見之前列腺炎，臨床症狀與慢性細菌性前列腺炎相同，但不具有泌尿道感染之病史，前列腺分泌物顯微鏡高倍觀察，出現多於10個白血球，但細菌培養則呈現陰性。

急性前列腺炎之組織變化可表現散在性微小膿瘍(microabscess)、大範圍之壞死或瀰漫性水腫、充血與化膿，整個腺體呈現軟化而腫脹。這種患者並不適宜接受切片檢查，因為可能會導敗血症(sepsis)，而應該要以內科方式治療。慢性前列腺炎的組織變化則以淋巴球、漿細胞、巨噬細胞及嗜中性球的聚集為主。

囊腫及非腫瘤病變

一、鞘膜及其他陰囊內之囊腫

鞘膜(tunica vaginalis)位於睪丸及副睪外面，因此這兩個部位發生的任何病灶皆可能影響此囊狀構造。**陰囊積水**(hydrocele)是漿液性的液體聚積於鞘膜囊中，形成的原因可分為先天性與後天性因素，後天性的因素多與陰囊內之發炎有關。此囊腫之內襯細胞為間皮細胞(mesothelial cell)，在陰囊積水時常有間皮細胞增生，但極少發生惡性間皮瘤(malignant mesothelioma)。在外傷導致睪丸出血或一些凝血異常之疾病，則偶爾會有陰囊積血(hematocele)。至於**陰囊乳糜腫**(chylocele)則起因於淋巴管嚴重阻塞之**象皮病**(elephantiasis)，造成淋巴液蓄積於此。此外，精索靜脈曲張(varicocele)亦可導致陰囊腫脹，部分會因此造成不孕，所以必須及早接受外科處理。

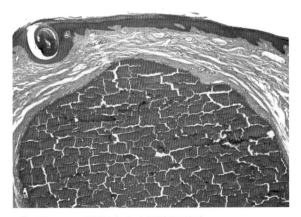

▶ 圖 14-3　陰囊表皮之鈣鹽沉著症。

二、表皮鈣鹽沉著症 (Calcinosis Cutis)

表皮鈣鹽沉著症好發於陰囊表面，呈現多發性之皮膚結節，起始於兒童或青少年時期，數量會逐漸增加且漸漸變大，有時造成破皮而露出粉筆樣的物質。組織鏡檢時可見到藍色的鈣化斑塊存在於真皮之中，合併有異物之組織反應(foreign body reaction)。鈣鹽沉著之真正成因並不清楚，有可能與皮膚之角質囊腫形成而造成鈣化有關（圖14-3）。

增生及腫瘤

一、前列腺結節性增生 (Nodular Hyperplasia)

前列腺結節性增生又稱為**良性前列腺肥大**(benign prostatic hyperplasia, BPH)，為前列腺間質組織及上皮細胞的增生，以致於形成許多結節分布於尿道周圍的前列腺中。當此結節大到某種程度時，將壓迫尿道而使之變狹窄，導致**尿路之部分或完全阻塞**。

➲ 相關病因

結節性增生的原因目前可知**雄性激素與此病變關係密切**，青春期之前因故切除睪丸者就無此病變發生。睪固酮之代謝中間產物DHT與前列腺之生長息息相關，間質細胞及上皮細胞的雄性激素接受器受到此生長因子的刺激即開始分裂增生。前列腺肥大造成之泌尿道阻塞，除了直接壓迫的因素之外，平滑肌造成之前列腺收縮亦扮演重要角色。

➲ 病理變化

由於結節的好發位置多在**內側**，所以容易壓迫到尿道導致阻塞。結節性增生的病理變化主要為**腺體增生或擴張**，以及間質**纖維或肌肉增生**所造成之結節。腺體增生呈現出大小不一、由兩層細胞及完整之基底層所構成之擴張腺體，上皮常有乳突狀突起或管腔向內凹入的現象，管腔中常出現有澱粉樣小體(corpora amylacea)（圖14-4），間質組織則時常合併有慢性發炎。

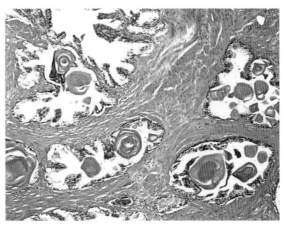

▶ 圖 14-4 前列腺結節性增生，管腔中間有澱粉樣小體。

➡ 臨床表現

　　前列腺結節性增生患者常出現頻尿、夜尿(nocturia)、排尿不易(dysuria)開始且無法解乾淨，尿流細小而有持續滴尿之現象，以及排尿疼痛。患者膀胱內的尿無法完全排空，容易導致感染。

➡ 臨床治療

　　輕微的前列腺結節性增生不一定需要治療。最常用且有效之內科療法為使用α阻斷劑(alpha blocker)，可經由抑制α_1腎上腺素接受器達到緩解前列腺平滑肌張力的效果。抑制睪固酮中間代謝產物DHT之藥物也常被使用，以使前列腺萎縮而改善症狀。對於藥物療效不佳之中度到嚴重的前列腺肥大患者，經尿道前列腺刮除術(transurethral resection of the prostate, TURP)可有效減輕症狀，改善尿液排泄及減少尿液滯留。

二、陰莖腫瘤

(一) 尖形濕疣 (Condyloma Acuminatum)

　　尖形濕疣是由**人類乳突瘤病毒**(HPV)造成之良性腫瘤。許多證據顯示HPV相關的疾病可經由性接觸傳染，目前已知有許多不同型的HPV，其中以**第6型**HPV與尖形濕疣關係最為密切，其次為**第11型**的HPV。這些HPV的病毒抗原及基因可在尖形濕疣的病灶中以免疫組織化學染色及DNA雜交法分別測得，子宮頸癌則和**第16型**、**第18型**、**第31型**、**第33型**較有相關。

　　尖形濕疣可發生在外生殖器、會陰及肛門附近。以陰莖而言，這些病灶多發生於冠狀溝和包皮內側，呈現單一或多發性紅色乳突狀贅疣，大小可從1公厘到數公厘的直徑。組織學檢查可見到分枝纖毛狀的乳突構造，裡面是結締組織，上面覆蓋的鱗狀上皮有表面過度角化(hyperkeratosis)及上皮增厚(acanthosis)的現象。然而這些上皮細胞依舊維持規律的成熟順序，不過其中之棘細胞(prickle cell)層則在細胞核周圍出現圍繞著一圈空洞細胞質的細胞凹空化(koilocytosis)，是HPV感染的特徵。尖形濕疣的治療包括局部切除、電燒或冷凍治療(cryotherapy)，具有復發的可能性，但不會變成癌症。

（二）原位癌 (Carcinoma *in situ*)

原位癌是指**惡性之鱗狀上皮細胞**只侷限於上皮內，而沒有局部侵犯或遠處轉移的現象，同樣的病灶亦可見於陰道及子宮頸上皮。這種病灶可繼續發展成侵犯性癌症。在男性外生殖器官，這類的病灶過去被區分為**波文氏病**(Bowen's disease)及類波文性丘疹(Bowenoid papulosis)，此二者在組織學觀察並無法區分，且同樣**與HPV第16型有關**。

原位癌通常發生在35歲以上，在男性好發位置為陰莖及陰囊之皮膚。肉眼觀察時呈現灰白色增厚之斑塊，有表淺之潰瘍及結痂的現象。組織學的變化主要為上皮增生且出現許多典型與非典型之有絲分裂，上皮細胞有高度異生，顯現出大而濃染的細胞核且缺乏規律之成熟現象（圖14-5）。然而上皮與真皮的交界處，仍被完整的基底膜所區隔開。原位癌在歷經數年之後，有可能轉變為

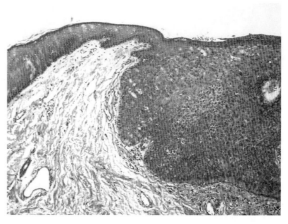

▶ 圖 14-5　陰莖之波文氏病。

侵犯性鱗狀細胞癌，其機率大約為10%。臨床上的處理可做局部切除，其他保守療法如電燒、雷射燒灼及5-FU (5-fluorouracil)之局部塗抹均有一定療效，但要密切追蹤避免復發。

（三）侵犯性上皮癌 (Invasive Carcinoma)

陰莖之癌症以**鱗狀細胞癌**(squamous cell carcinoma)為主，約占男性癌症的1%，其發生率與包皮割除術的普遍率有關。HPV之DNA可以在將近一半的陰莖癌患者之癌細胞中被偵測到，其中以HPV第16型最為常見。

● 病理變化

陰莖之鱗狀細胞癌通常發生於龜頭或接近冠狀溝的包皮內側，可表現出乳突狀或平坦狀。乳突狀的病灶類似尖形濕疣，可形成如菜花般的蕈狀隆起腫瘤。平坦狀的病灶看似上皮的局部增厚，合併有灰色龜裂的表面，隨著腫瘤的持續發展，表面會有潰瘍發生於此丘狀突起（圖14-6A）。組織學觀察可見，不管是乳突狀或平坦狀病灶，皆由分化程度不等之惡性鱗狀上皮細胞所構成（圖14-6B）。

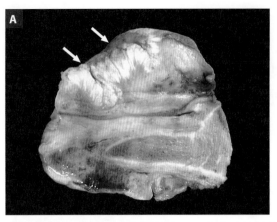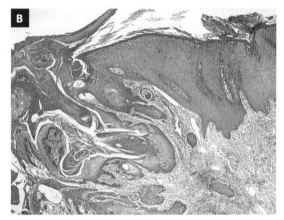

▶ 圖 14-6　陰莖之鱗狀細胞癌。(A) 表皮可見到表面潰瘍的腫瘤（箭頭所指）；(B) 惡性鱗狀上皮細胞向下侵犯間質組織。

▶ 臨床表現

　　陰莖之鱗狀細胞癌在發生潰瘍或感染之後才會使患者感到疼痛，有時也會造成出血，局部轉移可在早期就發生，其位置多在鼠蹊及腸骨淋巴結。治療上以手術、雷射燒灼、放射線治療、化學治療為主。

三、睪丸腫瘤

　　睪丸腫瘤包括原發性腫瘤及轉移性腫瘤，但以原發性腫瘤占大多數。原發性睪丸腫瘤涵蓋了許多不同種類的組織型態，可將其分為生殖細胞瘤(germ cell tumor)及非生殖細胞瘤兩大類。常見之睪丸腫瘤的分類如下（表14-1）。

(一) 生殖細胞瘤

　　生殖細胞瘤發生率在每十萬男性之中約有5~6人，且有逐年增加的趨勢。生殖細胞具有往各種不同種類細胞分化的能力，而產生各式各樣不同細胞種類的腫瘤，包括精細胞瘤、胚胎上皮癌、卵黃囊腫瘤、絨毛膜癌及畸胎瘤（圖14-7）。

▶ 表14-1　常見之睪丸腫瘤的分類

分　類
原發性腫瘤(Primary tumors)
1. 生殖細胞瘤(Germ cell tumors) 　(1) 精細胞瘤(Seminoma) 　(2) 胚胎上皮癌(Embryonal carcinoma) 　(3) 卵黃囊腫瘤(Yolk sac tumor) 　(4) 絨毛膜癌(Choriocarcinoma) 　(5) 畸胎瘤(Teratoma) 　(6) 混合型生殖細胞瘤(Mixed germ cell tumor)
2. 性索－性腺間質瘤(Sex cord-gonadal stromal tumor) 　(1) Leydig氏細胞瘤(Leydig cell tumor) 　(2) Sertoli氏細胞瘤(Sertoli cell tumor)
3. 其他各種腫瘤(Miscellaneous tumors)
轉移性腫瘤(Metastatic tumors)

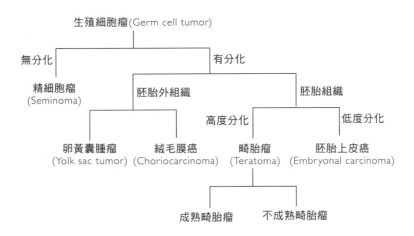

生殖細胞瘤(Germ cell tumor)

無分化　　　　　　　　　　　　　有分化

精細胞瘤　　　　胚胎外組織　　　　　　　胚胎組織
(Seminoma)

　　　　　　　　　　　　　　高度分化　　　　　　低度分化

卵黃囊腫瘤　　　絨毛膜癌　　　畸胎瘤　　　　胚胎上皮癌
(Yolk sac tumor)　(Choriocarcinoma)　(Teratoma)　(Embryonal carcinoma)

成熟畸胎瘤　　　不成熟畸胎瘤

▶ **圖 14-7**　睪丸生殖細胞瘤的組織分化。

　　以下為比較常見之生殖細胞腫瘤的介紹：

⊙ 精細胞瘤 (Seminoma)

　　精細胞瘤是最常見的生殖細胞腫瘤，占睪丸生殖細胞瘤的50%。這是一個**惡性**的腫瘤，切面呈現灰白色，形成許多小葉，中間偶有壞死（圖14-8A）。有超過半數的病例整個睪丸都被癌細胞所取代，通常癌細胞不會穿越睪丸鞘膜，但有時候仍會侵犯到副睪、精索或陰囊。

　　組織學檢查下，精細胞瘤由整片一致性極高的腫瘤細胞所構成，中間有纖細的纖維組織將癌細胞分成許多小葉（圖14-8B）。典型的精細胞大而圓或呈多角形，細胞膜明顯，細胞質澄清透亮而含有肝醣(glycogen)，細胞核較大且位在中央，內有一到

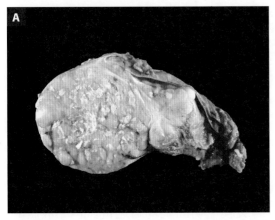

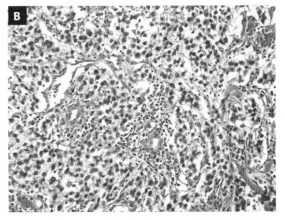

▶ **圖 14-8**　睪丸之精細胞瘤。(A) 整個睪丸已被癌細胞所取代，中間有局部壞死；(B) 腫瘤細胞被纖維組織分成許多小葉，中間可見淋巴球的浸潤。

兩顆明顯的核仁，細胞分裂頻率不一。免疫組織化學染色檢查顯示，這些癌細胞對胎盤鹼性磷酸酶(placental alkaline phosphatase)呈現陽性反應，角質素(keratin)在一些散在細胞也會有陽性反應，然而典型的精細胞瘤的腫瘤細胞對於α胎兒蛋白(alpha fetoprotein, AFP)或人類絨毛膜性腺激素(hCG)呈現陰性反應。間質組織在精細胞瘤中多寡不一，通常會有一些帶狀纖維組織出現，將癌細胞分隔成小葉狀，這些纖維中隔上**常有T淋巴球的浸潤**，在某些腫瘤中甚至會有肉芽腫出現。

⊃ 胚胎上皮癌 (Embryonal Carcinoma)

胚胎上皮癌其切面呈現出斑駁狀，無明顯界限，並有許多點狀出血及壞死，常見於**年輕男性**，常見症狀為**無痛性睪丸腫大**。組織學變化可見到癌細胞排列成囊泡狀、管狀或類似腺體之結構，有時可見小型乳突結構，但缺乏如同畸胎瘤所見到的分化良好之成熟腺體（圖14-9）。這些腫瘤細胞具有上皮細胞的特徵，但細胞大而退行化(anaplasia)，核濃染且具有明顯的核仁，細胞邊緣不清晰，細胞大小及形狀皆不規則，細胞分裂及巨大腫瘤細胞均頗為常見。在腫瘤中偶爾可由免疫組織化學染色找到含有hCG的滋養葉融合層細胞及含有**α胎兒蛋白**的細胞。

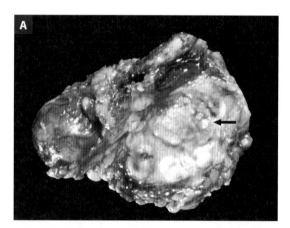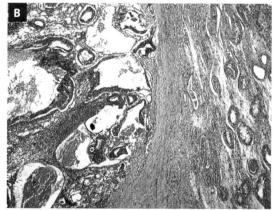

▶ **圖 14-9**　睪丸之胚胎上皮癌。(A) 腫瘤呈現出斑駁狀（箭頭所指），並有局部壞死；(B) 左側為胚胎上皮癌組織，右側仍可見到殘餘之精細小管。

⊃ 卵黃囊腫瘤 (Yolk Sac Tumor)

卵黃囊腫瘤又稱為**內胚竇腫瘤**(endodermal sinus tumor)，在**嬰兒期及3歲以前的小孩**是最常見的睪丸腫瘤。卵黃囊腫瘤通常沒有莢膜，切面呈均勻之黃白色黏液狀的外觀，腫瘤細胞內有**α胎兒蛋白**。典型的組織學變化為中型立方狀或拉長的細胞排列形成蕾絲狀的網絡，有時也可看到乳突狀的結構或是排列成索狀的細胞。在接近50%

的腫瘤中，有類似內胚竇組織的結構，被稱為**Schiller-Duval小體**，形狀類似初期的腎絲球，並有一些胞內或胞外之玻璃樣小球(hyaline globules)，利用免疫組織化學染色可測得其中含有**α胎兒蛋白**。

➲ 絨毛膜癌 (Choriocarcinoma)

絨毛膜癌是睪丸癌中**惡性度極高**的腫瘤，由**滋養葉融合層細胞**(syncytiotrophoblastic cells)與**滋養葉胞層細胞**(cytotrophoblastic cells)所共同組成。由於此腫瘤生長快速，原腫瘤有時會壞死而只留下纖維化疤痕，然而此時轉移性病灶卻已各處擴散。這種腫瘤極易出血及壞死（圖14-10），組織學觀察可見到兩種細胞，滋養葉融合層細胞具有巨大而不規則且濃染的細胞核與嗜伊紅性具空泡的細胞質，可用免疫組織化學染色測到hCG（圖14-11）。滋養葉胞層細

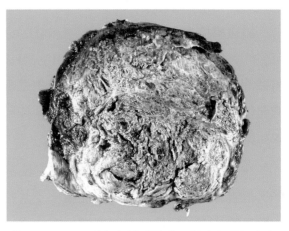

➲ **圖 14-10** 睪丸之絨毛膜癌。腫瘤有明顯之出血、壞死與纖維化。

胞較為規則，常聚集成索狀或團狀，細胞呈多角形且有明顯的界限，具單一而形狀一致的細胞核與澄清的細胞質。

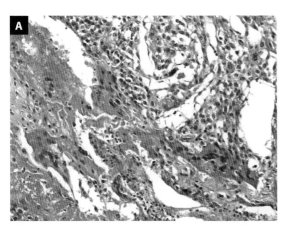
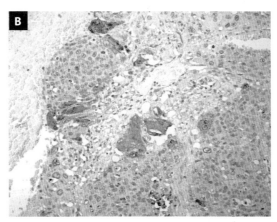

➲ **圖 14-11** 睪丸之絨毛膜癌。(A) 腫瘤由滋養葉融合層細胞與滋養葉胞層細胞所構成；(B) 滋養葉融合層細胞以免疫組織化學染色檢測 hCG 時呈現陽性（棕色）。

畸胎瘤 (teratoma)

畸胎瘤包含了一群複雜的腫瘤，其共通點為包含各種不同細胞及類似器官的構造。切面呈現實心及囊腔結構混雜並存，有時亦可見到軟骨組織。若有出現出血和壞死的現象，通常表示腫瘤中可能混合有胚胎上皮癌或絨毛膜癌的成分，在做病理檢查時，需要特別注意。

組織學檢查可見到畸胎瘤中有多樣的分化良好細胞與類似器官組織的構造，其中可包含神經組織、肌肉束、軟骨、甲狀腺構造、鱗狀上皮與呼吸上皮、腸道黏膜及腦組織等。偶爾在畸胎瘤可見到不屬於生殖細胞瘤成分的惡性組織，這是畸胎瘤中組織的惡性病變，起因於畸胎瘤的組織內某些胚層已分化成熟組織的癌化，可能形成的有鱗狀細胞癌、腺癌或軟組織肉瘤等。

在兒童時期，**分化成熟**的畸胎瘤其臨床表現是**良性**的，幾乎所有患者的預後都很好。但青春期後**成年男性的畸胎瘤**，不管裡面的成分是否成熟，均應該被視為**惡性**。由於有轉移的可能性，必須密切追蹤治療。

(二) 性索-性腺間質瘤

Leydig氏細胞瘤

可產生雄性激素或合併有雄性激素及雌性激素的產生，有些腫瘤也可產生類固醇。腫瘤細胞來自於睪丸間質的Leydig氏細胞，形狀大而圓或呈多角形，具有圓形而位於中央的細胞核及豐富的顆粒性嗜伊紅的細胞質，其中常有脂肪顆粒、空泡或脂褐質(lipofuscin)，最特別的是大約四分之一的腫瘤具有棒狀的Reinke氏結晶體(crystalloids of Reinke)。這種腫瘤大多為**良性**，但在成人中有將近10%的病例具有侵犯性並發生轉移。

Sertoli氏細胞瘤

可以全部由Sertoli氏細胞所構成，或合併有一些顆粒層細胞(granulosa cell)，部分腫瘤可引起內分泌的改變。這個腫瘤外觀為小而硬的結節，組織觀察可見到腫瘤細胞排列成小樑狀(trabeculae)或索狀結構，型態類似於不成熟的精細小管。大多數Sertoli氏細胞瘤為**良性**，但偶有退化形成惡性腫瘤的病例。

(三) 睪丸淋巴瘤 (Testicular Lymphoma)

大多數病例在睪丸腫瘤被發現時已有廣泛擴散，只有少數病例尚侷限於睪丸中。其組織型態幾乎全部為瀰漫性大細胞淋巴瘤(diffuse large cell lymphoma)，其預後極差。在組織學檢查時，可見到淋巴瘤細胞主要浸潤於間質組織，而精細小管則被這些腫瘤細胞所圍繞（圖14-12）。

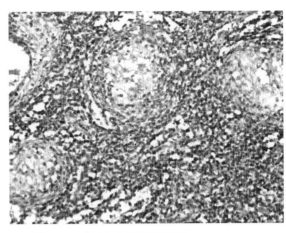

▶ **圖 14-12** 睪丸之惡性淋巴瘤。

四、前列腺癌 (Prostatic Adenocarcinoma)

前列腺癌之腺癌是男性最常見的癌症之一，多發生於50歲以上的男性。美國白人男性得前列腺癌的比例，高於亞洲男性數十倍，而隨著亞洲人飲食習慣的西化，亞洲人得前列腺癌的比例也在升高之中。

大約有70%的**前列腺癌發生於前列腺的周邊區域**，典型的位置是在其**後側**，因此做直腸檢查時可以摸到。前列腺癌之擴散方式有直接的局部侵犯，及經由血液及淋巴轉移。**前列腺癌最常轉移之處為骨骼。**

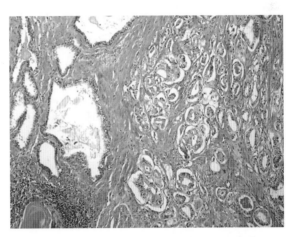

▶ **圖 14-13** 前列腺癌。癌化腺體比正常腺體小，位於圖中之右側。

● 病理變化

肉眼觀察前列腺癌之橫切面，呈現沙礫狀且質地較硬。大多數前列腺癌均為**腺癌**(adenocarcinoma)，形成明顯的腺體結構。這些癌細胞具有較大的核且常有大核仁，但細胞核的多形性(pleomorphism)並不顯著且極少看到細胞分裂（圖14-13）。病理診斷上除了依靠腺體結構及細胞特徵之外，神經周圍組織的侵犯現象及免疫組織化學染色的輔助，對於診斷前列腺癌頗有幫助。

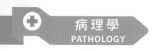

診斷與治療

前列腺癌的檢查，臨床上可用手指經直腸檢查(digital rectal examination)、經直腸超音波診斷前列腺癌。經直腸超音波多用於針刺切片檢查定位之用，藉由病理學檢查來確認診斷前列腺癌。**前列腺特異性抗原**(prostate-specific antigen, PSA)是由前列腺上皮細胞所產生的蛋白質，血中濃度會受到一些良性或惡性前列腺病灶的影響而升高。

前列腺癌可接受手術、放射線及荷爾蒙治療等，這些療法可使超過九成的患者存活達15年。目前對於侷限在前列腺的腫瘤多採用根除性前列腺切除術，而影響其預後的重要因子有病理分期、手術切除邊緣的評估及病理組織的Gleason分級。

✤ 14-2 女性生殖系統疾病

發炎性疾病

女性生殖道的發炎反應可由一種或多種微生物或病毒引起，有時並沒有症狀，最常造成的臨床症狀為：癢、陰道分泌物增加、局部不適感、腹部疼痛、壓痛等。一般易受感染的部位為外陰部、陰道及子宮頸，亦可以向上感染子宮、輸卵管、卵巢及腹腔，而造成骨盆腔感染症(pelvic inflammatory disease)。

一、子宮內膜炎

發生的原因包括：(1)病人患有骨盆腔感染症；(2)產後或是流產的病人子宮內仍殘存胎盤或懷孕的組織；(3)放置**子宮內避孕器**；(4)結核菌感染等。在顯微鏡下觀察這些病人的子宮內膜組織，可以看到許多漿細胞、巨噬細胞及淋巴球的浸潤。

二、化膿性輸卵管炎

輸卵管受到化膿性細菌感染時會造成化膿性輸卵管炎(suppurative salpingitis)，造成化膿性輸卵管炎的細菌以**淋病雙球菌**為主，占所有化膿性輸卵管炎的60%，其次是披衣菌。這些細菌造成的輸卵管炎是骨盆腔感染症的原因之一。另外，結核菌感染也是造成輸卵管炎的原因之一。卵巢的發炎反應極少，多半是輸卵管發炎而連帶卵巢發炎。

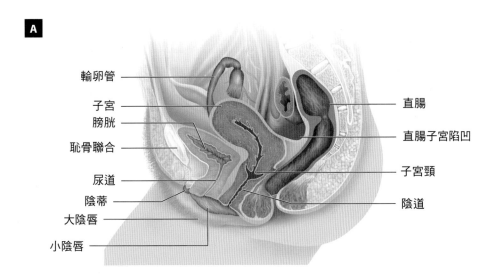

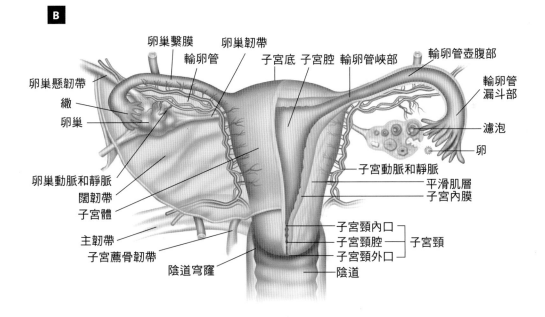

▶ 圖 14-14　女性生殖系統：(A) 骨盆腔矢狀切面；(B) 子宮及卵巢構造圖。

三、特異性感染

特異性感染的病原大部分是經性行為或是接觸傳染，少數可經由醫療行為或是手術引起。症狀可以很輕微，也可能導致化膿、膿瘍、腹膜炎、菌血症、腹腔／腸道粘連、不孕或流產。若是在懷孕時感染某些病原可能會導致胎兒的不正常。常見的病原體如：**陰道滴蟲**(*Trichomonas vaginalis*)、奈瑟氏淋病雙球菌(*Neisseria gonorrhoeae*)、披衣菌(*Chlamydia*)、單純疱疹病毒(herpes simplex virus)、人類乳突瘤病毒(human papillomaviruses, HPV)、黴漿菌(*Mycoplasma*)、**念珠菌**(*Candida*)等。

非腫瘤性上皮疾病

一、外陰部非腫瘤性上皮疾病

外陰部常見的非腫瘤性上皮疾病多為一些白色斑狀的上皮變化，臨床上常稱這種病灶為白斑(leukoplakia)。肉眼觀察下同樣為白斑的病灶，可以是良性皮膚疾病，例如皮膚色素缺乏、皮膚發炎反應的結果，也可能是惡性腫瘤，例如原位癌或是侵犯性上皮癌，所以白斑只是一描述性字彙，並不能代表病灶的本質，不建議用白斑當做病理學上的診斷。

二、子宮內膜異位及子宮肌腺症

當子宮內膜組織出現在子宮肌肉層內時稱為**子宮肌腺症**(adenomyosis)（圖14-15），而子宮內膜組織出現在子宮以外的組織時，則稱為**子宮內膜異位**(endometriosis)。異位的子宮內膜組織可以出現在許多不同的器官及部位，最常見的包括**卵巢**、**輸卵管**、子宮韌帶、Douglas囊(Douglas pouch)、腹膜、開刀的

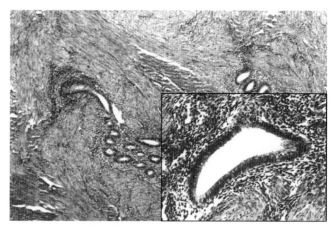

▶ 圖 14-15　子宮肌層中出現子宮內膜腺體及間質。

疤痕、肚臍、陰道、外陰部或是盲腸。目前對於子宮內膜異位的看法有三：(1)經血經過輸卵管逆流至腹腔中，或是植入受傷的組織中；(2)胚胎發育的過程中胚腔細胞停留在不該出現的地方；(3)子宮內膜組織藉著血管及淋巴管散布到其他的地方，如肺、淋巴結等。

　　發生在**卵巢**的子宮內膜異位往往會形成囊腫，這些囊腫內含有棕黑色的陳舊出血，看起像巧克力的顏色，所以又被稱為**巧克力囊腫**(chocolate cyst)。由於子宮內膜異位合併經常出血會造成組織纖維化，而這些異位的子宮內膜組織在這些纖維化的組織中就變得不明顯，有時在顯微鏡下不容易發現其蹤影，若是沒有看到子宮內膜間質但看到內膜上皮合併許多陳舊出血的血鐵質色素(hemosiderin pigments)沉積，也可以當作診斷的依據。

囊　腫 🔬

一、巴氏囊腫 (Bartholin Cyst)

　　巴氏囊腫為外陰部巴氏腺體(Bartholin glands)出口阻塞、腺體內黏液累積造成腺體擴張成為囊腫。臨床上可能會疼痛或是局部不適。囊腫內為移形上皮或是化生的鱗狀上皮，當囊腫內壓力變大時，上皮會變扁或是變得不明顯。若是受到急性感染，則可形成膿瘍。

二、納氏囊腫 (Nabothian Cyst)

　　子宮頸成熟的鱗狀上皮自然脫落之後，這些富含蛋白的脫落細胞為內生或是外來的細菌提供了一個良好的生長環境，細菌增生時，陰道和子宮頸內的酸鹼值下降，子宮內頸上皮會由原來的柱狀上皮轉變為鱗狀上皮(squamous metaplasia)，這些鱗狀上皮會阻塞原來**子宮頸腺體**的開口，而使得由柱狀上皮分泌的**黏液**積在這些被阻塞的腺體之中，形成囊腫，稱為納氏囊腫。

三、多囊性卵巢及間質卵囊膜增生

　　多囊性卵巢(polycystic ovaries)之前稱為Stein-Leventhal氏症候群(Stein-Leventhal syndrome)。多囊性卵巢的起因目前仍不清楚。常見的症狀為**月經過少**、無排卵月經週期、**肥胖**、**多毛症**，少數病人有男性化的表徵。多囊性的卵巢約為正常卵巢的兩倍大，外表平滑，內含多個0.5~1.5公分大小的囊腫，顯微鏡下可見卵巢皮質層變厚，伴隨無數大大小小的濾泡囊腫，通常（但並不是絕對）缺乏黃體。

　　間質卵囊膜增生(stromal hyperthecosis)又被稱為皮質間質增生(cortical stromal hyperplasia)，常見於停經後婦女，也可以和多囊性卵巢一起發生於年輕的女性。通常影響兩側的卵巢，受影響的卵巢體積變大（大小可達7公分），切面為白色到肉色，組織切片可見卵巢間質細胞增加且合併間質細胞黃體化的情形，這些黃體化的間質細胞有空泡狀的細胞質，彼此聚集成一些分散的細胞巢(nests)。

良性及惡性腫瘤

一、外陰部

（一）尖形濕疣

尖形濕疣(condyloma acuminatum)是一種經由性行為或是接觸傳染的疾病，由**人類乳突瘤病毒**(HPV)所引起，好發於**外陰部及肛門周圍**，陰道及子宮頸也可能受到感染。尖形濕疣外觀上突出於皮膚表面，形成小突起，故有**菜花**之稱。組織學上，**鱗狀上皮細胞增生**，形成像樹枝狀或是指狀突起，合併過度角化(hyperkeratosis)、不全角化(parakeratosis)，鱗狀細胞的細胞核可見不正常的變化，或稱為異型(atypia)。這些**不正常變大的細胞核周圍，圍繞著一圈明亮空洞的區域，稱為凹空細胞(koilocyte)，此現象為細胞凹空化(koilocytosis)**，這是病毒在鱗狀上皮細胞中生長而使細胞產生病理變化的結果。尖形濕疣並不會癌化，也不是一種癌前病變，但可以當成性病的指標。

（二）乳房外 Paget 氏症

外陰部的Paget氏症有著和乳房的Paget氏症一樣的組織學表現，所以這些在乳房外出現和乳房相同組織學表現的腫瘤，統稱為乳房外Paget氏症(extramammary Paget's disease)。和乳房的Paget氏症不同的是，外陰部的Paget氏症的癌細胞通常侷限於皮膚、毛囊及汗腺的上皮內，並不常合併侵犯性癌。顯微鏡下這些癌細胞呈單一或是幾個群聚(clusters)分布在表皮內，**癌細胞**的體積明顯比旁邊的表皮細胞來的**大**，且具有清澈的細胞質，看起來像一光環(helo)。這些清澈的細胞質中含有豐富的**黏多醣**，以一些特殊的染色（如periodic acid-Schiff、Alcian blue或mucicarmine染色法）可以將其顯現出來，和一般的表皮細胞區別。

（三）外陰上皮內贅瘤

外陰上皮內贅瘤(vulva intraepithelial neoplasia, VIN)的病人中，90%感染的是**第16、18型或是其他高危險的人類乳突瘤病毒**，此類的外陰上皮內贅瘤包括原位癌(carcinoma *in situ*)或是波文氏病(Bowen's disease)。病理上的變化包括了鱗狀細胞的細胞核異生(dysplasia)、細胞分裂數目增加、缺乏細胞正常成熟的分化過程。這些外陰上皮內贅瘤在皮膚表面形成白色或是斑駁的斑狀病灶，以肉眼並不容易分別斑塊是惡性或是良性的病變。

二、陰道

(一) 鱗狀細胞癌

陰道惡性腫瘤每年的發生率為十萬分之0.6,占所有女性生殖系統癌症的1%。95%的陰道惡性腫瘤是**鱗狀細胞癌**(squamous cell carcinoma),而且大部分都和人類乳突瘤病毒有關,常侵犯上1/3陰道後壁。臨床症狀為白帶增加、不正常的陰道出血,若是形成泌尿道或肛門瘻管時,則會有其他相關症狀。組織學上的表現和外陰部或子宮頸的鱗狀細胞癌相同。

(二) 腺癌

陰道的腺癌並不常見,但值得注意的是,**懷孕期間接受過Diethylstilbestrol (DES)**這種藥物的婦女所生下來的**女嬰**,長大後得到**亮細胞腺癌**(clear cell adenocarcinoma)的機率為0.14%。亮細胞腺癌與鱗狀細胞癌不同的是,亮細胞腺癌好發於上1/3陰道的前壁,且好發於15~20歲的女性。這些癌細胞的細胞質中含有豐富的醣蛋白(glycogen),在一般染色下細胞質呈現清澈而沒有顏色,和子宮頸的亮細胞腺癌有相同的組織學表現。

(三) 胚胎橫紋肌肉瘤

胚胎橫紋肌肉瘤(embryonal rhabdomyosarcoma)亦稱為**葡萄狀肉瘤**(sarcoma botryoides),**好發於嬰兒及小於5歲的小孩**。胚胎橫紋肌肉瘤由橫紋肌母細胞(rhabdomyoblast)所組成,腫瘤外觀有如成串的葡萄狀,在顯微鏡下這些橫紋肌母細胞具有卵圓形且深染的核,這些核位於整個細胞的一邊,使這些細胞看起來像是網球拍的形狀,在少數的情況下我們可以看見這種橫紋肌母細胞具有橫紋。

三、子宮頸

(一) 子宮頸息肉

大約2~5%的成年女性會發生子宮頸息肉(endocervical polyps),這些息肉造成的臨床症狀,包括陰道的點狀出血(spotting)或不正常的出血(bleeding)。組織學上可見息肉表面覆蓋著分泌黏液的子宮頸柱狀上皮合併發炎細胞浸潤於間質中,可能同時合併**鱗狀上皮化生**(squamous metaplasia)。手術切除後**通常可以痊癒**。

(二) 子宮頸上皮內贅瘤

子宮頸上皮內贅瘤(cervical intraepithelial neoplasia, CIN)又可依鱗狀上皮細胞**異生**(dysplasia)的程度分為輕微(CIN I)、中等(CIN II)、重度(CIN III)／原位癌(carcinoma *in situ*)三種（圖14-16）。**輕微子宮頸上皮內贅瘤**(CIN I)組織學上可見表皮表層鱗狀上皮細胞的核變大且變得濃染，在細胞核周圍可以有透明的區域（細胞凹空化），這時在顯微鏡下的組織和**尖形濕疣**的表現變得很難區分。**中等子宮頸上皮內贅瘤**(CIN II)中，鱗狀上皮細胞異生已經到達表皮較低層，異生細胞的核變得濃染、核質比變大、核與核之間的大小差異變大、細胞排列雜亂、細胞分裂數目及不正常的細胞分裂相變多。而**重度子宮頸上皮內贅瘤**(CIN III)／原位癌則是整層表皮層都可見到鱗狀上皮細胞異生而失去原有的分化過程，而這些異生的鱗狀上皮細胞的核會變得更大、核質比變得更大。

(三) 子宮頸癌

子宮頸癌(cervical carcinoma)占臺灣地區女性十大癌症死因的前十位。越早發生第一次性行為者、有許多性伴侶者、配偶有多位性伴侶者、受到致癌性／高危險性的人類乳突瘤病毒的感染者、致癌性／高危險性的人類乳突瘤病毒(HPV)的病毒量很高者、服用口服避孕藥者、吸菸者、披衣菌感染者，罹患子宮頸癌的機率較高。

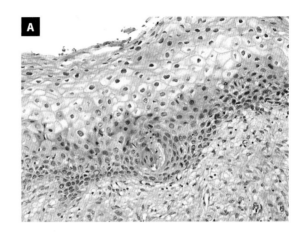
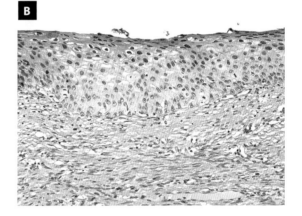
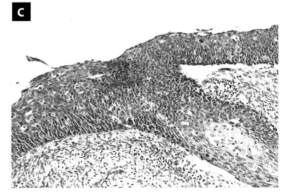

▶ **圖 14-16** 子宮頸上皮內贅瘤。(A) 輕微子宮頸上皮內贅瘤 (CIN I)；(B) 中等子宮頸上皮內贅瘤 (CIN II)；(C) 重度子宮頸上皮內贅瘤 (CIN III)。

　　子宮頸癌大多是**鱗狀細胞癌**（圖14-17），除了子宮頸鱗狀細胞癌之外，還有腺癌(adenocarcinoma)、腺鱗狀細胞癌(adenosquamous carcinoma)、未分化癌(undifferentiated carcinoma)，或是其他少見的癌症。

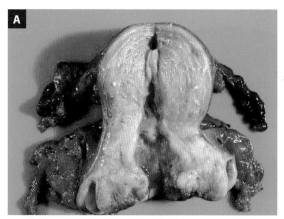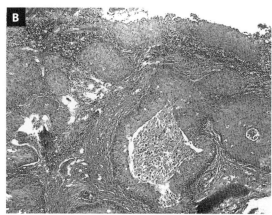

▶ **圖 14-17**　子宮頸之鱗狀細胞癌。

　　子宮頸癌是可以透過定期篩檢及疫苗加以預防的癌症，目前國民健康署建議並補助30歲以上婦女每年1次子宮頸抹片檢查，建議每3年至少1次，若是未滿30歲，但有3年以上性經驗女性，則建議自費檢查。而子宮頸癌疫苗因未涵蓋全部病毒型別，故接種後仍需有安全性行為及定期篩檢才可有效防治。子宮頸癌疫苗種類及適用對象見表14-2。

▶ **表14-2**　子宮頸癌疫苗

疫苗種類	保蓓(Cervarix)		嘉喜（四價）(Gardaxil)		嘉喜（九價）(Gardaxil 9)	
施打對象	9~14歲女性	15歲以上女性	9~13歲女性	・14~45歲女性 ・9~26歲男性	9~14歲男、女性	15~45歲男、女性
施打劑數	2劑*	3劑	2劑*	3劑	2劑*	3劑
預防型別	HPV第16、18型		HPV第6、11、16、18型		HPV第6、11、16、18、31、33、45、52及58型	
效力	至少11年		至少12年		至少8年	

註：1. 若第2劑接種時間距離第1劑小於5個月，則需再接種第3劑。

　　 2. 不建議疫苗間交互接種。

　　 3. 目前尚不清楚HPV疫苗是否會對懷孕造成不良事件，故不建議於接種期間懷孕；若意外懷孕，則妊娠期間應暫停疫苗接種。

資料來源：衛生福利部國民健康署(2022)．*HPV疫苗衛教手冊（民眾版）*．衛生福利部國民健康署。

● 鱗狀細胞癌 (squamous cell carcinoma)

　　子宮頸鱗狀細胞癌的癌細胞向下侵犯超過基底膜，但是侵犯的深度小於3 mm及寬度小於7 mm時，稱為微侵犯(microinvasive)鱗狀細胞癌，若向下侵犯的深度大於3 mm或是水平寬度大於7 mm時，則稱為鱗狀細胞癌。子宮頸鱗狀細胞癌的分期(stage)請見表14-3。

▶ 表14-3　子宮頸鱗狀細胞癌的分期(stage)

分期	說明
O期	原位癌(Carcinoma in situ)
I期	癌細胞侷限在子宮頸內
Ia期	臨床上無法以肉眼觀察到癌病變，只有在顯微鏡下看到癌細胞
Ia1期	癌細胞向下侵犯超過基底膜的深度小於3 mm，寬度小於7 mm (microinvasive squamous cell carcinoma)
Ia2期	癌細胞向下侵犯超過基底膜的深度大於3 mm但小於5 mm，或是水平寬度小於7 mm
Ib期	癌細胞向下侵犯超過基底膜的深度大於5 mm，或是水平寬度大於7 mm
II期	癌細胞侵犯的範圍已超過子宮頸，但還不到腹腔壁(pelvic wall)，或是癌細胞已侵犯上2/3的陰道
III期	癌細胞已侵犯腹腔壁或是已侵犯下1/3的陰道
IV期	癌細胞的侵犯已超過真骨盆腔(true pelvis)或是侵犯到膀胱／直腸的黏膜層

四、子宮內膜

（一）子宮內膜息肉 (Endometrial Polyps)

　　子宮內膜息肉是由正常功能的子宮內膜或是增生的子宮內膜所組成，可能造成**不正常的出血**或是毫無症狀。息肉形成的原因是子宮內膜受到**動情素**的作用，但是缺乏正常的黃體素，而導致子宮內膜組織的增生。在接受Tamoxifen藥物治療的病人也可以看到同樣的變化。組織學上這些增生的子宮內膜腺體多半有擴張的情形。

（二）子宮內膜增生 (Endometrial Hyperplasia)

　　子宮內膜增生又稱為子宮內膜上皮內贅瘤(endometrial intraepithelial neoplasia, EIN)，和異常子宮出血一樣，會造成不正常出血。不同的是，子宮內膜增生是子宮內膜受到**動情素持續的刺激**，增生的子宮內膜中腺體和間質的比例增加，並且這些腺體

的上皮細胞發生不正常的變化。子宮內膜增生在組織學上是一連串的變化所組成，可以依照其腺體結構的變化分為簡單（圖14-18）及複雜子宮內膜增生，這兩類子宮內膜增生再依其腺體上皮細胞之細胞學上的變化，分為有或無非典型變化。所謂非典型變化包括：細胞核變大且不規則、細胞排列的層數變多且失去排列方向性、細胞核核膜變得不規則、具有明顯的核仁。**結構越複雜、細胞異型越明顯，惡性化的機會就越大。**

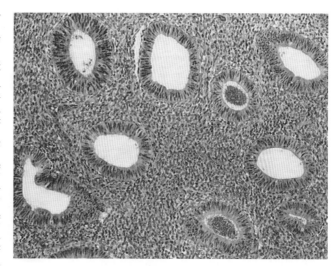

▶ **圖 14-18**　子宮內膜簡單增生。可見子宮內膜腺體增多伴有擴張，上皮細胞複層化，無細胞異型性。

（三）子宮內膜癌

　　子宮內膜癌最常發生於已停經的婦女。肥胖、糖尿病或高血壓患者、不孕或是未生育的婦女為子宮內膜癌的高危險群，在**歐美國家是女性生殖系統最常見的惡性腫瘤**。最常見的症狀為不正常／停經後的陰道出血。

　　子宮內膜癌的致病機轉目前認為和**動情素過度刺激造成的子宮內膜增生有密切關係**。外觀上子宮內膜癌可以是子宮腔內單一突起的腫瘤（圖14-19），也可以廣泛擴及整個子宮內膜表面，常向下侵犯子宮肌層，甚至直接侵犯到子宮外的器官，轉移的地方以附近的淋巴結為主。遠處轉移常見於肺臟、肝臟、骨頭或是其他器官。子宮內膜癌**85%以上為腺癌**。子宮內膜癌的分期見表14-4。

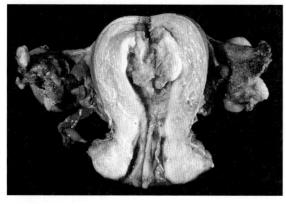

▶ **圖 14-19**　子宮內膜癌。

▶ **表14-4　子宮內膜癌的分期**

分期	說明
I期	癌細胞侷限在子宮體內
II期	癌細胞侵犯子宮體及子宮頸
III期	癌細胞已侵犯到子宮外，但尚未超過真骨盆腔(true pelvis)
IV期	癌細胞的侵犯已超過真骨盆腔或是侵犯到膀胱／直腸的黏膜層

五、子宮體

（一）平滑肌瘤

約3/4生育年齡的婦女有子宮的平滑肌瘤(leiomyoma)，這種**良性腫瘤**可能是人類最常見的腫瘤。臨床上可能完全沒有症狀或是造成不正常出血、腹痛、壓迫膀胱而頻尿、不孕等，孕婦的平滑肌瘤會增加自然流產、胎兒胎位不正、子宮收縮力變差及產後出血的機會。平滑肌瘤肉眼看起來為白色、緻密的球狀構造，切面呈現漩渦狀排列（圖14-20），較大的平滑肌瘤或是孕婦的平滑肌瘤局

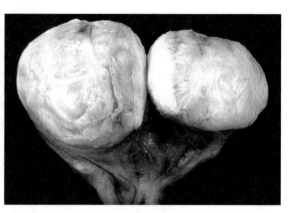

▶ **圖14-20** 子宮之平滑肌瘤。

部可能呈現黃棕色或是變得較軟且呈紅色，後者又稱為紅色變性(red degeneration)。腫瘤和子宮肌層之間有明顯的界線，大小差異很大，可以從小於1公分到很大都有，大部分為**多發性**。平滑肌瘤大部分侷限在子宮體內，少數發生於子宮韌帶或是子宮頸。依其在子宮肌層的位置不同，又可分為三類：子宮內膜下(submucosal)、**子宮肌層內**(intramural)、漿膜下(subserosal)。

（二）平滑肌肉瘤

平滑肌肉瘤(leiomyosarcoma)幾乎都是**單獨發生**的，極少由良性的平滑肌瘤轉變而來。好發的年齡為40~60歲，停經前後的發生率並沒有差異。平滑肌肉瘤看起來可以是一個息肉狀的腫瘤突起於子宮腔中，也可以看起來是一個肉色的腫瘤侵犯在子宮壁中。平滑肌肉瘤手術切除後復發的機會很高，約一半以上的人會發生遠處轉移，平均五年存活率約只有40%，分化極差的平滑肌肉瘤的五年存活率約只有10~15%。

六、輸卵管

輸卵管的良性腫瘤很少，良性腫瘤如類腺瘤(adenomatoid tumor)，組織學表現和男性發生在睪丸或副睪的同名腫瘤一樣。輸卵管腺癌(adenocarcinoma)也相當罕見，病人可能有**不正常的分泌物**或出血等症狀，組織學上的表現則與一般**腺癌**相同。

七、卵巢

　　卵巢的腫瘤80%是良性的，這些良性的腫瘤好發於年輕女性，大約在20~45歲左右，除非腫瘤很大，否則一般沒有臨床症狀，多是在腹部檢查或是手術時的意外發現。卵巢原發性腫瘤依其起源不同可以分成三大類，第一類是源自Müllerian氏管的表面上皮－間質腫瘤(surface epithelial-stromal tumor)，第二類則是源自生殖細胞的腫瘤(germ cell

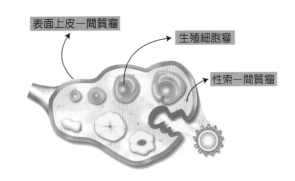

　　圖 14-21　原發性卵巢腫瘤分類示意圖。

tumor)，第三類是源自卵巢性索－間質細胞的腫瘤(sex cord-stromal tumor)（圖14-21、表14-5）。

　　表14-5　卵巢腫瘤的分類

起　源	占所有卵巢腫瘤的比例(%)	占所有卵巢惡性腫瘤的比例(%)	好發年齡（歲）	類　型
表面上皮－間質	65~70	90	20+	漿液性腫瘤 黏液性腫瘤 類子宮內膜腫瘤 Brenner氏腫瘤(Brenner tumor) 亮細胞腺癌(Clear cell adenocarcinoma)
生殖細胞	15~20	3~5	0~25+	畸胎瘤 惡性胚細胞瘤 卵黃囊腫瘤 絨毛膜癌
性索－間質	5~10	2~3	所有年齡	顆粒層－卵囊膜細胞瘤 纖維瘤－卵囊膜瘤 Sertoli-Leydig氏細胞瘤
轉移性腫瘤	5	5	不一定	－

以下介紹各種常見之卵巢腫瘤。

(一) 表面上皮－間質腫瘤

源自Müllerian氏管的卵巢腫瘤依腫瘤細胞的不同，分為**漿液性**(serous)、**黏液性**(mucinous)、**類子宮內膜性**(endometrioid)三類，腫瘤的體積從很小到很大都有可能。

良性腫瘤大部分為囊腫的構造，故稱為囊腺瘤(cystadenoma)。依其上皮細胞的不同分成：漿液性囊腺瘤(serous cystadenoma)、黏液性囊腺瘤(mucinous cystadenoma)（圖14-22）、類子宮內膜囊腺瘤(endometrioid cystadenoma)。

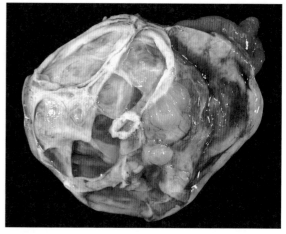

▶ **圖 14-22** 黏液性囊腺瘤。

源自Müllerian氏管的**惡性腫瘤**和良性的腫瘤一樣，主要分為漿液性、黏液性、類子宮內膜腫瘤三類。**漿液性腫瘤**(serous tumors)**較容易有惡性的傾向**，是所有卵巢腫瘤中**最常見的**，約占40%，常呈囊狀，故又叫做囊腺瘤或是囊腺癌。**黏液性腫瘤**(mucinous tumors)**較少機會有惡性的傾向**，為所有卵巢腫瘤中第二常見的，約占25%，和漿液性腫瘤比較而言，存活率比漿液性腫瘤較好。**類子宮內膜腫瘤**(endometrioid tumors)**幾乎都是屬於惡性腫瘤**，其組織學和子宮內膜腺體相似。和卵巢內的子宮內膜異位病灶有相關，部分有卵巢類子宮內膜腫瘤的病人，同時也有子宮內膜癌。和良性囊腺瘤比較起來，這些癌細胞在細胞學上呈現明顯的惡性化現象，如細胞核變大、較濃染、不規則，結構上癌細胞變成多層次地排列、乳突狀突起變多且複雜。另外還有兩種類型，分別為**亮細胞癌**(clear cell carcinomas)及**Brenner腫瘤**(Brenner tumors)。亮細胞癌的**預後很差**，而Brenner腫瘤則是罕見的卵巢良性腫瘤，在顯微鏡下的特徵可見卵巢間質組織中含有**過渡上皮細胞**(transitional epithelial cells)的聚集。

(二) 生殖細胞瘤

生殖細胞瘤占卵巢腫瘤的15~20%，大部分是**良性成熟的畸胎瘤**(benign/mature teratoma)，其餘尚有不成熟畸胎瘤(immature teratoma)、惡性胚細胞瘤

(dysgerminoma)、胚胎上皮癌(embryonal carcinoma)、卵黃囊腫瘤(yolk sac tumor)、絨毛膜癌(choriocarcinoma)，若是在同一個腫瘤內同時出現兩種以上的分化則稱為混合型生殖細胞瘤(mixed germ cell tumor)。

約10~15%的良性／成熟畸胎瘤，腫瘤同時發生於兩側卵巢，多半是單一囊腔，含有許多頭髮、皮脂腺分泌物，有時可以發現牙齒（圖14-23）或是鈣化。**卵巢甲狀腺腫(struma ovarii)則是一種單一分化的畸胎瘤。**

惡性胚細胞瘤(dysgerminoma)**和男性的精細胞癌**(seminoma)在病理組織上的構造相似，顯微鏡下，腫瘤細胞之間的細胞膜界限清楚，細胞質透亮、細胞核大且濃染，且核仁明顯。此外，間質

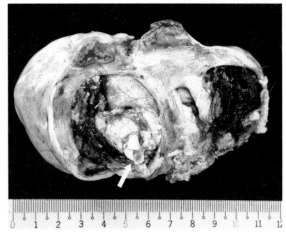

▶ 圖 14-23　畸胎瘤（箭頭所指為牙齒）。

組織有**明顯的T淋巴球浸潤**。**卵黃囊腫瘤**(yolk sac tumor, YST)顯微鏡下的特徵具有**Schiller-Duval小體**(Schiller-Duval body)，其構造似腎絲球，中央有一血管，外圍圍繞著生殖細胞上皮。大部分病人的血中**α胎兒蛋白(AFP)濃度**會有升高的現象。絨毛膜癌(choriocarcinoma)常見於**年輕女性**，病人血中的**β型人類絨毛膜促性腺素(β-hCG)濃度**會升高。這三種生殖細胞瘤，形態學上的變化都與睪丸的同名腫瘤相似。

（三）性索—間質瘤

▶ 顆粒層－卵囊膜細胞瘤 (granulosa-theca cell tumor)

顆粒層－卵囊膜細胞瘤占卵巢腫瘤的5%，好發於停經後婦女。當腫瘤完全由顆粒層細胞組成時稱為**顆粒層細胞瘤**(granulosa cell tumor)，顯微鏡下的特徵為Call-Exner小體（圖14-24）；若腫瘤完全由卵囊膜細胞組成時稱為**卵囊膜細胞瘤**；當顆粒層細胞或卵囊膜細胞變得較大且具有豐富的

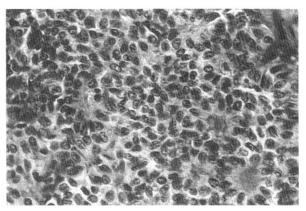

▶ 圖 14-24　腫瘤細胞小而一致，細胞質少、核溝明顯，可見 Call-Exner 小體。

細胞質時，則稱之為黃體化顆粒層－卵囊膜細胞瘤。約有5~25%的腫瘤於手術切除後可能會復發或是侵犯到卵巢之外，也可能在手術後的10年之後才復發。

➡ 纖維瘤－卵囊膜瘤 (fibroma-thecoma)

纖維瘤－卵囊膜瘤由纖維母細胞及含有脂肪小滴、梭狀的卵囊膜細胞所組成，外表有莢膜覆蓋，切面呈灰白色。若腫瘤完全由纖維母細胞組成時稱為纖維瘤(fibroma)；當纖維母細胞的核質比增加、核型態變得惡性化、細胞分裂數目增多時，則稱為纖維肉瘤(fibrosarcoma)。若是病人合併出現有**胸水、腹水**的情形，稱為**梅格氏症候群**(Meigs' syndrome)。

（四）轉移性腫瘤

女性生殖道亦常見從別處轉移而來的腫瘤，源自Müllerian氏管的腫瘤而轉移到卵巢的腫瘤常來自子宮、輸卵管、對側的卵巢或是腹膜。而源自非Müllerian氏管的腫瘤而轉移到卵巢的腫瘤常來自乳房、大腸、胃、膽道系統、胰臟。若是由分泌黏液的戒環細胞(signet-ring cells)組成轉移到雙側卵巢的腫瘤，稱為**Krukenberg氏腫瘤**(Krukenberg tumor)，這些戒環細胞通常是來自**胃**的原發性腫瘤。

懷孕及胎盤疾病

一、懷孕前期疾病

（一）自發性流產

正常健康的女性在懷孕過程中，發生自發性流產(spontaneous abortion)的比例約為10~15%。到目前為止，造成女性自發性流產的原因仍未十分清楚，一些已知的原因包括：

1. 胎兒存在一些先天或後天的異常、胚胎無法順利著床等，許多研究顯示，超過一半以上的自發性流產胎兒有染色體異常(chromosome abnormalities)。

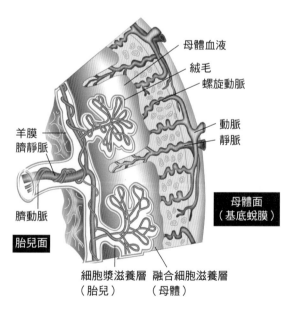

母體血液
絨毛
螺旋動脈
羊膜
臍靜脈
動脈
靜脈
母體面
（基底蛻膜）
臍動脈
胎兒面
細胞漿滋養層　融合細胞滋養層
（胎兒）　　　（母體）

➡ **圖 14-25** 胎盤構造圖。

2. 母親本身子宮異常、創傷或外力撞擊(trauma)，患有感染性疾病如：弓漿蟲(*Toxoplasma*)、黴漿菌(*Mycoplasma*)、李斯特菌(*Listeria*)或其他病毒感染。

　　刮除下來的子宮內膜，一般可以看到蛻膜(decidua)壞死、最近或是陳舊出血、嗜中性球浸潤、血栓存在於蛻膜血管中、胎盤絨毛水腫及血管缺乏。習慣性流產孕婦或是發現胎兒有先天異常時，則建議進行染色體檢查。

(二) 子宮外孕

　　子宮外孕(ectopic pregnancy)指胚胎在子宮以外的地方著床，大約每150個懷孕婦女中會有一人發生子宮外孕。**最常發生的位置為輸卵管**，約占90%，其中又以輸卵管**壺腹部**最常見，其他可能發生的位置包括卵巢、腹腔、輸卵管進入子宮處等（圖14-26）。

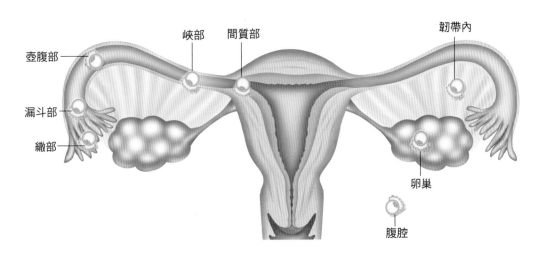

壺腹部　峽部　間質部　韌帶內
漏斗部　繖部
卵巢
腹腔

▶ **圖 14-26**　子宮外孕的位置。

　　容易造成輸卵管子宮外孕的原因有：骨盆腔感染症合併慢性輸卵管炎，因為盲腸炎、子宮內膜異位、子宮肌瘤、以前接受過手術而造成輸卵管旁粘連，放置**子宮內避孕器**等，但是有一半的輸卵管子宮外孕發生於近乎正常的輸卵管。

二、懷孕後期疾病

(一) 胎盤異常及雙胞胎之胎盤

　　常見的胎盤異常(placental abnormalities)包括：胎盤形狀、結構、著床的位置不正常等，具有額外的分葉或是另一額外分開的胎盤也是可見的，這些特殊情形很少會

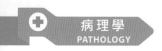
產生臨床症狀。前置胎盤(placenta previa)是指胎盤著床於子宮體近子宮頸處(lower uterine segment)或著床於子宮頸處。前置胎盤易造成產前出血、早產。而胎盤侵入子宮肌層則稱為植入性胎盤(placenta accreta)。

懷雙胞胎時的胎盤(twin placentas)構造依照其為同卵雙生(monozygotic)或是異卵雙生(dizygotic)而有所不同，可分為三種型式：(1)分開或融合在一起的雙絨毛膜雙羊膜(dichorionic diamniotic)；(2)單絨毛膜雙羊膜(monochorionic diamniotic)；(3)單絨毛膜單羊膜(monochorionic monoamniotic)（圖14-27）。異卵雙生的雙胞胎胎盤必為雙絨毛膜雙羊膜，可為分開或是融合的型式，而同卵雙生則三種都有可能。當雙胞胎的胎盤血管互通時，會造成胎兒間不正常的血液交換(twin-twin transfusion)而形成血液分流(shunting)，可能造成一個或是兩個胎兒死亡。

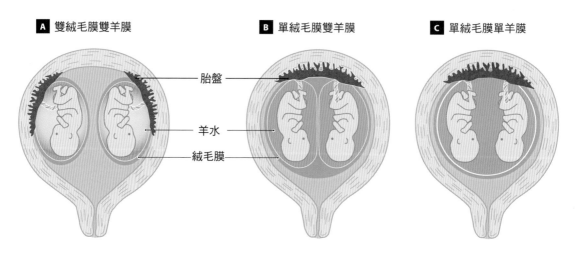

A 雙絨毛膜雙羊膜　　**B** 單絨毛膜雙羊膜　　**C** 單絨毛膜單羊膜

胎盤

羊水

絨毛膜

▶ **圖 14-27**　雙胞胎胎盤構造之種類。

(二) 妊娠毒血症：子癇前症及子癇症

子癇前症(preeclampsia)是指妊娠時出現高血壓、蛋白尿、水腫等徵候。約6%懷孕的婦女會發生子癇前症，最常發生於懷孕最後三個月內(last trimester)，一般在懷孕32週後發生。若是病人懷孕前就有腎臟問題、水泡狀胎塊(hydatidiform mole)或是高血壓，則可能在懷孕更早期時就出現子癇前症。初產婦比經產婦容易發生。當影響中樞神經系統而出現抽搐(convulsion)甚至昏迷等症狀時，則稱為子癇症(eclampsia)。子癇症的病人可能發生瀰漫性血管內凝血(disseminated intravascular coagulation, DIC)，而造成肝、腎、心臟、胎盤甚至腦部問題，不過，子癇症和其他器官間的嚴重程度並不呈正相關。

三、妊娠滋養層細胞疾病 (Gestational Trophoblastic Disease)

（一）葡萄胎／水泡狀胎塊 (Hydatidiform Mole)

葡萄胎／水泡狀胎塊是絨毛變得水腫而形成半透明囊狀，常合併不同程度的滋養層細胞(trophoblasts)的增生，任何生育年齡的女性都可能發生，但是發生在20歲以下及40~50歲較多，**東方人的發生率又比西方人來得高**。好發於懷孕第四到第五個月時。由於產檢時超音波的使用，診斷出葡萄胎／水泡狀胎塊的時間比以前來得早，約在懷孕8.5~17週就可以診斷出完全胎塊。葡萄胎／水泡狀胎塊一般發生在子宮內，但是也會發生在其他發生子宮外孕的地方。臨床症狀有不正常的陰道出血，**血清中hCG比正常懷孕過程的孕婦來得高**，子宮比一般正常懷孕者來得大。

水泡狀胎塊可分為**完全胎塊**(complete mole)及**部分胎塊**(partial mole)。完全胎塊中幾乎所有的絨毛都呈現水腫的現象，看起來是由許多半透明的囊泡形成像是一串葡萄般的腫塊，水腫的絨毛中缺少血管，並且普遍有滋養層細胞增生（圖14-28）。這些增生的絨毛膜上皮會有細胞異型(atypia)的變化。超過90%的完全胎塊的染色體型態為**46XX雙套染色體**(diploid pattern)，原因為單一精子進入不帶染色體的卵子，其餘的染色體型態是46XX或46XY，原因是兩隻精子（帶有23X或23Y）同時進入不帶染色體的卵子，所以除非同時懷有另一個雙胞胎的胎兒，完全胎塊**幾乎不會有胎兒的構造**。大約10%的完全胎塊的病人會發展成**侵犯性胎塊**(invasive mole)（圖14-29），2.5%的完全胎塊的病人會發展出絨毛膜癌，不過我們並不能依完全胎塊中絨毛膜上皮的惡性程度來預測完全胎塊的預後，只能以血清中hCG來監控。

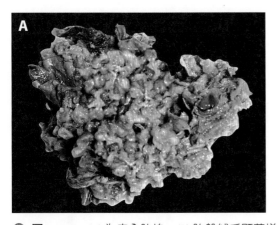
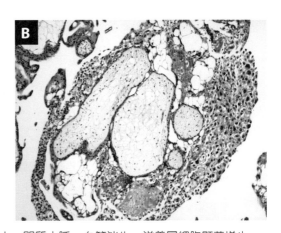

▶ **圖 14-28**　(A) 為完全胎塊；(B) 胎盤絨毛顯著增大，間質水腫、血管消失，滋養層細胞顯著增生。

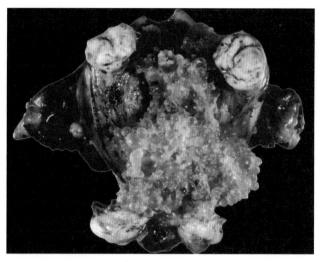

▶ **圖 14-29** 侵犯性胎塊。子宮腔內充滿透明水泡，並侵及肌層。

　　部分胎塊則只有部分的絨毛呈現水腫的現象，其餘的絨毛是正常的外觀或是只有輕微的變化，也只有部分的絨毛具有絨毛膜上皮增生。這些部分胎塊的基因型為69XXX或是69XXY**三套染色體**(triploid)，是同時由兩隻精子（帶有23X或23Y）或是由一隻帶有46XY的精子進入一正常的卵子(23X)所造成（圖14-30），**可以發展出胎兒的構造**。和完全胎塊比較起來，極少的部分胎塊會變成絨毛膜癌（表14-6）。

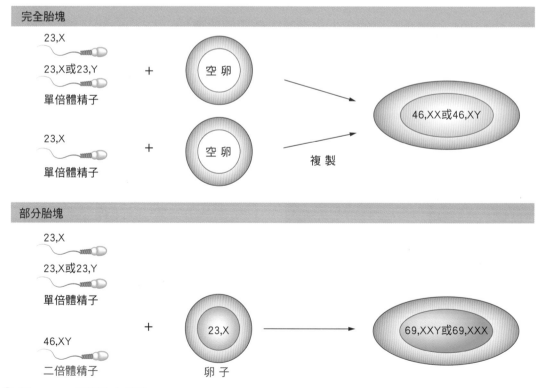

▶ **圖 14-30** 葡萄胎之成因。

🔵 表14-6 完全胎塊與部分胎塊的比較

	完全胎塊	部分胎塊
染色體	46, XX (46, XY)	三套染色體(Triploid)
絨毛水腫(Villous edema)	幾乎所有的絨毛都會發生	可見於部分的絨毛
滋養層細胞增生 (Trophoblast proliferation)	幾乎所有的絨毛都會發生	可見於部分的絨毛而且程度較輕微
滋養層細胞異型變化 (Atypia of trophoblasts)	常見	無
血清中人類絨毛膜性腺激素(Serum hCG)	升高	較少升高
組織中人類絨毛膜性腺激素(hCG in tissue)	++++	+
惡性化的機率	2%會發展出絨毛膜癌	極少

(二) 絨毛膜癌 (Choriocarcinoma)

　　絨毛膜癌是一種來自滋養層細胞的惡性腫瘤。約有50%絨毛膜癌的病人之前有葡萄胎／水泡狀胎塊的病史，25%的病人之前曾流產過，22%的病人是正常懷孕的婦女，剩下則為子宮外孕或畸胎瘤的病史的病人。

　　絨毛膜癌外觀上看起來是一個軟、黃白色的腫瘤，缺血性壞死的部位為白色，腫瘤內常有廣泛的出血（圖14-31）。**病人血中hCG的值**比葡萄胎／水泡狀胎塊的病人還要**高**得多。胎盤的絨毛膜癌是一個生長快速的腫瘤，常常造成出血、壞死及次級感染，在診斷時通常已合併有遠處的**血行轉移**，最常見的轉移部位在**肺臟**(50%)、**陰道**(30~40%)、**腦**、肝臟、腎臟、骨頭及其他臟器，有時候發現轉移到其他地方的腫瘤卻找不到原發在子宮或是卵巢的腫瘤，推測是原發的腫瘤整個壞死。絨毛膜癌是一種極容易侵犯及轉移至其他器官的腫瘤，但是**化學治療**對於妊娠絨毛膜癌的治療效果非常好，大部分都可以獲得緩解甚至完全治癒。

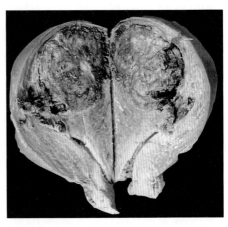

🔵 圖 14-31 癌細胞位於子宮底部，呈暗紫紅色、結節狀，可見出血和壞死。

✱ 14-3　乳房疾病

發炎性疾病 🔬

一、急性乳房炎 (Acute Mastitis)

　　幾乎所有的急性乳房炎都發生於正在哺乳的婦女，尤其是在開始哺育的第一個月內，剛開始哺育嬰兒時，乳頭易出現裂傷，這時乳頭的皮膚變得易受細菌感染，最常見的感染源為金黃色葡萄球菌(*Staphylococcus aureus*)及鏈球菌(*Streptococci*)。剛開始時可能只有一個乳管系統的小葉受到感染，若是沒有適當的治療，則可能蔓延至整個乳房。受到感染的乳房組織會產生組織壞死、多形性白血球浸潤，甚至膿瘍。大部分的病人在適當的排空乳汁及接受抗生素治療後都可以痊癒，只有少數病人需要接受手術的治療。

二、乳管旁乳腺炎 (Periductal Mastitis)

　　乳管旁乳腺炎又稱作復發性乳暈下膿瘍(recurrent subareolar abscess)，臨床表現為一發紅的乳暈下腫塊，大於90%的病人都有吸菸的習慣。這些膿瘍常會在乳暈旁的皮膚形成瘻管開口。組織學上可以看到乳腺開口的上皮細胞發生鱗狀細胞化生(squamous metaplasia)，產生角化物(keratin plug)而阻塞乳腺管口進而造成發炎化膿，有時也可以看到乳管破裂而這些角化物跑到乳管外組織中。若是同時合併次級細菌感染，會造成急性發炎反應。治療為去除發炎組織及瘻管，切開並引流膿瘍，大多數的病人在接受治療後可以痊

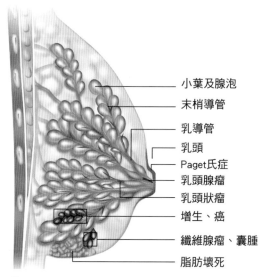

小葉及腺泡
末梢導管
乳導管
乳頭
Paget氏症
乳頭腺瘤
乳頭狀瘤
增生、癌
纖維腺瘤、囊腫
脂肪壞死

▶ 圖 14-32　乳房構造及各部位的主要病變。

癒。如果同時合併細菌感染，則需要使用抗生素。這些乳管旁乳腺炎及膿瘍治療好以後，乳暈旁組織會纖維化及結疤，有時令皮膚及皮下組織凹陷，甚至於乳頭內翻。

三、脂肪壞死 (Fat Necrosis)

脂肪壞死常以一個不會疼痛的腫塊來表現，有時合併皮膚變厚或是凹陷，乳房攝影可看到鈣化或緻密的影像，這些表現使得脂肪壞死需和惡性腫瘤區分。外觀是一灰白色、緻密、界限不明顯的腫塊，切面可以看到粉筆白的小點。大部分的病人之前都有外傷或是開刀的病史。這些壞死的區域一開始被一些巨噬細胞及嗜中性球浸潤，過了幾天以後，纖維母細胞增生、血管增生、淋巴球和組織球的浸潤開始出現，有時可見異物巨細胞(foreign body giant cells)、鈣化或是血鐵素沉積，最後這些發炎組織被疤痕組織所取代。

四、乳房重建(Reconstruction)及隆乳(Augmentation)

乳房組織可以藉由皮膚及肌肉組織皮瓣(skin and muscle flaps)或是人工合成的物質而重建或是增大。過去以注射許多不同的物質到乳房以達到隆乳的效果，現在知道這些物質（如矽膠(silicone)）會造成發炎反應，而形成纖維化的厚膜而使得外觀變化，長時間的植入這些物質，植入物的外膜可能會破裂。這些植入物可能引起組織鈣化，這些鈣化點可在乳房攝影的影像中，有時易和腫瘤引起的鈣化混淆。

良性腫瘤

乳房良性上皮病變可以分為三類：非增生性乳房變化(nonproliferative breast changes)、不具有細胞非典型變化的增生性乳房變化(proliferative breast changes without atypia)，以及具有細胞非典型變化的增生性乳房變化(proliferative breast changes with atypia)。發生惡性腫瘤的危險因子見表14-7。

▶ 表14-7　乳房發生惡性腫瘤的危險因子

病理變化	變成侵犯性癌的危險值
非增生性乳房變化 　乳管擴張症(Duct ectasia) 　囊腫(Cysts) 　泌離變化(Apocrine change) 　輕微上皮增生(Mild hyperplasia) 　腺病(Adenosis) 　不具複雜表徵的纖維腺瘤(Fibroadenoma without complex 　　features)	1.0

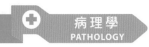

表14-7 乳房發生惡性腫瘤的危險因子（續）

病理變化	變成侵犯性癌的危險值
不具有細胞非典型變化的增生性乳房變化 　中等至重度上皮增生(Moderate or florid hyperplasia) 　硬化腺病(Sclerosing adenosis) 　乳突瘤(Papilloma) 　具有複雜表徵的纖維腺瘤(Fibroadenoma with complex features)	1.5~2.0
具有細胞非典型變化的增生性乳房變化 　非典型乳管增生(Atypical ductal hyperplasia) 　非典型小葉增生(Atypical lobular hyperplasia)	4.0~5.0
原位癌(Carcinoma *in situ*) 　小葉原位癌(Lobular carcinoma *in situ*) 　管腺原位癌(Ductal carcinoma *in situ*)	8.0~10.0

一、非增生性乳房變化

（一）纖維囊腫性變化 (Fibrocystic Changes)

　　纖維囊腫性變化屬於非增生性乳房變化，臨床上有時不易和惡性腫瘤或是增生性變化區分，常以可摸到的、緻密的腫塊來表現，放射學上常看到的是乳房的囊腫合併鈣化點，病理學上的表現包括有：

1. 囊腫性變化(cystic changes)：病理組織在外觀上可以觀察到呈現棕色到藍色的囊腫，內含半透明或是混濁的液體，放射學檢查可能可以發現這些囊腫中含有鈣化物質。顯微鏡下看到囊腫內為扁平的上皮細胞或是化生的泌離細胞(apocrine cells)，這些化生的細胞具有豐富、顆粒狀且嗜伊紅性的細胞質與圓的細胞核，看起來像正常出現在皮膚汗腺的細胞（圖14-33）。常常可以看到鈣化，有時也可以看到這些上皮細胞呈乳突狀的突起(papillary projections)於囊腫之中。

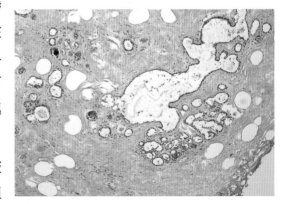

▶ **圖 14-33** 乳房之纖維囊腫性變化。

2. 纖維化(fibrosis)：組織中囊腫一旦破裂，內容物被釋放至組織中，會引起組織慢性發炎反應、纖維化及疤痕組織的產生，進而形成乳房內緻密的腫塊。

3. 腺病(adenosis)：每個小葉中腺泡(acini)增加時稱為腺病，懷孕的婦女由於內分泌變化而引起泌乳性腺瘤(lactational adenomas)，整個乳房內的腺泡都增加。嚴格說來，泌乳性腺瘤並不是一種病理性的變化，而是一種正常生理的變化。發生在非懷孕婦女的腺病，為乳房局部發生腺泡增加的情形，這些腺泡只是變大但並不像硬化腺病(sclerosing adenosis)內的腺體般產生扭曲的變化。

二、增生性乳房變化

（一）上皮增生 (Epithelial Hyperplasia)

正常的乳腺由一層肌上皮細胞及單層的管腔細胞所組成，當超過兩層細胞時，則稱為上皮增生，超過四層細胞時，則稱為中等程度到重度上皮增生。顯微鏡下可以觀察到，這些增生的細胞（通常肌細胞和管腔上皮細胞都會增生）充滿在乳管及小葉內。

（二）硬化腺病 (Sclerosing Adenosis)

硬化腺病指每個小葉中的腺泡數增加，但仍維持著正常小葉的結構，同時有顯著間質纖維化(stromal fibrosis)。由於受到纖維化之間質擠壓的緣故，位於病灶中央的腺泡顯得特別扭曲，而位於病灶周邊的腺泡則較擴張，也常出現鈣化。當間質中纖維組織增加時，會將腺泡擠壓成索狀而失去原有的管腔，這時在顯微鏡下的型態和惡性腫瘤很類似，增加診斷的困難度。

（三）乳突瘤 (Papillomas)

乳突瘤是由管腔上皮及肌上皮細胞覆蓋著許多分枝的纖維血管中心(fibrovascular cores)所組成，這些分枝的結構在一擴大的管腔內生長。這些增生的上皮細胞常有泌離化生(apocrine metaplasia)的表現。發生於較小的乳管的乳突瘤常是多發性的，且多半都位於較深的部位，後來發生惡性腫瘤的機會也較高；發生於大的乳管內的乳突瘤(large duct papillomas)常見於乳竇處，形成一實心的腫瘤，目前仍然不清楚這些發生在大的乳管內的乳突瘤是否同樣有較高的機會變成惡性腫瘤。

（四）纖維腺瘤 (Fibroadenoma)

纖維腺瘤為**女性乳房最常見的良性腫瘤**，通常是多發且兩側性的。纖維腺瘤中的上皮細胞對荷爾蒙有反應，在正常月經週期後期或是泌乳時會稍微變大，有時會有梗塞(infarction)或是發炎的情形，這時可能和惡性腫瘤混淆。停經後纖維腺瘤有可能會變小(regression)。間質可能會玻璃樣化(hyalinized)，也可能發生鈣化，鈣化點在影像學上的表現讓人懷疑癌化的可能性，這時必須切片檢查區別之。

纖維腺瘤是灰白色、圓到橢圓形、具彈性、可移動的(movable)腫塊，和正常乳房的界限清楚，大小差異可以從小於1公分到占據整個乳房那麼大。形態學上，纖維腺瘤是由許多間質細胞所組成，這些間質細胞具有和正常小葉內間質細胞相同的型態，夾雜著上皮細胞所形成的腺體及囊腫在其中，這些腺體被間質細胞擠壓而扭曲（圖14-34）。年紀較大的病人的間質細胞可能會變得比較玻璃樣(hyaline)，上皮細胞變得比較萎縮。

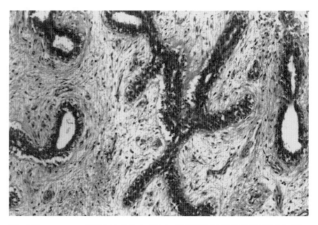

▶ 圖 14-34　腫瘤主要由增生的纖維間質和腺體組成，部分腺體受擠壓而扭曲。

(五) 非典型增生性乳房變化

非典型增生性乳房變化包括非典型乳管增生(atypical ductal hyperplasia, ADH)及非典型小葉增生(atypical lobular hyperplasia, ALH)。不正常的增生是指這些增生的細胞在形態學上和腺管原位癌(ductal carcinoma *in situ*, DCIS)或是小葉原位癌(lobular carcinoma *in situ*, LCIS)的癌細胞很像，但是不正常的乳管增生並沒有完全充滿整個腺管，而在整個小葉中，不正常的小葉增生的腺泡數也沒有超過全部的50%。這些具有細胞型態變化的增生性乳房變化，後來產生惡性腫瘤的機會約為一般人的4~5倍。

惡性腫瘤

乳房的惡性腫瘤以**腺癌**為主。乳房的腺癌又可依其侵犯的程度分為原位癌及侵犯性癌，原位癌是指癌細胞侷限在管腔及小葉內，尚未侵犯至基底膜外的組織，原位癌也不會侵犯至血管或是淋巴系統中，更不會轉移到遠處器官。若是癌細胞已經穿過基底膜而侵犯至間質時，稱為侵犯性癌，這些癌細胞可以侵犯至血管或是淋巴系統中，也可能轉移到遠處器官。我們一般所謂的乳癌為侵犯性腺癌。

發生乳癌的危險因子包括：

1. 年齡：乳癌極少發生於小於25歲且沒有乳癌家族史的年輕女性，年紀越大罹患乳癌的機會也就越高。

2. 種族：雖然現在東方人乳癌的發生率一直在增加中，但是和西方人（如美國）比較起來，東方人得到乳癌的機率還是要少得多。

3. **初經的年齡**：在11歲前已有月經的女性得到乳癌的機會比14歲以後才開始初經的女性要多出20%，相對的，停經較晚的女性得到乳癌的機會也來得高。

4. 生第一胎的年齡：20歲之前生育第一個小孩的女性和35歲才生育的女性比較起來，前者得到乳癌的機會是後者的一半，目前認為懷孕的過程中會停止上皮的分化，但是詳細的機轉到目前為止仍不清楚。

5. **家族史**：當一等親（母親、姊妹、女兒）中有人罹患乳癌時，得到乳癌的機會比一般人來得高。

6. 切片檢查的組織學型態變化：不具有細胞型態變化的增生性乳房變化的病人，後來得到乳房惡性腫瘤的機會大約為一般人的1.5~2倍，具有細胞型態變化的增生性乳房變化的病人，後來得到乳房惡性腫瘤的機會大約為一般人的4~5倍。

其他如**停經後女性荷爾蒙的使用**、放射線物質暴露、對側乳房曾罹患乳癌或是曾有子宮內膜癌、地理因素、停經後肥胖等，都被認為是可能增加罹患乳癌的危險因子，但是這些危險因子難以量化或是缺乏足夠的研究，所以尚未定論。表14-8是較常見之乳癌的分類及各別所占的比率。

大致上來說，乳房惡性腫瘤的預後，和其顯微鏡下的型態以及是否已具有淋巴結轉移有關（少數發現時已有遠端轉移和發炎性癌除外），同時也決定了病人該接受怎麼樣的治療。影響預後的主要因素包括：侵犯性癌或是原位癌、淋巴轉移、遠端轉移、腫瘤大小、局部侵犯的區域、發炎性癌。

當腫瘤已發生淋巴轉移、腫瘤的大小大於1公分或兩者並存時，一些系統性的治療會有些效果，這時，一些影響預後的次要因素會影響化學治療或

● 表14-8　常見乳癌的分類及不同型態的乳癌所占的比率

所有惡性乳癌	百分比
原位癌	15~30
腺管原位癌	80
小葉原位癌	20
侵犯性癌	70~85
侵犯性腺管癌	79
侵犯性小葉癌	10
管狀／篩狀癌	6
黏液型癌／膠狀癌	2
髓質癌	2
乳突癌	1
化生細胞癌	<1

是荷爾蒙治療的藥物。當腫瘤很小且沒有淋巴轉移時，這些次要因素可以幫助判斷這些病人是否需要接受其他額外的治療。這些次要因素包括：

1. 組織學上的分類(subtypes)：某些具有特殊分化表現的侵犯性癌之預後比一般的侵犯性腺管癌要來得好，這些之後會再加以討論。

2. 腫瘤的分級(grade)：WHO建議的分級方式為Elston and Ellis所提出，以腫瘤腺管狀分化的多寡、細胞核多形性與否、細胞分裂數目的多寡給予不同的分數（表14-9）。

   (1) 第1級(grade I)：3~5分，分化良好(well differentiated)。

   (2) 第2級(grade II)：6~7分，中度分化(moderately differentiated)。

   (3) 第3級(grade III)：8~9分，低度分化(poorly differentiated)。

3. 動情素接受器(estrogen receptor)及黃體素接受器(progesterone receptor)：當腫瘤具有荷爾蒙接受器時預後比不具接受器的腫瘤來得好一些，除了評估預後之外，是否具有荷爾蒙接受器可決定腫瘤是否對荷爾蒙製劑的治療藥物有反應。

4. *HER2/neu*：*HER2* (human epidermal growth factor receptor 2)又稱為c-erb B2或neu，是一種跨膜(transmembrane)且可以控制細胞生長的醣蛋白，它並沒有單獨的配體(ligand)，主要是當作生長因子共同接受器(coreceptor)。20~30%的乳房惡性

● **表14-9 乳癌分級之評分系統**

組織學表現				分數
腺管狀分化(Tubule and gland formation)				
腫瘤中大部分(>75%)的區域出現腺管狀分化				1
腫瘤中10~75%的區域出現腺管狀分化				2
腫瘤中小部分(<10%)的區域出現腺管狀分化				3
細胞核多形性(Nuclear pleomorphism)				
細胞核小、形狀規則				1
細胞中等程度變大、形狀變不規則				2
細胞與細胞間形狀變得非常不規則				3
細胞分裂數(Mitotic counts)				
視野直徑(mm)	0.44	0.59	0.63	
視野面積(mm²)	0.152	0.274	0.312	
細胞分裂數	0~5	0~9	0~11	1
	6~10	10~19	12~22	2
	>11	>20	>23	3

腫瘤會過度表現*HER2/neu*，許多研究顯示，*HER2/neu*過度表現的腫瘤，有較差的預後。偵測是否有*HER2/neu*的過度表現，可以決定腫瘤是否對於針對*HER2/neu*為標的物的治療藥物Trastuzumab (Herceptin)有所反應。

5. 淋巴血液侵犯(lymphovascular invasion)：雖然在淋巴結中並沒有發現轉移的癌細胞，但是在淋巴管或是微血管中發現癌細胞時，令我們強烈的懷疑此時已經發生淋巴轉移。這些病人的預後會比較差。當癌細胞出現在真皮的淋巴管或是微血管中時，常造成臨床上所謂的發炎性癌，同時意味著非常差的預後。

6. 增生／分裂速度(proliferative rate)：細胞增生或分裂的速度較快的腫瘤，預後較差。

7. DNA的含量(DNA content)：可經由流式細胞儀(flow cytometry)或影像分析組織切片得知個細胞中DNA的含量，當DNA的含量為非倍數染色體(aneuploid)時，預後較差。

　　乳癌的診斷並不是急症，通常在診斷出來之前，癌細胞已經存在許多年了，而預後的好壞（就算是已造成廣泛侵犯的癌症）通常也要數年後才知道，病人有足夠的時間來獲得足夠的資訊、決定要接受何種治療。依據腫瘤的不同分期（表14-10），可採用的治療方式包括手術（乳房切除術或保留乳房的手術）、術後的放射線治療和系統性治療（如荷爾蒙治療、化學治療，或是合併兩者的治療）。

▶ 表14-10　乳癌的分期與五年存活率

分　期	腫瘤大小及淋巴結轉移達到下列其中一項	五年存活率
第0期 (Stage 0)	・腺管原位癌(DCIS) ・小葉原位癌(LCIS)	92%
第1期 (Stage I)	・小於等於2公分的侵犯性癌，且沒有淋巴結轉移，或是只有直徑小於0.02公分的微轉移	87%
第2期 (Stage II)	・小於等於5公分的侵犯性癌，且具小於等於3個已轉移的淋巴結 ・大於5公分的侵犯性癌，沒有淋巴結轉移	75%
第3期 (Stage III)	・小於等於5公分的侵犯性癌，且具有大於等於4個已轉移的淋巴結 ・大於5公分的侵犯性癌，已有淋巴結轉移 ・不論任何大小的侵犯性癌具有大於等於10個同側淋巴結轉移 ・侵犯性癌已經侵犯到同側的內乳淋巴結 ・已侵犯至皮膚、胸壁、或是臨床上為發炎性癌	46%
第4期 (Stage IV)	・任何乳癌已發生遠端轉移	13%

一、原位癌

(一) 腺管原位癌 (Ductal Carcinoma *in situ*, DCIS)

　　大部分的腺管原位癌不會形成一個摸得到的腫塊，不論從外觀上或是經由觸診，都不易發現。接受**乳房攝影篩檢**的病人中，腺管原位癌在所有乳房惡性腫瘤所占的比例，從原本的5%增加到15~30%。由於腺管原位癌常產生鈣化點，容易在乳房攝影檢查上發現，占了所有經由乳房攝影檢查而發現的腫瘤的一半。

　　腺管原位癌侷限於基底細胞膜內，圍繞在腺泡及管腔周圍的肌上皮細胞的數目可能會減少，但仍保持其原有的結構。癌細胞為單株(clonal)細胞的增生，多半僅發生於單一管腔系統(ductal system)中，又稱為**腺管內癌**(intraductal carcinoma)。腺管原位癌形態學上可以分成五種主要的表現：

1. 粉刺狀癌(comedocarcinoma)：組成的癌細胞具有高度惡性(high grade)的核，細胞與細胞間的大小差異很大(pleomorphism)，排列成實心的結構，這些充滿在管腔內的癌細胞腫塊的中心，充斥著壞死的組織碎屑，有時還會發生鈣化。管腔周圍的組織纖維化，常有慢性發炎細胞的浸潤。擠壓切開的病理組織時，可把這些壞死的物質擠出，看起來像是青春痘（粉刺）一般，故得名。

2. 實心體狀(solid)：幾乎完全充滿整個管腔，癌細胞之間很少有空隙出現。

3. 篩板狀(cribriform)：癌細胞之間的空隙形狀規則且分布平均。

4. 乳突狀(papillary)：癌細胞覆蓋在纖維血管核心(fibrovascular cores)上，呈分枝狀突起於管腔內，這些癌細胞外層並沒有正常的肌上皮細胞。

5. 微乳突狀(micropapillary)：則是癌細胞成團地向管腔內突起，這些突起中並沒有纖維血管核心。

　　腺管原位癌的病人接受乳房切除後，約有95%的病人可以痊癒，極少數的癌症會復發，病人也**很少**因為殘存的腺管原位癌而**致死**(<2%)。腺管原位癌是否會復發和腫瘤的分級、大小及是否完全切除腫瘤有關。腫瘤若是具有動情素接受器，使用Tamoxifen可以減低復發的機率。

(二) 小葉原位癌 (Lobular carcinoma *in situ*, LCIS)

　　小葉原位癌通常不會產生鈣化，也不會造成間質反應而在放射學上看到不正常的影像，常常是切片檢查其他問題時不經意發現的。小葉原位癌僅占所有乳房惡性腫瘤的1~6%，好發於較年輕（停經前）的病人，常具兩側多發性的病灶。

非典型小葉增生(ALH)、小葉原位癌、侵犯性小葉癌都是由一些體積小的癌細胞所組成,這些癌細胞具有卵圓至圓形的細胞核及細小的核仁,每個癌細胞之間都不互相連結,常可看到充滿黏液於細胞質中的戒環細胞(signet ring cells)。小葉原位癌的癌細胞很少會造成腺泡的扭曲,多半只是充斥在腺泡中而仍維持著正常小葉的型態,這也是稱為小葉原位癌的由來。小葉原位癌一般具有動情素接受器及黃體素接受器,但是沒有過度表現*HER2/neu*的情形。

發生小葉原位癌的同側乳房形成侵犯性癌的機會可能比對側乳房來得大。治療方法包括較密集地回診追蹤、接受乳房攝影篩檢、藥物治療(Tamoxifen)或是接受預防性兩側乳房切除(prophylactic bilateral mastectomy)。

二、Paget氏症

乳房Paget氏症(Paget's disease)占所有乳房惡性腫瘤的1~2%,臨床表現以單側乳頭紅疹、結痂脫屑(scale crust)、發癢為主,可能被誤認為皮膚濕疹。這些Paget氏症的癌細胞被認為是從**腺管原位癌而來**,雖然腺管原位癌並沒有穿透基底細胞膜,但是Paget氏症的癌細胞突破細胞與細胞間的屏障,順著細胞外液體擴展到皮膚表皮層中(圖14-35)。這些癌細胞呈單一或是幾個群聚分布在表皮內,癌細胞的體積明顯比旁邊的表皮細胞來的大,且具有清澈的細胞質。這些清澈的細胞質中含有豐富的黏多醣,以一些特殊的染色可以將其顯現出來,和一般的表皮細胞區別。

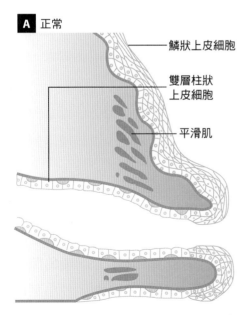
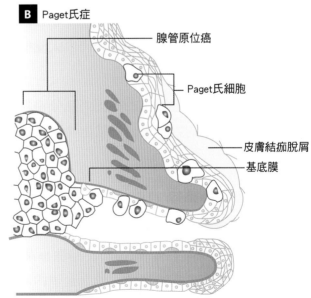

A 正常

鱗狀上皮細胞

雙層柱狀
上皮細胞

平滑肌

B Paget氏症

腺管原位癌

Paget氏細胞

皮膚結痂脫屑

基底膜

▶ **圖 14-35** 乳房 Paget 氏症示意圖。

三、侵犯性癌

（一）侵犯性腺管癌 (Invasive Ductal Carcinoma)

乳癌最常見的乳房部位是位於**乳房上外側象限**。肉眼觀察可見一灰白色、質地緻密、界限不明顯的腫塊，可能內含鈣化。切取組織時會發出摩擦的聲音，和切荸薺(water chestnut)時發出的聲音類似，只有少數腫瘤會形成一界限分明或是質地較軟的腫塊。癌細胞的型態依其分化程度的不同而不同，分化良好的腫瘤會形成管狀(tubular)或是腺體的結構，這時在形態學上和硬化腺病很

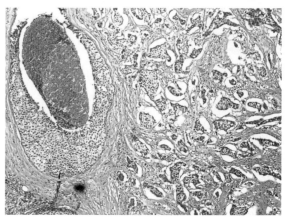

▶ 圖 14-36　侵犯性腺管癌顯微鏡下變化。

難區分，這些腫瘤常具有動情素接受器及黃體素接受器，但是沒有過度表現*HER2/neu*的情形。分化很差的腫瘤，則是由多形性(pleomorphic)的癌細胞組成互相連結的片狀結構。這些分化很差的腫瘤，比較沒有動情素接受器及黃體素接受器，但是常具有*HER2/neu*的過度表現。大部分的侵犯性腺管癌形態學的表現界於分化良好及分化很差之間，常引起間質纖維化（圖14-36）。

侵犯性腺管癌常和腺管原位癌一起出現，通常和分化良好的侵犯性腺管癌一起出現的是惡性度較低的腺管原位癌，和分化差的侵犯性腺管癌一起出現的腺管原位癌是粉刺狀癌。若和侵犯性腺管癌同時出現大量的腺管原位癌，則需切除的範圍較大，以降低局部復發的機率。

由於無法單以形態學上的不同來區分侵犯性腺管癌的預後，目前有人從事基因微陣列(microarrays)的方法來分析侵犯性腺管癌，希望能夠預測其表現、預後或是對治療的反應。

（二）侵犯性小葉癌 (Invasive Lobular Carcinoma)

侵犯性小葉癌和侵犯性腺管癌一樣，常在乳房攝影時看到不正常的影像，或以可摸到的腫塊來表現，然而，1/4的侵犯性小葉癌是廣泛性的浸潤而不引起明顯的間質纖維化，這時，在乳房攝影上只能看到隱約的變化，這種以浸潤為主的侵犯性小葉癌發生轉移時，臨床上或影像學檢查都很難發現轉移的病灶。侵犯性小葉癌轉移時的位

置和其他的乳房惡性腫瘤不太一樣，常轉移至腹膜、後腹腔、腦膜、消化道、卵巢及子宮，倒是很少轉移到肺及胸膜。

　　侵犯性小葉癌**常同時出現在兩側的乳房**，這點可經由預防性對側乳房切除而證實，若只是經由臨床發現對側癌塊的機率，大概只有5~10%，和侵犯性管腺癌差不多。侵犯性小葉癌好發於停經後的女性，有些研究指出，停經後接受補充女性荷爾蒙可能會增加罹患侵犯性小葉癌的機會。

　　外觀上，大部分的侵犯性小葉癌具有緻密／堅硬的外觀，和正常組織間的界限不明顯，有時候，只能感覺到乳房變硬卻沒有發現腫塊。顯微鏡下侵犯性小葉癌的變化主要以單一浸潤的癌細胞為主，通常都是單一個癌細胞排成一列，少數形成疏鬆的細胞團塊，極少引起間質纖維化。分化良好及中等分化的侵犯性小葉癌常合併出現小葉原位癌，屬於雙套染色體(diploid)，也會表現動情素接受器及黃體素接受器，很少會過度表現*HER2/neu*。相對地，分化差的侵犯性小葉癌常是非倍數染色體(aneuploid)，缺乏動情素接受器及黃體素接受器，可能會過度表現*HER2/neu*。同級(grade)及同期(stage)的侵犯性小葉癌和侵犯性管腺癌的預後是相同的。

四、葉狀瘤 (Phyllodes Tumors)

　　葉狀瘤以前稱之為葉狀囊肉瘤(cystosarcoma phyllodes)，由於大部分的葉狀瘤都是**良性**的，且多半都沒有囊狀(cystic)構造，所以目前已不再用葉狀囊肉瘤當成診斷名稱。葉狀瘤和纖維腺瘤一樣，起源於**小葉內**(intralobular)**間質細胞**，可以發生在任何年齡的女性，但最好發於50多歲，大約比纖維腺瘤要晚10~20年。大部分是以一個摸得到的腫塊來表現，少數是由乳房攝影發現的。大小從數公分到占據整個乳房都有可能（圖14-37A）。較大的腫瘤，切片下看到間質細胞向外隆起的團塊，像葉子一樣（圖14-37B），最外緣包圍著一圈上皮細胞，這也是稱為葉狀瘤的由來（*phyllodes*在希臘文中代表的是「葉狀」的意思），有時這些間質細胞的團塊會擴張到囊狀的空間(cystic space)中，這種生長型態在較大的纖維腺瘤也可以看到，並不是惡性化的表徵。

　　葉狀瘤和纖維腺瘤的區別在於細胞量、細胞分裂的速度、核的多形性、間質過度生長(stromal overgrowth)、浸潤的邊緣(infiltrative borders)。惡性度較低的葉狀瘤和纖維腺瘤的差別在於細胞量增加、細胞分裂數多。高度惡性的葉狀瘤則是難與其他種類的軟組織肉瘤區別之，也可以有其他間質的分化，如：橫紋肌肉瘤或是脂肪肉瘤的分化。這些高度惡性的葉狀瘤常常在切除後復發，所以葉狀瘤需要**廣泛性切除**或是**乳**

房切除來避免局部復發的危險性。不過，由於葉狀瘤**很少發生淋巴轉移**，所以不需要施行淋巴結廓清術。惡性度較低的葉狀瘤通常只是局部復發，極少發生遠端轉移，而高度惡性的葉狀瘤常常局部復發之外，約有1/3的病人會發生遠端血行轉移，只有間質細胞會轉移出去，而上皮細胞則否。

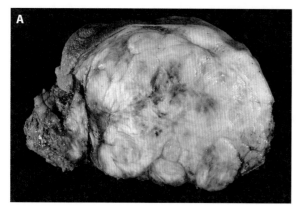
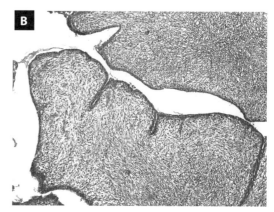

▶ 圖 14-37　葉狀瘤。(A) 外觀；(B) 顯微鏡下變化。

五、肉瘤 (Sarcomas)

　　和身體其他部位的軟組織一樣，乳房也會發生各種起源於結締組織的良性及惡性腫瘤，惡性腫瘤包括了：血管肉瘤(angiosarcoma)、橫紋肌肉瘤(rhabdomyosarcoma)、脂肪肉瘤(liposarcoma)、平滑肌肉瘤(leiomyosarcoma)、軟骨肉瘤(chondrosarcoma)及骨肉瘤(osteosarcoma)等。這些肉瘤通常以一個巨大的腫塊來表現，少有淋巴結轉移，多經由血行轉移至肺部。

男性乳房疾病

一、男性女乳症 (Gynecomastia)

　　男性女乳症指男性乳房變大，可以發生在單側或是雙側的乳房，較輕微的只有乳暈下方變大，較明顯的則是像青春期的女性乳房一般（圖14-38）。男性女乳症主要是由於雌性激素過多(hyperestrinism)，多半是由**肝硬化**（肝臟是負責代謝雌性激素的器官，發生肝硬化時此功能即減低）或是具分泌

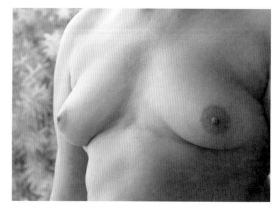

▶ 圖 14-38　男性女乳症。

功能的睪丸腫瘤（Leydig氏細胞腫瘤或Sertoli氏細胞腫瘤）所造成。另外，服用酒精、大麻、海洛因或是其他藥物時，都可能造成男性女乳症，Klinefelter氏症（多數為47,XXY）的病人也會發生。

二、男性乳癌 (Carcinoma of the Male Breast)

男性和女性發生乳癌的比率大約是小於1:100。男性罹患乳癌的危險因子和女性類似：一等親中有人罹患乳癌、睪丸功能降低（如Klinefelter氏症）、接受外來的雌性激素、年紀越大、不孕、肥胖、曾有良性乳房疾病、放射線物質曝露等因素都會增加罹患乳癌的機會，然而男性女乳症並不是造成男性乳癌的危險因子之一。發生在男性乳房惡性腫瘤之形態學上的變化，和女性乳癌類似，不同的是，男性乳癌中乳突癌（無論是侵犯性或是原位癌）所占的比例稍高，而小葉癌所占的比例稍低。男性乳癌中具動情素接受器的比例較高(81%)，但腫瘤具動情素接受器的比例並不會隨著年齡增加。預後因子在男性及女性乳癌中是類似的。

由於男性乳房的上皮細胞侷限在靠近乳頭處較大的乳管中，所以男性乳癌大多形成乳暈下方約2~3公分大的腫塊，並且常有不正常的分泌物產生。相較於女性，發生於男性的癌塊和皮膚及胸壁的距離較近，就算是腫瘤還很小的時候，就可能已經侵犯到這些組織。男性乳癌轉移的路徑和女性相同，易發生腋下淋巴結轉移，遠端轉移則好發於肺臟、腦、骨頭及肝臟，在診斷時大約有一半的病人已發生腋下淋巴轉移。男性和女性乳癌的治療方式和對治療的反應相似，雖然發生於男性的乳癌一開始就常以較高的分期(high stage)來表現，但是同期的腫瘤在男性和女性的預後是沒有差別的。

參考資料 ▶ REFERENCE

朱旆億、李進成、郭雅雯(2023)·*全方位護理應考e寶典－病理學*（十五版）·新文京。

徐國成、韓秋生、舒強、于洪昭主編(2004)·*局部解剖學彩色圖譜*·新文京。

Kumar, V., Abbas, A. K., & Fausto, N., & Aster, J. C. (2014). *Robbins and Cotran pathologic basis of disease* (9th ed). Elsevier Saunders.

圖片來源：

圖14-15、圖14-18、圖14-24、圖14-28、圖14-29、圖14-31、圖14-34引用自劉信雄、賴宗鼎、彭瓊琿、蕭婉玉、韋建華(2005)·於王志生總校·*病理學*·新文京。

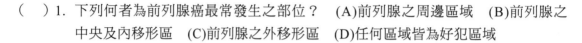

學習評量 REVIEW ACTIVITIES

( ) 1. 下列何者為前列腺癌最常發生之部位？ (A)前列腺之周邊區域 (B)前列腺之中央及內移形區 (C)前列腺之外移形區 (D)任何區域皆為好犯區域

( ) 2. 下列何種睪丸腫瘤中，最可能造成人類絨毛膜性腺激素(human chorionic gonadotropin, hCG)之升高？ (A)卵黃囊腫瘤(yolk sac tumor) (B)畸胎瘤(teratoma) (C)胚胎上皮癌(embryonal carcinoma) (D)絨毛上皮癌(choriocarcinoma)

( ) 3. 下列有關隱睪症(cryptorchidism)之敘述，何者錯誤？ (A)發生率偏低，約為1% (B)可發生雙側或單側 (C)隱睪症易造成睪丸萎縮及不孕 (D)不會增高睪丸癌之發生率

( ) 4. 有關陰莖的波恩氏病(Bowen disease)之敘述，下列何者正確？ (A)為原位癌 (B)為過敏反應 (C)由結核分枝桿菌引起 (D)真菌感染所造成

( ) 5. 下列何情況的發生與荷爾蒙的相關性最低？ (A)子宮內膜增生(endometrial hyperplasia) (B)陰道鱗狀細胞癌(squamous cell carcinoma) (C)乳房囊性纖維化變化(fibrocystic change) (D)功能不良性子宮出血(dysfunctional uterine bleeding)

( ) 6. 25歲女性，因近年來有嚴重經痛就醫。醫師告知其卵巢出現內含舊血液的巧克力囊腫(chocolate cyst)，此病變最可能是由下列何種原因所引起？ (A)細菌感染 (B)惡性卵巢腫瘤 (C)子宮內膜異位 (D)卵巢黃體出血破裂

( ) 7. 有關婦女外陰部派傑氏症(Paget's disease)的敘述，下列何者正確？ (A)是因黴菌感染引起 (B)好發於年輕女性 (C)在表皮層可見大的癌細胞存在 (D)主要是以抗生素治療

( ) 8. 下列何者是侵襲性乳癌最常見的組織型態？ (A)侵襲性管腺癌(invasive ductal carcinoma) (B)侵襲性小葉腺癌(invasive lobular carcinoma) (C)髓狀腺癌(medullary carcinoma) (D)黏液癌(mucinous carcinoma)

( ) 9. 32歲女性，因子宮頸抹片異常而接受切片檢查。顯微鏡下發現異常細胞侷限在子宮頸上皮內，且超過2/3厚度。何者是最適合的切片診斷？ (A)子宮頸上皮內腫瘤-1 (CIN-1) (B)子宮頸上皮內腫瘤-2 (CIN-2) (C)子宮頸上皮內腫瘤-3 (CIN-3) (D)微侵襲鱗狀細胞癌(microinvasive squamous cell carcinoma)

( ) 10.有關懷孕引起滋養層細胞疾病(gestational trophoblastic disease)的敘述，下列何者正確？　(A)水泡樣葡萄胎(hydatidiform mole)是一種惡性滋養層細胞腫瘤　(B)會造成血清中甲型胎兒蛋白(α-fetoprotein)濃度明顯增加　(C)完全水泡樣葡萄胎(complete hydatidiform mole)不會有胚胎出現　(D)絨毛膜癌(choriocarcinoma)於顯微鏡下可見絨毛與惡性滋養層細胞交錯存在

( ) 11.40歲女性，因為最近幾年來經血過多而就醫，經檢查後，醫師告訴她子宮有一個6公分大的腫瘤存在。下列何者是最可能的腫瘤？　(A)子宮肌瘤(leiomyoma)　(B)子宮內膜癌(endometrial carcinoma)　(C)子宮肌肉瘤(leiomyosarcoma)　(D)子宮內膜間質細胞肉瘤(endometrial stromal sarcoma)

( ) 12.32歲女性，接受子宮頸抹片檢查後，報告顯示有中度異生(moderate dysplasia)的鱗狀細胞存在。下列何種感染與其子宮頸病變的相關性最高？　(A)陰道滴蟲　(B)白色念珠菌　(C)人類乳突病毒　(D)第二型疱疹病毒

( ) 13.某22歲女性，接受卵巢腫瘤的手術。切除標本為一個囊性腫瘤，內含毛髮及皮脂性物質。下列何者是最可能的診斷？　(A)絨毛膜癌(choriocarcinoma)　(B)成熟畸胎瘤(mature teratoma)　(C)惡性生殖細胞瘤(dysgerminoma)　(D)皮膚癌合併卵巢轉移

( ) 14.由兩種胚層以上所組成之腫瘤稱之為：　(A)上皮癌(carcinoma)　(B)肉瘤(sarcoma)　(C)混合瘤(mixed tumor)　(D)畸胎瘤(teratoma)

( ) 15.下列何種疾病最有可能導致卵巢的巧克力囊腫(chocolate cyst)？　(A)濾泡囊腫　(B)黃體囊腫　(C)多囊性卵巢症　(D)子宮內膜異位症

( ) 16.下列何者不屬於子癇前症(preeclampsia)典型的徵候？　(A)昏迷　(B)水腫　(C)高血壓　(D)蛋白尿

( ) 17.下列哪一部位發生子宮外孕的機會最低？　(A)腹腔　(B)卵巢　(C)陰道　(D)輸卵管

( ) 18.化膿性輸卵管炎(suppurative salpingitis)最常見的致病菌為：　(A)披衣菌　(B)結核菌　(C)念珠菌　(D)淋病雙球菌

( ) 19.子宮內頸(endocervical)腺體的出口阻塞，最有可能導致下列何種囊腫？　(A)納氏囊腫(Nabothian cyst)　(B)巴氏囊腫(Bartholin cyst)　(C)賈氏管囊腫(Gartner duct cyst)　(D)貝氏囊腫(Baker cyst)

( ) 20.25歲女性，因為摸到右側乳房有一個腫瘤而就醫。檢查發現這是一個界線明顯、可移動、約1.5公分大的良性腫瘤。下列何者是最可能的診斷？　(A)葉狀

瘤(phyllodes tumor)　(B)纖維腺瘤(fibroadenoma)　(C)管內乳頭瘤(intraductal papilloma)　(D)纖維囊性變化(fibrocystic change)

（　）21. 下列何者為卵巢的子宮內膜異位症？　(A)巧克力囊腫(chocolate cyst)　(B)上皮囊腫(epidermal cyst)　(C)黏液囊腫(mucocele)　(D)纖維囊腫病變(fibrocystic change)

（　）22. 下列何者不是卵巢原發性腫瘤？　(A)黏液性腺瘤(mucinous cystadenoma)　(B)水囊狀胎塊(hydatidiform mole)　(C)畸胎瘤(teratoma)　(D)漿液性腺瘤(serous cystadenoma)

（　）23. 乳房粉刺癌(comedocarcinoma)屬於：　(A)侵襲性乳管癌　(B)侵襲性小葉癌　(C)乳管原位癌　(D)小葉原位癌

（　）24. 下列何者與乳癌的預後最有關？　(A)乳癌發生位置　(B)乳癌壞死程度　(C)病人發病的年齡　(D)腋下淋巴結轉移情形

（　）25. 結核菌可造成女性生殖系統感染，首先發生之部位最常在：　(A)卵巢　(B)輸卵管　(C)子宮頸　(D)子宮內膜

（　）26. 下列何者不屬於卵巢表皮細胞的腫瘤？　(A) Brenner腫瘤　(B)顆粒細胞瘤(granulosa cell tumor)　(C)亮細胞腫瘤(clear cell tumor)　(D)子宮內膜樣腫瘤(endometrioid tumor)

（　）27. 最常見的乳房良性腫瘤為：　(A)葉狀腫瘤(phyllodes tumor)　(B)纖維腺瘤(fibroadenoma)　(C)乳頭瘤(papilloma)　(D)纖維瘤(fibroma)

（　）28. 子宮頸癌最常發生於何年齡？　(A)小於15歲　(B)16~35歲　(C)36~55歲　(D)大於56歲

（　）29. 下列有關乳頭的派吉特氏病(Paget disease)的敘述，何者正確？　(A)先天性發育異常疾病　(B)由細菌感染所造成　(C)乳頭上皮的增生　(D)乳癌細胞浸潤

（　）30. 組織切片最常見到空洞細胞(koilocyte)的病變是：　(A)尖形濕疣　(B)淋病　(C)梅毒　(D)腹股溝肉芽腫

（　）31. 懷孕期女性，最易造成播散性血管內凝血(disseminated intravascular coagulation)之病變為：　(A)子癇(eclampsia)　(B)完全胎塊(complete mole)　(C)局部胎塊(partial mole)　(D)急性子宮內膜炎(acute endometritis)

（　）32. 卵巢甲狀腺腫(struma ovarii)是屬於一種：　(A)畸胎瘤(teratoma)　(B)絨毛膜癌(choriocarcinoma)　(C)卵黃囊腫瘤(yolk sac tumor)　(D)胚胎癌(embryonal carcinoma)

（　）33.32歲女性發覺在外陰部皮膚有數個小的凸狀隆起。切片可見鱗狀上皮增生，且在表皮上層有空凹細胞(koilocyte)存在。下列何者與此病變最相關？　(A)局部藥物塗抹使用　(B)白色念珠菌感染　(C)人類乳頭瘤病毒(HPV)感染　(D)皮膚長期反覆搔抓

（　）34.下列何者不是導致乳癌的危險因子？　(A)一側乳房得過乳癌　(B)第一胎生育在三十歲以後　(C)未曾生育者　(D)初經晚

（　）35.子宮外孕最常見的位置是下列何者？　(A)卵巢(ovary)　(B)輸卵管(fallopian tube)　(C)腹腔(abdominal cavity)　(D)圓韌帶(round ligament)

（　）36.下列關於睪丸腫瘤的敘述，何者錯誤？　(A)隱睪症會增加腫瘤風險　(B)生殖細胞腫瘤最常見的染色體異常為染色體12短臂的等臂染色體(isochromosome)　(C)青春期後的男性(postpubertal male)大多的睪丸腫瘤源自生殖細胞，且大多為良性　(D)睪丸生殖細胞瘤分為精子細胞瘤(seminoma)與非精子細胞瘤(nonseminomatous germcell tumor)，而以seminoma較常見

（　）37.陰莖鱗狀細胞瘤及前驅病變，與下列何種病毒最有關？　(A)人類乳突瘤病毒(human papilloma virus, HPV)　(B) EB病毒(Epstein-Barr virus, EBV)　(C)人類疱疹病毒(human herpes virus-8, HHV8)　(D)人類免疫缺失病毒(human immunodeficiency virus, HIV)

（　）38.下列關於乳癌的敘述何者錯誤？　(A)乳癌沿乳腺管上升到乳頭會造成乳頭Paget disease　(B)粉刺型導管原位癌(Comedo type ductal carcinoma *in situ*)常有中央壞死區，常常合併鈣化，而可被乳房攝影偵測到　(C)管狀癌(Tubular carcinoma)的預後通常比其它組織型乳癌較差　(D)小葉型乳癌(Infiltrating lobular carcinoma)細胞結合性很差，容易散布，理學檢查不易清楚確認

（　）39.下列何種乳房疾病是造成乳頭的派吉特氏症(Paget disease)的最主要成因？　(A)纖維狀變化(fibrocystic change)　(B)化膿性乳房炎(suppurative mastitis)　(C)乳管原位癌(ductal carcinoma *in situ*)　(D)葉狀瘤(phyllodes tumor)

（　）40.25歲女性，因下腹部不適就醫，經醫師檢查後確定為良性卵巢腫瘤，下列何者的可能性最高？　(A)卵黃囊腫瘤(yolk sac tumor)　(B)成熟畸胎瘤(mature teratoma)　(C)顆粒細胞腫瘤(granulosa cell tumor)　(D)克魯肯氏腫瘤(Krukenberg tumor)

（　）41.子宮頸癌最可能與何者病毒感染有關？　(A)人類乳突病毒(HPV)　(B)疱疹病毒(HSV)　(C) Epstein-Barr病毒(EBV)　(D)巨細胞病毒(CMV)

（ 　）42.下列有關妊娠滋養層疾病(gestational trophoblastic disease)之敘述，何者錯誤？
(A)主要常見有葡萄胎、侵襲性葡萄胎和絨毛膜癌　(B)絕大多數會製造人類絨
毛膜性腺激素(human chorionic gonadotropin, hCG)　(C)完全型葡萄胎是二倍
體，而部分型葡萄胎是三倍體　(D)部分型葡萄胎轉變為絨毛膜癌之機會比完全
型葡萄胎高

學習評量
解答請掃描
QR Code

CHAPTER 15

中樞神經系統疾病

編著者◎李進成、鄧宗瀚
修訂者◎賴宗鼎

<< **本章大綱**

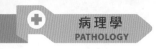

由於中樞神經系統位在顱骨和脊柱的密閉空間中，加上神經細胞沒有再生能力，所以一旦腦和脊髓發生病變，常導致嚴重的後遺症。

中樞神經系統疾病的種類相當地多，但是大致可分成七類：先天性病變及周產期腦部損傷、感染性病變、創傷性病變、腫瘤、血管性病變及椎體外徑疾病(extrapyramidal disorder)及其他病變等。以下將分別介紹之。

✷ 15-1　構造與功能

神經系統是一個非常複雜且高度分化的系統，掌管身體感覺、運動、思考等功能。神經系統可以分成中樞神經系統(central nervous system, CNS)和周邊神經系統(peripheral nervous system, PNS)。中樞神經系統主要由腦(brain)及脊髓(spinal cord)所構成。由中樞神經系統發出以支配身體各部分的神經通稱為周邊神經系統。

由於中樞神經系統疾病的症狀常與所受損的解剖構造部位與其功能有密切關係，並且種類較多，對人體的功能影響重大，所以此處先就神經系統的構造與功能作簡要的討論。

腦及脊髓

腦包括了大腦、小腦、中腦、橋腦和延腦等，位在頭部，受到顱骨的保護；中腦、橋腦和延腦常合稱為腦幹。脊髓則是位在脊柱內，受到脊椎骨的保護。

一、腦

腦部可以粗分成兩部分，分別是灰質(gray mater)和白質(white mater)（圖15-1）。灰質主要由神經元(neuron)所組成，灰質又可分成淺層灰質和深層灰質。淺層灰質就是一般所謂的腦部皮質(cortex)，負責整合各種的思考、記憶、感覺和運動等功能。深層灰質則是位在腦部較深處，包括了所謂的基底核(basal ganglia)

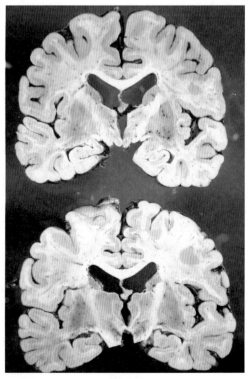

▶ 圖 15-1　正常腦部解剖。

和視丘(thalamus)等構造，主要負責較原始的腦部功能，和人體的運動協調有關。白質主要是由灰質內的神經元所發出的神經纖維─即軸突(axon)所組成，主要是負責神經元和支配構造之間訊息的傳遞。

　　大腦是腦內最大的區域，包括有左右兩個大腦半球(hemisphere)，左大腦半球支配人體右半部的感覺及運動功能，右大腦半球支配人體左半部的感覺及運動功能。大部分的人左大腦半球為其優勢半球，為語言中樞所在的位置。另外，大腦也依照部位主要分為四部分：

1. **額葉**：主要和運動功能、語言表現、思考活動、記憶、人格行為有關。

2. **頂葉**：主要和感覺包括觸覺、聽覺等有關。

3. **顳葉**：和嗅覺、記憶能力有關。

4. **枕葉**：內有視覺區，所以主要和視覺的處理有關。

　　腦幹包括了中腦、橋腦和延腦，延腦主要負責控制人體的心跳、呼吸和睡眠等維持生命的重要功能，所以又有生命中樞之稱。腦幹如果功能喪失，則會造成病人死亡。

　　小腦是腦內僅次於大腦的第二大區域，位在腦幹的背側。主要和身體平衡、運動協調、方向感有關（圖15-2）。

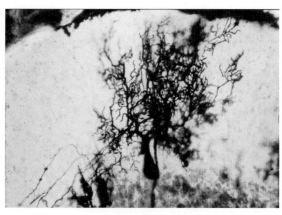

▶ **圖 15-2**　小腦皮層的浦金氏細胞 (Purkinje cells)。有許多樹突及一條軸突。

二、脊髓

　　脊髓雖然和腦部一樣，都是由灰質和白質所構成，但是脊髓的功能主要是傳輸。脊髓的灰質位在中央，占較小部分，而白質則位在周邊，占較大部分，與腦部相反。

　　脊髓由頸部至薦部可以分成頸髓、胸髓、腰髓和薦髓等。頸髓主要負責呼吸，控制頸部及上肢的功能；胸髓主要負責胸部和腹部的功能；腰髓主要負責下肢的功能；**薦髓**主要負責**排便、排尿和性功能**。

三、腦脊髓膜

腦部外面包覆著腦膜，脊髓外面包覆著脊髓膜，兩者都是由三層組織所構成，這三層組織由裡到外分別為**軟膜**(pia)、**蜘蛛膜**(arachnoid)和**硬膜**(dura)。由於腦膜和脊髓膜的構造相似，所以又常合稱為腦脊髓膜(meninges)。

四、腦脊髓液

在正常的情況下，腦脊髓液(cerebrospinal fluid, CSF) 是指循環及圍繞在腦部和脊髓的透明澄清液體。腦脊髓液由**腦室側壁的脈絡叢**(choroid plexus)所製造分泌，並且循環整個腦部和脊髓構造後，流到腦的表面後，由**蜘蛛膜上的絨毛**(villi)吸收進入靜脈系統，流回心臟，以維持中樞神經系統的正常壓力。另外像血管中的血液一樣，腦脊髓液也負責中樞神經系統內細胞養分和代謝物的交換和運送。

神經組織構造

一、神經元

神經元(neurons)是構成神經系統的最基本單位。神經元通常位在灰質內，負責訊息的發出和傳遞等。神經元的結構包括三個部分：細胞本體(cell body)、軸突(axon)和樹突(dendrite)；訊息經由軸突傳入神經元，而由樹突傳出。

神經元和神經元之間的交接處稱為突觸(synapse)。神經元會分泌神經傳遞物質(neurotransmitter)進入突觸中，另一個神經元會有這些神經傳遞物質的接受器(receptor)來接受這些物質而產生神經訊息的傳遞。分泌神經傳遞物質的神經元，稱為突觸前神經元(presynaptic neuron)；而接受這些神經傳遞物質的神經元，稱為突觸後神經元(postsynaptic neuron)。

二、神經膠質細胞

1. **星狀細胞**(astrocytes)：有很多細胞質突起而形成的分支，負責神經元的營養和支持，星狀細胞與血管的內皮細胞(endothelial cells)和基底膜(basement membrane)組成所謂的**血腦障壁**(blood brain barrier, BBB)，以阻隔血液和腦脊髓液的交通，也可以調節血液和腦脊髓液之間物質的交換。當腦部受傷修復時，星狀細胞也負責形成神經膠質性疤痕(glial scar)。

2. **寡樹突膠細胞**(oligodendrocytes)：寡樹突膠細胞可以伸出細胞突出，以同心圓方式包圍神經纖維而形成所謂的**髓鞘**(myelin sheath)。在周邊神經系統中，則有所謂

的許旺氏細胞(Schwann cells)包圍神經纖維以形成髓鞘，因此中樞神經系統內的寡樹突膠細胞的功用就如同周邊神經系統的許旺氏細胞。

3. **室管膜細胞**(ependymal cells)：位在腦室的表面，形成腦室的內襯。

4. **小神經膠細胞**(microglia)：功能類似血液組織中的吞噬細胞，當中樞神經系統發生病變壞死時，它負責清除吞噬壞死組織細胞的作用。小神經膠細胞經常因為吞噬作用而在細胞質內堆積物質，使得細胞呈現空泡狀，這類在神經系統內呈現空泡狀的小神經膠細胞又稱為格子細胞(gitter cells)。

✿ 15-2　先天性病變及周產期腦部損傷

　　人的中樞神經系統發育過程相當的複雜，所以一旦在發育過程中，如胚胎發育或是周產期遭受到損傷，常會造成嚴重的影響。常見的病變包括了神經管缺陷、水腦症、神經皮膚症候群及周產期腦部損傷。

神經管缺陷 🔬

　　神經管缺陷(neural tube defects)是最常見的中樞神經系統先天性病變，可以大約分成腦部神經管缺陷和脊柱神經管缺陷。這兩類的神經管病變目前已經可以利用檢查上升的*α胎兒蛋白*(alpha fetoprotein, AFP)、**乙醯膽鹼酯酶**(acetylcholinesterase)和超音波來早期發現。

一、腦部神經管缺陷

　　腦部神經管缺陷(brain neural tube defects)的病變包括無腦畸形(anencephaly)、腦膨出(encephalocele)、頭部腦膜膨出(cranial meningocele)等。**無腦畸形**是先天性腦部畸形中最常見的一種，是因為腦部嚴重發育缺陷所致，這類胎兒幾乎都在出生後即死亡。腦膨出是指大腦部分因為顱骨缺陷而導致膨出的現象，而頭部腦膜膨出和腦膨出不一樣的地方在於，頭部腦膜膨出只有腦膜膨出，沒有腦部膨出。頭部腦膜膨出和腦膨出通常不致於引起胎兒立即性的死亡。

二、脊柱神經管缺陷

　　脊柱神經管缺陷(spinal neural tube defects)，常又稱為**脊柱裂**(spinal bifida)，為最常見的背部中線構造關閉不完全之障礙。臨床上可見天生一或多個脊椎缺少椎弓

(vertebral arch)及後棘(dorsal spine)，此現象可發生在脊椎的任何一個地方，但是以腰薦區域最為常見。

　　隱性脊柱裂是脊柱神經管缺陷中**最常見**的一種，但也是**症狀最輕微**的一種，常只在脊柱神經管末端閉合處的皮膚凹陷，或是有些叢聚的毛髮等，絕大部分都不會有任何症狀。至於脊椎膜脊髓膨出或脊髓膨出，因為膨出部分包括有脊髓的部分，常造成脊髓神經功能上程度不一的損傷，而脊髓膨出是脊柱神經管缺陷中最嚴重的。

水腦症 🔬

　　水腦症(hydrocephalus)是因為腦脊髓液產生過多，或腦脊髓液的吸收和流通遭到阻礙，而在腦室中或蜘蛛膜下腔過度堆積，進而造成腦室擴大的現象。造成水腦症的原因有很多，包括了後天性的原因，如脈絡叢乳突瘤(choroids plexus papilloma)、腦瘤、外傷等；先天性的原因，如先天畸形等。水腦症常引起顱內壓力上升，造成腦部組織傷害、腦室擴大。在兒童會導致智力發展遲緩；在成人則得視其腦組織損傷部位，而產生與該部位相關之神經功能缺損與症狀。

　　一般來說，不管先天性或是後天性原因引起的水腦症，常可以依照腦脊髓液引流的通暢與否，分為阻塞性水腦症和交通性水腦症。大部分的水腦症都是屬於阻塞性水腦症。

一、阻塞性水腦症

　　阻塞性水腦症(obstructive hydrocephalus)又稱為**非交通性水腦症**(non-communicating hydrocephalus)，**是水腦症中最常見者**，常可以在腦脊髓液的引流通道中找到阻塞的位置，引起阻塞性水腦症的原因包括腦部創傷、先天畸形、顱內出血、腦部感染和腫瘤形成等。

二、交通性水腦症

　　交通性水腦症(communicating hydrocephalus)是指在腦脊髓液的引流通道中找不到阻塞的位置，可能是腦脊髓液製造過多，或蜘蛛膜回收腦脊髓液的機轉出了問題所致。引起交通性水腦症的原因在兒童中較為常見的是脈絡叢乳突瘤，脈絡叢乳突瘤會影響製造腦脊髓液的絨毛，因此，導致腦脊髓液的過度製造而引起交通性水腦症。其他如室管膜細胞瘤(ependymoma)或頭部外傷後，也會造成交通性水腦症。

另外要提到所謂的「空泡性水腦症」(hydrocephalus ex vacuo)，其形成原因為大腦灰質萎縮，所以腦室或是腦回之間的空隙變大，因此在影像學檢查上看起來與水腦症相似。事實上，這類空泡性水腦症病人的腦脊髓液的吸收和流通都是正常的。

神經皮膚症候群

神經皮膚症候群(neurocutaneous syndrome)是一群以神經系統、皮膚和其他器官病變為主要表現的疾病，比較常見的包括有第一型神經纖維瘤病(type I neurofibromatosis)、第二型神經纖維瘤病(type II neurofibromatosis)、結節性硬化症(tuber sclerosis)等，**神經纖維瘤病**就是一般所謂的**象皮病**，皮膚上有大大小小的神經纖維瘤。

周產期腦損傷

腦部在發育過程中，如果受到外來或是內生性的傷害，就可能會引起腦部損傷，這時候就叫做周產期腦損傷。**腦性麻痺**(cerebral palsy, CP)是周產期腦損傷最常見的後遺症。其他周產期腦損傷的形式還有如：腦室內出血(intraventricular hemorrhage)和腦室周邊白質軟化(periventricular leukomalacia)等。

腦性麻痺是一種「非進行性」的腦部損傷，導致神經方面的障礙。所謂的「非進行性」是指其腦部損傷和臨床症狀不會隨著年齡的增長而越來越嚴重。

腦性麻痺的症狀主要是嚴重程度不一的運動障礙，以剪刀式步態(scissors gait)和用腳尖走路(toe walking)為其特徵。另外一些併發症還包括了智能不足、癲癇、感覺功能異常和語言功能障礙等。在此，要特別強調的是，並非所有的腦性麻痺病患都有智能障礙的問題。

✺ 15-3 感染性疾病

中樞神經系統的感染性疾病，其感染原的入侵途徑包括：(1)經由血液感染；(2)因為外傷或是手術而使病原直接感染；(3)鄰近組織，如中耳、副鼻竇(paranasal sinuses)、上呼吸道和牙齒等感染直接擴散；(4)**經由周邊神經上行感染，狂犬病病毒**(rabies virus)是這類感染途徑中最有名的例子（圖15-3），此外還有單純性疱疹病毒。

中樞神經系統的感染性疾病，依感染部位可以分為硬腦膜上感染、硬腦膜下感染、腦膜炎、腦炎。以下將分別介紹之。

硬腦膜上感染和硬腦膜下感染

硬腦膜上感染(epidural infection)和硬腦膜下感染(subdural infection)在臨床上較為少見，不過致命性相當高。常見原因為病人自發性感染，例如副鼻竇、中耳等體內細菌增殖感染所致。硬腦膜上感染，因為硬腦膜緊貼顱骨，所以容易蓄積膿而產生局部膿瘍。硬腦膜下感染，因為硬腦膜下就是蜘蛛膜和軟腦膜，所以病灶較容易散開而造成廣泛性感染。一般來說，硬腦膜上感染和硬腦膜下感染大都屬於細菌性感染。

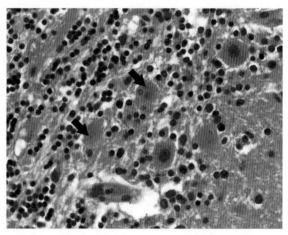

● 圖 15-3　狂犬病病變主要在中樞神經系統，病變包括神經元壞死及出現特別的細胞質內奈格利小體 (Negri body)（箭頭處），造成廣泛性非化膿性腦膜腦炎。

腦膜炎

腦膜炎(meningitis)或稱為軟腦膜炎(leptomeningitis)，是指蜘蛛膜和軟腦膜的發炎，一般由細菌或病毒感染所致。腦膜炎常分成急性化膿性腦膜炎、急性病毒性腦膜炎和慢性腦膜炎等。

一、急性化膿性腦膜炎 (Acute Pyogenic Meningitis)

急性化膿性腦膜炎在不同的年齡層會有不同的好發感染病原（表15-1），例如新生兒主要因感染B群鏈球菌、大腸桿菌和李斯特菌等；嬰幼兒易感染流行性感冒嗜血桿菌、肺炎鏈球菌等；年齡較大的兒童及青少年易感染肺炎鏈球菌；奈瑟氏腦膜炎球菌一般出現於較大之孩童及成人；成人易感染肺炎鏈球菌；至於老年人則多以李斯特菌為主。

⊙ **相關實驗室檢查**

　　腦脊髓液常可以見到較為混濁的液體、嗜中性球數目增加、蛋白質增加、葡萄糖減少。細菌的感染常會引起嗜中性球數目的增加；至於蛋白質增加是因為腦部血管通透性增加；嗜中性球數目增加，加上代謝速度加快，常導致葡萄糖減少。

▶ **表15-1　急性化膿性腦膜炎的主要致病菌**

年齡層	主要致病菌
新生兒（小於一個月）	B群鏈球菌(group B *Streptococci*) 大腸桿菌(*Escherichia coli*) 李斯特菌(*Listeria monocytegenes*)
兒童及青少年	流行性感冒嗜血桿菌(*Hemophilus influenzae*) 肺炎鏈球菌(*Streptococcus pneumonia*) 奈瑟氏腦膜炎球菌(*Neisseria meningitidis*)
成人	肺炎鏈球菌(*Streptococcus pneumonia*) 奈瑟氏腦膜炎球菌(*Neisseria meningitidis*)
老人	肺炎鏈球菌(*Streptococcus pneumonia*) 李斯特菌(*Listeria monocytogenes*)

二、急性病毒性腦膜炎 (Acute Viral Meningitis)

　　急性病毒性腦膜炎常引起腦部的大量淋巴球浸潤，所以常又稱為急性淋巴球性腦膜炎(acute lymphocytic meningitis)。就臨床病程而言，急性病毒性腦膜炎通常比急性化膿性腦膜炎較輕微。常見的致病病毒為腮腺炎病毒(mumps virus)、第一型單純疱疹病毒(type I herpes simplex virus)、克沙奇病毒(coxsackie virus)和腸病毒(enterovirus)等，其中又以腸病毒最常見。

⊙ **相關實驗室檢查**

　　腦脊髓液常可以見到**淋巴球數目增加**、蛋白質增加、葡萄糖正常。病毒的感染常會引起淋巴球數目的增加，至於蛋白質增加是因為腦部血管通透性增加，淋巴球數目增加並不會導致葡萄糖減少，所以急性病毒性腦膜炎的腦脊髓液中的葡萄糖常是正常的。由於病毒無法在細菌培養基中培養出來，所以急性病毒性腦膜炎又叫做無菌性腦膜炎(aseptic meningitis)。

三、慢性腦膜炎 (Chronic Meningitis)

慢性腦膜炎的臨床病程較急性腦膜炎緩慢，常由細菌和黴菌引起。常見的致病原包括了結核桿菌(*Mycobacterium tuberculosis*)、**新型隱球菌**(*Cryptococcus neoformans*)和梅毒螺旋體(*Treponema pallidum*)等。慢性腦膜炎通常發生於免疫功能低下的病人，例如AIDS、器官移植的患者。病理組織常可以見到除了淋巴球、漿細胞數目增加外，還有不少的類上皮性組織球(epithelioid histiocytes)，這些類上皮性組織球是由單核球(monocytes)所演變而來，主要功能為吞噬作用和包圍病原體使其無法擴散。

結核性腦膜炎(tuberculous meningitis)，以兒童及老年人較多見，主要因結核桿菌感染，經血液蔓延所致。在顯微鏡下呈現和其他部位的結核性病灶一樣，具有典型的**肉芽腫性發炎**(granulomatous inflammation)和**乾酪樣壞死**(caseous necrosis)的表現（圖15-4）。

至於梅毒病人，在其發展至三級梅毒時，可引發慢性腦膜炎，診斷以腦脊髓液之血清反應為主。其腦脊髓液常可以見到淋巴球、漿細胞或是單核球的數目增加、蛋白質增加、葡萄糖減少。

真菌性腦膜炎(fungal meningitis)的症狀如發燒、頸部僵硬、嚴重頭痛、嗜睡、意識模糊等，與其他慢性腦膜炎類似，其可能的感染源如白色念珠菌(*Candida albicans*)、組織胞漿菌病(*Histoplasmosis*)、球孢子菌(*Coccidioidomycosis*)、隱球菌(*Cryptococcosis*)等。一般而言，真菌感染者中以免疫系統缺陷或抑制者（例如先天免疫系統缺陷、使用免疫抑制劑、癌症患者、嚴重病毒感染、早產兒、高齡者）的風險最高。

寄生蟲性腦膜炎(parasitic meningitis)比較罕見，病原可能是由廣東住血線蟲(*Angiostrongylus cantonensis*)、貝利斯蛔蟲(*Baylisascaris procyonis*)等所引起，表現為嗜酸性顆粒球性腦膜腦炎和腦膜炎。

腦炎 🔬

腦炎(encephalitis)亦稱為腦實質感染(parenchymal infection)，腦炎和腦膜炎常一起發生。引起腦炎的原因有很多，例如外傷造成頭部傷口而引起感染、血液傳播，或是經由鄰近器官的感染，如鼻竇炎(sinusitis)或是中耳炎(ostitis media)而直接侵入。可引起腦炎的病原包括多種的細菌、病毒及黴菌等，但大多數的腦炎是由病毒引起。

常見引起腦炎的細菌包括葡萄球菌、鏈球菌等；常見病毒性腦炎的病原，則包括單純疱疹病毒、巨細胞病毒（圖15-5）、腸病毒等。

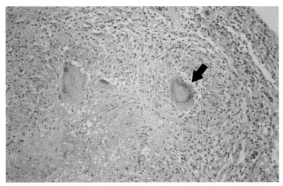

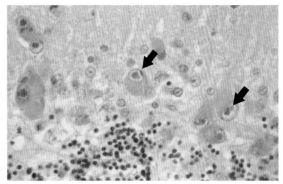

▶ 圖 15-4　結核桿菌感染。可見肉芽腫發炎及蘭漢斯氏巨細胞 (Langhans giant cell)（箭頭處）。

▶ 圖 15-5　巨細胞病毒感染。可見病毒包涵體（箭頭處）。

腦膿瘍

　　腦膿瘍(brain abscess)是腦部化膿性細菌的感染，可發生於硬腦膜外、硬腦膜下，以及腦實質內。其病原大多數是克雷白氏菌屬(Klebsiella)造成的入侵感染，其中克雷白氏肺炎菌(*K.pneumoniae*)常見於血液循環感染、術後感染，慢性病或免疫系統缺陷者。產酸克雷白氏菌(*K.oxytoca*)在耳部感染後引發腦膿瘍。腦實質部有血管腦部障礙(blood-brain barrier, BBB)，因此致病菌是由頭顱部缺損侵入感染及散播引起腦膿瘍。其他如草綠色鏈球菌(*Viridans streptococci*)是常見於消化道、呼吸道、女性生殖道黏膜的正常菌叢，也會在術後感染造成腦膿瘍。臨床表現會呈現意識障礙、抽搐、頭痛嘔吐，可能有運動性失調及其他神經症狀等。

15-4　中樞神經系統創傷

　　在很多已開發或是開發中國家，中樞神經系統創傷常造成家庭及社會很大的影響和負擔。一方面因為中樞神經系統創傷造成的死亡人數逐年增加，另一方面，在中樞神經系統創傷的存活者中，大部分都會造成腦部及脊髓永久性傷害，影響日常生活或是身體功能而需要長期照護。中樞神經系統創傷性病變常見的有：腦實質損傷（包括較常見的腦震盪、腦挫傷、創傷性腦出血和腦水腫等）、硬腦膜上血腫、硬腦膜下血腫、蜘蛛膜下出血和脊髓損傷等。上述這些不同形式的病變，常常會並存發生。

在引起中樞神經系統創傷的原因中，最常見的為交通事故、暴力事件等，但兒童的腦部創傷，則要小心評估是否有父母親虐待的可能性。

腦實質損傷

一、腦震盪 (Concussion)

腦實質損傷(brain parenchymal injuries)中，最輕微的是腦震盪。**腦震盪**是指腦部受到創傷之後所引起的腦部功能的短暫性改變，包括短暫性的意識喪失、記憶消失、身體麻痺或是其他神經系統功能的異常等現象。由於腦震盪並不會造成腦部組織結構上的損害，所以大部分腦震盪的病人在一段時間後都會逐漸恢復正常的功能而不會留下後遺症，只有少數病人會留下嚴重程度不一的失憶現象。一般而言，腦震盪之後，若是病人越快恢復意識的話，後遺症也就越少。

二、腦挫傷 (Contusion)

腦挫傷是指腦部受到外力創傷之後，腦部與骨頭或是與硬腦膜等，較硬且表面粗糙的腦底組織摩擦所引起的表淺性出血的現象（圖15-6）。腦挫傷和外力撞擊點位在相同位置者，稱為**同側挫傷**(coup contusion)；腦挫傷和外力撞擊點位在對側位置者，稱為**對側挫傷**(countercoup contusion)。腦挫傷常引起腦部短暫性位移而撕裂腦部小血管，造成蜘蛛膜下出血(subarachnoid hemorrhage)。腦挫傷和

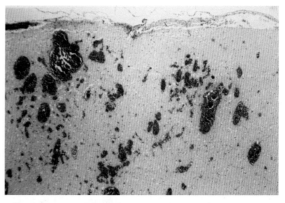

▶ 圖 15-6　腦挫傷。右腦部皮層有多處出血。

腦震盪不一樣，腦挫傷的腦部組織會有結構性的損傷，包括出血、腦部水腫，甚至發炎等現象。另外，大部分腦挫傷的病人多少都會留下嚴重程度不一的後遺症，例如癲癇、頭痛等。

腦瘀傷與撕裂傷(cerebral contusions and lacerations)以及頭骨碎片可能直接傷害腦組織，症狀與腦挫傷、顱內出血相同，需要止血縫合，處理不當會造成續發性感染和發炎。

　　廣泛性軸索損傷(diffuse axonal injury, DAI)是頭部外傷後續分布於腦白質的瀰漫性原發性腦實質損傷，病灶以軸索損傷為主，切片可見廣泛性白質變性，小灶性出血，灰白質交界以外，胼胝體以及額葉、顳葉白質區也可能發現病變，出現小膠質細胞簇，也常與其他顱腦損傷合併，在磁振造影術影像檢查中不易診斷，預後不佳。

三、腦水腫

　　腦水腫(brain edema)常伴隨中樞神經系統創傷後出現。因腦部血管出血或是神經細胞腫脹而造成腦部腫大的變化，就稱為腦水腫。腦水腫可以是局部的變化，也可以是廣泛性的病變。腦水腫又可以依照水腫的形式分成兩類，分別是血管性水腫和細胞毒性水腫。

1. 血管性水腫(vasogenic edema)：廣泛性的血管性水腫主要是因為血腦障壁(blood-brain barrier, BBB)被破壞，導致血液進入腦實質組織中，引起廣泛性腦水腫。至於局部性的血管性水腫，大多是因為局部腦內血管破裂，或是因為局部腦發炎導致血管通透性增加引起血管內液外滲所引起。

2. 細胞毒性水腫(cytotoxic edema)：細胞毒性水腫是因為細胞受傷後，細胞膜的通透性增加而導致細胞腫脹，引起細胞毒性水腫。

　　雖然腦水腫區分成血管性水腫和細胞毒性水腫，但兩者常一起伴隨出現。例如，頭部創傷後，常引起部分腦血管破裂，引起血管性水腫，而頭部創傷常會引起缺血缺氧反應，進而造成細胞傷害，導致細胞毒性水腫。

硬腦膜上血腫

　　因為外傷顱骨骨折，造成顱骨和硬腦膜之間的血管斷裂出血，血液積在顱骨和硬腦膜之間，形成之血腫塊，稱為硬腦膜上血腫(epidural hematoma)。硬腦膜上血腫多以動脈出血為主，以**中腦膜動脈**出血最為常見。由於硬腦膜上血腫易局部鬱積，加上動脈出血，出血速度較快、壓力較大，如果無法短時間內盡快開刀手術引流的話，將會導致腦組織受到壓迫，嚴重者會造成腦疝脫(herniation)，甚至死亡。

硬腦膜下血腫

　　當位在硬腦膜和蜘蛛膜之間的**橋靜脈**(bridging vein)因為外傷造成出血，在硬腦膜下形成血腫塊，就稱為硬腦膜下血腫(subdural hematoma)。嚴重的出血可能會造成

急性硬腦膜下血腫，其血腫塊的成分常是凝固的血液。而較細微的小出血，常因為出血較慢，臨床症狀剛開始時不明顯，因此會造成慢性硬腦膜下血腫，其血腫塊的成分在疾病初期常是凝固的血塊，但因為時間持續較久，所以會逐漸的液化。

臨床上常以症狀出現的時間來區分急性、亞急性和慢性硬腦膜下血腫：

1. **急性**(acute)：受傷後**3天以內**的稱為急性硬腦膜下血腫。

2. **亞急性**(subacute)：在**3天至3週內**的稱為亞急性硬腦膜下血腫。

3. **慢性**(chronic)：**3週以上**的稱為慢性硬腦膜下血腫。

創傷性蜘蛛膜下出血

在**蜘蛛膜**和**軟膜**之間的空間，若有血液堆積，就稱為**蜘蛛膜下血腫**(subarachnoid hematoma)。若成因是腦部外傷出血引起，則稱為創傷性蜘蛛膜下出血(traumatic subarachnoid hemorrhage)。另外如囊狀動脈瘤(saccular aneurysm)破裂、高血壓造成血管破裂出血等，亦可引起蜘蛛膜下出血（圖15-7）。

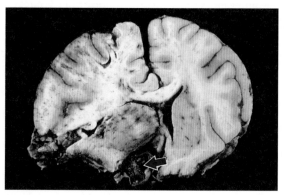

▶ **圖 15-7** 動脈瘤（箭頭處）、蜘蛛膜下出血。

脊髓損傷

脊髓損傷(spinal cord injury, SCI)最常見的原因是**外傷**，其中以交通事故、高處墜落、運動傷害和重物壓傷為主。例如頸部揮鞭式創傷症候群（cervical whiplash syndrome or cervical acceleration deceleration injury (CAD)），通常是因為突然的速度變化所致，造成的頸部傷害類似於鞭繩等抽鞭、伸展或彎曲傷害，可能是由於煞車、車禍事故、運動衝撞（諸如球類活動、競賽等遊樂設施的意外傷害）導致。症狀除了頸部疼痛，可能伴隨有頭痛、頭暈、下顎及上肢疼痛等。脊髓損傷對人體造成的影響主要與受傷的部位有關，一般而言，脊髓損傷的部位越高的話，對於人體的功能影響越大。例如若**薦髓損傷**，則主要造成無法控制**排便、排尿**和**性功能**障礙；腰髓受傷可能會造成下肢癱瘓(paraplegia)；而頸髓受傷的話，可能會造成四肢癱瘓(quadriplegia)；如果是頸髓第四節(C_4)以上損傷，甚至會造成呼吸困難等。

✿ 15-5 神經系統腫瘤

　　神經系統腫瘤，分成中樞神經系統和周邊神經系統腫瘤。中樞神經系統腫瘤包括了顱內腫瘤(intracranial neoplasm)和脊髓腫瘤(spinal neoplasm)，顱內腫瘤在臨床上比脊髓腫瘤更為常見。兒童和成人顱內腫瘤的流行病學特徵不太一樣，根據中華民國兒童癌症基金會統計，**兒童的原發性顱內腫瘤占所有兒童惡性腫瘤的第二位，僅次於白血病**；而成人原發性顱內腫瘤在所有成人惡性腫瘤中，卻相當的罕見。另外，兒童的原發性顱內腫瘤，較好發在小腦天幕(cerebellar tentorium)之下；而成人的原發性顱內腫瘤，較好發在小腦天幕之上。周邊神經系統腫瘤，主要包含：(1)神經纖維瘤；(2)許旺氏細胞瘤(Schwannoma)，請見後述。

　　顱內腫瘤雖然也有良性和惡性之分，但是**腫瘤的生長位置**往往也是影響預後的重要因素，例如生長在腦幹的腫瘤的預後就比在大腦的腫瘤差很多。脊髓腫瘤若是生長在脊髓內，且位在越高位的脊髓（例如頸髓比胸髓更高位），則預後往往越不好。以下將分別介紹幾種常見的中樞及周邊神經系統腫瘤。

壹、中樞神經系統腫瘤

神經膠細胞瘤

一、星狀細胞瘤 (Astrocytomas)

　　星狀細胞瘤是**最常見的中樞神經系統腫瘤**（圖15-8）。屬於原發性神經膠細胞瘤(primary neuroglial tumor)的一種，原發性神經膠細胞瘤又叫做神經膠瘤(gliomas)。世界衛生組織(World Health Organization, WHO)把星狀細胞瘤依照組織和細胞分化程度分成四個等級，第一級分化程度最好，第四級分化程度最差。

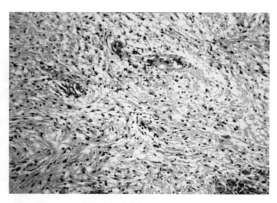

▶ 圖 15-8　星狀細胞瘤。

　　星狀細胞瘤包含一群腫瘤，較常見的有下列四種：

1. **毛狀細胞性星狀細胞瘤(pilocytic astrocytoma)**：是一種生長速度較慢的腫瘤，臨床上的預後較好，在分級上屬於第一級。好發年齡為0~20歲，為兒童最常見的神經膠瘤，發生率無性別差異。毛狀細胞性星狀細胞瘤最常發生在小腦，大約占小腦星狀細胞瘤的85%以上（圖15-9）。

2. **瀰漫性星狀細胞瘤(diffuse astrocytoma)**：此腫瘤屬於第二級，較常發生在大腦半球，以容易浸潤周邊腦組織為其特徵。一般而言，好發在年輕成人，而且較容易逐漸演變成退行分化性星狀細胞瘤（屬第三級），甚至多形性神經膠母細胞瘤（第四級）。

3. **退行分化性星狀細胞瘤(anaplastic astrocytoma)**：此類腫瘤的細胞，相較於瀰漫性星狀細胞瘤的細胞，呈現較高度的退行分化和明顯的增殖生長現象（圖15-10），所以屬於第三級。較好發於成年人，常見原發部位為大腦半球。

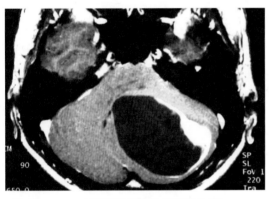

▶ **圖 15-9** 小腦毛狀細胞性星狀細胞瘤。

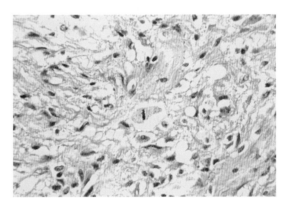

▶ **圖 15-10** 退行分化性星狀細胞瘤。可見到有絲分裂。

4. **多形性神經膠母細胞瘤(glioblastoma multiforme, GBM)**：屬於第四級，此類腫瘤和退行分化性星狀細胞瘤最大的差別在於具有壞死的區域。多形性神經膠母細胞瘤大約占10~15%的顱內腫瘤，而且也占了約50~60%的星狀細胞瘤。較好發於40~60歲的成人，常見原發部位為大腦半球（圖15-11、圖15-12）。

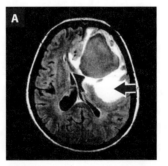
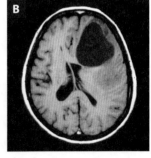

▶ **圖 15-11** 多形性神經膠母細胞瘤。核磁共振攝影可見腫瘤周圍有明顯水腫（箭頭處）。

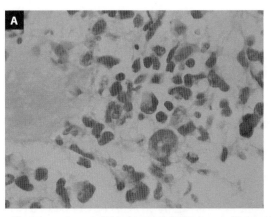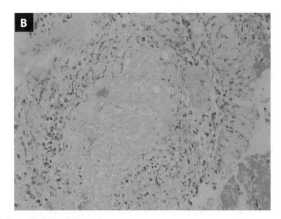

▶ **圖 15-12** 多形性神經膠母細胞瘤。有很大且濃染的細胞核及壞死區。

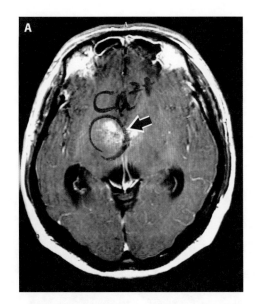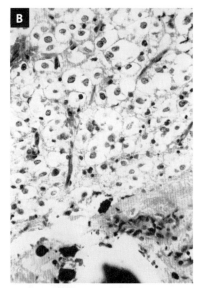

▶ **圖 15-13** 寡樹突膠細胞瘤。(A) 電腦斷層常見鈣化；(B) 細胞核為圓形且有暈輪。

二、寡樹突膠細胞瘤 (Oligodendroglioma)

寡樹突膠細胞瘤屬於原發性神經膠細胞瘤，好發在50~60歲的成年人，男性發生率比女性稍多。好發部位在大腦半球，為一種生長緩慢，並常見**鈣化**現象之腫瘤。由於生長的速度較慢，所以從病人發生症狀到癌症確診所經過的時間較久。常見的臨床症狀大多是頭痛、癲癇等。顯微鏡下，腫瘤細胞的特徵為一圓形的細胞核，核周圍常見**一圈清晰的暈輪**(clear perinuclear halo)（圖15-13）。

三、室管膜細胞瘤 (Ependymoma)

室管膜細胞瘤可以發生在各個年齡層，主要發生於兒童及年輕人。以位在小腦天幕之下(infratentorial)的室管膜細胞瘤而言，以兒童居多，但小腦天幕之上(supratentorial)的室管膜細胞瘤，則是兒童和大人一樣多。室管膜細胞瘤男女發生率相似，其腫瘤細胞起源自大腦腦室(cerebral ventricle)或是脊髓腔(spinal canal)的**內襯細胞**(lining cells)，這些內襯細胞就是所謂的**室管膜細胞**。

顯微鏡下，真花簇形與血管周圍的偽花簇形等，為室管膜瘤的重要特徵。當室管膜細胞突起圍繞血管排列時，即稱為血管周圍之偽花簇形(perivascular pseudorosette)。若見到延長且具纖毛之室管膜細胞，圍著一個中央管成圓形排列之花簇狀，則稱為真花簇形(true rosette)。

室管膜瘤雖然生長緩慢，但因好發於第四腦室，容易隨著腦脊髓液散布，所以平均存活年齡較短。

髓母細胞瘤

髓母細胞瘤(medulloblastoma)又稱為神經管母細胞瘤，**好發在孩童**，成人少見，是高度惡性和具侵犯性的癌症。髓母細胞瘤幾乎都發生在**小腦**，大約有3/4以上的病例發生在小腦的蚓部(vermis)。**顯微鏡下，可發現侯瑪盧愛氏玫瑰花形(Homer Wright rosette)是其特徵**（圖15-14）。可隨腦脊髓液散播，髓母細胞瘤常會生長進入第四腦室而造成腦脊髓液循環的阻塞。隨著影像醫學、手術技術、化學療法和放射療法的進步，髓母細胞瘤的存活率已經大為提升。

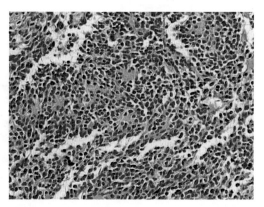

▶ 圖 15-14　腫瘤細胞細胞質少，環繞纖細的神經纖維中心做放射狀排列。

腦膜瘤

腦膜瘤(meningioma)的細胞來源是位在蜘蛛膜的腦膜上皮細胞(meningiothelial cells)，腦膜上皮細胞又叫做蜘蛛膜細胞(arachnoidal cells)。由於是從蜘蛛膜生長出

來的，所以絕大部分的腦膜瘤都位在腦實質外（圖15-15）。腦膜瘤占顱內腫瘤有一定的比例，**較好發於中年女性**。腦膜瘤大部分為良性，生長緩慢；除非腦膜瘤出現相當惡性的腫瘤細胞、腫瘤侵犯腦實質組織和腫瘤壞死等現象時，就要考慮可能是惡性腦膜瘤。

轉移性腫瘤

除了原發性腫瘤外，中樞神經系統也常見轉移性腫瘤(metastatic carcinoma)。易轉移至腦部的惡性腫瘤包括**肺癌**、**乳癌**、腸胃癌、惡性黑色素瘤、血液性腫瘤等。轉移性腫瘤的組織病理型態通常和原發部位相似。

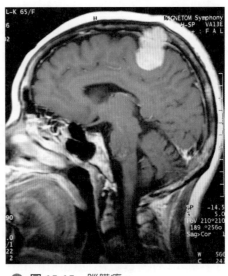

▶ 圖 15-15 腦膜瘤。

貳、周邊神經系統腫瘤

神經纖維瘤

神經纖維瘤(neurofibromatosis, NF)係因遺傳或自體基因變異所導致，參考第五章所述，是單一基因顯性遺傳疾病。其中第一型最常見，稱為周邊神經型(NF-1)，屬於周邊神經系統腫瘤。普遍具有多發性神經纖維瘤，除了皮膚表面，亦可能分布於內臟神經節。症狀有皮膚上棕色斑點乃至腫瘤、腋下雀斑，可能有骨骼病變，如長骨變薄、脊柱側彎，以及視神經膠質瘤等。第二型稱為中樞神經型(NF-2)，主要侵犯聽神經，症狀特徵為兩側前庭神經鞘瘤(acoustic neuroma)與多發性腦膜瘤與其他脊椎神經腫瘤等。

許旺氏細胞瘤

許旺氏細胞瘤(Schwannoma)屬於周邊神經髓鞘衍生的腫瘤(nerve sheath tumors, NSTs)之一，約有50~70%的周邊神經髓鞘腫瘤是屬於許旺氏細胞瘤。其流行病學通常患者年齡分布大於50歲，男女機率相近，少數可能伴有第二型神經纖維瘤。症狀可

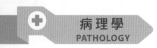

能不明顯，腫瘤細胞生長較緩慢，位置多數在硬腦膜與脊髓髓膜之間。腫瘤細胞由背根神經衍生出，可能壓迫產生痛麻感覺或者脊髓病變(myelopathy)才發現，出現脊髓病變後應該盡快治療處理。

✳ 15-6 血管性病變

腦部接受了約七分之一的全身血液灌流量，以及約五分之一的全身氧氣消耗量，所以任何形式的血管性病變，都會嚴重影響中樞神經系統的功能。常見的中樞神經系統血管性病變包括：(1)缺氧缺血性腦病變；(2)梗塞(infarction)，就是俗稱的血栓性腦中風；(3)腦實質出血(brain parenchymal hemorrhage)，也稱為出血性腦中風。上述這些中樞神經系統血管性病變的臨床症狀則隨著腦部病變發生部位而有所不同，並且經常造成病人永久性的後遺症，若是影響的部位在腦幹的話，則有相當高的致死率。

缺氧缺血性腦病變 🔬

腦部動脈血管內的血液攜帶氧氣和養分經過交換之後，由靜脈血管帶走二氧化碳和代謝廢物。所以組織有缺血時，常並存著缺氧的現象。至於組織缺氧時，經常也是因為缺血所造成的，因此這類的腦病變就叫做缺氧缺血性腦病變(hypoxic-ischemic encephalopathy)。心臟衰竭、呼吸衰竭、心律不整，或是多重器官衰竭等，都可能是引起缺氧缺血性腦病變的原因。

缺血性腦中風 🔬

一、血栓性腦中風 (Thrombotic Strokes)

血栓性腦中風是中樞神經系統中最常見的血管性病變，一般而言，高血脂、高血壓、糖尿病等的病人，常因為**動脈粥狀硬化**(atherosclerosis)，造成動脈管徑嚴重變小，進而影響腦部正常血流和氧氣的供應。大腦主要由前大腦動脈(anterior cerebral artery)、中大腦動脈(middle cerebral artery)和後大腦動脈(posterior cerebral artery)三條動脈供應。血栓性腦中風最常出現在由**中大腦動脈分支**的血管中。

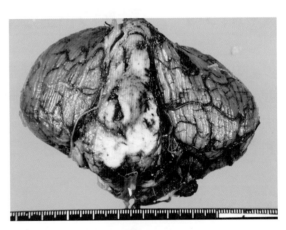

二、暫時性缺血性腦中風 (Transient Ischemic Attacks, TIA)

暫時性缺血性腦中風是專門指病人出現腦中風的症狀，但是在24小時內可以逐漸恢復正常的現象。暫時性缺血性腦中風的原因常是已經逐漸硬化的動脈血管收縮或是因為動脈管徑變小，腦部供氧量卻暫時性增加所造成。如果多次發生暫時性缺血性腦中風的話，就要特別小心血栓性腦中風的可能。

三、栓子性腦中風 (Embolic Strokes)

栓子性腦中風和血栓性腦中風的含意是不太一樣的。栓子性腦中風是指腦部以外的栓子(embolus)阻塞腦部血管，造成腦部缺血中風的現象。腦部以外的栓子，最常見的是血流把動脈硬化壁沖刷下部分物質而形成流動性的栓子。

出血性腦中風

出血性腦中風(hemorrhagic stroke)通常因為腦部血管破裂，造成腦實質出血(brain parenchymal hemorrhage)，進而影響腦部正常血流和氧氣的供應（圖15-16）。出血性腦中風最常見的原因是**高血壓**，其他較常見的原因還包括**動脈瘤**(aneurysm)和**動靜脈畸形**(arteriovenous malformation, AVM)破裂。在腦部的先天性血管病變中，最常見的就是動靜脈畸形。

▶ 圖 15-16 中腦受壓迫出血。

一、動脈硬化

長期高血壓的病人，常有動脈硬化的現象，硬化的動脈血管收縮彈性不好，這些硬化的血管若是發生在腦部，在冬天寒冷時，常會造成動脈收縮異常，嚴重時會引起動脈破裂出血。

二、血管瘤破裂

血管瘤是局部血管發生不正常膨大的現象，也因此這部分的血管壁較為脆弱，是容易發生管壁破裂出血的地方。蜘蛛膜下出血(subarachnoid hemorrhage)常因囊狀動

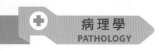
脈瘤(saccular aneurysm)破裂，在蜘蛛膜和軟膜之間造成血液堆積，形成蜘蛛膜下血腫。囊狀動脈瘤較易好發在中及前大腦動脈分枝附近。由於軟膜為一較薄的腦膜，底下就是腦實質，所以若有血腫在軟膜上的話，常會造成對腦部的壓迫而造成損傷。

三、動靜脈畸形破裂

人體正常的血液流動依序如下：心臟、大動脈、小動脈、微血管網、小靜脈、大靜脈、心臟。養分和廢物的交換是在微血管網中進行的，若是當血管連結直接由小動脈接到小靜脈，中間未有微血管網，也就是血液直接由小動脈流到小靜脈時，就稱為**動靜脈畸形**。常發生於中大腦動脈分支。動靜脈畸形，輕微者因為代謝發生問題而影響少部分腦部功能，嚴重者，因為小動脈和小靜脈連接處壓力差的關係引起破裂出血，這類病人常需要緊急手術。

✷ 15-7　椎體外徑疾病

中樞神經系統內的一些構造，包括基底核、部分腦幹和視丘核(thalamic nuclei)等，和人體的運動協調有關。所謂的錐體外徑疾病，就是指上述的構造發生病變，而引起運動協調功能的異常。這類疾病中，最常見者為巴金森氏症(Parkinson's disease)和亨汀頓氏症(Huntington's disease)。

巴金森氏症 🔬

巴金森氏症是一種主要發生在中老年人的進行性腦部退化病變，引起運動功能方面的障礙。

◉ 致病機轉

大腦的基底核內有所謂的黑質(substantia nigra)和藍核(locus ceruleus)，這些構造可以分泌多巴胺(dopamine)。多巴胺主要的功能是和乙醯膽鹼(acetylcholine)相互拮抗，用來抑制乙醯膽鹼神經興奮性作用，因此多巴胺屬於抑制性神經傳遞物質。巴金森氏症病人的**黑質**和**藍核**中，可以**分泌多巴胺的神經元逐漸減少**，因此失去了神經抑制的功能，使神經系統受到乙醯膽鹼過度的刺激而引起**震顫**(tremor)、**肌肉僵直**(rigidity)、**動作遲緩**(bradykinesia)、**步伐異常**(gait disturbance)和**運動不能**(akinesia)等。

臨床表現

震顫是巴金森氏症最常見的臨床表現，特點就是手、腳或是臉部會有不自主的抖動。肌肉僵直則會造成病患行走困難、動作不靈活。動作遲緩的結果，病患常會有所謂的面具臉(mask face)，因為臉部表情需要有很多精細的神經肌肉配合，巴金森氏症患者缺乏這方面的功能，因此病患臉部表情的表現較為困難而形成所謂的面具臉。

臨床治療

因為巴金森氏症的病因是缺乏多巴胺，造成無法拮抗乙醯膽鹼，所以治療方式主要是以給予類似多巴胺或是可以拮抗乙醯膽鹼的藥物。

亨汀頓氏症

亨汀頓氏症，又稱為亨汀頓氏舞蹈症(Huntington's chorea)，是一種家族性**體染色體顯性遺傳疾病**，主要因為**第4對染色體**上的基因大量重複排列，導致大腦內**基底核**的尾核(caudate nucleus)、被殼(putamen)和蒼白球(globus pallidus)持續退化，而引起病人無法控制運動、心智逐漸退化、終至死亡。病人的臨床病程和第4對染色體上重複排列的基因數目有關係，複製排列的基因數目越多，病人越早發病，也越早死亡。

亨汀頓氏症的病人常因為無法控制運動而造成**不自主性運動**，就像舞者在舞蹈一樣，所以又稱為亨汀頓氏舞蹈症。到目前為止，亨汀頓氏症並無有效的治療方法。

✿ 15-8　其他神經系統病變

中樞神經系統相當的精細複雜，所以有相當多的疾病，除了上述六大分類的疾病外，有一些其他的病變也相當重要，如：癲癇、庫賈氏病、去髓鞘、阿茲海默氏病等疾病，將分別簡介於後。

癲癇

癲癇(epilepsy)，俗稱羊癲瘋，是腦神經細胞**不正常放電**所產生的現象。癲癇的原因大多不明，但是有不少先天性或是後天性的原因都會造成腦部不正常的放電。這些原因包括有腦外傷、腦部腫瘤、缺氧性腦病變、腦部感染、退化性腦病變等。

➔ 臨床表現

　　主要和腦部不正常放電的區域有關。如果病患**整個腦部同時不正常放電**，常會引起意識昏迷、全身痙攣(convulsion)、口吐白沫，甚至大小便失禁等，這種發作稱為僵直陣攣發作(tonic-clonic seizure)或**大發作**(grand mal)。如果病患整個腦部同時不正常放電，但是病患只有**短暫失去意識**、局部身體變化等，這種發作稱為失神性發作(absence seizure)或**小發作**(petit mal)。如果只有部分腦部不正常放電，引起部分感覺異常和局部身體變化，這種發作稱為**局部發作**(partial seizure)。

➔ 局部發作與全身發作的型態

　　癲癇的局部發作可分成單純與複雜類型，單純部分發作者是發作時患者仍保有意識，四肢可能有刺痛、情緒變化、部分肢體僵直或抽搐；複雜性部分發作者則是發作時失去意識，併發不尋常的身體行為。

　　癲癇的全身型發作嚴重，分成6項主要類別：(1)失神性發作(absences)：患者迅速短暫失去知覺，可能會快速眨眼或抖動嘴唇；(2)肌陣攣發作(myoclonic seizures)：又稱肌抽躍型發作；上半身痙攣或抽搐，可能仍有意識；(3)陣攣發作(clonic seizures)：抽搐的持續較長，失去意識；(4)失張力發作(atonic seizures)：肌肉瞬間放鬆，可能會因此跌倒；(5)強直發作(tonic seizures)：肌肉突然僵直化，有造成傷害的危險；(6)強直陣攣發作(tonic-clonic seizures)：分成2階段，一開始僵直，然後抽搐，可能持續更長的時間。

庫賈氏病

　　庫賈氏病(Creutzfeldt-Jakob disease, CJD)相當罕見且具致死性，是一種人類的傳播性海綿狀腦病變(transmissible spongiform encephalopathy)（圖15-17），其他的人類海綿狀腦病變還包括有新型庫賈氏病(variant CJD)、庫魯症(Kuru)、致死性家族性失眠症(fatal familial insomnia)等；至於動物海綿狀腦病變包括有羊搔癢症(scrapie)、牛海綿狀腦

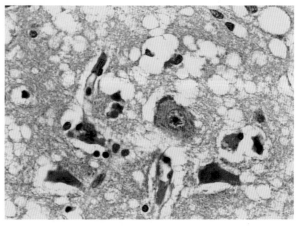

➔ **圖 15-17** 病變神經突起，構成網狀結構，神經細胞內出現大量空泡，呈現海綿狀。

病變（bovine spongiform encephalopathy (BSE)，又稱為狂牛症）等。傳播性海綿狀腦病變的致病原是一種稱為prion (PrP)的傳染性蛋白質。庫賈氏病可分為散發性、遺傳性及傳播性。人類受到prion感染的主要途徑為有狂牛症的牛的肉品、藥物製劑、硬腦膜、角膜器官移植等。

去髓鞘疾病

中樞神經系統內的寡樹突膠細胞和周邊神經系統內的許旺氏細胞可以伸出細胞突，以同心圓方式包圍神經纖維而形成所謂的髓鞘(myelin sheath)。髓鞘的作用主要在隔絕神經細胞和周邊細胞之間的電氣反應，讓神經細胞之間的反應可以傳遞下去。如果髓鞘因為先天性或是後天性的因素造成傷害，就會干擾正常神經細胞之間的訊息傳遞，這類疾病統稱為去髓鞘疾病(demyelination diseases)。

先天性去髓鞘疾病的主要代表為腦白質失養症(leukodystrophy)，後天性去髓鞘疾病的主要代表為多發性硬化症(multiple sclerosis)。

一、腦白質失養症

腦白質失養症是因為先天遺傳變異而導致髓鞘產生減少的疾病，髓鞘減少會造成腦部的白質變少，因此稱為腦白質失養症。臨床上的表現是病程不斷的惡化而終至死亡。腎上腺腦白質失養症(adrenal leukodystrophy)患者是因為母親之X性染色體病變，導致過氧化小體中缺乏一種酵素，因此血液中的長鏈飽和脂肪酸過高，堆積於腎上腺皮質與大腦白質上，造成腎上腺與中樞神經系統白質病變。病童剛出生時外觀正常，但開始發病時大多會狂叫、喪失說話能力、四肢萎縮與殘餘一點點意識，接著癱瘓在床呈植物人狀態，最後死亡。發病至死亡歷時數個月至數年。

二、多發性硬化症

多發性硬化症是**中樞神經系統內最常見的去髓鞘疾病**，這種疾病在歐美國家，特別是**北歐地區**最多，亞洲地區則較少。多發性硬化症較好發於**年輕及中年女性**，致病原因不明，目前認為它可能是屬於自體免疫疾病的一種，因為臨床發現不少這類病人的血液中，存在著可攻擊髓鞘的淋巴球。多發性硬化症在腦部或是脊髓都有可能發生，所以叫做「多發性」硬化症。在巨觀下，這類病人的腦部或是脊髓常會有斑塊形成，斑塊形成的區域是發生去髓鞘的地方，在顯微鏡下可以看到有明顯的髓鞘崩解，而其所包圍的神經軸突則相對正常。去髓鞘的地方，有時可見大量淋巴球圍繞血

管邊。多發性硬化症的臨床症狀主要和去髓鞘的發生區域有關。和白質障礙不一樣的是，多發性硬化症的臨床病程常時好時壞，有人可能在病發後不久死亡，但有人卻可能存活很久。

阿茲海默氏病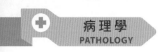

阿茲海默氏病(Alzheimer's disease)是由德國神經科學家愛羅斯·阿茲海默(Alois Alzheimer)發現，因此以其名命名。此病為一種不可逆、進展性的腦部疾病，主要病變是大腦皮質發生萎縮現象。臨床表現是逐步惡化且明顯的記憶力喪失、語言表達能力異常、性格改變、認知功能變差，以及無法自理生活等。

病理變化為澱粉樣蛋白老化斑(Amyloid plaques)及神經纖維糾結(Neurofibrillary tangles)的形成、腦中神經細胞間連結的喪失，和這些神經細胞的凋亡。阿茲海默氏病分為兩種：早發型阿茲海默氏病（發病年齡在30~65歲）及晚發型的阿茲海默氏病（發病年齡在65歲之後），已知都跟基因具有關聯性。

一、早發型阿茲海默氏病

約占阿茲海默氏病病人中的5%，具遺傳性，因此又稱家族性阿茲海默氏病。目前已知分別是位於第21、14、1對染色體上的澱粉樣蛋白前驅蛋白(Amyloid Precursor Protein, APP)、早老蛋白一號(Presenilin 1)、及早老蛋白二號(Presenilin 2)基因變異及這些變異所形成的不正常蛋白質所引起。其皆會造成β型澱粉樣蛋白的形成量上升，β型澱粉樣蛋白是澱粉樣蛋白前驅蛋白(APP)形成的腦中老化斑塊主要成分。

二、晚發型阿茲海默氏病

大多數的阿茲海默氏病是屬於此型，至今仍未發現特定的致病基因，目前已知罹病風險是受到遺傳因子跟環境因子共同影響。當帶有載脂蛋白基因(APOEε4)會提高罹患晚發型阿茲海默氏病的風險。

腕隧道症候群

腕隧道症候群(carpal tunnel syndrome)是正中神經通過手腕時產生神經病變，引發相關的症狀，包含掌側拇指、食指、中指至一半的無名指麻木。手腕創傷、長期使用電腦者、有系統性疾病病史，例如糖尿病合併神經病變者以及肥胖等，是腕隧道症候群的危險因子。

參考資料 ▶ REFERENCE

朱旆億、李進成、郭雅雯(2023)·*全方位護理應考e寶典－病理學*（十五版）·新文京。

Burger, P. C., & Scheithauer, B. W. (2007). *Afip Atlas of tumor pathology series 4: Tumors of the central nervous system*. American Registry of Pathology.

Kumar, V., Abbas, A. K., Fausto, N., & Aster, J. C. (2014). *Robbins and Cotran pathologic basis of disease* (9th ed.). Saunders.

Louis, D. N., Ohgaki, H., Wiestler, O. D., & Cavenee, W. K. (2007). *WHO classification of tumors of the central nervous system* (4th ed.). World Health Organization.

Love, S., Louis, D. N., & Ellison, D. W. (2008). *Greenfield's neuropathology* (8th ed.). Oxford University Press.

Rosai, J. (2011). *Rosai and Ackerman's surgical pathology* (10th ed.). Mosby.

圖片來源：

圖15-14、圖15-17引用自劉信雄、賴宗鼎、彭瓊珥、蕭婉玉、韋建華(2005)·於王志生總校·*病理學*·新文京。

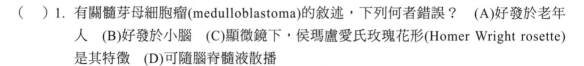

( )1. 有關髓芽母細胞瘤(medulloblastoma)的敘述，下列何者錯誤？ (A)好發於老年人 (B)好發於小腦 (C)顯微鏡下，侯瑪盧愛氏玫瑰花形(Homer Wright rosette)是其特徵 (D)可隨腦脊髓液散播

( )2. 失智症(dementia)最常見的原因是：(A)阿茲海默氏病(Alzheimer disease) (B)腦血管疾病(cerebrovascular disease) (C)亨汀頓氏病(Huntington disease) (D)巴金森氏病(Parkinson disease)

( )3. 產生多處髓鞘脫失(demyelination)但神經軸索(axon)相對無恙的是下列何種疾病？ (A)一氧化碳中毒 (B)多發性硬化症(multiple sclerosis) (C)阿茲海默氏病(Alzheimer disease) (D)巴金森氏症(Parkinson disease)

( )4. 重症肌無力(Myasthenia gravis)中，自體抗體所結合的目標為何？ (A)神經末梢內乙醯膽鹼分泌泡(acetylcholine vesicle) (B)血清中游離之乙醯膽鹼(acetylcholine) (C)肌肉表面的乙醯膽鹼接受體(acetylcholine receptor) (D)血清中乙醯膽鹼分解酶(acetylcholine esterase)

( )5. 髓芽母細胞瘤(medulloblastoma)好發於： (A)大腦半球 (B)小腦 (C)腦幹 (D)腦室

( )6. 杜仙氏肌肉萎縮症(Duchenne's muscular dystrophy)是何種蛋白的基因出現異常所導致的疾病？ (A)肌肉收縮蛋白(dystrophin) (B)肌動蛋白(actin) (C)肌凝蛋白(myosin) (D)結蛋白(desmin)

( )7. 下列位置何者發生顱內先天性動脈瘤(arterial aneurysm)的機率最高？ (A)威利氏環(circle of Willis)前交通動脈(anterior communicating artery)處 (B)內頸動脈(internal carotid artery)進入威利氏環(circle of Willis)處 (C)威利氏環(circle of Willis)後交通動脈(posterior communicating artery)處 (D)基底動脈(basilar artery)進入威利氏環(circle of Willis)處

( )8. 下列何種神經傳遞物質之缺乏與巴金森氏症(Parkinson's disease)的關係最密切？ (A)腎上腺素 (B)多巴胺 (C)麩胺酸 (D)P物質

( )9. 下列何種疾病有腦皮質萎縮且顯微鏡觀察下有神經斑塊(plaques)及神經纖維糾結(neurofibrillary tangles)的病理變化？ (A)巴金森氏病(Parkinson's disease) (B)阿茲海默病(Alzheimer disease) (C)亨汀頓舞蹈症(Huntington disease) (D)運動神經元疾病(motor neuron disease)

（　）10.腦部蜘蛛網膜下出血(subarachnoid hemorrhage)之主要原因是： (A)梅毒 (B)外傷 (C)動脈硬化破裂 (D)先天性動脈瘤破裂

（　）11.小孩髓母細胞瘤(medulloblastoma)主要發生於何部位？ (A)大腦額葉 (B)側腦室 (C)小腦 (D)腦膜

（　）12.中老年人出現震顫、肌肉僵直、動作遲緩、步態異常和動作不能等情形，最有可能是下列那種疾病？ (A)阿茲海默氏病(Alzheimer disease) (B)巴金森氏病(Parkinson disease) (C)狂犬病(rabies) (D)腦震盪(concussion)

（　）13.下列何者為非外傷腦實質出血(nontraumatic intraparenchymal hemorrhage)的主要原因？ (A)抽菸 (B)喝酒 (C)糖尿病 (D)高血壓

（　）14.有一70歲男性，記憶力減退，做事困難，無法正確從事熟悉的動作，需請備人照顧，最有可能罹患下列哪種疾病？ (A)狂犬病(rabies) (B)腦炎(encephalitis) (C)阿茲海默氏病(Alzheimer disease) (D)動脈瘤(aneurysm)

（　）15.亨汀頓氏病(Huntington disease)主要是腦部何部位神經元持續退化所致？ (A)杏仁核 (B)紅核 (C)尾核 (D)黑質

（　）16.下列有關巴金森氏病(Parkinson's disease)之敘述，何者正確？ (A)是嚴重之中樞神經畸形所致 (B)銅代謝先天性酵素障礙 (C)症狀多樣、易緩解及復發之神經髓鞘疾病 (D)含有黑色素之神經元細胞消失

（　）17.下列何種星狀細胞瘤(astrocytoma)的預後比較好？ (A)毛狀細胞星狀細胞瘤(pilocytic astrocytoma) (B)瀰漫性星狀細胞瘤(diffuse astrocytoma) (C)退行分化性星狀細胞瘤(anaplastic astrocytoma) (D)多形性神經膠母細胞瘤(glioblastoma multiforme)

（　）18.下列有關阿茲海默氏病(Alzheimer disease)的敘述，何者錯誤？ (A)好發於50歲之後 (B)最初症狀以運動功能受損為表現方式 (C)可退化到失智狀態 (D)大腦呈明顯萎縮、腦迴變寬、腦室擴大

（　）19.下列有關亨汀頓氏病(Huntington disease)的敘述，何者錯誤？ (A)為體染色體隱性遺傳 (B)通常在成年之後才發病 (C)非自主性的運動（舞蹈症chorea）以及失智症是其特色 (D)病人腦部通常會較小而輕，尤其是尾核(caudate nucleus)萎縮明顯

（　）20.顳骨骨折並傷到中腦膜動脈，易造成哪一種病變？ (A)硬腦膜上血腫 (B)硬腦膜下血腫 (C)蜘蛛膜下腔出血 (D)腦室出血

（　）21.下列哪條血管與硬腦膜外血腫(epidural hematoma)關聯性最大？ (A)上矢狀靜脈(superior sagittal vein) (B)中腦膜動脈(middle meningeal artery) (C)腦膜橋靜脈(bridging vein) (D)前大腦動脈(anterior cerebral artery)

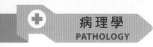

（　）22.5歲小男孩，出現腦壓增加、步履不穩的症狀，腦部電腦斷層掃描發現小腦中間有一生長迅速的腫瘤，下列何者是最可能的診斷？　(A)髓芽母細胞瘤(medulloblastoma)　(B)室管膜瘤(ependymoma)　(C)星狀細胞瘤(astrocytoma)　(D)寡突膠細胞瘤(oligodendroglioma)

學習評量
解答請掃描
QR Code

CHAPTER **16**

內分泌系統疾病

編著者◎李正華

<< 本章大綱

PATHOLOGY

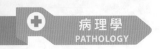病理學
PATHOLOGY

內分泌系統為一些無管腺體，其分泌物直接進入血管，藉著血液循環到達並作用於身體的其他部位。人體之內分泌腺包括腦下腺（腦下垂體）、甲狀腺、副甲狀腺、腎上腺、胸腺、胰臟內分泌組織、性腺（卵巢和睪丸）等（圖16-1）。內分泌腺的分泌物稱為激素（hormone，又稱為荷爾蒙）。激素分泌過多或不足均會造成機能異常。

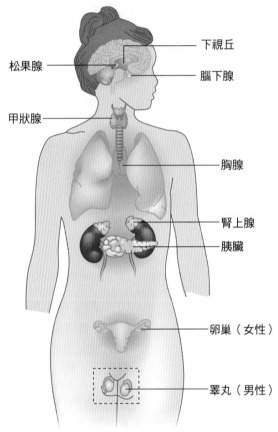

下視丘
松果腺
腦下腺
甲狀腺
胸腺
腎上腺
胰臟
卵巢（女性）
睪丸（男性）

▶ 圖 16-1　內分泌系統概觀。

✹ 16-1　腦下腺疾病

腦下腺(pituitary gland)位於顱底的蝶鞍(sella turcica)，重約0.5公克，直徑約1公分，以腦下腺柄與下視丘相連，分為腦下腺前葉與腦下腺後葉。腦下腺疾病可發生在前葉或後葉，因其位於蝶鞍，除造成內分泌失調外，也會引起質塊效應(mass effect)，使蝶鞍變大，因而壓迫下視丘、視交叉、海綿竇等，甚至使顱內壓力增加。下視丘與腦下腺皆會分泌激素，其關係如圖16-2。

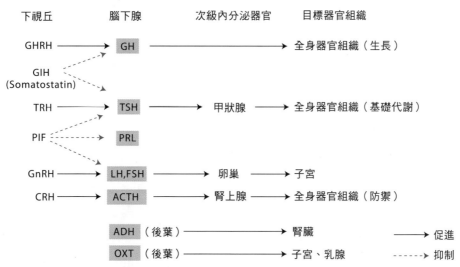

下視丘　　　　　脑下腺　　　　　次級內分泌器官　　　　目標器官組織

GHRH ────→ GH ──────────────────→ 全身器官組織（生長）

GIH
(Somatostatin)

TRH ────→ TSH ──→ 甲狀腺 ──→ 全身器官組織（基礎代謝）

PIF ----→ PRL

GnRH ────→ LH,FSH ──→ 卵巢 ──→ 子宮

CRH ────→ ACTH ──→ 腎上腺 ──→ 全身器官組織（防禦）

ADH （後葉）──────────────→ 腎臟　　　　　───→ 促進

OXT （後葉）──────────────→ 子宮、乳腺　　----→ 抑制

▶ **圖 16-2**　下視丘與脑下腺之關係。

脑下腺前葉疾病

一、脑下腺機能亢進 (Hyperpituitarism)

引起脑下腺機能亢進的原因，包括有下列幾種：

1. **脑下腺瘤**(pituitary adenoma)：**引起脑下腺機能亢進最常見的原因**。

2. 脑下腺癌(pituitary carcinoma)：相當少見，需要有臨床上證實有轉移的現象才可診斷為脑下腺癌，光由病理組織型態並無法加以確診。

3. 脑下腺某種細胞過度增生(hyperplasia)：較少見，但也會引起脑下腺機能亢進。

脑下腺機能亢進的最常見原因為前葉腫瘤，包括泌乳素(PRL)瘤、分泌生長激素(GH)之脑下腺瘤、分泌皮促素(ACTH)之脑下腺瘤、分泌甲促素(TSH)之脑下腺瘤、分泌性促素(FSH、LH)之脑下腺瘤等。

脑下腺機能亢進所引起的症狀，較常見者包括有下列幾種：

1. 皮促素(ACTH)分泌過多：引起**庫欣氏症候群**(Cushing's syndrome)。

2. 甲促素(TSH)分泌過多：引起甲狀腺機能亢進(hyperthyroidism)。

3. 濾泡刺激素(FSH)分泌過多：引起性腺機能低下(hypogonadism)。

4. 黃體生成素(LH)分泌過多：引起性腺機能低下。

5. 泌乳素(PRL)分泌過多：在女性引起**無月經**(amenorrhea)、**泌乳**(galactorrhea)；在男性引起陽萎、不孕。

6. 生長激素(GH)分泌過多：若發生於青春期生長骨骺板癒合之前，易形成**巨人症**(gigantism)；發生於青春期生長骨骺板癒合之後，會導致**肢端肥大症**(acromegaly)。

二、腦下腺機能低下 (Hypopituitarism)

　　腦下腺機能低下為一種或數種腦下腺激素分泌不足，其原因可為**非分泌性腦下腺瘤**、Sheehan氏症候群、腦下腺中風(apoplexy)、外傷、醫源性(iatrogenic)、空鞍症候群(empty sella syndrome)等，也可能因下視丘的疾病所導致，如神經膠瘤(glioma)、顱咽瘤(craniopharyngioma)、胚細胞瘤(germinoma)等。腦下腺激素缺乏以生長激素最先開始，接著是性促素（黃體生成素和濾泡刺激素），最後是甲促素和皮促素。

　　腦下腺機能低下可導致甲狀腺機能低下、性腺無法發育、腦下腺侏儒症、腎上腺機能低下等。

1. **Sheehan氏症候群**(Sheehan's syndrome)：又稱Simmonds氏病(Simmonds' disease)，病因為**女性產後**出血所造成的腦下腺壞死，其形成原因為懷孕時，腦下腺變大，壓迫供應的血管，使血流減少。生產時，因為大量失血，血壓下降，使供應腦下腺的血流更少而引起**腦下腺缺血而壞死**。之後會引起腦下腺機能過低。依壞死程度不同而有不同的症狀，如缺乏甲狀腺刺激素則導致甲狀腺機能低下，缺乏泌乳素則導致不能泌乳及乳腺萎縮，缺乏性促素則導致停經、不孕等。

2. **腦下腺中風**：腺瘤壓迫到正常的腦下腺，導致其萎縮、壞死，若併有次發性出血時，則稱為腦下腺中風。

3. **空鞍症候群**：指蝶鞍部中的腦下腺消失，大多數其形成原因不明，少部分已知的原因包括腦下腺壞死等。

三、腦下腺瘤

　　腦下腺瘤之流行率估計占所有解剖病例的10~20%，遠超過臨床上被發現的腦下腺瘤。然而，由於現代生化和神經放射診斷技術的進步，以及外科技術學的改進，已對腦下腺瘤的診斷及治療發生革命性的影響。

　　腦下腺瘤生長速度較慢，大小不一，大者直徑達10公分，小者小於1公分皆有。腫瘤界線清楚，質地柔軟，色呈灰白或粉紅色，部分出現壞死、纖維化的病變。腦下腺過去依組織特別染色分成難染色性、嗜酸性或嗜鹼性，現在則用免疫組織化學染色法和電子顯微鏡技術，根據它們分泌的激素來分類，分為功能性與無功能性腦下腺瘤。

　　微小腺瘤(microadenoma)是指直徑小於1公分的鞍內腺瘤；而**巨大腺瘤**(macroadenoma)是指直徑大於1公分且造成局部或廣泛性鞍腫大者。微小腺瘤經常是根據激素過多所引起的症狀或徵兆來診斷。

1. **泌乳素瘤**(prolactinoma)：造成高泌乳素血症(hyperprolactinemia)的腦下腺瘤，約占原發性腦下腺瘤的40~60%。泌乳素瘤大小不一，從微小腺瘤（最常由腦下腺前葉的外側翼長出）到侵犯蝶鞍外的巨大腺瘤都有。顯微病理變化為難染色細胞腺瘤(chromophobic adenoma)，但可由免疫染色染出位於Golgi氏體內的泌乳素。有時可見內分泌類澱粉與砂狀體(psammoma bodies)。乳泌素(PRL)分泌過多，在女性易引起無月經、過度泌乳，而在男性易引起陽萎、不孕等。

2. **分泌生長激素之腦下腺瘤**(somatotrope adenoma)：約占所有原發性腦下腺瘤的20%。這類腫瘤若發生在骨骺(epiphysis)未關閉的青少年時，會造成**巨人症**；若發生在骨骺已關閉之成年人時，則造成**肢端肥大症**。75%為巨大腺瘤，顯微病理變化為難染色細胞腺瘤及嗜酸性細胞腺瘤(acidophilic adenoma)（圖16-3）。細胞質中可觀察到神經內分泌顆粒，血中生長激素分泌升高。

3. **分泌皮促素之腦下腺瘤**(corticotrope adenoma)：約占所有原發性腦下腺瘤的10~20%。分泌ACTH，然後造成腎上腺皮質過度分泌，形成庫欣氏症候群。它在女性比較容易出現；女性與男性之比率大約是8:1。顯微病理變化為發現時不管細胞染色是嗜鹼性或難染色性腺瘤，幾乎總是屬於良性的微小腺瘤，超過50%的腺瘤是直徑5 mm以內的。

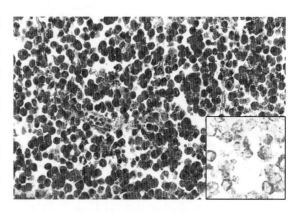

▶ **圖 16-3**　腦下腺嗜酸性細胞腺瘤。免疫組織化學染色：生長激素陽性。

腦下腺瘤若是增大因而壓迫到附近組織，則常見情形包括有以下幾種：

1. **視神經交叉**(optic chiasm)：壓迫到視神經交叉，造成視野缺損、兩側顳半側盲(bitemporal hemianopsia) 等症狀。

2. **動眼神經**(oculomotor nerve)：壓迫到第三對腦神經（動眼神經），易引起複視(diplopia)、眼瞼下垂(ptosis)等症狀。

3. **腦下腺中風**(pituitary apoplexy)：腺瘤壓迫到正常的腦下腺，導致其萎縮、壞死，若併有次發性出血時，則稱為腦下腺中風。

腦下腺後葉疾病

腦下腺後葉亦稱神經性垂體(neurohypophysis)，可分泌**抗利尿激素**(antidiuretic hormone, ADH)及**催產素**(oxytocin)。腦下腺後葉疾病主要為抗利尿激素(ADH)的分泌過多或不足。ADH分泌不足，引起多尿(polyuria)、乾渴(polydipsia)及血鈉過高，即所謂**尿崩症**(diabetes insipidus)，通常原因不明，其他原因如：腦部外傷、腦部放射線治療、腫瘤壓迫、感染等。ADH分泌不足的病人，尿液排出大增，造成多尿症狀。水分排出大增，造成血液濃度上升，血鈉過高，引發劇渴感。

ADH分泌不當症候群(syndrome of inappropriate antidiuretic hormone, SIADH)為ADH的分泌與血漿滲透壓失調，使得水分吸收過多、細胞外液增加及血鈉過低，引起的臨床症狀包括有尿液排出減少、水分排出減少，造成血液濃度下降，血鈉過低。其原因為**肺小細胞癌**、肺結核或顱內出血等原發性中樞神經系統疾病。ADH分泌不當症候群也是屬於副贅瘤症候群(paraneoplastic syndrome)的一類。

16-2 甲狀腺疾病

甲狀腺(thyroid gland)位於頸部前方，形狀如蝴蝶，其中如蝴蝶形的雙翅部位即為甲狀腺的左右兩葉，其兩葉之間則為甲狀腺峽部(isthmus)。甲狀腺峽部位於環狀軟骨下方，而兩葉則貼於甲狀軟骨兩側的下部。兩葉的後緣各有一對副甲狀腺。正常成人的甲狀腺約重20公克。

顯微鏡下，甲狀腺由許多濾泡所組成，其內為膠體(colloid)，含有甲狀腺激素，由濾泡上皮細胞所圍繞，並負責分泌三碘甲狀腺素(triiodothyronine, T_3)和四碘甲狀

腺素(thyroxine; tetraiodothyronine, T_4)。濾泡間有一些源自神經嵴的細胞,稱為濾泡旁細胞(parafollicular cell)或C細胞(C cell),負責分泌降鈣素(calcitonin)。

甲狀腺機能亢進

甲狀腺機能亢進(hyperthyroidism)為過多的甲狀腺激素(T_3及T_4)所造成的一種臨床症候群,是一種很常見的內分泌疾病。造成此症候群的疾病很多,最常見的是**葛瑞夫茲氏病**(Graves' disease),其他尚包括:結節性甲狀腺腫、甲狀腺腺瘤、甲狀腺炎等;服用過量甲狀腺激素或含碘物質等亦可能造成此症。

甲狀腺機能亢進造成基礎代謝率增加,症狀包括:自覺症狀如**緊張、多汗、怕熱、心悸**、疲倦、食慾增加、**體重減輕**、四肢無力、失眠等;他覺症狀如**顫抖**、甲狀腺腫、皮膚變化、眼睛症狀等。

➡ 葛瑞夫茲氏病 (Graves' Disease)

葛瑞夫茲氏病又稱為瀰漫性毒性甲狀腺腫(diffuse toxic goiter),占甲狀腺機能亢進病例之90%,好發於**女性**,致病機轉與**自體免疫反應**有關。臨床上的典型特徵為甲狀腺瀰漫性增生(diffuse hyperplasia)、甲狀腺機能亢進的系列表現、浸潤性眼球病變(又叫做**突眼症**(exophthalmos),如圖16-4)、浸潤性皮膚病變(如**脛前黏液水腫**(pretibial myxedema))、**甲狀腺毒性心肌病**(thyrotoxic cardiomyopathy)以及肢端病變。

患者體內產生可與TSH接受器結合的自體抗體,統稱為長效作用之甲狀腺刺激物質(long-acting thyroid stimulator, LATS)。這些自體抗體與TSH接受器結合後,促使甲狀腺分泌激素並造成甲狀腺瀰漫性增生腫大,使血中甲狀腺素增加,TSH則因甲狀腺素之負迴饋抑制而濃度下降(圖16-5)。

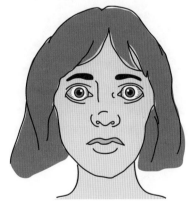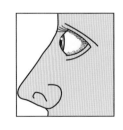

➡ 圖 16-4 突眼症 (exophthalmos)。

葛瑞夫茲氏病的巨觀病理變化為瀰漫且對稱性的甲狀腺腫大,比正常大2~4倍。外觀可觀察到甲狀腺成紅色充血狀、表面光滑,切開後,裡面呈灰紅色;顯微病理變化為濾泡上皮增生且擠成皺摺狀,並有小濾泡產生,濾泡內的膠質明顯減少,濾泡間有淋巴球浸潤及血管增生(圖16-6)。

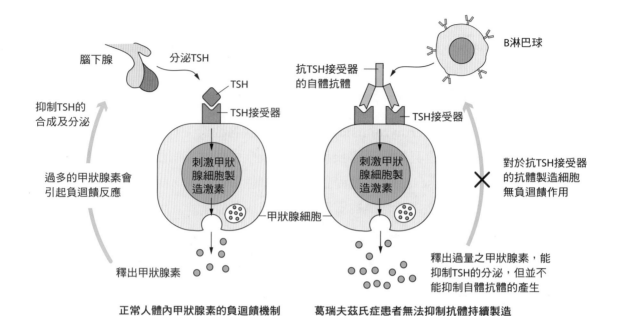

腦下腺

分泌TSH

抑制TSH的
合成及分泌

TSH

TSH接受器

刺激甲狀
腺細胞製
造激素

過多的甲狀腺素會
引起負迴饋反應

甲狀腺細胞

釋出甲狀腺素

正常人體內甲狀腺素的負迴饋機制

B淋巴球

抗TSH接受器
的自體抗體

TSH接受器

刺激甲狀
腺細胞製
造激素

對於抗TSH接受器
的抗體製造細胞
無負迴饋作用

釋出過量之甲狀腺素，能
抑制TSH的分泌，但並不
能抑制自體抗體的產生

葛瑞夫茲氏症患者無法抑制抗體持續製造

▶ 圖 16-5　葛瑞夫茲氏病的病理機制。

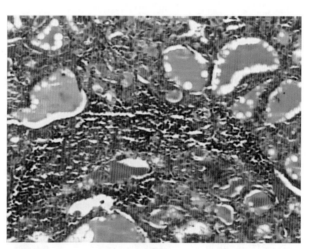

▶ 圖 16-6　濾泡有上皮細胞的吸收空泡，間質淋巴組織增生。

甲狀腺機能低下

　　甲狀腺機能低下(hypothyroidism)是指甲狀腺素不足，影響全身新陳代謝所造成的症候群。下視丘分泌甲釋素(thyroid releasing hormone, TRH)可促使腦下腺前葉分泌甲促素(TSH)，而甲促素則促使甲狀腺分泌甲狀腺激素（圖16-7）。因此甲狀腺機能低下可分為原發性（缺乏甲狀腺激素）、續發性（缺乏甲促素）和再發性（缺乏甲釋素）。

絕大部分的甲狀腺機能低下為原發性，原因可為：

1. 先天性甲狀腺發育不良：包括無甲狀腺及甲狀腺發育不全、異位等。

2. 甲狀腺組織受到破壞：例如因甲狀腺機能亢進而進行手術切除或放射碘治療後，以及自體免疫性甲狀腺炎（橋本氏甲狀腺炎）等。

3. 甲狀腺激素合成障礙：例如碘缺乏或碘過多、抗甲狀腺藥物治療、遺傳性甲狀腺素合成障礙等。

　　甲狀腺機能低下的症狀輕重程度不一，輕者可能無症狀，嚴重者可造成**黏液水腫**(myxedema)。若發生於嬰兒及幼童，可造成**呆小症**(cretinism)。

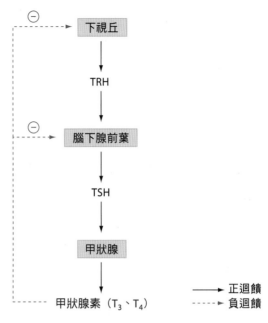

▶ 圖 16-7　甲狀腺激素分泌的調控機制。

一、黏液水腫

　　黏液水腫可為自體免疫性甲狀腺炎（如：橋本氏甲狀腺炎）、服用抗甲狀腺藥物、以放射性碘治療、嚴重碘缺乏或甲狀腺手術切除過多等因素引起。

◉ 病理變化

　　其甲狀腺變小、變硬、變白，濾泡缺乏膠質，膠原纖維分解或斷裂而變得鬆弛，濾泡上皮細胞的細胞質變紅且有顆粒，並且有很多淋巴球及漿細胞浸潤。

◉ 臨床表現

　　由於甲狀腺機能低下，組織間質內出現大量類黏液（胺基多醣）積聚。臨床表現包括疲倦、嗜睡、記憶力衰退、畏寒、少汗、皮膚乾燥及粗糙、體重增加、便祕、眼瞼及臉部水腫、舌頭粗大、動作及思考遲緩等；此外，可能因心輸出量減少而有換氣不足的情形。

二、呆小症

在胎兒或嬰幼兒時期，若甲狀腺素的合成或分泌**嚴重不足**，容易導致生長發育及心智發展障礙，稱為呆小症。臨床表現包括大腦發育不全、**智力低下**、表情痴呆、骨形成及成熟障礙，四肢短小，形成侏儒（圖16-8）。

甲狀腺炎 🔬

常見的甲狀腺炎(thyroiditis)包括：橋本氏甲狀腺炎、亞急性甲狀腺炎及Riedel氏甲狀腺炎。

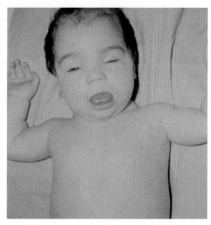

▶ 圖 16-8　呆小症。（引用自：Fox, S. I.(2006)．*人體生理學*（于家城等譯；四版）．麥格羅·希爾國際出版公司。）

一、橋本氏甲狀腺炎 (Hashimoto's Thyroiditis)

好發於中年女性，目前被認為是一種**自體免疫疾病**。血中有抗微粒抗體(antimicrosomal antibody)及抗甲狀腺抗體(antithyroid antibody)等自體抗體，並且抑制型T細胞(suppressor T cell)數目減少。甲狀腺呈對稱性腫大、結節狀，與周邊組織無粘連；切開後裡面為灰黃或灰白色；顯微鏡下的變化為甲狀腺為淋巴球所浸潤，且會形成淋巴球濾泡(follicle)。甲狀腺濾泡上皮被破壞，膠體(colloid)變少。臨床上常呈現為甲狀腺無毒性瀰漫性腫大，**晚期一般有甲狀腺機能低下的表現**。

二、亞急性甲狀腺炎 (Subacute Thyroiditis)

又稱為**肉芽腫性甲狀腺炎**(granulomatous thyroiditis)或 **de Quervian氏甲狀腺炎**(de Quervian's thyroiditis)，較常發生於30~50歲的女性。一般認為，與病毒感染有關，病理變化的特徵為部分甲狀腺濾泡受破壞，嗜中性球、嗜酸性球、漿細胞、淋巴細胞浸潤，形成肉芽腫（圖16-9），部分有小膿瘍發生。外觀可見不同

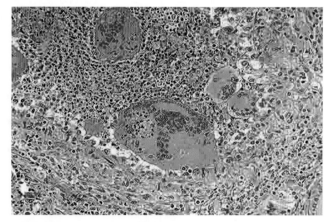

▶ 圖 16-9　亞急性甲狀腺炎。

型態的腫大，實質狀，切開後裡面為淡黃或灰白色；病情恢復時，濾泡上皮會形成瘢痕、纖維化。臨床表現包括發燒、疲倦、缺乏食慾、肌痛，並伴隨程度不一的甲狀腺腫大。甲狀腺發炎及甲狀腺機能亢進之症狀通常可在2~6週緩解。

三、Riedel氏甲狀腺炎 (Riedel's Thyroiditis)

又稱為**慢性纖維性甲狀腺炎**(chronic fibrous thyroiditis)，相當少見，原因不明。病理變化特徵為甲狀腺腫大、變硬，濾泡萎縮，淋巴細胞浸潤，周邊組織呈現明顯的纖維化及玻璃樣變性。臨床上，早期症狀不明顯，晚期有甲狀腺機能低下的現象。

甲狀腺腫

一、瀰漫性非毒性甲狀腺腫 (Diffuse Nontoxic Goiter)

又稱為單純性甲狀腺腫(simple goiter)，是最常見的甲狀腺疾病，依發生情形可分為地區型及偶發型：

1. 地區型甲狀腺腫(endemic goiter)：常見於**碘**攝取不足地區，例如高山地區。

2. 偶發型甲狀腺腫(sporadic goiter)：原因不明，女性發生率遠高於男性。

甲狀腺略大，充血；顯微病理變化，早期為濾泡上皮增生、濾泡內的膠質稀少；晚期則為濾泡上皮萎縮，濾泡內的膠質積聚。臺灣地區自從在食鹽中加入碘之後，就少有地區型甲狀腺腫產生，目前多為偶發型甲狀腺腫。

二、結節性甲狀腺腫 (Nodular Goiter)

常在已罹患瀰漫性非毒性甲狀腺腫後發生，可以有甲狀腺機能亢進或非毒性甲狀腺腫，不會有浸潤性眼球病變及皮膚病變。甲狀腺形成大小不一的結節（圖16-10），常伴有出血、纖維化、鈣化及囊性病變(cystic change)等病變現象。顯微病理變化為濾泡上皮增生、濾泡內的膠質積聚、局部出血、纖維化、鈣化等。

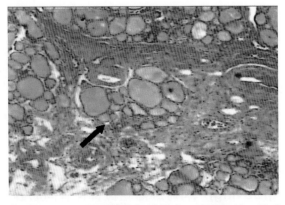

▶ **圖 16-10** 間質纖維組織增生、間隔包繞，形成大小不一之結節狀病灶。

甲狀腺腫瘤

一、濾泡腺瘤

濾泡腺瘤(follicular adenoma)為具有包囊，且表現濾泡細胞分化的良性腫瘤。有時會有退化表現，如出血、水腫、纖維化、鈣化、形成骨頭及囊腫等。

二、甲狀腺癌

甲狀腺癌約占所有惡性腫瘤的1%，其病因可能為接受X光或放射線治療、曾罹患橋本氏甲狀腺炎以及遺傳因素等。甲狀腺癌可分為：原發性甲狀腺癌、甲狀腺淋巴癌及轉移性甲狀腺癌。原發性甲狀腺癌較為常見，主要可分為乳突癌、濾泡癌、未分化癌及髓質癌。甲狀腺淋巴癌極為罕見，約占甲狀腺癌的1%。有人懷疑長期的橋本氏甲狀腺炎部分會發展成甲狀腺淋巴癌，為B細胞淋巴癌。轉移性甲狀腺癌亦極罕見，指身體其他器官的癌細胞轉移至甲狀腺。

（一）乳突癌 (Papillary Carcinoma)

由濾泡上皮細胞衍生而來，約占甲狀腺癌的50~70%，是**甲狀腺癌中最常見的類型**。惡性程度低，腫瘤生長緩慢，10年存活率約為90%。

腫瘤缺少包膜，不侷限於甲狀腺內的特定部位且為多處發生，**易由局部淋巴轉移**（約30~40%），少見經血流轉移。發病年齡在40歲以下者約占一半，女性的發生率為男性的三倍。**臨床預後相當好**，就算是已有淋巴轉移，**五年存活率仍相當高**。臨床預後較好的因素包括有：年紀小於45歲、**女性**、無淋巴轉移、腫瘤細胞分化良好等。

顯微病理變化之特徵為濾泡上皮呈現小型**乳突狀結構**(papillary structure)，**具有磨砂毛玻璃狀(groud glass)細胞核**，以及因細胞質擠入細胞核、**偽包涵體(pseudoinclusion)出現**而形成特殊的「孤兒安妮的眼睛(orphan Anne eyes)」般地細胞核；其他的細胞核則為**溝狀(grooving)，有時腫瘤組織會伴有同心圓狀鈣化的沙狀瘤小體(psammoma body)出現**（圖16-11）。

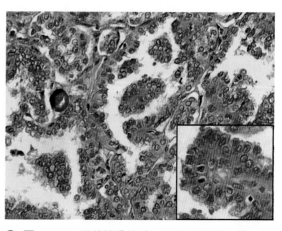

▶ 圖 16-11　甲狀腺乳突癌。可見沙狀瘤小體。

（二）濾泡癌 (Follicular Carcinoma)

臺灣地區的甲狀腺癌中，**第二常見**的組織類型即為濾泡癌，好發於**中年女性**，為顯現濾泡細胞分化的惡性腫瘤，但缺乏能診斷乳突癌的特徵。以兩種形式出現：(1)**單一結節**且分化完全，由**是否侵犯包膜**(capsular invasion)**或血管**(vascular invasion)而與濾泡腺瘤區分；(2)濾泡分化程度不一，而在甲狀腺內廣泛擴散並**侵犯血管**。

（三）髓質癌 (Medullary Carcinoma)

為顯現**甲狀腺濾泡旁細胞**(C-cell)分化之惡性腫瘤，又稱為C細胞癌(C-cell carcinoma)；多發生於40歲以後，女性稍多於男性。可能是家族遺傳性或偶發性的。**家族遺傳性約占20%**，常侵犯兩側甲狀腺，並能合併其他多發性內分泌腫瘤症候群（MEN-2A或MEN-2B）。

典型的髓質癌係由結實片狀、島型或束狀的多角形或紡錘形細胞所組成（圖16-12），這些細胞的細胞質含有許多顆粒，其中含有具免疫反應性的**降鈣素**。

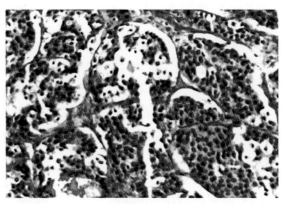

▶ **圖 16-12** 甲狀腺髓質癌。細胞大小一致，呈實性片狀。

（四）未分化癌 (Undifferentiated Carcinoma, or Anaplastic Carcinoma)

為**高度惡性**腫瘤，由濾泡上皮細胞衍生而來，含有全部或部分的未分化細胞，如梭形細胞(spindle cells)、多角形細胞(pleomorphic cells)及巨大細胞(giant cells)等，類似肉瘤(sarcoma)。約占甲狀腺癌的10%，一般在50歲以後發生而以女性稍多。它極為惡性而常迅速侵犯周邊組織或轉移到全身各器官，造成局部淋巴結腫大及疼痛、聲音沙啞、呼吸喘鳴及吞嚥困難等。患者常在診斷確定後數月內死亡。

16-3 副甲狀腺疾病

副甲狀腺(parathyroid gland)共有4個，位於甲狀腺背側，上下左右各一個，直徑約0.5公分。副甲狀腺激素(PTH)的功能為控制血中及細胞外液之鈣離子(Ca^{2+})的濃度。PTH可以增加末端腎元以及亨利氏環對於鈣的再吸收，抑制近端小管及遠端小管對於磷的再吸收，也可以增加腎臟合成活性維生素D[$1,25(OH)_2D_3$]，進而促進食物中的鈣由小腸吸收。

副甲狀腺機能亢進

原發性副甲狀腺機能亢進(primary hyperparathyroidism)之病因為副甲狀腺的增生、腺瘤或腺癌等造成副甲狀腺激素分泌增加，使血鈣異常上升（**高血鈣症**）、骨質流失造成骨質疏鬆、囊狀纖維性骨炎、泌尿道結石、腎鈣化症等病變出現。常見原因包括：

1. **副甲狀腺腺腫**(adenoma)：以女性較多，常呈現單一結節狀腫瘤。顯微鏡下呈現單一種細胞增生。

2. 副甲狀腺的**原發性增生**(primary hyperplasia)：腺體在外觀上，常呈現瀰漫性增大。顯微鏡下呈現多種細胞增生。

3. 副甲狀腺腺癌：極為少見，要判斷為副甲狀腺癌，需要具有侵犯局部器官組織或是有遠端轉移的情形。

續發性副甲狀腺機能亢進之病因為**慢性腎衰竭**、**維生素D缺乏**及吸收不良症候群等，造成**低血鈣症**，而使副甲狀腺增生，並增加副甲狀腺激素的分泌。

副甲狀腺機能低下

副甲狀腺機能低下(hypoparathyroidism)的病因包括**手術切除**、自體免疫、基因性、放射性傷害、嚴重鎂缺乏（如鐵或銅沉積病）、類肉瘤症(sarcoidosis)、類澱粉沉著症(amyloidosis)、癌轉移等。

副甲狀腺機能低下會造成**低血鈣症**。而神經及肌肉組織對於鈣離子濃度特別敏感，當游離鈣減少時，很容易引起肌肉抽搐、心律不整、癲癇發作等，如未加以適當處理，嚴重者甚至會導致死亡。

16-4　腎上腺疾病

腎上腺(adrenal gland)分為兩個部分：皮質及髓質。皮質由外而內分別為三個區域，最外層為球狀帶(zona glomerulosa)，分泌**礦物質皮質固醇**(mineralocorticoids)，其中最重要的是**醛固酮**（aldosterone，亦稱為留鹽激素）；其次為束狀帶(zona fasciculate)，分泌**糖皮質固醇**(glucocorticoids)，主要為**皮質醇**(cortisol)；最內為網狀帶(zona reticularis)，亦分泌糖皮質固醇。

腎上腺髓質源自神經嵴，細胞可分泌兒茶酚胺(catecholamines)，包括腎上腺素(epinephrine)及正腎上腺素(norepinephrine)。

腎上腺皮質機能亢進

一、庫欣氏症候群 (Cushing's Syndrome, CS)

庫欣氏症候群患者中，**女性**為男性的三倍。

◗ 臨床表現

由於**長期過多的糖皮質固醇**，促進蛋白質異化及脂肪沉積，臨床症狀為**月亮臉**(moon face)、水牛肩、鎖骨上脂肪墊、**軀幹型肥胖**(truncal obesity)、肌肉耗損、肚皮紋、葡萄糖耐受不佳、體重增加、皮膚變薄、容易瘀血、骨質疏鬆等（圖16-13）。此外，女性患者還會因腎上腺男性激素分泌過多，而造成**多毛症**(hirsutism)和**痤瘡**(acne)，並導致月經失調，甚至**無月經**(amenorrhea)。

◗ 分類

此疾病可依糖皮質固醇的來源，分為外源性及內源性兩大類：

1. 外源性(exogenous)：過量服用合成的皮質醇，是造成所謂「外源性庫欣氏症候群」最常見的原因。

2. 內源性(endogenous)：

   (1) **腦下腺瘤過度分泌皮促素(ACTH)**：是「內源性庫欣氏症候群」最常見的原因，占了庫欣氏症候群的60~70%。血中ACTH增加。

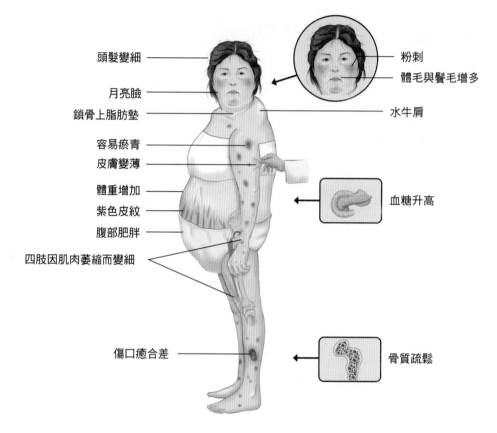

頭髮變細

月亮臉

鎖骨上脂肪墊

容易瘀青

皮膚變薄

體重增加

紫色皮紋

腹部肥胖

四肢因肌肉萎縮而變細

傷口癒合差

粉刺

體毛與鬢毛增多

水牛肩

血糖升高

骨質疏鬆

> **圖 16-13** 庫欣氏症候群的特徵。

(2) **腎上腺庫欣氏症候群**：占20~25%；腎上腺由於腫瘤或增生，分泌大量**皮質醇**，致血中ACTH降低。

(3) 異位性皮促素(ectopic ACTH)分泌症候群：占了庫欣氏症候群的10~15%；原因包括肺癌、惡性胸腺瘤等非內分泌**惡性腫瘤**。血中ACTH增加。

二、高醛固酮症 (Hyperaldosteronism)

　　高醛固酮症又稱為**Conn氏症候群**(Conn's syndrome)，為自發性醛固酮過度分泌所導致的臨床症狀，包括鉀離子流失、代謝性鹼中毒、強直性痙攣、心律不整、鈉離子和水滯留以及高血壓。最常見的原因為發生會製造醛固酮的**腎上腺皮質瘤**及腎上腺皮質增生。後者增生部位為球狀帶，兩側同時出現，可為瀰漫性或結節性。

腎上腺皮質機能低下 🔬

腎上腺皮質的解剖上或代謝上的損傷會導致原發性腎上腺機能低下(primary hypoadrenalism)；若因下視丘或腦下腺的疾病，則會引起續發性腎上腺機能低下。

1. 急性腎上腺皮質機能低下：病因常為菌血症所造成皮質壞死及髓質大量出血，如腦膜炎雙球菌、肺炎鏈球菌、葡萄球菌感染等。臨床表現為血壓下降、休克、昏迷等。

2. 慢性腎上腺皮質機能低下：又稱為**Addison氏病**(Addison's disease)，病因為**腎上腺**被結核菌所**破壞**或因自體免疫反應而損傷。礦物質皮質固醇及糖皮質固醇產量不足，造成血中鈉離子濃度下降、鉀離子濃度上升，以及糖質新生不足而造成低血糖等。

腎上腺腫瘤 🔬

一、腎上腺皮質腺瘤

腎上腺皮質腺瘤是腎上腺皮質細胞發生的一種良性腫瘤，通常為單側單發，一般較小，直徑約1~5公分，有完整包膜，對周圍組織有壓迫現象。可引起高醛固酮症或庫欣氏症候群，但通常無臨床症狀。

腎上腺皮質腺癌很少見，組織學常見侵犯到周邊組織，甚至有遠端轉移的情形。臨床表現有女性男性化及腎上腺機能亢進(hyperadrenalism)。預後不佳。

二、腎上腺髓質腫瘤

腎上腺髓質可發生神經母細胞瘤、神經節細胞瘤及嗜鉻細胞瘤等，其中以**嗜鉻細胞瘤**較為重要。

● 嗜鉻細胞瘤

嗜鉻細胞瘤(pheochromocytoma)可源自任何含有嗜鉻細胞(chromaffin cell)的器官或組織，**又稱「10%腫瘤」，因為兩側性嗜鉻細胞瘤占10%；嗜鉻細胞瘤發生在腎上腺外的機會占10%；嗜鉻細胞瘤為惡性者占10%；嗜鉻細胞瘤為家族性者占10%。**

80~90%的嗜鉻細胞瘤為偶發性，如多發性內分泌腫瘤症候群(MEN-2A, MEN-2B)等。臨床上可以無症狀，或可併有兒茶酚胺（腎上腺素及正腎上腺素）分泌過多，因而出現高血壓、心搏過速、高血糖等症狀，嚴重時甚至可導致休克、心臟衰竭、腦血管意外（中風）。

嗜鉻細胞瘤通常為**單側單發**，腫瘤可大可小，以含重鉻酸鹽(dichromate)的固定液固定後呈黑色，常有出血、壞死、鈣化及囊性病變。顯微鏡下可見索狀或巢狀細胞塊，彼此之間充滿微血管（圖16-14）。

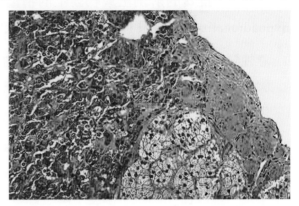

▶ 圖 16-14　嗜鉻細胞瘤。左側為腫瘤組織，右下側為正常腎上腺組織。

⊃ 神經母細胞瘤

神經母細胞瘤是**好發於孩童**的高度惡性腫瘤。絕大部分源自**腎上腺髓質**，少部分源自身體其他地方的神經節。通常發現並確診時，已有遠端轉移的現象。腎上腺轉移性癌較常見的原發部位癌症為：肺癌、乳癌、皮膚的惡性黑色素瘤、腎癌、胃癌等；其中以肺癌最為常見。

✺ 16-5　胰臟內分泌組織疾病

胰臟位於上後腹部，在胃的後面，右側與十二指腸相鄰接，左側與脾臟相鄰。分為頭部、體部和尾部三部分。重約60公克，大部分為外分泌腺體，小部分為蘭氏小島(islet of Langerhans)，屬於胰臟內分泌腺，主要由α細胞(20%)及β細胞(60%)所組成，前者分泌**升糖素**(glucagon)，後者分泌**胰島素**(insulin)。另有δ細胞(10%)分泌**體制素**(somatostatin)和PP細胞(pancreatic polypeptide cell, PP cell)分泌胰多胜肽(pancreatic polypeptide)。這些內分泌腺所分泌的激素調節葡萄糖、脂質和蛋白質的新陳代謝。

糖尿病 🔬

　　糖尿病(diabetes mellitus, DM)是由於**胰島素**分泌或／和作用的缺陷，造成**高血糖**濃度，因而產生的一群新陳代謝疾病。其主要的臨床症狀為**多尿、易渴、多吃**，體重減輕，視力模糊，容易感染等。糖尿病嚴重的急性合併症有酮酸血症(ketoacidosis)和非酮酸性高滲透壓症等。由於長期的高血糖，使組織蛋白和大分子物質受到醣化，或由於長期的高血糖產生過量的polyol化合物，均會使一些器官受損，尤其是眼睛、腎臟、神經、心臟和血管，導致其機能障礙甚至衰竭。

➔ 分類

　　美國糖尿病學會專家委員會1997年7月依據糖尿病的病因，重新分類糖尿病，其要點如下：

1. 廢除胰島素依賴型糖尿病和非胰島素依賴型糖尿病以及相關的縮寫IDDM、NIDDM。因為這些名稱是以其是否依賴胰島素治療來命名，非以病因命名。

2. 保留第一型(type 1)和第二型(type 2)糖尿病的名稱，但要使用阿拉伯數字，不使用羅馬數字，因為羅馬數字的II容易誤認為阿拉伯數字11。

3. **第一型糖尿病**(type 1 diabetes)是指胰臟 **β 細胞**破壞，容易導致**酮酸血症**的糖尿病。β細胞破壞有**自體免疫性**和原因不明性(idiopathic)兩種；已知原因而非自體免疫的其他細胞破壞疾病，譬如血色素沉積症(hemochromatosis)等，則不屬於此分類。

4. **第二型糖尿病**(type 2 diabetes)是由於**胰島素抗性**(insulin resistance)和分泌缺陷所引起的。此型糖尿病患者不易得酮酸血症，除非合併感染等疾病；患者多為體型較肥胖者，或者脂肪的分布集中於腹部周圍者。第二型糖尿病血糖常為逐漸升高，因此早期並無典型糖尿病症狀，不易察覺。目前絕大多數糖尿病患者均屬第二型糖尿病，但以後對於糖尿病的病因和基因缺陷漸漸瞭解後，許多第二型會歸類於其他特異型糖尿病，因此第二型糖尿病所占的比例會逐漸減少。

　　美國糖尿病學會(ADA)公布糖尿病診斷標準如下，以下四項只要一項符合即可診斷為糖尿病：

1. 糖化血色素(HbA_{1c})$\geq 6.5\%$。

2. 空腹血漿葡萄糖≥ 126 mg/dL。

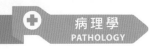

3. 第2小時血漿葡萄糖≧200 mg/dL。

4. 高血糖症狀（包括多吃、多尿、頻渴和體重減輕），且隨機血漿葡萄糖≧200 mg/dL。

胰島細胞瘤

胰島細胞瘤(insulinoma)為源自β細胞的腫瘤，可分泌過量的胰島素，造成低血糖症(hypoglycemia)。其血糖往往會低於50 mg/dL，病人會昏迷、精神錯亂等。七成以上是單發性的腫瘤，10%為多發性。通常有被膜，為黃色堅實結節，由索狀和巢狀分化良好的β細胞所組成。

✴ 16-6 多發性內分泌腫瘤症候群

多發性內分泌腫瘤症候群(multiple endocrine neoplasia, MEN)是體內多種內分泌腺體發生腫瘤或增生，為**體染色體顯性遺傳疾病**，分為兩型：

1. **第一型**(MEN-1)，又稱為Wermer氏症候群(Wermer's syndrome)，包括腦下腺瘤、副甲狀腺增生或腺瘤、**胰島細胞(islet cell)腺瘤**。

2. **第二型**(MEN-2)，可再分為兩類：

   (1) MEN-2A：又稱為Sipple氏症候群(Sipple's syndrome)，包括副甲狀腺增生、**嗜鉻細胞瘤及甲狀腺髓質瘤**。

   (2) MEN-2B：包括嗜鉻細胞瘤、甲狀腺髓質瘤及黏膜神經瘤症候群(mucosal neuromas syndrome)。

參考資料 ▶ REFERENCE

王恩華主編(2005)·*病理學*·新文京。

朱旆億、李進成、郭雅雯(2023)·*全方位護理應考e寶典－病理學*（十五版）·新文京。

曾哲明(2022)·*免疫學*（四版）·新文京

Fox, S. I.(2006)·*人體生理學*（于家城等譯；四版）·麥格羅·希爾國際出版公司。

圖片來源：

圖16-3、圖16-6、圖16-9、圖16-10、圖16-11、圖16-12、圖16-16引用自劉信雄、賴宗鼎、彭瓊瑋、蕭婉玉、韋建華(2005)·於王志生總校·*病理學*·新文京。

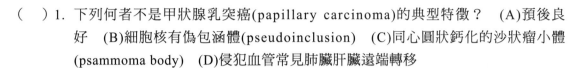

( )1. 下列何者不是甲狀腺乳突癌(papillary carcinoma)的典型特徵？ (A)預後良好 (B)細胞核有偽包涵體(pseudoinclusion) (C)同心圓狀鈣化的沙狀瘤小體(psammoma body) (D)侵犯血管常見肺臟肝臟遠端轉移

( )2. 下列甲狀腺病變中，何者的細胞核呈現出毛玻璃樣(ground-glass)的變化，且有明顯的核溝(nuclear groove)？ (A)濾泡狀癌(follicular carcinoma) (B)髓狀癌(medullary carcinoma) (C)橋本氏甲狀腺炎(Hashimoto thyroiditis) (D)乳頭狀癌(papillary carcinoma)

( )3. 下列何者不是第一型多發性內分泌腫瘤症候群常長出腫瘤的腺體？ (A)腎上腺 (B)副甲狀腺 (C)胰臟 (D)腦下垂體

( )4. 下列何者與原發性副甲狀腺亢進最有關？ (A)肌肉肥大 (B)貪食 (C)骨質疏鬆 (D)腹瀉

( )5. 下列有關多發性內分泌腫瘤症候群的敘述何者錯誤？ (A)可先後於不同內分泌器官長出腫瘤 (B)同一內分泌器官可見增生及多發性腫瘤並存 (C)多為顯性遺傳 (D)多半在老年發病

( )6. 肢端肥大症是因何種荷爾蒙分泌過多所致？ (A)雄性素 (B)甲狀腺素 (C)生長激素 (D)腎上腺素

( )7. 下列何者的腦實質病理變化最輕微？ (A)腦震盪(concussion) (B)腦挫傷(contusion) (C)腦內出血(intracerebral hemorrhage) (D)腦水腫(brain edema)

( )8. 第一型糖尿病主要是胰臟哪種細胞被破壞所致？ (A)腺管細胞 (B)腺泡細胞 (C)β細胞 (D)α細胞

( )9. 因車禍腦部受傷造成腦下垂體後葉功能失衡，將因分泌ADH過量而發生下列何病症？ (A)高血鈣症 (B)低血鈉症 (C)高血糖症 (D)低血壓症

( )10. 下列有關原發性副甲狀腺功能亢進的敘述，何者錯誤？ (A)好發於男性 (B)可伴隨多發性內分泌腫瘤症候群發生 (C)高血鈣症 (D)可因副甲狀腺腺瘤發生

( )11. 有關腦下腺(pituitary gland)疾病的敘述，何者正確？ (A)末端肥大症(acromegaly)是腦下腺機能亢進的一種表現 (B)最常見的腦下腺腺瘤是生長激素腺瘤 (C)巨人症發生於泌乳激素腺瘤(prolactinoma) (D)尿崩症(Diabetes insipidus)是因腦下腺後葉產生過量的抗利尿激素(antidiuretic hormone)所致

（　）12.下列哪一個腫瘤在Type 1的多發性內分泌腫瘤症候群(multiple endocrine neoplasia type 1)不會出現？　(A)腦下腺腺瘤(pituitary adenoma)　(B)甲狀腺髓狀癌(medullary carcinoma)　(C)胰島細胞瘤(pancreas islet cell tumor)　(D)副甲狀腺腺瘤(parathyroid adenoma)

（　）13.有關橋本氏甲狀腺炎(Hashimoto's thyroiditis)之敘述，下列何者正確？　(A)主要是因病毒感染所引起　(B)其特徵為顯微鏡下出現肉芽腫性發炎現象　(C)造成長期甲狀腺機能亢進　(D)是一種自體免疫性疾病

（　）14.下列何者最可能造成甲狀腺功能低下？　(A)格雷夫氏病(Graves'disease)　(B)橋本氏甲狀腺炎(Hashimoto's thyroiditis)　(C)毒性甲狀腺腫(toxic nodular goiter)　(D)甲狀腺風暴(thyroid storm)

（　）15.下列何者是腦下垂體後葉異常產生的疾病？　(A)巨人症(gigantism)　(B)先天性甲狀腺功能不全(congenital hypothyroidism)　(C)庫欣氏症(Cushing syndrome)　(D)尿崩症(diabetes insipidus)

（　）16.拉隆氏侏儒症(Laron dwarfism)主要原因為何？　(A)缺乏生長激素(growth hormone)　(B)缺乏生長激素受體(receptor)　(C)缺乏動情素(estrogen)　(D)缺乏類胰島素生長因子-I (insulin-like growth factor-I)

（　）17.下列四種甲狀腺癌，何者預後最佳？　(A)乳突狀癌(papillary carcinoma)　(B)濾泡性癌(follicular carcinoma)　(C)退行性癌(anaplastic carcinoma)　(D)髓狀癌(medullary carcinoma)

（　）18.下列何種腫瘤較常伴隨有重症肌無力(myasthenia gravis)？　(A)淋巴瘤　(B)胸腺瘤　(C)卵巢瘤　(D)腦瘤

（　）19.下列何種甲狀腺癌最常見於曾經照射過放射線的甲狀腺？　(A)乳突性癌(papillary carcinoma)　(B)濾泡性癌(follicular carcinoma)　(C)髓質癌(medullary carcinoma)　(D)未分化癌(anaplastic carcinoma)

（　）20.下列何者屬於腦下腺後葉症候群(posterior pituitary syndrome)？　(A)尿崩症(diabetes insipidus)　(B)克列汀氏症(cretinism)　(C)侏儒症(dwarfism)　(D)巨人症(gigantism)

（　）21.下列哪種甲狀腺癌的腫瘤細胞的細胞核常呈清澈樣(clear)或有假包涵體(pseudo-inclusions)？　(A)乳突性癌(papillary carcinoma)　(B)濾泡性癌(follicular carcinoma)　(C)髓質癌(medullary carcinoma)　(D)未分化癌(anaplastic carcinoma)

學習評量
解答請掃描
QR Code

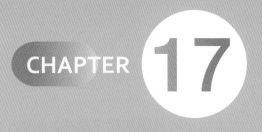

CHAPTER **17**

骨骼、關節及肌肉疾病

編著者◎黃玄贏、林瑞偉
修訂者◎賴宗鼎

<< 本章大綱

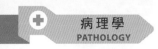

17-1 骨骼疾病

人體基本架構是由骨頭所建立的。我們身上大大小小的骨頭加起來總共206塊，骨骼與骨骼之間有關節提供連結和活動性，骨骼上附有肌肉，構成運動的組合。骨骼除了提供身體支持、礦物質儲存、保護臟器外，也是造血的場所。

遺傳及生長疾病

一、成骨不全症 (Osteogenesis Imperfecta)

成骨不全症是一種與膠原蛋白合成有關的遺傳疾病，主要影響骨骼的生長。其基本缺陷是第一型膠原蛋白(type I collagen)合成異常，而90%的骨基質(bone matrix)為**第一型膠原蛋白**，故此疾病會導致**骨質稀少**，呈現皮質骨變細及骨小樑稀薄，易發生**骨折**，因此又稱為**脆骨症**(brittle bone disease)，國內俗稱為「玻璃娃娃」。

臨床表現的嚴重程度亦輕重不一，有些在子宮裡或剛出生就死亡，其餘則可以存活；有些生長遲緩或身材矮小，有些身材正常。除了骨骼外，此疾病還牽涉眼睛、耳朵、牙齒、韌帶及皮膚等。

二、骨質石化症 (Osteopetrosis)

骨質石化症是一種**骨骼過度生長與硬化**的遺傳疾病，造成過度增厚的皮質骨和狹小的髓質腔，又稱為大理石骨症(marble bone disease)。這種骨骼雖然很硬，卻很容易發生**骨折**。其基本的致病機轉是蝕骨細胞的功能缺陷，由於蝕骨細胞減少骨吸收的活動，導致骨質的增加，造成廣泛性的對稱性骨頭硬化。

在型態上，由於蝕骨細胞活動力不足，所以長骨端會產生球狀脹大，而且骨頭缺少髓管。初級海綿骨將持續存在，且以編織骨的樣子充滿髓腔。

三、軟骨發育不全症 (Achondroplasia)

軟骨發育不全症是一種因骨骺(epiphysis)的軟骨生長異常，最終導致侏儒症的遺傳疾病。遺傳模式為體染色體顯性遺傳，但大部分(80%)為新發生的基因突變病例。其第4對染色體短臂的第三纖維生長因子接受器(FGFR3)基因上有單點基因突變(point mutation)，因而抑制軟骨細胞的生長。基本缺陷是在骨骺端的骨頭和軟骨交界處，造成正常軟骨細胞柵欄狀排列的消失。過早的鈣化及骨化在骨骺端骨軟骨交界處形成

一條橫向的障壁，導致軟骨內骨化受阻，使得長骨較正常為短。異型合子患者壽命與正常人無異，然而同型合子患者常常在出生不久後就死亡。

炎症及退化性疾病

一、骨質疏鬆症 (Osteoporosis)

骨質疏鬆症可分為原發性及續發性。原發性骨質疏鬆症最常見的兩種型態為**老年**骨質疏鬆症(senile osteoporosis)和**停經後**骨質疏鬆症(postmenopausal osteoporosis)。人類巔峰骨量(peak bone mass)受到基因、年齡、身體活動的減少、營養狀態及激素影響。而續發性骨質疏鬆症的原因大多是長期大量使用**類固醇**所致。

➡ 臨床表現

骨質疏鬆症有時是表現在脊椎骨的**骨折**，此狀況好發於**胸椎**和**腰椎**的位置。其他的現象則有**脊椎前彎**、腰椎後彎、手腕骨折等。骨質疏鬆症的患者，一般要嚴重到30~40%骨量流失時，在單純影像(plain film) X光片才會發現。

二、Paget氏病 (Paget's Disease)

Paget氏病又稱為**變形性骨炎**。一般認為可能是感染緩慢病毒（slow virus，一種副黏液病毒(paramyxovirus)）所致。

➡ 致病機轉

致病機轉最終導致骨量的淨增加及新骨結構的失序。

1. 初始骨質溶解期：主要發現是蝕骨細胞具有非常多的吸收陷窩及細胞核，有時單單一個蝕骨細胞就有多達一百個細胞核。

2. 蝕骨細胞及成骨細胞混合期：此時期的蝕骨細胞仍然存在著，而且骨頭周圍被一條明顯的、呈帶狀排列的成骨細胞所包圍，骨髓的空間被鬆散的結締組織所取代，這些結締組織內含骨頭先驅細胞和許多血管。

3. 骨頭硬化期：此時呈現的是鑲嵌型(mosaicism)的板狀骨，任意排列的板狀骨形成明顯的水泥線是其特徵。

➡ 臨床表現

　　大部分的病人剛開始症狀相當輕微，有時候是照X光意外發現**皮質骨**和**海綿骨**有增大、增厚和粗糙的情形。實驗室資料顯示，病人血清中的**鹼性磷酸酶**檢驗值升高。85%的病例有多處骨頭受到侵犯，好發於骨盆骨、頭骨和脊椎等。最常見的困擾是**疼痛**，主要臨床表現有**獅樣臉**、**下肢骨折**，牽涉股骨和脛骨的嚴重續發性骨性關節炎。於多發型病例，因為增加的血液流到多處骨頭，造成動靜脈分流，而導致**高輸出心衰竭**(high-output heart failure)的發生，根據統計，此類病人中，有**部分會演變為骨肉瘤或是巨細胞腫瘤**。

三、骨折 (Fracture)

　　骨折是指骨頭因為直接或間接的外力造成碎裂或變形。一般骨折是因為嚴重的創傷，例如車禍、跌倒等所導致；而**病理性骨折**是因為**腫瘤**或是骨髓炎、骨質疏鬆症等，而造成骨頭結構的破壞，然而不論是哪一種骨折，均會造成病人疼痛、肢體功能喪失。

　　在骨折的併發症方面，位移骨折和粉碎性骨折，由於牽涉死骨斷片的重吸收，故有延遲癒合和過長期間的重塑，而且這種骨痂主要含纖維組織和軟骨，使整個結構長久的呈現不安定性，並導致不接合或延遲接合，在骨痂中心產生囊狀變性，造成一個偽關節(pseudoarthrosis)，其管腔表面被滑液膜樣的細胞所覆蓋。另外是感染的問題，常見於開放性骨折和粉碎性骨折的骨折處。常見的骨折類型請見圖17-1。

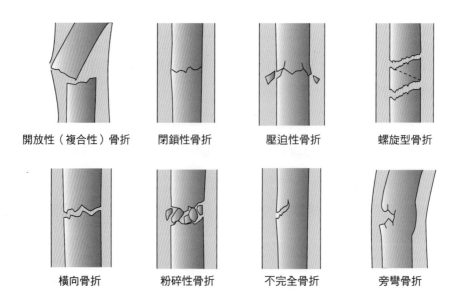

| 開放性（複合性）骨折 | 閉鎖性骨折 | 壓迫性骨折 | 螺旋型骨折 |
| 橫向骨折 | 粉碎性骨折 | 不完全骨折 | 旁彎骨折 |

▶ **圖 17-1**　常見的骨折類型。

四、缺血性壞死 (Avascular Necrosis)

此乃骨頭及骨髓之缺血和梗塞，除了發生於幹骺(metaphysis)或骨幹(diaphysis)的髓質腔，也可以發生在骨骺(epiphysis)的軟骨下方。

◯ 相關病因

其發生原因包括：不明原因、外力造成的血管阻斷（如骨折）、長期或過量使用皮質醇、血管栓塞(thrombus)及血栓（emboli，如氮氣泡沫）、血管受傷（如血管炎、放射治療）、骨內壓力升高合併血管壓迫，另外還有靜脈高血壓等。

◯ 病理變化

形態學上，在**髓質內梗塞**方面，可發現**地圖樣壞死**(geographic necrosis)，如海綿骨和骨髓，由於有側枝循環，一般來說皮質骨是影響很少的。但**軟骨下方梗塞**，常常是三角形或是**楔形**的一小段骨頭壞死，並且有軟骨下骨板當成其底部，骨骺的中心則當成其頂部，上方的軟骨一般而言是完好的。壞死骨頭的特徵是空洞的骨窩被周圍壞死的脂肪細胞所圍繞，而這些脂肪細胞會釋放出脂肪酸並結合鈣離子。

◯ 臨床表現

髓質內梗塞一般不會有症狀，然軟骨下方梗塞則會有慢性疼痛的現象，而這種疼痛剛開始只會在運動時出現，但是漸漸會變成固定發生，不需身體活動來加以誘發。

五、化膿性骨髓炎 (Pyogenic Osteomyelitis)

化膿性骨髓炎絕大多數是細菌感染引起的。

◯ 相關病因

其感染路徑有三種：(1)由附近病灶延伸而來；(2)外傷或開刀傷口引入感染；(3)血行感染。其中血行感染占最多病例，且常常侵襲長骨和脊椎骨。

就致病菌而言，以**金黃色葡萄球菌**(Staphylococcus aureus)最常見，占80~90%的病例。其餘較常見的致病菌有大腸桿菌、綠膿桿菌、克雷白氏桿菌等，此三菌常見於生殖泌尿道感染患者或靜脈注射藥物成癮者。至於新生兒時期的化膿性骨髓炎致病菌，以流行性感冒嗜血桿菌(Haemophilus influenzae)和β型溶血性鏈球菌較常見。而沙門氏桿菌則與鐮刀型貧血症有關。然而，也有不少病例檢測不出致病菌。

⊙ 病理變化

形態學上，在急性期的時候，於48小時內，感染的骨頭會產生壞死的變化，死亡的骨頭稱為死骨片(sequestrum)。特別是在嬰兒期的病例，細菌和發炎會先沿著骨幹，然後往骨膜蔓延，造成一個骨膜下膿瘍(subperiosteal abscess)，之後再侵入軟組織，形成一個引流瘻管，或是甚至穿越骨骺，形成化膿性的關節炎。在亞急性和慢性期，經過一週，慢性發炎細胞變得非常多，這時候也開始有蝕骨細胞引發的骨吸收、纖維組織生長，以及反應性的骨頭形成，最後會有包膜(involucrum)形成反應。

⊙ 相關實驗室檢查

臨床上，血行感染骨髓炎（或簡稱骨髓炎）在X光片上可見局部溶解性的骨頭破壞病灶，以及病灶旁的反應性骨硬化。血液培養通常呈陽性反應，但是仍需要局部骨頭組織切片的細菌培養，以進一步確認致病菌的種類。

六、結核性骨髓炎 (Tuberculous Osteomyelitis)

結核性骨髓炎經常是以單一病灶來呈現，但是在AIDS患者身上常出現多發病灶。其來源通常是內臟，如肺或腸道等，經由血行傳播而來，不過也可以由肺臟或氣管支氣管淋巴腺直接延伸至肋骨或脊椎骨。最常見被侵入的位置是胸椎和腰椎，其次是膝蓋和髖關節；侵入**脊椎**的結核性骨髓炎又稱為**帕特氏病**(Pott disease)。

常見症狀有動作時感覺疼痛、局部壓痛、低度發燒、體重減輕。嚴重者有永久的壓迫性骨折合併脊椎前彎、腰椎後彎等變形。

骨腫瘤或似腫瘤的疾病

在良性瘤方面，骨軟骨瘤是最常見的。在惡性腫瘤方面，除了骨髓瘤、淋巴瘤、白血病之外，骨肉瘤(osteosarcoma)、軟骨肉瘤(chondrosarcoma)和尤汶氏肉瘤(Ewing sarcoma)是最常見的惡性骨腫瘤。整體而言，良性腫瘤在數量上遠超過惡性腫瘤。

在臨床特點方面，**疼痛**是在幾乎所有惡性骨腫瘤中最先、也是最常見的症狀。臨床上第二普遍的特點是腫脹，而且常是長期的腫脹，特別是在良性腫瘤的病例，但是在惡性腫瘤，腫脹的發展則更快速。

另外一個明顯症狀就是行動受到限制，尤其是在一些長在關節附近的病灶，例如骨頭的巨細胞瘤、軟骨母細胞瘤以及所有的肉瘤，而在軟骨母細胞瘤方面，也可能因為引起反應性滑液膜炎，而造成關節活動受限制。還有一種很嚴重的臨床表現是病理性骨折。

一、骨瘤 (Osteoma)

骨瘤屬於**良性腫瘤**，是一種自骨膜下方或皮質骨內骨面，往外圓形突出的、生長緩慢的、超硬成熟骨腫瘤；一般為單發性，好發於**顱骨**和**顏面骨**。此腫瘤常見於中年人，男性病例稍多於女性。除了不規則排列的、粗寬的骨小樑為腫瘤主體外，在骨小樑間的空隙填滿了纖維組織。

除去美觀上的問題和有時會造成鼻竇的阻塞外，骨瘤在臨床上並無太大意義，不過在極少數的病例，腫瘤會壓迫腦部和眼睛。

二、骨樣骨瘤 (Osteoid Osteoma)

骨樣骨瘤是一種**良性的**、製造骨頭的腫瘤，大小在2公分以下，不太容易長大。主要發生於兒童和青少年，75%的病例年齡低於25歲，偶爾見於成年人。男女比是2:1。最常發生的位置是長骨的皮質，如股骨近端，其次則在髓質腔內；不過實際上除了胸骨外，幾乎所有骨頭都可以生長。

⊙ 病理變化

肉眼看起來，這是一種植基於骨頭皮質的、小的砂礫樣粒狀圓形病灶，被象牙白的硬化骨頭所包圍。顯微鏡下，這是一種界限非常清楚的腫瘤，為互相連絡、任意排列的、編織骨的骨小樑所組成，其骨小樑表面緣有一層成骨細胞。此種在細胞學上看起來良性的骨腫瘤細胞，處在一個疏鬆的血管豐富的結締組織間質之中。臨床上預後相當良好，手術後甚少復發。

三、骨母細胞瘤 (Osteoblastoma)

骨母細胞瘤是一種罕見的、製造骨頭的腫瘤，占所有骨腫瘤不到1%。好發於脊椎，尤其是薦椎，四肢骨方面最常發生的位置是股骨近端、股骨遠端和脛骨近端。絕大多數在髓質腔內，但仍有很少病例長在骨膜上。

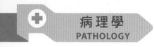

◉ 病理變化

　　肉眼看起來，骨母細胞瘤的邊緣清楚，因為有豐富的血管供應、所以呈現紅色或紅棕色。因為有骨頭成分，質地是砂礫或細沙似的。另外還可見到充滿血液的空間。在腫瘤和正常的髓質之間會形成一個對比明顯、推進的邊緣(pushing border)。在組織學上的特徵與骨樣骨瘤幾乎沒有差別，主要由任意排列的、編織骨的骨小樑所組成，其骨小樑表面緣有一層成骨細胞；具有豐富的血管，同時可以見到溢出血管外的紅血球；可發現細胞有絲分裂，但是沒有非典型的有絲分裂。最重要的是，此腫瘤並未如骨肉瘤一般，出現腫瘤細胞浸潤與隔離原本存在的板狀骨的情形。

四、骨肉瘤 (Osteosarcoma)

　　骨肉瘤是一種**惡性**的間質腫瘤，其海綿骨細胞製造類骨質(osteoid)。除了骨髓瘤、淋巴瘤、白血病等血液系統腫瘤外，骨肉瘤是**最常見的原發性骨骼惡性腫瘤**。好發於**青少年**，以**男性**較多。

◉ 病理變化

　　形態學上，骨肉瘤的診斷是基於準確辨認肉瘤細胞產生出來的類骨質，這是一種緊密的、粉紅色的、無定形而且有些折光的物質（圖17-2）。影像學和肉眼觀察，可見砂礫樣的白色大塊頭的腫瘤，可伴有局部出血和囊狀變性，而且常會破壞周圍的皮質骨，然後在軟組織發展出一個腫塊，也會在髓質腔內廣泛的擴散，但是很少穿越到骨骺端或關節。X光攝影是診斷骨肉瘤最方便有效的檢查，通常會有以下的特徵：(1)

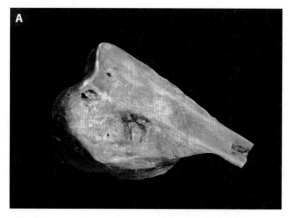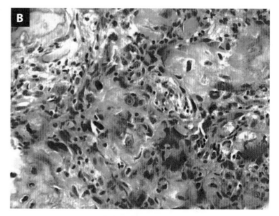

◉ **圖 17-2**　骨肉瘤。(A) 腫瘤破壞周圍皮質骨；(B) 可見異型性明顯的腫瘤細胞及骨樣組織。

好發在骨幹骺端，或是侵犯生長板進入骨骺；(2)骨膜出現「**柯德曼氏三角形(Codman triangle)**」或「**日芒(sunburst pattern)**」的反應。兩者的差別在於前者是X光片可見腫瘤與正常骨膜組織之間有三角形的新生成骨結構，後者是交界處有光芒射線狀的新生成骨結構。

❷ 分類

典型的(conventional)骨肉瘤可依據主要組成細胞的種類分成三種：(1)**成骨細胞型**，從絲狀到硬化的質地都有；(2)**軟骨母細胞型**，此型通常是高度惡性的，且會製造透明軟骨；(3)**纖維母細胞型**，此乃高度惡性的梭狀細胞，且只會製造極少量的骨基質。

❷ 預後

如果化療後超過90%的腫瘤細胞壞死，長期存活率較高；反之，若低於90%的腫瘤細胞壞死，長期存活率較低。因骨肉瘤而導致死亡的病例中，高達90%**由血液轉移到肺臟和腦部**。

五、骨軟骨瘤 (Osteochondroma)

骨軟骨瘤是最常見的**良性骨腫瘤**。腫瘤外形呈蕈狀，頂端有軟骨覆蓋，藉著骨頭的莖與原來的骨架相連。其基本缺陷是，骨骺板上負責引導軟骨往幹骺(metaphysis)生長的Ranvier氏環(ring of Ranvier)因故缺損或不存在，造成軟骨生長方向錯誤。當軟骨側向往軟組織生長，便形成了一個軟骨覆蓋的、有莖的外凸贅生骨頭，故又名**外生骨贅**(exostosis)。不過儘管形狀上的怪異，除了其軟骨蓋較厚外，組織學發現是正常的，而且其皮質骨和髓質骨與本體骨頭是相連接的。

骨軟骨瘤可以是單個病灶，也可以是多發的病灶。遺傳性的多發骨軟骨瘤是體染色體顯性遺傳，稱為**骨軟骨瘤病**(osteochondromatosis)。骨軟骨瘤好發於四肢長骨幹骺靠近骨骺的地方，尤其是脛骨近端或股骨遠端，偶見於腸骨、肩胛骨、顱骨或肋骨。影像學的發現是一個有莖或無莖的皮質骨往外凸出生長，並與原來的骨頭互相連結。如果看到太厚的軟骨或生長過快，要小心惡性的可能。

臨床上大多數病例並無症狀，常是偶然發現腫瘤。不過如果腫瘤長在關節附近，可能影響關節活動；或當腫瘤侵害到神經或造成骨折時，會有疼痛的症狀。極少數的骨軟骨瘤可能惡化為軟骨肉瘤(chondrosarcoma)。

六、軟骨瘤 (Chondroma)

軟骨瘤是一種**良性的**、製造透明軟骨的腫瘤（圖17-3），通常長在髓質腔內，此時又稱為內生軟骨瘤(enchondroma)。如果長在骨頭的表面，則稱為骨膜下軟骨瘤(periosteal chondroma)或皮質旁軟骨瘤(juxtacortical chondroma)。軟骨瘤好發於手腳短管狀骨的幹骺附近，其次是長管狀骨，例如肱骨近端或股骨遠端，扁平骨和顱骨則很少見到。在短管狀骨的病例，從

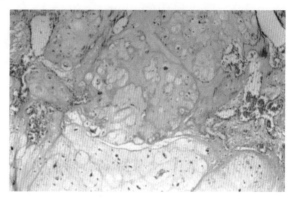

▶ **圖 17-3** 軟骨瘤。

外面可以摸到腫大的病灶，而且常常有病理性骨折；在長管狀骨的病例，則一般沒什麼症狀和徵象。影像學的發現是一個界限非常清楚的、擴張性的病灶。

另外值得一提的是，多發型內生軟骨瘤病(enchondromatosis)有兩種相關疾病，其一為奧利艾氏病(Ollier disease)，有多發的內生軟骨瘤，疾病原因是生長板軟骨無法達成正常的軟骨內骨化；其二為馬夫西氏症候群(Maffucci syndrome)，乃是內生軟骨瘤病合併軟組織血管瘤。

七、軟骨肉瘤 (Chondrosarcoma)

軟骨肉瘤是一種具備透明軟骨分化能力的**惡性腫瘤**，可能存在黏液性的變化或是鈣化。此腫瘤依位置可分為：髓質內的、皮質旁或骨膜內的；依細胞型態則可分為：黏液型(myxoid)、清澈細胞型(clear cell)、去分化型(dedifferentiated)以及間質型(mesenchymal)等幾種亞型。

➔ 病理變化

肉眼可見，半透明的藍灰色的小葉，相當於透明軟骨，且由於中心壞死，故有交替的黏液和囊狀變化，黃白色的、粉筆灰樣的鈣質沉澱，與骨頭皮質破壞合併腫瘤侵入軟組織。

在組織學的發現上，可見小葉狀的惡性軟骨腫瘤細胞浸潤在骨髓空間，而且圍住既有的骨小樑，此乃用來鑑別內生軟骨瘤的重要特性。其他用來鑑別低度惡性軟骨肉瘤與內生軟骨瘤的因子是，大於或等於5公分對應小於5公分，年老對應年輕，長骨遠端對應長骨近端等，需整體評估考量。

軟骨肉瘤分為三個惡性等級，第一級呈現中等細胞密度、偶見雙核，還有相對一致的細胞大小；第二級呈現高細胞密度、更大非典型核、過多核染質，還有不一致的細胞大小；第三級呈現更高細胞密度、多形細胞，以及容易見到的有絲分裂。

八、纖維性發育不良 (Fibrous Dysplasia)

纖維性發育不良是一種骨骼發育異常的現象，其特徵是在患處骨頭內面產生纖維和骨骼兩種成分的、非器質化的混合。主要可分為三種類型：

1. 單骨型(monostotic)：此型占70%的病例，發病年齡上較其他類型晚，通常是在青少年早期，在生長板關閉時腫瘤就會停止生長。好發位置是肋骨、股骨、頜骨、顱頂骨和肱骨，不會發展成多骨型。

2. 多骨型(polyostotic)：此型大約占27%的病例，病灶通常侷限在一個肢端或身體一邊，好發位置是股骨、顱骨、脛骨、肱骨、肋骨、腓骨、橈骨和尺骨等。此型另外一個特徵是傾向牽涉肩帶區和骨盆帶區。此型發病年齡較第一型為早，而且疾病會持續進行，一直到成年時期仍可能造成困擾。

3. 多骨型合併內分泌病變：又稱為馬昆－歐布萊特症候群(McCune-Albright syndrome)，占3%的病例。臨床表現有咖啡牛奶色(café au lait)的皮膚斑點和內分泌異常，特別是性早熟。

此病於胚胎合子皆可以發現體細胞的突變。影像學上呈現一個非侵略性的病灶，邊緣清楚且皮質骨變薄，但沒有軟組織的擴展，也沒有骨膜的反應。組織學上，纖維和骨頭的成分各占不等的比率。在纖維的成分方面，可見稀疏的紡錘狀細胞，具有低的有絲分裂比率。在骨頭的成分方面，可見不規則的、曲線的、邊緣沒有成骨細胞的編織骨，形成很像中文字的形狀，任意散落於纖維組織中。

纖維性發育不良的患者，大部分可經由刮除術治癒，罕見的轉變為惡性肉瘤的報告病例中，多數有放射治療的病史。

九、尤汶氏肉瘤及原始神經外胚層腫瘤

尤汶氏肉瘤(Ewing sarcoma)與原始神經外胚層腫瘤(primitive neuroectodermal tumor)現在被認為是同一類腫瘤。簡言之，都是高度侵略性的、小型、圓形、藍色細胞的**惡性腫瘤**。兩者的差異在於神經分化程度的不同。這些腫瘤主要侵犯**兒童和青少年**的骨骼，但是也會長在骨骼以外的部位，或發生在成年人。尤汶氏肉瘤為第二常見的骨骼肉瘤，僅次於骨肉瘤。

臨床表現

反覆發作的發燒、貧血、白血球升高、增加的紅血球沉澱率，需與骨髓炎鑑別。尤汶氏肉瘤好發位置為長骨、骨盆和肋骨。

十、骨的巨細胞瘤 (Giant Cell Tumor of Bone)

這是一種大部分為**良性**，但是具有局部侵略性的腫瘤。此腫瘤包含卵圓形、單核的間質細胞，混以類似蝕骨細胞的多核巨細胞（圖17-4），又稱為**蝕骨細胞瘤**(osteoclastoma)。此腫瘤的發生來源一般認為是來自單核球－吞噬細胞的系統，而巨細胞是由單核細胞融合形成的。

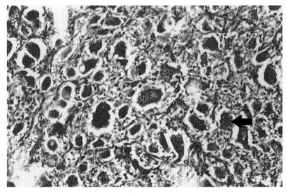

▶ 圖 17-4　骨的巨細胞瘤。

此腫瘤占所有原發性骨腫瘤的4~5%，女性居多。腫瘤好發位置是長骨端，例如股骨遠端、脛骨近端、橈骨遠端和肱骨近端。臨床上的症狀有疼痛、腫脹，還有15%的病例會發生病理性骨折。

組織學上，在一致性的、單核的間質細胞中，存在著濃密聚集的、大的、類似蝕骨細胞的多核巨細胞。這些單核的間質細胞有時可以變成紡錘形，排列成漩渦狀，還可與泡沫細胞混雜存在著，類似良性的纖維組織細胞瘤(fibrous histiocytoma)。在10%的病例，腫瘤之中會出現續發性的血管瘤性骨囊腫。小的、局部性的反應性骨形成有時可以見到，特別是在發生病理性骨折之後。有三分之一的病例會有血管內腫瘤血栓。

✴ 17-2　關節疾病

結構與功能

關節依其活動性，可分為可動關節和不可動關節兩種。可動關節，如膝關節、肘關節等，因為內襯以滑液膜，又稱為滑液關節(synovial joint)。不可動關節，如恥骨聯合的關節、胸骨柄的關節以及顱骨的關節等。身體大部分的關節，連同骨頭相接的

區域，都包在關節囊內，造成一個內襯以滑液膜細胞的關節腔，關節腔內含有大量的玻尿酸及少量潤滑用的液體。

炎症及退化性疾病 🔬

一、骨關節炎 (Osteoarthritis, OA)

骨關節炎又稱為**退化性關節病**(degenerative joint disease, DJD)，為關節炎中最常見的一種，其特徵是進行性的**關節軟骨糜爛**（圖17-5）。

➲ 相關病因

95%的病例是原發性的，通常只侵蝕少數關節；5%的病例是次發性的，發生在較年輕的族群，可由先前的嚴重外傷或輕微但反覆發生的傷害，或嚴重肥胖等原因所導致。

➲ 臨床表現

在骨關節炎的臨床特徵方面，一般直到40~50歲才會

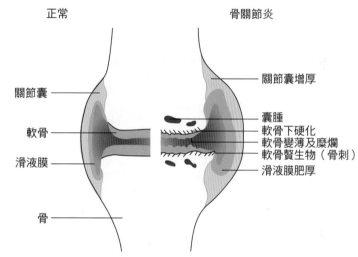

正常　　　　　　　　　骨關節炎

關節囊　　　　　　　　　　　　關節囊增厚

　　　　　　　　　　　　　　囊腫
軟骨　　　　　　　　　　　　軟骨下硬化
　　　　　　　　　　　　　　軟骨變薄及糜爛
滑液膜　　　　　　　　　　　軟骨贅生物（骨刺）
　　　　　　　　　　　　　　滑液膜肥厚

骨

➲ **圖 17-5**　骨關節炎。

開始有症狀。比較令人困擾的症狀是**疼痛**，而且疼痛會隨著關節的使用而加劇，另外尚有**晨間僵硬**、**關節發出響聲**和**關節活動度受限**等特性。有時骨贅會侵害到脊椎孔，並壓迫到神經根，造成神經的症狀。骨關節炎好發於髖關節、膝關節、低位頸椎和腰椎，以及手指的近端指間關節(PIP)和遠端指間關節(DIP)。當骨贅長在DIP關節時，稱為希柏登氏結節(Heberden's nodes)，通常發生在女性病人身上；長在PIP關節者則稱為布夏氏結節(Bouchard's node)。

二、類風濕性關節炎 (Rheumatoid Arthritis)

類風濕性關節炎是一種慢性的、全身性的發炎性疾病，主要侵犯關節，造成非化膿的**滑液膜炎**。此疾病持續進行，會導致關節軟骨破壞以及關節粘連（見第八章圖8-12）。

⊙ 病理機轉

形態學方面，可見增生的、水腫的滑液膜表面伸出球莖樣的纖維葉狀體，濃密的血管，周邊的B細胞、輔助型T細胞和漿細胞浸潤，形成淋巴濾泡；血管擴張和血管生成作用增加，合併血鐵質的儲存，器質化的纖維素聚集在關節腔形成米粒體(rice body)，堆積在關節滑液中以及滑液膜表面。由於蝕骨細胞的活動，穿透滑液膜，導致關節旁糜爛、軟骨下囊腫和骨質疏鬆腫脹之翳的形成。翳是一種滑液膜和滑液膜內間質的腫塊，包含發炎細胞肉芽組織和纖維母細胞。在顯微鏡下可見中心性的纖維蛋白樣壞死，被類上皮組織球淋巴球和漿細胞所包圍。

⊙ 相關病因

有兩種可能的機制，其一是**自體免疫**的反應，會持續激活輔助型T細胞，用以刺激關節中其他的細胞，來釋放出細胞激素(cytokine)；另外可能也牽涉到B細胞，此與免疫複合體的沉積有關。其二是關節受傷引發T細胞反應，受刺激的吞噬細胞、滑液膜內襯細胞產生TNF和IL-1，促進纖維母細胞、軟骨細胞和滑液膜的增生，使之釋放前列腺素和基質金屬蛋白酶，導致翳的形成、骨頭和軟骨的破壞以及關節粘連。

⊙ 臨床表現

類風濕性關節炎的臨床病程方面，首先是緩慢進行的、不知不覺中慢慢惡化的倦怠感、疲勞和全身肌肉及骨頭疼痛，接著是隨後發展的關節症狀。關節病變一般較早發生在手的掌指關節(MCP)和PIP關節（圖17-6），以及腳的蹠趾關節(MTP)和IP關

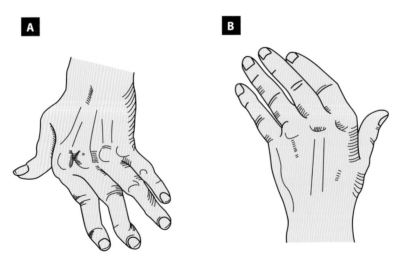

⊙ **圖 17-6** 類風濕性關節炎的手部變化。(A) 天鵝頸；(B) 尺側偏移。

節。臨床主要症狀是關節局部腫脹、發熱，以及特別是早晨起床時或有一段時間不動之後會產生的關節僵硬。

三、幼年型類風濕性關節炎 (Juvenile Rheumatoid Arthritis)

幼年型類風濕性關節炎是一群異質性發生在兒童為主，造成功能障礙的慢性關節炎。就定義而言，發病年齡小於16歲。發病期間至少6週。幼年型類風濕性關節炎與一般典型的類風濕性關節炎差別在於寡關節病例比較普遍，較常有全身性發作，大關節較常受牽連，常找不到類風濕結節和驗不出類風濕因子(rheumatoid factor, RF)，通常有抗核抗體(antinuclear antibody, ANA)血清陽性反應。

幼年型類風濕性關節炎好發部位是膝、腕、肘和踝關節，受侵犯的關節會腫脹，而且病灶是對稱的。在關節病灶之外，亦可能有心包膜炎、心肌炎、肺部纖維化、腎絲球腎炎、葡萄膜炎和生長遲緩等。全身性的發作可能是很突然的而且伴隨著急速的高燒、移動的皮膚紅疹、肝脾腫大以及漿膜炎等。

四、僵直性脊椎炎 (Ankylosing Spondylitis)

僵直性脊椎炎90%的病人呈HLA-B27抗原陽性。患者於中軸骨的關節有慢性發炎，特別是骶髂關節，造成骶髂關節炎(sacroilitis)。大多數病人在十幾歲到二十幾歲時開始有症狀產生，且男性居多，男女比為2:1到3:1。

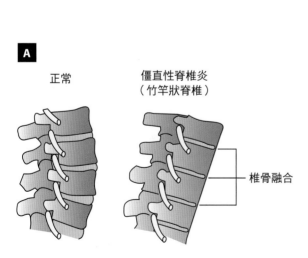
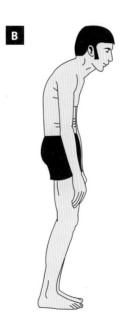

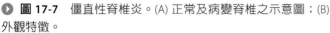
圖 17-7　僵直性脊椎炎。(A) 正常及病變脊椎之示意圖；(B) 外觀特徵。

致病機轉是病患的關節成分激發T細胞和抗體的反應，導致骶髂關節和頸椎骨凸關節(apophyseal joint)上的關節軟骨破壞，另外在肌腱和韌帶植入處也會發生發炎而後骨化的現象，造成纖維及骨骼的粘連，而產生嚴重的脊椎無法活動和下背痛的症狀（圖17-7）。有三分之一的病人會牽涉到膝關節、髖關節和肩關節。

五、感染性關節炎 (Infectious Arthritis)

感染性關節炎一般是細菌感染引起的，感染途徑其一是在發生菌血症時細菌播種於關節，其二是經由附近傷口接觸傳染，或是如嬰幼兒的骨骺骨髓炎散布到關節。在致病菌方面，常見的有金黃色葡萄球菌、鏈球菌、淋病雙球菌等化膿性細菌。在小於兩歲的幼兒，特別有流行性感冒嗜血桿菌。臨床症狀有關節突然劇烈疼痛且腫脹，伴隨發燒、白血球數目增加和紅血球沉澱速率升高。除了淋病雙球菌感染外，90%的病例只有牽涉到單一關節。

六、結晶體沉積導致之關節炎

關節的結晶體沉積分為內生的和外來的兩種。內生的結晶體沉積物主要有造成痛風(gout)之尿酸鈉(monosodium urate)、導致偽痛風(pseudogout)之焦磷酸鈣(calcium pyrophosphate)，以及水合磷灰石等。外來的結晶體沉積物則有聚乙烯、矽，或是與人工關節有關的甲基丙烯酸甲酯等。

(一) 痛風及痛風性關節炎 (Gout and Gouty Arthritis)

痛風及痛風性關節炎是一群產生高尿酸血症(hyperuricemia)、新陳代謝失序的疾病。由於關節內**尿酸鈉結晶體的沉積**，一開始引發急性關節炎的偶爾短暫發作，累積下來就會變成慢性痛風性關節炎。除了在關節等處形成的**痛風石**(tophi)之外，痛風病人還會產生**尿酸鹽腎臟病變**。

在痛風的形態學變化方面，急性關節炎可見密集的嗜中性球浸潤於滑液膜和關節滑液，而且常常發現結晶體出現在嗜中性球的細胞質中，或成簇聚集在滑液膜上。當結晶體的聚集消退，或結晶再度變成可以溶解的時候，痛風的症狀將得到緩解。慢性痛風性關節炎可見於急性關節炎發作之後。藉由關節中反覆發生的尿酸鹽結晶體沉積，結晶石不斷堆積在關節面上，慢慢的會引起滑液膜增生以及翳的形成，導致關節旁骨骼糜爛。

痛風病人最主要且嚴重的後遺症是痛風性腎臟病變，其功能的異常與尿酸鈉結晶體在腎實質腎小管內的堆積、游離的尿酸結晶體和尿酸腎結石等有關。續發性的後遺症如腎盂腎炎也會接著發生。

(二) 偽痛風 (Pseudogout)

偽痛風又稱為**軟骨鈣鹽沉著病**(chondrocalcinosis)，乃是一種**焦磷酸鈣**結晶體沉積的疾病，主要發生於50歲以上的人，在超過85歲的族群其盛行率會升高到30~60%。

偽痛風可分為偶發的、遺傳性的和續發的。就遺傳性的來說，其發生的年齡較早，而且合併有骨關節炎，其中體細胞顯性遺傳的病例，與一個名為*ANKH*基因的突變有關。續發性的偽痛風發生於之前關節曾經受傷者、副甲狀腺機能亢進者、血色素沉著者、血中鎂離子過低者、甲狀腺機能低下者、褐黃病者和糖尿病患者等。

偽痛風在臨床上的表現極似類風濕性關節炎或骨關節炎，也有急性、亞急性和慢性期。偽痛風可以牽涉單一關節或多關節，好發於膝關節、腕關節、肘關節、肩關節和踝關節等。

腫瘤

一、腱鞘囊腫 (Ganglion Cyst)

腱鞘囊腫為手部最常見的**良性腫瘤**，是一種長在**關節囊**附近或**腱鞘**的小囊腫，一般大小約1~1.5公分左右，大多數呈現出一種硬實的透明小結，較常出現在腕關節附近腱鞘。囊腫並沒有真正的內襯細胞。此病灶的發生是源於結締組織囊狀或黏液變性，其囊中包含的液體與關節滑液相似。腱鞘囊腫的治療方法是手術切除。

二、滑液膜囊腫 (Synovial Cyst)

滑液膜囊腫發生的原因是滑液膜自關節囊脫出，或是過度增大的黏液囊。在組織學的發現是，增生的滑液膜內襯細胞，伴隨纖維蛋白凝塊和發炎細胞。其中較特殊的是在類風濕性關節炎的病例，常在膕窩出現稱為貝克氏囊腫(Baker's cyst)的滑液膜囊腫。滑液膜囊腫的治療方法是手術切除。

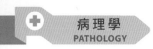
17-3 肌肉疾病

結構與功能

　　關節為骨骼與骨骼之間的橋樑，而骨骼與關節的活動，則要依靠附在骨骼上的肌肉。骨骼、關節與肌肉，構成運動的組合。

　　骨骼肌是一種橫紋肌，其肌纖維的直徑可以大到100微米，而長度可以從1公分到35公分。每一個橫紋肌細胞都包含上百個紡錘狀的細胞核，排列在細胞邊緣肌纖維膜的下方。幾乎全部的肌纖維細胞質都被具有收縮功能的肌絲(myofilament)所充滿。肌絲是由互相搭接且部分重疊的粗絲和細絲所組成的，粗絲的主要成分為肌凝蛋白(myosin)，細絲的主要成分為肌動蛋白(actin)，這樣一個粗絲和細絲的交替即稱為一個肌節(sarcomere)（圖17-8）。肌節的特徵為寬度可變動的暗帶(A band)－其主成分為肌凝蛋白，和寬度不變動的明帶(I band)－其主要成分為肌動蛋白。明帶的中央有一條相當深色的Z線(Z disc)，作為相鄰肌節的界線（圖17-9）。當肌肉收縮時，肌凝蛋白和肌動蛋白重疊導致肌纖維縮短。這是鈣離子激發的一種耗費能量的過程。

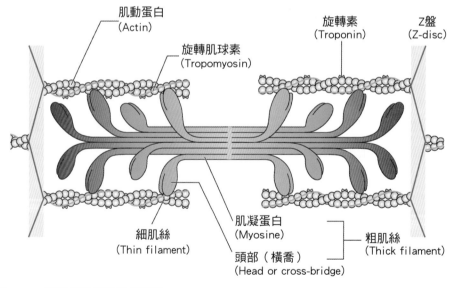

▶ **圖 17-8** 　粗肌絲與細肌絲的構造。

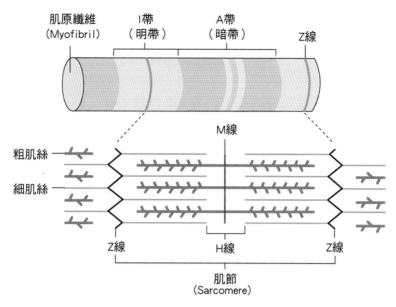

肌原纖維
(Myofibril)

I帶
（明帶）

A帶
（暗帶）

Z線

M線

粗肌絲

細肌絲

Z線

H線

Z線

肌節
(Sarcomere)

▶ 圖 17-9　肌節的構造。

遺傳及生長疾病 🔬

一、裘馨氏及貝克氏肌肉失養症 (Duchenne and Becker Muscular Dystrophies)

　　肌縮蛋白(dystrophin)的病變包括裘馨氏和貝克氏肌肉失養症，以及一些相關的疾病，為**隱性**的**性聯遺傳**(X-linked recessive)疾病。裘馨氏肌肉失養症患者出生時看起來正常，只不過早期的發育有一點遲緩，最初的症狀要到3~5歲時才會發生，這些症狀包括走路姿勢笨拙，跑得很慢，爬樓梯或者從坐姿或蹲姿要站起來很困難。有的病例一開始會引起注意的原因並不是姿勢動作的表現，而是學習的緩慢，因為大約有三分之一的病人可能是因為腦組織的dystrophin也缺失，會有非進行性的心智不正常。

　　檢查的時候會發現病童的小腿肚有假性肥大的現象，意即小腿肚看起來肥大而有肌肉，但事實上被脂肪所取代。患者因為骨盆帶和腿部近端肌肉無力，所以在由蹲姿欲起立時或欲伸展髖部時，必須以上肢輔助施力，稱為**高爾氏徵象**(Gower's sign)。呼吸肌的牽涉相對地較晚，大約要到接近20歲的時候才會開始。病患預期會在30歲之前死亡，當此之際心臟肌肉病變也已然顯現。

　　貝克氏肌肉失養症是裘馨氏肌肉失養症在基因位組的異種。病患失去獨立行動能力的時間落在12~40歲之間的範圍，死亡的時間通常在30~60歲之間，死亡原因通常是呼吸功能不足、心臟肌肉病變或者二者皆是。

　　裘馨氏肌肉失養症的致病機轉是因為在**X染色體**短臂上的一個基因(Xp21.2)發生各種不同的突變，導致dystrophin的缺失，所以病人大多為男性。dystrophin是一種細胞骨架的蛋白，正常狀態下以免疫組織化學染色，可在肌肉細胞膜上測得，然而在裘馨氏肌肉失養症的病例則是測不到或幾乎測不到這種蛋白，而在貝克氏肌肉失養症的病例則是量會減少。

二、肌肉強直性失養症 (Myotonic Dystrophy)

　　肌肉強直性失養症形成的原因是位於第19對染色體長臂上(19q13.3)的基因位置上發生突變，一再重複的CTG等三個核苷酸(CTG trinucleotide)所造成的病變。其重複的位置是在一種蛋白激酶基因，稱為肌肉強直性失養症激酶(DM kinase)或肌肉強直素(myotonin)。肌肉強直性失養症分為成年型和先天型兩類。

　　肌肉相關的症狀為肌肉無力和肌肉強直。肌肉無力的分布相對典型，發生在臉部、頜部肌肉，有眼瞼下垂和胸鎖乳突肌的肌肉無力等情況。另外，橫膈的肌肉無力可能導致換氣不足。

　　當肌肉強直性失養症發生於嬰兒時，此疾病會在出生時即出現，合併呼吸困難、吞嚥困難、臉部雙側麻痺和瀰散性的肌肉無力。關節彎曲和畸形足也常常出現。典型的上唇隆起將持續很久，直至疾病的後期。大約25%的病例在出生後的18個月內死亡，其中大部分是在新生兒期間死於呼吸的問題。

發炎性肌肉病變

　　發炎性肌肉病變(inflammatory myopathies)的特徵是有發炎細胞的浸潤，如淋巴球、漿細胞和嗜中性球。如果僅僅是在壞死的肌肉纖維或細胞間質中出現吞噬細胞，不能因此認定肌肉病變為發炎性的。不過因為發炎細胞的浸潤在肌肉中是任意散落的，故一次的肌肉切片不一定可以看到發炎細胞，並且發炎反應可能被類固醇或免疫抑制的藥物所抑制，因此當臨床的特徵和切片的發現顯示可能為某種特定型態的發炎性肌肉病變時，即便沒有看到發炎細胞，也可以作一個認定的發炎性肌肉病變的切片診斷。

一、多肌炎 (Polymyositis)

多肌炎的症狀以近端肢體肌肉無力為主。血清肌酸激酶(creatine kinase, CK)常常升高。疾病過程傾向為慢性，且在不知不覺中進行。有時病理上多肌炎的病灶會與一些肌肉外的表現，如雷諾氏現象、關節炎、肺部纖維化等，一起出現在某些病患，而某些特定的自體免疫抗體與這些重疊的病徵有關。

在發炎細胞的浸潤中，T細胞扮演重要的角色，有人更指出肌肉纖維的破壞乃是導因於一種細胞媒介的免疫反應與細胞毒素。只是目前尚無法證實肌肉纖維的壞死是否與免疫細胞的入侵有關。治療上，可用腎上腺類固醇、物理治療和復健等。

二、皮肌炎 (Dermatomyositis)

皮肌炎患者都有亞急性發作的對稱性近端肢體肌肉無力的臨床表現，合併有肢體肌肉疼痛，特別是在運動的時候發生。另外關節痛、雷諾氏現象和吞嚥困難也可能發生。而在罕見的情況下，病患呈現肌肉溶解和肌球蛋白尿(myoglobinuria)的現象。血清CK值常常升高。絕大多數的病患有皮膚的變化，包括圍繞眼睛的、水腫的、紫色的顏色改變，或是在臉部、頸部、前胸或四肢伸側出現的紅色脫屑病變，或是在關節上方皮膚出現的斑塊。

在發病原理方面，在皮肌炎的病例中，對肌肉纖維的損害似乎大致上是由於血管的傷害。這些血管的損傷表現有內皮細胞的腫脹、微血管的破壞，有時是動脈內的內皮細胞破壞和栓塞。皮膚的變化似乎也是導因於微小血管的傷害，病人運作缺血區域肌肉的程度，會影響到肌肉纖維損傷的程度，而且或許也會影響到損傷的肌肉纖維的型態。確切造成皮肌炎的原因仍然未知。治療上，可用腎上腺類固醇、物理治療和復健等。

🔆 17-4　軟組織腫瘤

軟組織的腫瘤(soft tissue tumors)是指一群長在骨骼以外的中胚層組織，如骨骼肌、脂肪、纖維組織、血管和淋巴管等的腫瘤。周邊神經的腫瘤，雖然是從神經外胚層長出的，也包含在軟組織腫瘤中。

大多數的軟組織腫瘤是單獨發生的。病毒感染、免疫缺陷、化學物質、接觸放射線、基因的易感性等都可能致病。

脂肪組織腫瘤

一、脂肪瘤 (Lipoma)

脂肪瘤是一種良性的、侷限的腫瘤，由分化良好的脂肪細胞所組成。脂肪瘤是**最常見的軟組織腫瘤**，好發於中年成人四肢和軀幹的皮下脂肪層，尤其是上半身軀幹和頸部，不過事實上脂肪瘤可以長在身體任何有脂肪的地方。肉眼看起來，脂肪瘤是包以被膜的、軟的、黃色的腫瘤。不過位於較深部位的脂肪瘤，尤其是大的肌肉內的腫瘤，常

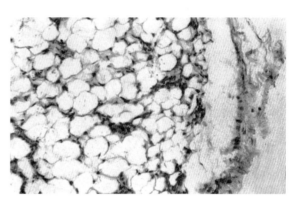

▶ 圖 17-10　脂肪瘤。

常是界限不清楚的。組織學上，脂肪瘤的腫瘤細胞與正常的脂肪細胞是無法分辨的（圖17-10）。多發性的脂肪瘤有家族傾向。脂肪瘤的處理方法是簡單的局部手術切除，即可達到療效。

二、脂肪肉瘤 (Liposarcoma)

脂肪肉瘤是最常見的肉瘤之一，占軟組織肉瘤的20%，發生在四十多歲到六十多歲的成人，通常會自四肢和後腹腔的深部軟組織長出來。

診斷的標記是脂肪母細胞，這種細胞類似胎兒的脂肪細胞，而且含有圓而清澈的、由脂肪小滴組成的細胞質小泡，這些脂肪小滴將細胞核擠壓成扇形。分化良好的脂肪肉瘤是無痛的，且生長緩慢，甚至不被察覺的，除非變成去分化脂肪肉瘤。雖然腫瘤生長緩慢，不過由於不容易被察覺，有的脂肪肉瘤，尤其是長在後腹腔的那些，可以長到非常大才被發現。

切面下發現隨著脂肪、黏液和纖維組織占有的比率不同而有變化，分化不良的脂肪肉瘤看起來像腦組織，而且會呈現出血、壞死和囊狀變化。顯微鏡下最常見的發現是，各種不同程度分化的戒環細胞包埋在血管豐富的黏液的間質之中。分化良好的脂肪肉瘤可能會被誤認為脂肪瘤，分化不良的脂肪肉瘤因為含有一致性的圓形細胞，所以有時和一些小細胞的肉瘤難以區別。

纖維細胞腫瘤及似纖維細胞腫瘤的病灶

一、偽肉瘤性細胞增生 (Pseudosarcomatous Proliferations)

偽肉瘤性細胞增生是一種組織反應的現象而非真正腫瘤，但是因為生長快速，而且細胞密集度高和有絲分裂數目很多，所以非常類似肉瘤，必須小心予以鑑別。

（一）結節性筋膜炎 (Nodular Fasciitis)

結節性筋膜炎是一種組織反應的現象。病灶常常發生在成年人，好發於前臂、其次是軀幹和頭頸部。最常發生在**皮下組織**，偶爾長在肌肉層內。腫塊大小一般不會超過2公分，而且幾乎不會超過5公分。

顯微鏡下，這是一個有浸潤邊緣的、界限不清楚的病灶，由一致性的纖維母細胞及肌肉纖維母細胞(myofibroblast)所組成，典型地呈現出疏鬆的或組織培養樣的生長型態。空泡樣(vesicular)細胞核具有明顯的核仁，但是沒有過多核染色質(hyperchromasia)和同質多形(pleomorphism)的現象。儘管有增多的有絲分裂，但是沒有非典型的有絲分裂。腫瘤細胞排列成短的束狀結構，合併溢出血管的紅血球，和偶爾見到的似蝕骨細胞的巨細胞。

（二）骨化性肌炎 (Myositis Ossificans)

骨化性肌炎是一種局部性的、自限的、修補的病灶，由反應性的細胞、密集纖維組織和化生的(metaplastic)骨頭所組成。腫塊典型長自**年輕成人**的近端肢體**肌肉層**，罕見嬰兒或老年人的病例，超過50%的病人**有受傷的病史**。在早期的階段，亦即第一到第二週時，會有疼痛、腫脹、軟組織脹滿和水腫等症狀。核磁共振檢查可以看到異質性的信號。在第二到第六週時，病灶變得界限較清楚，並且含有絨毛狀密集或似花邊的**鈣化**，主要在周邊的地方，整個圖像極似一個蛋殼。關於骨化性肌炎發生的原因，可能是受傷後啟動了間質幹細胞的增生，而此種幹細胞具有製造活化的纖維母細胞和蝕骨細胞的功能。

肉眼下可見一個界限非常清楚的腫塊，含有柔軟發亮的中心和灰白砂礫的周邊。顯微鏡下可見環帶狀型態；在中心地帶為類似結節性筋膜炎的、纖維黏液的樣子，含有胖的肌肉纖維母細胞，在中間地帶為未成熟的類骨質，在周圍地帶為旁邊有一層成骨細胞的編織骨，或是板狀骨所構成。

此病灶的預後相當好，罕見手術後復發的情形。

二、纖維肉瘤 (Fibrosarcoma)

典型的纖維肉瘤是由惡性的纖維母細胞所組成，有不等程度的膠原蛋白製造和魚骨狀的細胞排列型態。此腫瘤與嬰兒型的纖維肉瘤有不同的組織發生來源。纖維肉瘤約占成人肉瘤的1~3%，最常發生在中老年人，典型長在四肢、軀幹和頭頸部，罕見於後腹腔。纖維肉瘤樣的型態也可以出現在一些腫瘤的續發的進展中，如真皮纖維肉瘤、單獨的纖維瘤和去分化的脂肪肉瘤。

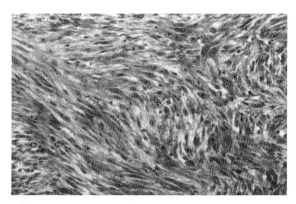

▶ 圖 17-11　纖維肉瘤。

纖維肉瘤在組織學的發現是，細胞比纖維瘤病密集、細長的紡錘形細胞有逐漸變小的兩端、高度核染色質、細胞排列成魚骨狀型態的明顯束狀結構（圖17-11），而在高度分化的纖維肉瘤可見局部的圓形細胞變化。

橫紋肌的腫瘤

一、橫紋肌肉瘤 (Rhabdomyosarcoma)

橫紋肌肉瘤是**兒童**和**青少年**最常見的軟組織肉瘤，通常在20歲之前發現腫瘤。大多數的腫瘤長在**頭頸部**和**生殖泌尿道**，但是也有些長在四肢的肌肉。這是一種很具侵略性的腫瘤，其治療方法通常是合併手術和化療。

橫紋肌肉瘤在組織學上有三種亞型；其一為胚胎型(embryonal type)，其二為蜂巢狀型(alveolar type)，其三為同質異形型(pleomorphic type)。

1. **胚胎橫紋肌肉瘤**：可再分為三個亞型，其一為紡錘細胞的，其二為葡萄狀的，其三為退行發育的。胚胎橫紋肌肉瘤是橫紋肌肉瘤最常見的亞型，典型發生在小於10歲的兒童。就位置來說，47%的病例長在頭頸部，28%長在生殖泌尿道。紡錘細胞的胚胎橫紋肌肉瘤大多數長在陰囊的軟組織，少數長在頭頸部。葡萄狀的胚胎橫紋肌肉瘤長在黏膜上皮層正下方，因此腫瘤侷限在一些像膀胱、膽道和咽部等器官。

2. **蜂巢狀型橫紋肌肉瘤**：乃是一種原始的惡性圓形細胞腫瘤，其細胞非常像淋巴瘤的細胞，但是仍然會顯示橫紋肌的分化。腫瘤好發於青少年和年輕的成人，最常發生的位置在四肢，占了39%的病例，傾向轉移到局部的淋巴腺。此型屬於高度分化的惡性腫瘤，天生就比胚胎橫紋肌肉瘤還要有侵略性。

3. **同質異形型橫紋肌肉瘤**：乃是一種高度分化的、同質異形的肉瘤，幾乎全數發生在成人。此型的腫瘤包含了怪異的、多角形的、圓形的和紡錘形的細胞，並且呈現橫紋肌分化的證據。腫瘤之中看不到胚胎橫紋肌肉瘤或蜂巢狀型橫紋肌肉瘤的區域。同質異形型橫紋肌肉瘤的預後極差，75%的病患死於腫瘤。

平滑肌的腫瘤

一、血管平滑肌瘤 (Angioleiomyoma)

血管平滑肌瘤是一種時常會引起疼痛、良性的、皮下或深部真皮層的腫瘤，由成熟的平滑肌細胞包圍住血管或與血管交叉而組成。血管平滑肌瘤占所有良性軟組織腫瘤的5%，幾乎都是單發的，大多數長在四肢，尤其是小腿的位置。治療的方法是手術簡單切除即可，罕見復發的現象。

二、深部軟組織的平滑肌瘤 (Leiomyoma of Deep Soft Tissue)

深部軟組織的平滑肌瘤是長在身體深部軟組織、後腹腔或腹腔的一種罕見型態的平滑肌瘤。其中在身體深部軟組織的腫瘤病例，男女比相當，但在後腹腔或腹腔的腫瘤病例，則幾乎全是女性。

腫瘤的組成細胞極似正常的平滑肌細胞，有粉紅色的細胞質和雪茄形細胞核（圖17-12）。預後方面，完全切除腫

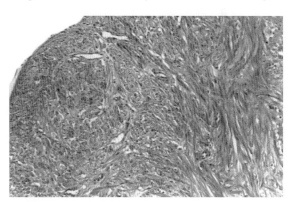

▶ **圖 17-12** 深部軟組織的平滑肌瘤。

瘤可以治癒病人，即使復發，頂多也是沒有破壞性的良性腫瘤。值得一提的是，深部軟組織的平滑肌瘤是沒有轉移潛能的。

二、平滑肌肉瘤 (Leiomyosarcoma)

平滑肌肉瘤是一種惡性的軟組織腫瘤，其組成細胞顯示明確的平滑肌細胞特色，大多數腫瘤發生在**中年或老年人**。在後腹腔和骨盆腔的病例，有不少是自大血管長出來的。在四肢的肉瘤中，平滑肌肉瘤占不到10%的病例。在後腹腔和下腔靜脈的平滑肌肉瘤，**女性**病例是明顯多數。

組織學的發現是非典型平滑肌細胞，呈交叉的束狀排列（圖17-13），合併有局部的漩渦狀、柵欄狀和類似血管外皮細胞瘤(hemangiopericytoma)的結構。另外的組織學上的變化，包括：黏液的、網狀的、透明變性和壞死，以及突然的轉變成更為同質多形(pleomorphic)的腫瘤。

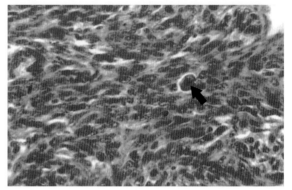

▶ 圖 17-13　平滑肌肉瘤。

滑液膜肉瘤

滑液膜肉瘤(synovial sarcoma)是一種特異的肉瘤，其特色是具有X染色體和第18對染色的基因互換[t(X; 18)]。滑液膜肉瘤占軟組織肉瘤的5~10%的病例，主要發生在15~35歲之間的年輕人。其腫瘤細胞的來源尚未被確認，雖然病灶大多數發生在**關節旁的軟組織**，但是**並不是自滑液膜長出來的**，而且只有不到5%的病例從滑液囊或關節長出來。事實上，包括內臟在內，身體幾乎任何地方都可以長出滑液膜肉瘤。在影像學上，一般可以偵測出不規則的鈣化。

參考資料 ▶ REFERENCE

王恩華主編(2005)·*病理學*·新文京。

朱旆億、李進成、郭雅雯(2023)·*全方位護理應考e寶典－病理學*（十五版）·新文京。

徐國成、邱雪杉、韓秋生、邢福柳、梁成華、王恩華(2005)·*病理學彩色圖譜*·新文京。

Kumar, V., Abbas, A. K., Fausto, N., & Aster, J.C. (2014). *Robbins and Cotran pathologic basis of disease* (9th ed.). Elsevier Saunders.

圖片來源：

圖17-2引用自劉信雄、賴宗鼎、彭瓊琿、蕭婉玉、韋建華(2005)·於王志生總校·*病理學*·新文京。

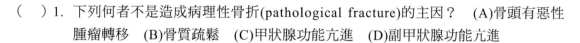

學習評量 REVIEW ACTIVITIES

( )1. 下列何者不是造成病理性骨折(pathological fracture)的主因？ (A)骨頭有惡性腫瘤轉移 (B)骨質疏鬆 (C)甲狀腺功能亢進 (D)副甲狀腺功能亢進

( )2. 有關原發性骨肉瘤(osteogenic sarcoma)的敘述，何者不正確？ (A)為惡性腫瘤，早期即可轉移 (B)其來源為骨芽細胞，組織上可見類骨質(osteoid)的產生 (C)好發於10~20歲 (D)脊椎為好發部位

( )3. 以關節軟骨之變化與退化為主之骨關節疾病為何？ (A)Pott氏疾病(Pott's disease) (B)痛風性關節炎 (C)類風濕性關節炎 (D)退化性關節炎

( )4. 下列有關退化性關節炎的敘述，何者錯誤？ (A)多見於老年人 (B)主要侵犯骨頭，軟骨變化是次發性的 (C)不會有明顯的發炎細胞浸潤 (D)主要影響承受體重的關節

( )5. 下列有關痛風的敘述，何者錯誤？ (A)因嘌呤代謝產生尿酸，尿酸鹽結晶沉積所致 (B)可有原發性痛風及繼發性痛風之分 (C)繼發性痛風可以因血癌或慢性腎病所造成 (D)繼發性痛風遠較原發性痛風常見

( )6. 下列有關痛風的敘述，何者錯誤？ (A)以反覆急性關節炎發作為常見臨床症狀 (B)假以時日，可造成慢性關節變形 (C)好發於大腳趾，可有紅、腫、熱、痛的發炎表現 (D)除了關節、軟組織可見尿酸鹽沉積外，其他臟器很少有病理變化

( )7. 下列有關退化性關節炎之敘述，何者錯誤？ (A)軟骨之組成發生異常變化 (B)軟骨細胞變大且排列不整齊 (C)軟骨可以整層均被磨損 (D)與老化關係密切，但與關節受力大小無關

( )8. 下列何種病患，可在其尿液中檢出本斯瓊司氏蛋白(Bence Jones protein)？ (A)慢性淋巴球性白血病(chronic lymphocytic leukemia) (B)急性骨髓細胞性白血病(acute myelocytic leukemia) (C)多發性骨髓瘤(multiple myeloma) (D)慢性骨髓細胞性白血病(chronic myelocytic leukemia)

( )9. 55歲男子，在右大腳趾曾發生數次的急性關節炎，並在附近有一個腫塊。切面下此一腫塊呈現白色，顯微鏡觀察可以發現一些針狀結晶的聚集，並伴隨有一些巨噬細胞的發炎反應。下列何種診斷最有可能？ (A)痛風(gout) (B)類風濕性關節炎(rheumatoid arthritis) (C)骨關節炎(osteoarthritis) (D)僵直性脊椎炎(ankylosing spondyloarthritis)

（　）10.預防婦女老年時發生骨質疏鬆症最有效的方法是：　(A)停經後開始補充鈣片和維生素D　(B)減肥　(C)年輕的時候多運動以加強骨質　(D)定期做骨密度檢查

（　）11.哪一種病變造成病人頭部漸漸變大，甚至導致常需換帽子？　(A)骨關節炎(osteoarthritis)　(B)骨頭的派吉特氏病(Paget disease)　(C)骨質疏鬆(osteoporosis)　(D)痛風(gout)

（　）12.下列哪一種疾病的特徵為關節軟骨的蝕損？　(A)類風濕性關節炎(rheumatoid arthritis)　(B)骨關節炎(osteoarthritis)　(C)脫臼(dislocation)　(D)骨質疏鬆(osteoporosis)

（　）13.下列何者是位於關節或是肌腱旁的一種小病變？　(A)骨瘤(osteoma)　(B)纖維瘤(fibroma)　(C)腱鞘囊腫(ganglion)　(D)脂肪瘤(lipoma)

（　）14.一名75歲的女子長期背痛，有嚴重的駝背和脊椎前凸，X光發現右股骨頸有骨折，數節脊椎的椎體有壓迫性骨折，骨骼皮質變薄等變化。病人最可能的診斷為何？　(A)骨髓炎(osteomyelitis)　(B)Paget氏病(Paget's disease)　(C)佝僂病(rickets)　(D)骨質疏鬆症(osteoporosis)

（　）15.停經的婦女容易發生骨質疏鬆症的最主要原因為何？　(A)黃體素(progesterone)分泌減少　(B)動情素(estrogen)分泌減少　(C)醛固酮(aldosterone)分泌減少　(D)皮質脂酮(corticosterone)分泌減少

（　）16.較易好發於20歲以下年輕人的骨腫瘤是：(A)軟骨肉瘤(chondrosarcoma)　(B)骨肉瘤(osteosarcoma)　(C)骨髓瘤(myeloma)　(D)骨軟骨瘤(osteochondroma)

（　）17.下列有關Ewing氏瘤(Ewing's sarcoma)的敘述，何者錯誤？　(A)好發於10~20歲，常見於長骨　(B)組織切片可見許多小而圓的腫瘤細胞　(C)約95%的病患，於腫瘤中可發現染色體異常　(D)預後很差，五年存活率為0~5%

（　）18.關於骨軟骨瘤(osteochondroma)之敘述，何者錯誤？　(A)多為良性病灶　(B)老年人多　(C)可見於長骨之一端　(D)惡性變化可發生於遺傳性多發性外生骨軟骨瘤

（　）19.一位18歲男性病人右膝疼痛，影像醫學檢查發現右側股骨骺端有一個界線不清楚的溶骨性病灶，且在骨膜上有柯德曼三角形的特徵。切片下顯示有許多過染性，非典型的紡錘狀細胞增生，偶爾可見有類骨質的基質和有絲分裂。它最有可能是何種腫瘤？　(A)軟骨瘤　(B)骨肉瘤　(C)多發性骨髓瘤　(D)尤汶氏肉瘤

（　）20.原發性骨肉瘤(osteogenic sarcoma)最好發的年紀為何？　(A) 5歲以下　(B) 10~20歲　(C) 40~50歲　(D) 60~70歲

（　　）21.骨質疏鬆症(osteoporosis)與下列哪一徵候較無關？　(A)發燒　(B)疼痛　(C)骨折　(D)脊柱側彎

（　　）22.下列何者是病理性骨折(pathological fracture)？　(A)因車禍，只有骨頭折斷，周圍的軟組織未受傷；病理切片檢查並無發現任何潛在病兆　(B)運動員因長期的活動而造成反覆的骨頭外傷　(C)因軍人長期行軍造成的趾骨骨折　(D)因潛在疾病造成的骨折，如轉移性腫瘤、惡性腫瘤等

學習評量
解答請掃描
QR Code

MEMO:

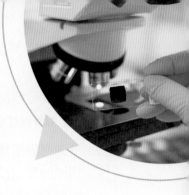

CHAPTER 18

皮膚疾病及眼睛疾病

編著者◎朱旆億
修訂者◎林宏昱

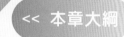

PATHOLOGY

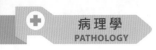
✳ 18-1　皮膚疾病

皮膚的構造與功能 🔬

一、表皮層 (Epidermis)

　　表皮層位在皮膚的最外層，其細胞會不斷地分裂並更新。表皮層是一種複層鱗狀角化上皮(stratified squamous keratinized epithelium)，主要是由多層的角質細胞(keratinocytes)所組成，角質細胞會產生很硬且不溶於水的角質蛋白，因此皮膚具有防水和隔絕外來病菌的功能。

　　除了最多的角質細胞外，表皮層也含有痛覺、溫覺、壓覺和觸覺等感覺受器，可以來感知外界的環境變化。黑色素細胞(melanocytes)位在表皮層的底部，是表皮層中第二多的細胞，可在日光中紫外線的刺激之下產生黑色素，以阻擋紫外線對身體的傷害。

二、真皮層 (Dermis)

　　真皮層位在表皮層的下面，兩者藉由基底膜(basement membrane)所分隔。皮膚原位癌(carcinoma *in situ*)是指癌細胞侷限在基底膜之上，而所謂的侵襲癌(invasive carcinoma)則是指癌細胞侵犯超過基底膜之下。另外，真皮層和表皮層的交界，形成所謂的表皮層嵴(epidermal ridges)和真皮層嵴(dermal ridges, or dermal papillae)。

　　真皮層富含結締組織、血管、淋巴管、神經、毛囊、汗腺和皮脂腺(sebaceous glands)等構造。隨外界溫度的變化，血管會脹縮來適應。例如天氣冷時，血管管徑會變小以減少熱量的散失；天氣熱時，血管管徑會變大來增加熱量的散失以降低體溫。另外血管和淋巴管也負責養分的輸送和廢物的排除。皮脂腺可以分泌油脂(sebum)，可以幫助防水之外，也有抑制有害微生物生長繁殖的功能。汗腺主要功能是利用排汗來調節體溫。

三、皮下組織 (Subcutaneous Tissue)

　　皮下組織位在真皮層的下方，是由結締組織和脂肪所構成。由於富含脂肪，所以是外力撞擊的緩衝區，用以保護內部器官組織和熱量隔絕區以維持體溫。

常見的皮膚疾病詞彙 🔬

　　表18-1是以肉眼所見來形容皮膚病灶的字彙。接下來簡介一些在顯微鏡下觀察，用來形容皮膚病理變化的專有名詞。這些專有名詞整理於表18-2。

　　皮膚疾病的種類相當之多，大致上可以分為一般性皮膚炎、自體免疫疾病相關的皮膚病變、感染性皮膚病變及皮膚腫瘤等。

● **表18-1　各種皮膚病變的肉眼觀察特徵**

中文（英文）	含　意
結節 (nodule)	堅硬的突起物，大小在0.5~2公分之間
丘疹 (papule)	堅硬的突起物，大小在0.5公分以下
腫瘤 (tumor)	堅硬的突起物，大小在2公分以上
斑塊 (plaque)	扁平的突起物，大小在0.5公分以上
水泡 (vesicle)	充滿液體的突起物，大小在0.5公分以下
大泡 (bulla)	充滿液體的突起物，大小在0.5公分以上
膿皰 (pustule)	充滿膿液的突起物
斑疹 (macule)	顏色改變的扁平區域，大小在1公分以上
斑 (patch)	顏色改變的扁平區域，大小在1公分以下
瘀斑 (petechia)	皮下深層的點狀出血
紫斑 (purpura)	皮下大範圍出血所形成的紫色區域
脫皮 (excoriation)	部分皮膚的缺損所造成的外傷病灶
鱗屑 (scale)	皮膚的細微脫落物，很容易自皮膚表面脫離
擦傷 (erosion)	皮膚失去表皮層的淺層，不會流血
潰瘍 (ulcer)	皮膚失去表皮層及深層組織，會出血
結痂 (scar)	正常的皮膚組織被纖維組織所取代
蟹足腫 (keloid)	皮膚結痂，外觀呈現暗紅色、突起和質地堅硬
苔蘚化 (lichenification)	皮膚因長期反覆刺激而呈現增厚且粗糙

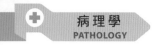
▶ 表18-2　皮膚的病理變化

中文（英文）	含意
過度角化 (hyperkeratosis)	角化層的角化細胞過度增生，造成角質過多，角質層變厚（圖18-1）
角化不全 (parakeratosis)	皮膚的角質層的角化細胞是不含細胞核的，但是角質層的細胞若有細胞核的話，就叫做角化不全或是不完全角質化
角化異常 (dyskeratosis)	在顆粒層以下的細胞，有不成熟的角化現象或是有不正常的角質化現象
棘皮狀增生 (acanthosis)	指整個表皮增生的現象
棘皮狀融解 (acantholysis)	表皮層的角化細胞之間的細胞連結失去，造成角化細胞之間鬆散
乳突狀增生 (papillomatosis)	表皮以及真皮層嵴（又叫做乳頭狀真皮）過度增生的現象
顆粒層增生 (hypergranulosis)	顆粒層過度增生的現象
海綿狀水腫 (spongiosis)	表皮水腫，造成細胞之間空隙變大的現象
細胞外溢 (exocytosis)	表皮之間，有發炎細胞或是紅血球浸潤的現象
空泡化 (vacuolization)	細胞內或是細胞旁有空泡形成的現象
表皮層磨損 (erosion)	表皮層有部分缺損的現象，但缺損的部分未達真皮層
表皮層潰瘍 (ulceration)	表皮層全部缺損，缺損的部分達到真皮層，甚至到真皮層以下的皮下組織
痣化 (lentiginous change)	位在表皮層的底部的黑色素細胞增生的現象（圖18-2）

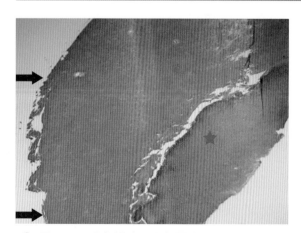

▶ 圖 18-1　角化過度。角化層的角化細胞過度增生，造成角質過多。圖中兩個箭頭之處為增厚的角質層，而星號之處為皮膚。

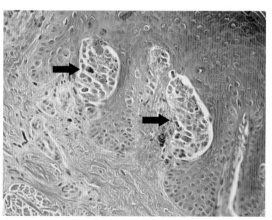

▶ 圖 18-2　痣化。位在表皮層的底部的黑色素細胞增生的現象（如箭頭所示）。

一般性皮膚炎 🔬

一、接觸性皮膚炎 (Contact Dermatitis)

凡是接觸到物質而使得皮膚產生發炎反應就稱為接觸性皮膚炎。依致病機轉的不同，分為過敏性(allergic)和刺激性(irritant)的接觸性皮膚炎。

過敏性的接觸性皮膚炎常因皮膚接觸到植物性毒素、化學物質、藥物、化妝品等，經由一連串的過敏反應而產生皮膚紅腫熱癢的現象，這種紅腫熱癢的現象通常除了和過敏物質接觸的皮膚外，附近甚至全身的皮膚皆有可能產生。過敏性的接觸性皮膚炎是屬於**第四型過敏反應**(type IV hypersensitivity)，其相關作用機轉，請詳見本書第8-2節。

刺激性的接觸性皮膚炎也是因為和刺激性物質接觸而造成的皮膚紅腫熱癢的現象，但是它的致病機轉和過敏性反應無關，而是因為接觸到的物質過量或是反應過度，造成皮膚的直接傷害、發炎，甚至潰瘍和壞死。刺激性的接觸性皮膚炎一般很少有全身性的反應，而且紅腫熱癢的情形通常僅侷限在和刺激性物質接觸的地方。

二、異位性皮膚炎 (Atopic Dermatitis)

異位性皮膚炎是一種常見於嬰兒、小孩和青少年的皮膚病變。

◯ 相關病因

由於患者本身除**異位性皮膚炎**外，也常合併有**氣喘**(asthma)或**過敏性鼻炎**(allergic rhinitis)，加上患者的父母或是子女也常有上述三種過敏性疾病，所以先天性遺傳體質可能是主要原因，再加上後天環境過敏原的刺激所誘發。絕大部分的病人對於某些物質會有過敏反應，比較常見的過敏原包括有塵蟎(mites)、海鮮、動物的毛髮、金屬物質等。

◯ 臨床表現

皮膚主要出現紅斑、丘疹和小泡等病灶，而嬰幼兒往往因為發癢難耐，常常抓癢導致皮膚紅腫粗糙，甚至破皮而造成細菌性皮膚感染。到了青少年時期，由於長期的抓癢及反覆性刺激，常會使手、腳等彎曲處和頸部的皮膚變厚變硬，形成結痂。

三、痤瘡 (Acne)

痤瘡最常見於青春期的病人，是一種毛囊皮脂腺的發炎疾病，較常見於臉部及上背部。痤瘡又叫做**粉刺**(comedone)或**青春痘**，主要是雄性激素刺激，造成皮脂腺分泌油脂亢進以及毛囊皮脂腺管的角化異常，另外加上痤瘡桿菌(*Propionibacterium acnes*)感染、個人體質的影響，導致皮脂腺毛囊的出口阻塞而形成痤瘡。不良的衛生習慣、嗜吃油炸刺激性食物及細菌性感染等，更會加重痤瘡的嚴重性，甚至留下疤痕，對於外觀及心理產生一定的影響。

四、蕁麻疹 (Urticaria)

蕁麻疹是一種常見的皮膚疾病，常在病人接觸過敏原之後**肥大細胞(mast cell)**釋放組織胺等物質產生的過敏反應。這些過敏原包括了食物、藥物和花粉等。食物常見的過敏原如蝦、蟹、魚和蛋白等，至於藥物常見的過敏原如**盤尼西林**等，**花粉**則是歐美國家常見的過敏原。病人出現紅色丘疹或是風疹塊(wheal)，會有劇烈的癢感，症狀輕則於幾小時或是幾天後消失，嚴重則會伴有血管性水腫(angioedema)的產生，使皮下組織、器官等產生水腫，影響身體正常功能，甚至造成死亡。

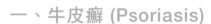

自體免疫疾病相關的皮膚病變

一、牛皮癬 (Psoriasis)

牛皮癬，又叫做**乾癬**，是一種成因不明的慢性皮膚病變，它的特徵是表皮細胞的代謝速度比正常細胞快好幾倍，也因此造成不正常的角質堆積，加上代謝速度的加速常需要更多的血流。白色的角質堆積加上紅腫的小血管就形成了牛皮癬病人皮膚上典型的紅疹性斑塊和銀白屑病變(silver white scale)。若是摩擦或除去這些紅疹性斑塊，很容易有小的出血點出現，稱為**阿修比茲徵候**(Auspitz sign)。這些乾癬的皮膚病變好發於較常與外界接觸摩擦的皮膚部位，包括有頭皮、肘關節處或是膝關節處的皮膚等。另外有部分的病人除了皮膚的症狀之外，還伴有關節炎，若是病程較長，還會引起關節變形而影響四肢活動。

⊙ 病理變化

顯微鏡下，可見到血管旁淋巴球浸潤(perivascular lymphocytic infiltration)、廣泛性的角化不全並伴有嗜中性球聚集等特徵。特稱為**蒙羅氏微小潰瘍**(Munro's microabscesses)。

● 相關病因

目前認為可能和遺傳及環境因素有關，但是並不一定會遺傳給下一代，而且若控制得宜，盡量避免皮膚外傷、食用或注射類固醇、防止陽光曬傷和病菌感染的話，其預後相當不錯。

二、硬皮症 (Scleroderma)

硬皮症是一種慢性膠質沉澱所導致皮膚變硬的**慢性自體免疫疾病**。硬皮症不具傳染性，也未具遺傳性。局部性硬皮症通常僅影響部分皮膚和骨骼，而全身性硬皮症則還會波及內臟，血管和內臟有過度的纖維母細胞生長，造成腸胃道蠕動減緩、胃食道逆流、呼吸困難、關節發炎和血管痙攣等症狀。硬皮症較**好發於成年女性**，目前沒有根治的方法，只有藉輔助方法來減緩病程。

三、皮肌炎 (Dermatomyositis)

皮肌炎是指肌肉發炎，造成肌肉傷害，引起漸進性近端大肌肉無力(progressive proximal muscle weakness)的症狀，**好發於中年女性**。皮肌炎最初有皮膚發炎的症狀，例如紅疹、水腫等出現在身體上，之後肌肉痠痛、逐漸無力。皮肌炎有所謂的**向陽性紅斑**(heliotrope rash)和**高特氏徵候**(Gottron's sign)。所謂的向陽性紅斑是指在臉部，特別是**眼睛周圍出現水腫性紅斑**(periorbital patches)。至於高特氏徵候是指紅斑出現在指關節、腕關節或是膝關節等處。另外要小心有部分成人皮肌炎患者合併有內臟惡性腫瘤，最常見的是**肺癌**和**乳癌**。

感染性皮膚病變

一、麻疹 (Measle)

麻疹是一種由麻疹病毒所致的高度傳染性疾病，只會經飛沫或接觸鼻咽分泌物而傳給其他人。近年來由於全面接種疫苗，麻疹幾乎已經不見蹤影。感染麻疹時，首先會出現類似感冒的症狀，之後由臉開始向下出現紅疹，若是大人才得到麻疹的話，要特別小心，因為死亡率會提高。

二、德國麻疹 (Rubella)

德國麻疹又叫做風疹，由德國麻疹病毒所引起，和麻疹的傳播途徑一樣，也是經飛沫或接觸鼻咽分泌物而傳染。一般人感染後症狀類似感冒併有全身紅疹出現，病程

大約數天且一般無後遺症。目前由於疫苗接種，使得德國麻疹已經少見，但若是**懷孕的婦女千萬不可接種疫苗**，因為**德國麻疹病毒會藉由胎盤傳染給胎兒**。另外懷孕第6週內感染德國麻疹的話，生下畸胎的比率相當高。

三、水痘 (Chickenpox)

水痘是由**水痘疱疹病毒**(varicella zoster virus)所引起的高度傳染性疾病，好發於兒童，主要藉由飛沫及接觸傳染。水痘最大的特徵就是發疹時皮膚會出現紅疹，之後形成水泡，再轉為膿皰，最後結痂。兒童常因為癢感而去抓破水泡，因而在皮膚留下疤痕。另外，水痘疫苗的施打，也降低了水痘的發生率。一般而言，年齡較小所得到的水痘，預後較好。如果成年之後初次得到水痘，則常引起嚴重的病程。

四、帶狀疱疹 (Herpes Zoster)

帶狀疱疹就是俗稱的「皮蛇」，它的致病病毒和水痘一樣，都是**水痘疱疹病毒**。至於帶狀疱疹的致病機轉是由於初次感染病毒產生水痘症狀時，雖然已經痊癒，但是仍有少數病毒殘留在**神經根**(nerve roots)中，當人體的免疫力下降時，這些病毒就會從神經根沿著神經再度活化生長，使得神經發炎，皮膚起紅疹及水泡，嚴重者會引起續發性細菌感染，甚至神經性症狀如肌肉無力、眼睛失明及腦膜炎(meningitis)等。

皮膚腫瘤

一、上皮性囊腫 (Epidermal Inclusion Cysts)

上皮性囊腫為較好發於頭、頸和背部的皮膚性腫瘤性病變。起因為毛囊的出口阻塞，之後分泌的物質，如角質等，會逐漸堆積形成囊腫。顯微鏡下，可見具有上皮的囊腫，如果囊腫有破裂的話，角質會溢出引起周圍組織的肉芽腫性發炎反應（圖18-3），常會因為對角質反應而引起巨細胞(foreign-body giant cells)產生。

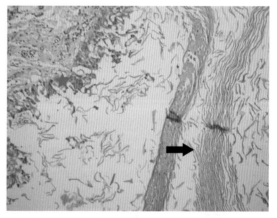

▶ **圖18-3** 上皮性囊腫。具有上皮的囊腫並且破裂，導致角質（如箭頭所示）會溢出引起周圍組織的肉芽腫性發炎反應（如星號所示）。

二、毛囊基質腫瘤 (Pilomatricoma)

毛囊基質腫瘤是一種較好發於小孩和年輕人的皮膚腫瘤，它的常見部位包括有臉部、頸部和四肢。臨床上是一顆硬的小腫塊，顯微鏡下的特徵是界限清楚(well-demarcated)的囊腫狀腫瘤(cystic tumor)，囊內包括有髮質基質細胞(matrical cells)和死去的髮質基質細胞所形成的**影子細胞**(shadow cells)，或叫做**鬼魅細胞**(ghost cells)。死去的髮質基質細胞，因為其細胞核輪廓仍算清楚，所以稱為影子或是鬼魅細胞。在更晚期的病灶中，毛囊基質腫瘤還可能會出現鈣化、甚至骨化。臨床上主要以外科手術切除即可，一般皆為良性腫瘤。如果腫瘤邊緣有侵犯性、腫瘤細胞核異常(nuclear atypia)、不正常細胞分裂，則要小心是毛囊基質癌(malignant pilomatricoma)。

三、角化性皮脂漏 (Seborrheic Keratosis)

角化性皮脂漏是一種較好發於中老年人的良性皮膚腫瘤，故又叫做**老人斑**。常見於軀幹部位，但四肢、頭頸部位也不算少見。外觀上呈現暗色的圓形斑狀腫瘤。顯微鏡下可見表皮有過度角化(hyperkeratosis)、角質囊腫(horn cysts)和偽角質囊腫(pseudohorn cysts)的形成。所謂的角質囊腫是指在表皮層之間，充滿角質的囊腫（圖18-4）。而偽角質囊腫是指和表皮層外界可相通的角質性囊腫。

角化性皮脂漏的治療方式通常以外科手術切除即可，幾乎不會有惡性轉變。但是如果在短時間內出現很多顆的角化性皮脂漏，則需要高度懷疑人體內是否有惡性腫瘤產生。

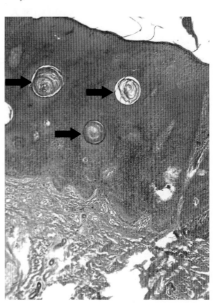

▶ **圖 18-4** 角化性皮脂漏。表皮有過度角化（如星號所示）及角質囊腫的形成（如三個箭頭所示）。

四、疣 (Verrucae)

疣為一種常見的皮膚良性腫瘤，由接觸感染**人類乳突瘤病毒**(human papilloma virus, HPV)所引起。人類乳突瘤病毒最為大家所熟知的是和子宮頸癌的發生有密切之關係，但是其實此種病毒的種類有很多種，分別導致不同的疾病。

分類

疔又可以依照發生部位和組織型態分為尋常疔(verruca vulgaris)、扁平疔(verruca plana)、手掌疔(verruca palmaris)或是腳掌疔(verruca plantaris)（圖18-5）和尖形濕疔(condyloma acuminatum)等。**尋常疔是所有疔中最常見者**，好發在手背、臉部或是腳背，常因接觸而造成傳染。手掌疔和腳掌疔分別發生在手掌和腳掌，特別是受壓力處，有時候會有疼痛的感覺。扁平疔則比較常發生在臉部。

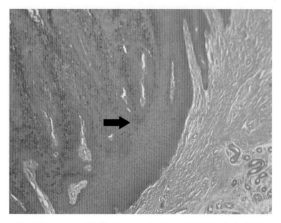

▶ **圖 18-5** 腳掌疔。具有往內生長的乳突狀表皮，如箭頭所示。

在這些疔中，尖形濕疔的人類乳突瘤病毒株和其他疔不同，尖形濕疔好發於生殖器上皮，尤其是陰道、外陰部、陰莖、肛門等，易導致上皮發生癌前病變、原位癌，甚至侵襲癌。除了尖形濕疔，其他疔不會產生癌前病變和癌症。

病理變化

顯微鏡下，皮膚上的疔多具有增生的乳突狀表皮(papillary epidermal hyperplasia)，伴有過度角化、角化不全現象。病灶細胞的細胞核顏色變淡、細胞質內有角質透明蛋白顆粒(keratohyaline granules)堆積（圖18-6）。尋常疔主要的特徵是往外生長(exophytic)的乳突狀表皮，這種病變通常若不加以治療，也不會惡化，甚至常常自行消退。手掌疔和腳掌疔則具有往內生長(endophytic)的乳突狀表皮。扁平疔的乳突狀表皮呈現鈍狀生長(blunt growth)。尖形濕疔受人類乳突瘤病

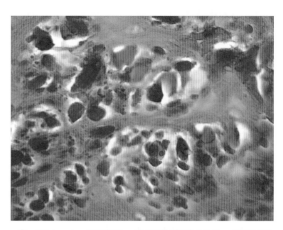

▶ **圖 18-6** 腳掌疔。在高倍顯微鏡下，病灶細胞的細胞核顏色變淡、細胞質內有角質透明蛋白顆粒堆積。這類的病灶細胞，稱為疔體(verrucous bodies)。

毒感染的細胞內的細胞核呈現葡萄乾狀皺縮，細胞核旁有一亮圈(perinuclear halo)，這種受到人類乳突瘤病毒感染的細胞變化，特稱為空洞細胞化(koilocytic change)。

五、痣 (Nevus)

痣是指**黑色素細胞**(melanocytes)所形成的腫瘤。痣可以依照臨床和病理組織表現，分為多種類型。臨床上，依照發生的年齡，可以分為先天性痣(congenital melanocytic nevus)和後天性痣(acquired melanocytic nevus)。先天性痣主要發生於嬰兒時期，後天性痣則主要出現在孩童或是年輕人。

⊙ 病理變化

先天性痣和後天性痣的病理組織型態可以是相似的。另外，痣可以依照顯微鏡下所見，分成幾種類型，分別是交接帶痣、複合性痣、真皮內痣、藍痣、光暈痣、史比茲痣和異化痣等，以下將分別介紹這些痣的類型：

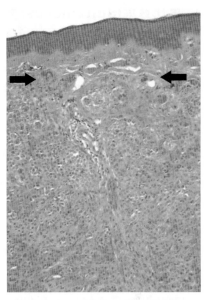

▶ **圖 18-7** 真皮內痣。成團的黑色素細胞主要集中分布在真皮層，即圖中兩個箭頭所夾的區域。

1. **交接帶痣**(junctional nevus)、**複合性痣**(compound nevus)、**真皮內痣**(intradermal nevus)：黑色素細胞主要分布在表皮層和真皮層交界之處，若是這些黑色素細胞轉變為圓形或是橢圓形並聚集成團，在早期，這些成團細胞分布在表皮和真皮交界處(dermoepidermal junction)，稱為交接帶痣。之後這些成團黑色素細胞除了分布在表皮真皮層交處，還往下分布到真皮層，這時候，就稱為複合性痣。在更晚期時，成團的黑色素細胞主要集中分布在真皮層，稱為真皮內痣（圖18-7）。

2. **藍痣**(blue nevus)：藍痣可以是先天性痣或是後天性痣，在臨床上外觀呈現藍灰色腫瘤，有時候會和惡性黑色素瘤混淆，但在顯微鏡下，兩者有不同之處。藍痣主要由呈現雙極性(bipolar)、樹突狀的黑色素細胞組成，且有明顯的黑色素沉積在細胞內（圖18-8）。藍痣的黑色素細胞很少

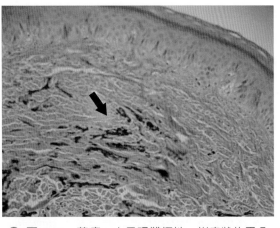

▶ **圖 18-8** 藍痣。由呈現雙極性、樹突狀的黑色素細胞組成，且有明顯的黑色素沉積在細胞內，如箭頭所示。

聚集成團，而惡性黑色素瘤的黑色素細胞常會聚集成團，且具有侵犯性邊緣。藍痣一般以外科手術完整切除即可治癒。

3. **光暈痣(halo nevus)**：光暈痣在臨床上的表現是黑色的痣，周圍顏色較淡，顯微鏡下主要是以混合痣為主，大的黑色素細胞排列成團，並有明顯的淋巴球浸潤，有時造成黑色素細胞的破壞，所以在疾病較晚期的時候，黑色素細胞消失殆盡會造成痣的顏色變得比較淺。

4. **史比茲痣(Spitz nevus)**：史比茲痣在臨床上可以是先天性痣或是後天性痣，通常呈現小的黑色腫瘤，以小孩和年輕人較多。顯微鏡下，有時候易與惡性黑色素瘤混淆。史比茲痣的特徵是上表皮增生、過度角化、角化不全、血管旁淋巴球浸潤，以及在表皮真皮交界處和真皮有明顯的梭形痣細胞增生聚集。這些梭形的痣細胞常呈現多形性並有核濃染的現象。

5. **異化痣(dysplastic nevus)**：異化痣的痣細胞有異化現象產生。一般在臨床上，有異化痣的病人產生惡性黑色素瘤的機會比其他種類的痣較多。

六、鱗狀細胞癌 (Squamous Cell Carcinoma)

　　根據最新的臺灣地區癌症登記統計資料，皮膚癌症中，鱗狀細胞癌病人數占第二位，僅次於基底細胞癌。男性病人比女性稍多，以老年患者較多。皮膚得到鱗狀細胞癌的危險因子包括了長期曝曬陽光接受過量紫外線、燒傷傷口、長期慢性潰瘍和接觸化學藥劑、放射線物質等。在**燒傷**或是**慢性潰瘍傷口**附近產生的鱗狀細胞癌，特別又被稱為**馬喬林氏潰瘍**(Marjolin's ulcer)。另外有些遺傳性疾病，如**著色性乾皮病**(xeroderma pigmentosa)和**白化症**(albinism)的病人，也是得到鱗狀細胞癌的高危險群。一般來說，皮膚的鱗狀細胞癌都能在癌症尚未遠端轉移前就可被發現並手術切除治療，所以預後還算不錯。

　　外觀上，鱗狀細胞癌的腫瘤邊緣常不規則，中央部分也常有潰瘍產生，不過鱗狀細胞癌的確定診斷仍需要顯微鏡下的評估。鱗狀細胞癌有明顯的角化不全、角化異常現象。癌細胞呈現大且濃染的細胞核、嗜伊紅性的細胞質。細胞質呈現嗜伊紅性是因為內含有多量的角質蛋白(keratin protein)。另外，癌細胞製造角質蛋白堆積，會形成所謂的角質珍珠團(keratin pearls)。角質珍珠團和鱗狀細胞癌的分化程度有關係，有越多角質珍珠團的形成，表示鱗狀細胞癌的分化程度越好。

波文氏病(Bowen's disease)是指**鱗狀細胞原位癌**(squamous cell carcinoma *in situ*)。顯微鏡下，皮膚的表皮層的整層細胞發生癌化現象，但是這些癌細胞侷限在基底膜之上，所以屬於原位癌。

七、基底細胞癌 (Basal Cell Carcinoma)

基底細胞癌是臺灣地區皮膚癌中最常見的組織型態，男性病人比女性稍多，最主要的危險因子是接受過量的紫外線照射。雖然基底細胞癌可能出現在全身任何部位的皮膚，但最常發生於臉部或頸部，通常是在眼旁、鼻子、耳朵等常接觸日曬之處。基底細胞癌的特性是無痛、生長速度緩慢，通常是局部性，**幾乎不會轉移擴散至身體其他部位**，但未經治療則可能會侵犯鄰近的組織，如果早期發現，施以廣泛性切除即可治癒。

外觀上，基底細胞癌在癌症初期，常是一顆小丘疹狀腫瘤，之後慢慢變大，但是中央部分常形成潰瘍，有一個專有名詞─rodent ulcer，即是指基底細胞癌。顯微鏡下，基底細胞癌是由皮膚的基底細胞(basal cells)所惡性轉變而來的（圖18-9）。腫瘤細胞常聚集成團，並且有所謂的柵欄狀(palisading)的排列這種特徵。所謂的柵欄狀排列，即是成團的腫瘤細胞中，位在周圍的腫瘤細胞呈現放射狀排列，和細胞團的外圍呈現垂直的狀態（圖18-10）。另外，和鱗狀細胞癌不同的是，基底細胞癌很少發生轉移，所以病人的預後較好。

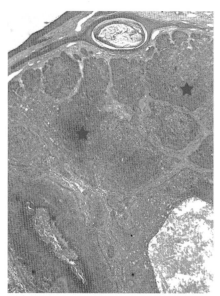

● 圖 18-9　基底細胞癌。顯微鏡下，基底細胞癌細胞常聚集成團。星號所示的區域皆是基底細胞癌。

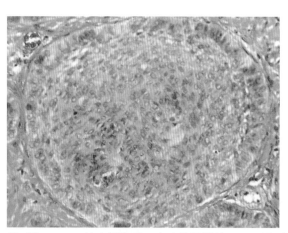

● 圖 18-10　基底細胞癌。在高倍顯微鏡下，可見到所謂的柵欄狀排列，即成團的腫瘤細胞中，位在周圍的腫瘤細胞呈現放射狀排列，和細胞團的外圍呈現垂直的狀態。

八、惡性黑色素瘤 (Malignant Melanoma)

惡性黑色素瘤比鱗狀細胞癌和基底細胞癌還要少見，但卻是三者之中惡性程度最高的。大部分的惡性黑色素瘤原發於皮膚，但像食道、肛門、眼睛等部位，也有可能發生惡性黑色素瘤。主要的危險因子為**陽光曝曬**。

➲ 臨床表現

臨床上常見的表現包括有原先的痣形狀變大、顏色改變、皮膚出現新的黑色結節狀隆起等。一般而言，有所謂的**ABCDE法則**來幫助判斷黑痣是否有癌變的可能。A是Asymmetry（腫瘤對稱性），惡性黑色素瘤的外觀較不規則，不具對稱性。B是Border（腫瘤邊緣特性），惡性黑色素瘤的邊緣常不圓滑平整。C是Color（腫瘤顏色），惡性黑色素瘤常呈現斑駁的顏色。D是Diameter（腫瘤大小），一般來說，腫瘤越大，惡性度的傾向也越高。E是Elevation（腫瘤隆起），惡性黑色素瘤常較容易隆起變高（表18-3）。

▶ 表18-3　ABCDE法則

特徵	圖示	說明
A (asymmetry) 腫瘤對稱性		從中央線將其分成左右兩半，不具對稱性
B (border) 腫瘤邊緣特性		邊緣不圓滑平整

表18-3　ABCDE法則（續）

● 表18-3　ABCDE法則（續）

特徵	圖示	說明
C (colour) 腫瘤顏色	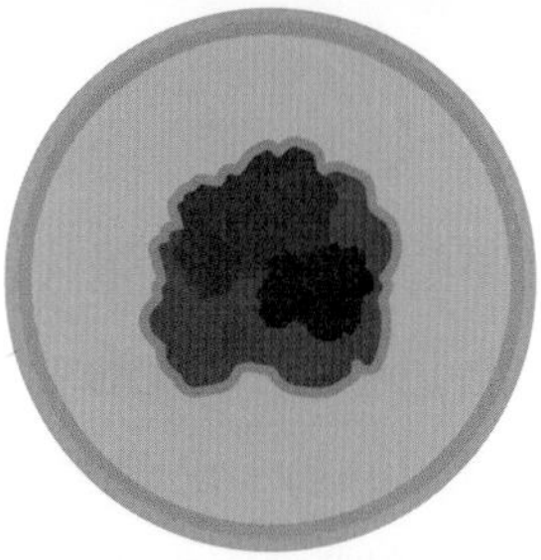	呈現斑駁的顏色
D (diameter) 腫瘤大小	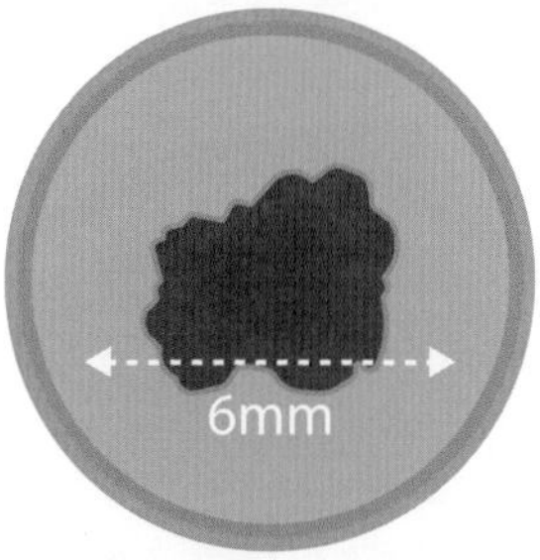 6mm	突然快速長大或直徑大於6mm
E (enlargement) 腫瘤隆起	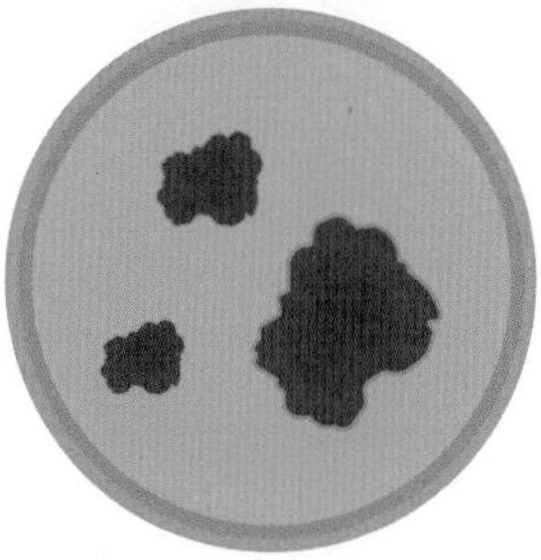	隆起變高／體積增加

● 病理變化

　　顯微鏡下，惡性黑色素細胞聚集或是散布在表皮和皮下組織，腫瘤細胞之間大小不一、排列混亂、細胞核濃染、細胞核仁明顯、常見細胞分裂等。不過，顯微鏡檢查最重要的是評估惡性黑色素細胞侵犯的深度。一般而言，侵犯的深度越深，病人的臨床預後也越差。

18-2　眼睛疾病

眼睛的構造與功能

　　眼睛是人的靈魂之窗，它最重要的功能是視覺。舉凡人生活中幾乎每項活動皆需要眼睛的幫助。眼睛的結構和功能也相當的微細。其中較重要的構造包括：結膜(conjunctiva)、角膜(cornea)、水晶體(lens)、玻璃體(vitreous body)、葡萄膜(uveal tract)、視網膜(retina)和鞏膜(sclera)等（圖18-11）。

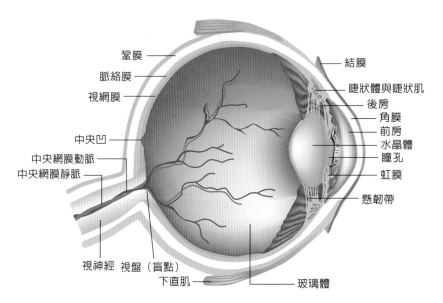

▶ 圖 18-11　眼睛的基本構造，包括角膜、水晶體、玻璃體、視網膜、鞏膜和視神經等。

　　其中葡萄膜包括了虹膜(iris)、睫狀體(ciliary body)和脈絡膜(choroid)。葡萄膜前面和後面各有角膜及鞏膜分別保護及支持。眼睛的主要血管皆位在葡萄膜中，所以其功能相當的重要。虹膜中心形成瞳孔(pupil)，主要功能是調節進入眼睛的光量。在強光下，瞳孔縮小，使進入眼睛的光量減少；相反的，在黑暗中，瞳孔放

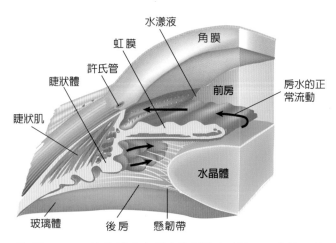

▶ 圖 18-12　睫狀體負責房水的製造和調節，以維持眼睛的壓力。

大，使進入眼睛的光量增加。睫狀體主要是負責房水(aqueous fluid)的製造和調節以維持眼睛的壓力（圖18-12），當眼睛壓力過高，容易引起視神經壞死而引起青光眼(glaucoma)。另外，睫狀體中含有睫狀肌(ciliary muscles)，可以改變水晶體的厚薄來調節看遠看近時的焦距。

視網膜是一個薄且多層的神經組織，是人體視覺產生的最重要器官，主要負責感光的作用。視網膜上有許多的**桿狀細胞**(rod cells)和**錐狀細胞**(cone cells)，**桿狀細胞主要負責夜間視覺**，而**錐狀細胞主要負責白天視覺**。視網膜由於是由多層細胞所形成，所以當受到本身或是外力衝擊時，容易導致層與層之間剝離，叫做視網膜剝離(retinal detachment)。另外，在視網膜中央部分有所謂的黃斑部(macula)，年齡較大者常會有黃斑部的退化造成視力下降。在黃斑部附近有所謂的中央窩(fovea)，**中央小窩**(foveola)**是中央窩的最中心的部分**，**這地方的光感覺細胞全都是錐狀細胞**(cone cells)，**是視覺上最敏銳的地方**。

感染性眼疾

眼睛的各個部位皆有可能遭受感染，較輕微者如結膜炎、麥粒腫和霰粒腫等，嚴重者會引起眼球內發炎，甚至造成失明等。

一、結膜炎 (Conjunctivitis)

所謂結膜炎，係指結膜的發炎，是引起眼睛發炎發紅的最常見原因。正常的結膜上有細小的血管，一旦有細菌或病毒感染或是外來物質刺激，很容易會充血腫脹，造成所謂的紅眼睛。

二、麥粒腫 (Hordeolum)

麥粒腫俗稱針眼，是眼瞼的毛囊或是腺體的急性細菌性感染發炎，主要是由葡萄球菌所引起，造成眼睛發紅、腫脹、灼熱感以及疼痛感。長在眼瞼外面的稱為外麥粒腫(external hordeolum)，是睫毛根部的皮脂腺感染所致（圖18-13）；而長在眼瞼裡面的稱為內麥粒腫(internal hordeolum)，是瞼板腺(Meibomian glands)感染所致。常見的原因是使用不潔的手或是毛巾去接觸眼睛，所以應該要避免使用公共場所的毛巾。

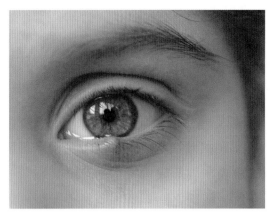

▶ 圖 18-13　麥粒腫。

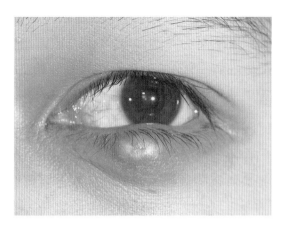

▶ 圖 18-14　霰粒腫。

三、霰粒腫 (Chalazion)

霰粒腫和麥粒腫並不相同，霰粒腫又叫做瞼板腺囊腫，是由於瞼板腺的出口阻塞，導致腺體腫大、腺體內的分泌物無法排出而導致（圖18-14）。霰粒腫常是緩慢形成的慢性肉芽腫性炎症(chronic granulomatous inflammation)，並不像麥粒腫是急性細菌性感染。

四、砂眼 (Trachoma)

數十年前由於衛生環境不佳，砂眼在當時曾經是臺灣相當流行的眼睛感染性疾病，後來由於醫藥衛生的進步，目前砂眼在臺灣已經逐漸減少中。砂眼是由**披衣菌**所引起。要小心披衣菌並非細菌，而是介於病毒和細菌的一種生物，因為它擁有細胞壁，像細菌一樣，但是又像病毒一樣，只能寄生於細胞內。

砂眼常造成不正常濾泡增生和乳突肥厚，嚴重者甚至可能因為慢性發炎反應而造成結膜結疤和角膜混濁導致失明。若能早期發現並加以治療，通常可以獲得痊癒。

屈光異常

正常的情況下，平行光線經過角膜及水晶體的屈伸調節折射後，會聚焦落在視網膜上。若是因為角膜及水晶體的屈折力變大或是眼球的前後徑變大而導致平行光線聚焦落在視網膜前，稱為**近視**；相反的，若是因為角膜及水晶體的屈折力變小或是眼球的前後徑變小而導致平行光線聚焦落在視網膜後，稱為**遠視**（圖18-15）。若是角膜不規則，導致平行光線通過後，無法聚焦在同一點上，稱為**散光**。而**老花眼**是指眼睛

隨著年齡的增長而造成的視力調節力的異常，主要是因水晶體的彈性降低所致。以下簡單介紹這四種最常見的屈光異常。

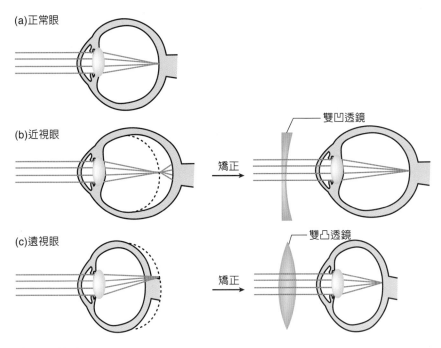

⊙ 圖 18-15 近視及遠視。

一、近視 (Myopia)

　　臺灣地區是世界上近視盛行率最高的地區之一，目前近視的成因仍未清楚，可能和先天遺傳因素及後天的環境有關。盡量避免長時間近距離的工作，並保持充足的休息和睡眠、良好的閱讀環境及習慣，有助於減低近視的嚴重程度。近視患者可以配戴**凹透鏡**來治療，但若是因為眼睛肌肉過度疲勞或是其他原因引起的暫時性近視，稱為假性近視(pseudomyopia)，此時必須要先處理假性近視才能夠測得正確的視力。

二、遠視 (Hyperopia)

　　近視患者是配戴凹透鏡來矯正，相反的，遠視患者是配戴**凸透鏡**來矯正視力。遠視常常是和先天性的眼睛發育問題有關。一般小孩在視力發育未完全時，多多少少皆有遠視。隨著視力逐漸發育完全，遠視會消失，若是未消失時，則必須仔細評估原因並加以治療，因為遠視不處理的話，小孩會因為影像模糊而形成弱視，甚至斜視等。

三、散光 (Astigmatism)

近視或是遠視的患者很容易合併散光的問題。散光主要是因為角膜弧度不規則，使得影像無法聚焦在同一焦點上。所以必須要配戴**圓柱透鏡**(cylindrical lens)來矯正。形成散光的原因，包括有因為先天性角膜弧度不規則或是後天性因為發炎等原因所引起的角膜受傷變形而導致。

四、老花眼 (Presbyopia)

眼睛的調視功能多依靠水晶體的彈性以及睫狀體內的睫狀肌。老花眼是由於眼睛調節功能的退化，包括水晶體的彈性減弱、睫狀肌收縮力的減少等，導致看不清楚近物，常需要配戴**凸透眼鏡**來矯正，常發生於年齡較大的病人。雖然遠視也是靠凸透眼鏡來調節，但和老花眼不太相同的是，遠視患者並不一定都是年齡較大，因為造成遠視的原因並非調節功能的退化，而是角膜及水晶體的屈折力變小或是眼球的前後徑變小而導致平行光線聚焦落在視網膜後。

幼兒眼疾

一、先天性色盲

正常色覺產生的條件是必須要有健全的黃斑以及視神經。若黃斑部或是視神經有病變，就有可能造成色覺的變化，甚至部分色盲或是全色盲。**桿狀細胞**主要負責**夜間視覺**，而**錐狀細胞**主要負責**白天及色彩視覺**。**錐狀細胞**有**紅、綠、藍**三種。藉由這三種色彩視覺細胞的交互作用而產生色彩視覺。

色盲是指對辨色能力有不同程度的喪失，最常見的先天性色盲的原因就是因為**X染色體性聯遺傳變異**，造成「**紅綠色盲**」。

二、先天性白內障 (Congenital Cataract)

先天性白內障是指出生時，水晶體已經有混濁的現象。雙眼同時罹患先天性白內障的機會比單眼高，而且兩者的成因也不盡相同。雙眼先天性白內障常見的原因是**懷孕前三個月感染德國麻疹**，另外若是父母親皆有先天性白內障，其子女也有很高的機會罹患先天性白內障。其他較少見的原因還包括伴隨其他遺傳性疾病和孕婦服用藥物、吸菸、吸毒等。至於引起單眼先天性白內障常見的原因是生產時候受傷。

三、新生兒眼炎

新生兒眼炎大都是由於感染性或是化學性物質刺激造成眼睛發炎的現象。感染性新生兒眼炎大都是由單純疱疹病毒、披衣菌和細菌如金黃色葡萄球菌(*Staphylococcus aureus*)、流行性感冒嗜血桿菌(*Haemophilus influenza*)和奈瑟氏淋病雙球菌(*Neisseria gonorrhoeae*)等所引起。至於化學刺激性新生兒眼炎大都是由於出生時為了預防淋病雙球菌眼炎而點**硝酸銀眼藥水**刺激眼睛所致，不過通常會自行痊癒。現在由於出生後會對新生兒做仔細的眼睛檢查和早期積極治療，所以新生兒眼炎通常不會造成嚴重的後遺症。

四、斜視 (Strabismus)

正常人的兩眼視軸應該是正且平行的，若是視軸有偏向的情形就稱為**斜視**。斜視的病患常會有兩眼影像無法融合或是缺少立體感的問題。由於幼兒的視力在出生後還在持續發育，若有斜視未處理，會造成視力發育不良及眼睛美觀問題，甚至造成弱視。斜視是依照單眼或是兩眼的偏斜方向而命名，所以眼睛往上偏斜時，就稱為上斜視，向內偏斜時，就叫做內斜視。

退化性病變

眼睛隨著年齡的增長或是慢性疾病，會產生退化性病變，常見的包括老花眼、白內障、黃斑部退化及糖尿病視網膜病變等。老花眼已於前述，其他退化性病變分述如下。

一、白內障 (Cataract)

眼球內的水晶體如同照相機的鏡頭一樣，可以將光線聚焦於視網膜上。照相機的鏡頭需保持清潔，才能夠使拍出來的相片清晰。同樣的，水晶體也需要維持清澈透明，否則會使得影像模糊。若是水晶體變成混濁，使視覺呈現模糊的現象，稱為**白內障**。

➔ 相關病因

許多原因可以導致白內障的形成，包括先天性白內障、眼睛外傷、眼睛藥物（特別是類固醇）、全身性疾病以及老年性白內障等，其中又以老年性白內障最為常見。老年性白內障是水晶體因為年齡的增長而逐漸退化混濁所導致。

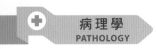

二、黃斑部退化 (Macular Degeneration)

黃斑部是眼睛維持中心視力的最重要部位，若黃斑部產生退化，則會影響中心視力，造成近距離視力的障礙。大部分黃斑部退化發生在老年人，因為治療無法改善視力，所以只有早期發現，早期阻止其更進一步的惡化。

三、糖尿病視網膜病變 (Diabetic Retinopathy)

臺灣地區隨著糖尿病人口的增加，發生糖尿病視網膜病變的人數也逐年增加。主要是因為長期糖尿病血糖控制不良，進而破壞視網膜內血管，造成視網膜血管病變、黃斑部水腫，引起視力受損，甚至失明的現象。

⊙ 相關病因

糖尿病視網膜病變、黃斑部退化和**青光眼**是造成老年人失明的三大病因。三種疾病早期皆少有症狀產生，等到病患有自覺時，往往已經到了無法處理，甚至失明的階段。

眼睛腫瘤

眼睛腫瘤相當的少見，視網膜母細胞瘤和黑色素瘤是其中較為人所知的。所有眼內腫瘤最常見者為轉移性癌，但是所有眼內原發性腫瘤最常見者為黑色素瘤，第二常見者為視網膜母細胞癌。簡介如下：

一、視網膜母細胞瘤 (Retinoblastoma)

視網膜母細胞瘤（即俗稱的**貓眼**）是從視網膜所長出來的一種罕見但是致命性極高的惡性腫瘤，和人體內的一種**腫瘤抑制基因**(tumor suppressor gene)—**Rb基因**的變異有關，沒有種族或是性別的差別。一般有兩種形式，即遺傳型和非遺傳型。遺傳型病患，除了眼睛的腫瘤外，身體其他部位也有可能出現相關的腫瘤。而非遺傳型病患，則呈現單一眼睛有視網膜母細胞瘤的情況。

視網膜母細胞瘤**常見於小孩**，大都在三歲之前發病，有部分病人會雙眼同時罹患視網膜母細胞瘤。另外有所謂的「三側性視網膜母細胞瘤(trilateral retinoblastoma)」，是指雙側眼睛加上松果腺(pineal gland)三處地方長出視網膜母細胞瘤。

◉ 臨床表現

視網膜母細胞瘤的發現常常是父母親看到小孩的瞳孔處出現白點，稱為白瞳孔 (lcukocoria)，看起來像貓眼一樣。在腫瘤更嚴重時，甚至會引起眼睛紅腫、出血、斜視、頭痛，甚至視力缺損等。視網膜母細胞瘤常沿著視神經侵犯至顱內構造，或是經由血液、淋巴或是腦脊髓液而產生遠端轉移。

◉ 病理變化

視網膜母細胞瘤的特徵就是在顯微鏡下，腫瘤細胞呈現薔薇花狀排列 (rosette formation)，這種排列，特稱為Flexner-Wintersteiner rosette（圖18-16）。另外，在顯微鏡下，有些分化程度非常良好的視網膜母細胞瘤，特稱為視網膜細胞瘤(retinocytoma)。基本上，視網膜細胞瘤不算是惡性腫瘤，不具侵犯性，也不會有遠端轉移產生。

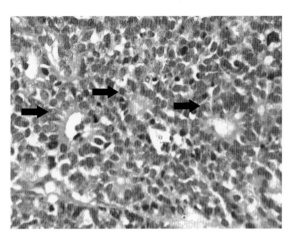

◉ 圖 18-16 視網膜母細胞瘤。圖中箭頭所指處為較明顯的 Flexner-Wintersteiner rosette。

二、黑色素瘤

黑色素瘤的好發原發部位為皮膚，但是因為眼睛結構中的虹膜、睫狀體和脈絡膜等所謂的葡萄膜和視網膜也具有黑色素細胞，所以眼睛亦有可能產生黑色素瘤。黑色素瘤為**最常見的原發性眼內腫瘤**。眼睛的黑色素瘤較好發於老年白種人，有色人種極為少見。和視網膜母細胞瘤不同的是，眼睛的黑色素瘤似乎和遺傳沒有關係。

◉ 臨床表現

包括有視力逐漸喪失，但也有完全沒有症狀，而在例行性眼底檢查意外發現。

◉ 病理變化

病理上可以將眼睛的黑色素瘤的癌細胞依據型態分為兩大類，分別是梭形細胞 (spindle cells)和表皮樣細胞(epitheloid cells)。表皮樣細胞所占的比率越高，腫瘤越容易轉移，病人的預後越差。腫瘤完全由表皮樣細胞組成者很少見，大部分都是兩種細胞混合組成。其他影響預後有關的因子包括有腫瘤的大小、腫瘤生長的位置、腫瘤的分化程度和病人的年齡等。

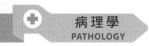

三、轉移性癌

　　以往囿於診斷技術和癌症病人的存活年數，眼睛的轉移性癌較為罕見。目前，由於各項診斷和治療的技術提升，使得癌症病人的存活率和存活年數也越來越高，所以眼睛的轉移性癌也不算少見（圖18-17）。目前，眼睛中最常見的轉移部位為脈絡膜，因為脈絡膜的血流供應豐富。至於眼睛轉移性癌中，常見的原發部位為肺臟和乳房。顯微鏡下，眼睛的轉移性癌和原發癌症的組織型態相似，因此病人相關的病史資料對於診斷轉移性癌是相當有幫助的。

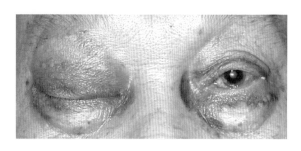
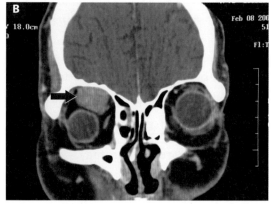

▶ 圖 18-17　眼睛轉移性癌。(A) 病人的右眼有一轉移性癌，造成右眼突起；(B) 電腦斷層影像。箭頭所指之處為一轉移性癌症，造成右眼壓迫。後來檢查證實為多發性骨髓瘤 (multiple myeloma)。

參考資料　▶ REFERENCE

王恩華主編(2005)・*病理學*・新文京。

朱旆億、李進成、郭雅雯(2023)・*全方位護理應考e寶典－病理學*（十五版）・新文京。

Kumar, V., Abbas, A. K., Fausto, N., & Aster, J. C.(2014). *Robbins and Cotran pathologic basis of disease* (9th ed.). Elsevier Saunders.

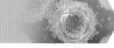

學習評量　REVIEW ACTIVITIES

( )1. 視網膜母細胞瘤(retinoblastoma)的形成，主要是因為：　(A) Rb基因被破壞 (B) p53基因被破壞　(C) ras基因被破壞　(D) Src基因被破壞

( )2. 下列有關視網膜胚細胞瘤(retinoblastoma)的敘述，何者錯誤？　(A)家族性視網膜胚細胞瘤與WT1致癌基因(oncogene)的突變有關　(B)是兒童期最常見的眼睛惡性腫瘤　(C)若有家族性視網膜胚細胞瘤的病人，其合併發生骨肉瘤(osteosarcoma)及其他軟組織腫瘤的危險性會增加　(D)典型家族性視網膜胚細胞瘤為兩側的多發性腫瘤

( )3. 老年人的白內障主因是何種結構老化？　(A)玻璃體　(B)水晶體　(C)虹膜　(D)角膜

( )4. 尖形濕疣(condyloma accuminatum)的病因為何？　(A)病毒　(B)披衣菌　(C)淋菌　(D)螺旋菌

( )5. 下列何種癌較少轉移？　(A)黑色素瘤(melanoma)　(B)基底細胞上皮癌(basal cell carcinoma)　(C)大腸癌(colon cancer)　(D)肺癌(lung cancer)

( )6. 有關第二度燒燙傷之敘述，下列何者錯誤？　(A)傷害深度包括表皮及真皮之表淺層　(B)形成水泡　(C)破壞末梢神經而不覺疼痛　(D)可以有上皮修復

( )7. 下列何種細胞與蕁麻疹(urticaria)的過敏反應有最密切的關係？　(A) B細胞 (B)巨噬細胞　(C)肥胖細胞　(D)自然殺手細胞

( )8. 下列何處發生尖形濕疣(condyloma acuminatum)的機會最低？　(A)陰道　(B)外陰部　(C)子宮內膜　(D)肛門周圍

( )9. 下列何種疾病在眼角膜緣可見有Kayser-Fleischer氏環？　(A) Wilson氏病 (B)血鐵素沉積症(hemochromatosis)　(C)胰島素瘤(insulinoma)　(D)胃泌素瘤(gastrinoma)

( )10.下列何病症最常侵犯乳頭且肉眼觀察類似皮膚濕疹？　(A)黏液性癌(mucinous carcinoma)　(B)髓狀癌(medullary carcinoma)　(C)乳突癌(papillary carcinoma) (D)派吉特氏病(Paget disease)

學習評量
解答請掃描
QR Code

MEMO:

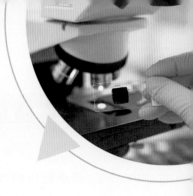

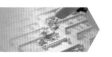

MEMO:

MEMO:

MEMO:

國家圖書館出版品預行編目資料

病理學／王志生、朱旆億、宋明澤、林宏昱、彭瓊琿、廖美華、顏惠芷、溫小娟、黃純真、李正華、林秀玲、許麗芬、黃琬婷、邢福柳、潘競成、黃昭誠、盧聖芸、李進成、鄧宗瀚、賴宗鼎、黃玄贏、林瑞偉、高婷玉、施科念編著. －第六版.－新北市：新文京開發出版股份有限公司，2023.11
面；　公分

ISBN　978-986-430-977-1（平裝）

1. CST：病理學

415.1　　　　　　　　　　　　　　112016280

病理學（第六版） （書號：B222e6）

總 校 閱	朱旆億					
編 著 者	王志生	朱旆億	宋明澤	林宏昱	彭瓊琿	廖美華
	顏惠芷	溫小娟	黃純真	李正華	林秀玲	許麗芬
	黃琬婷	邢福柳	潘競成	黃昭誠	盧聖芸	李進成
	鄧宗瀚	賴宗鼎	黃玄贏	林瑞偉	高婷玉	施科念

出 版 者　新文京開發出版股份有限公司
地　　址　新北市中和區中山路二段 362 號 9 樓
電　　話　(02) 2244-8188（代表號）
Ｆ Ａ Ｘ　(02) 2244-8189
郵　　撥　1958730-2
第 三 版　西元 2014 年 09 月 12 日
第 四 版　西元 2016 年 07 月 10 日
第 五 版　西元 2018 年 12 月 10 日
第 六 版　西元 2023 年 11 月 20 日

建議售價：730 元

New Wun Ching Developmental Publishing Co., Ltd.

New Age · New Choice · The Best Selected Educational Publications — NEW WCDP

新文京開發出版股份有限公司

NEW
WCDP

新世紀·新視野·新文京─精選教科書·考試用書·專業參考書